腹腔镜先天性巨结肠症手术学

主　　编　汤绍涛　李　龙　李索林
副主编　高　亚　曹国庆
主编助理　池水清

人民卫生出版社
·北　京·

图书在版编目（CIP）数据

腹腔镜先天性巨结肠症手术学 / 汤绍涛，李龙，李索林主编．—北京：人民卫生出版社，2022.5

ISBN 978-7-117-32362-8

Ⅰ.①腹⋯ Ⅱ.①汤⋯②李⋯③李⋯ Ⅲ.①先天性疾病－巨结肠－腹腔镜检 Ⅳ.①R574.62

中国版本图书馆 CIP 数据核字（2021）第 225620 号

腹腔镜先天性巨结肠症手术学

Fuqiangjing Xiantianxing Jujiechangzheng Shoushuxue

主　　编：汤绍涛　李　龙　李索林
出版发行：人民卫生出版社（中继线 010-59780011）
地　　址：北京市朝阳区潘家园南里 19 号
邮　　编：100021
E - mail：pmph @ pmph.com
购书热线：010-59787592　010-59787584　010-65264830
印　　刷：北京华联印刷有限公司
经　　销：新华书店
开　　本：787 × 1092　1/16　　**印张**：22
字　　数：650 千字
版　　次：2022 年 5 月第 1 版
印　　次：2022 年 5 月第 1 次印刷
标准书号：ISBN 978-7-117-32362-8
定　　价：228.00 元

编者名单

（按姓氏笔画排序）

王　勇　华中科技大学同济医学院附属协和医院
毛永忠　华中科技大学同济医学院附属协和医院
方觅晶　华中科技大学同济医学院附属协和医院
史雯嘉　华中科技大学同济医学院附属协和医院
吕锡蓉　华中科技大学同济医学院附属协和医院
刘　源　华中科技大学同济医学院附属协和医院
刘江斌　上海交通大学附属上海儿童医院
池水清　华中科技大学同济医学院附属协和医院
汤绍涛　华中科技大学同济医学院附属协和医院
李　龙　首都儿科研究所
李　帅　华中科技大学同济医学院附属协和医院
李　康　华中科技大学同济医学院附属协和医院
李索林　河北医科大学附属第二医院
杨　瑛　山西省儿童医院
杨德华　华中科技大学同济医学院附属协和医院
余文静　华中科技大学同济医学院附属协和医院
余晓芳　华中科技大学同济医学院附属协和医院
张　茜　华中科技大学同济医学院附属协和医院
张晓芳　华中科技大学同济医学院附属协和医院
陈向东　华中科技大学同济医学院附属协和医院
陈春秀　华中科技大学同济医学院附属协和医院
周　莹　华中科技大学同济医学院附属协和医院
徐伟立　河北医科大学附属第二医院
高　亚　西安交通大学附属第二医院
高兴莲　华中科技大学同济医学院附属协和医院
黄　燕　华中科技大学同济医学院附属协和医院
曹国庆　华中科技大学同济医学院附属协和医院
龚莹莹　华中科技大学同济医学院附属协和医院
常晓盼　广州市妇女儿童医疗中心
蒋　猛　华中科技大学同济医学院附属同济医院
普佳睿　华中科技大学同济医学院附属协和医院
雷海燕　武汉市儿童医院
简小贞　华中科技大学同济医学院附属协和医院
蔡　莉　华中科技大学同济医学院附属协和医院
熊紫薇　华中科技大学同济医学院附属协和医院

主编简介

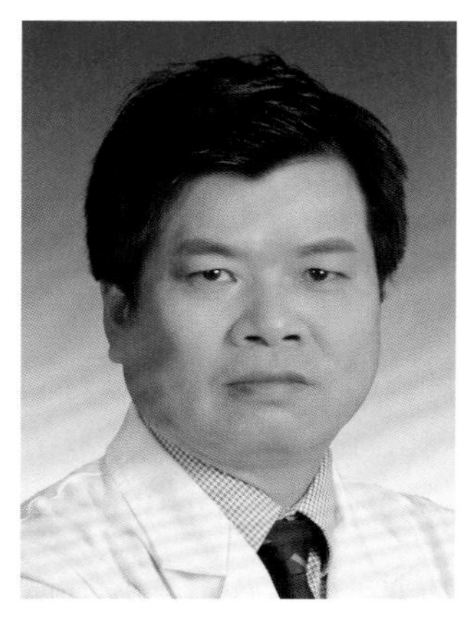

汤绍涛

华中科技大学同济医学院附属协和医院小儿外科主任，主任医师，二级教授，博士研究生导师。兼任中国医师协会医学机器人医师分会副主任委员，中华医学会小儿外科学分会内镜外科学组副组长，中国妇幼保健协会妇幼微创专业委员会副主任委员，美国辛辛那提儿童医院客座教授，国际小儿内镜外科学会（IPEG）会员等。长期从事小儿外科的临床工作，擅长小儿消化道畸形等的诊治，尤其在先天性巨结肠症方面具有较深的造诣。完成全国首例腹腔镜 Swenson 手术和 da Vinci 机器人巨结肠手术。牵头制定我国首部《腹腔镜先天性巨结肠症手术操作指南》。

实施的各类腹腔镜和机器人手术达 10 000 余例；完成腹腔镜 / 机器人巨结肠手术 3 000 余例。创建了长肌鞘分离短肌鞘吻合的 Soave 手术、肛门外横断直肠的 Duhamel 拖出术、腹腔镜 Deloyers 升结肠翻转术、腹腔镜经脐部造口及脐外解剖肠管的全结肠巨结肠手术等 10 余种新技术。获湖北省科技进步奖一等奖和中华医学科技奖二等奖。发表 SCI 论文 150 余篇。主编《小儿外科手术要点难点及对策》等，主译《先天性巨结肠症及其同源病》等著作。

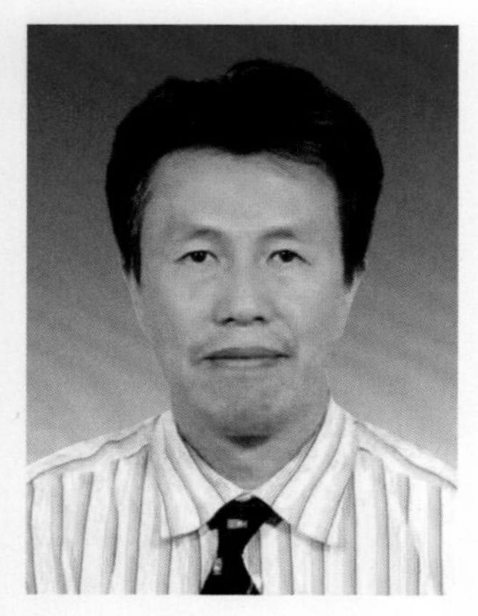

李 龙

首都儿科研究所普通（新生儿）外科主任，主任医师，教授，博士研究生导师。国家卫生健康委员会小儿腔镜外科专家委员会主任委员，国际小儿内镜外科学会（IPEG）亚洲区主任委员。从事小儿外科30余年，率先将腹腔镜技术应用于小儿外科，致力于消化道畸形外科技术创新的临床研究，开展了一系列新技术，目前已覆盖小儿外科80%以上病种。

创建我国微创治疗体系，提出了适用于儿童的腹腔镜基本技术，如缝合、打结和悬吊牵引等；开创我国具有国际先进水平的56种腔镜治疗先天畸形手术，如腹腔镜胆总管囊肿切除等复杂手术。发明的“李氏术式”成为治疗肠重复畸形的常规选择；开展的腹腔镜经脐单孔手术达到“无痕”效果。带领的普通（新生儿）外科是全国小儿微创外科治疗中心和疑难危重患儿治疗中心，腔镜治疗病种及数量都达到世界领先水平。参与完成的《腹腔镜胆总管囊肿手术操作指南》为卫生行业标准，填补了国内空白。

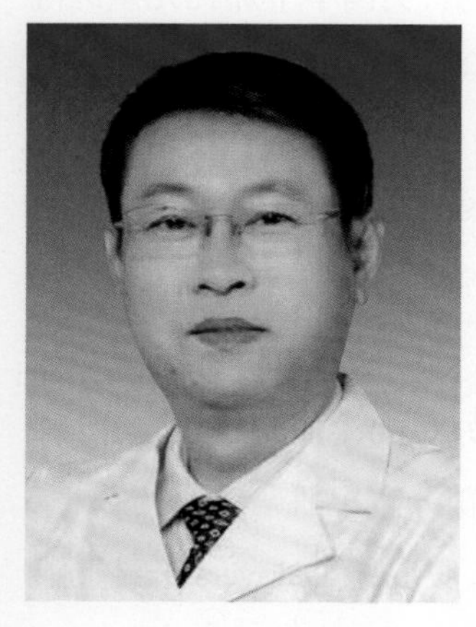

李索林

河北医科大学第二医院小儿外科主任，主任医师，二级教授，享受国务院政府特殊津贴，河北省小儿外科学及临床医学重点专科带头人。兼任中国研究型医院学会微创外科学专业委员会副主任委员，中国医师协会小儿外科医师分会常务委员，中华医学会小儿外科学分会常务委员及内镜外科学组组长，河北省医学会小儿外科学分会名誉主任委员，河北省出生缺陷防治专家委员会主任委员。擅长先天畸形、微创外科及普通外科疾病的研究与诊治，在国内外首先开展多种高难度腔镜手术。

先后承担国家科技支撑计划、国家自然科学基金、国家卫生健康委员会重大公益专项、河北省重大医学科研项目、河北省自然科学基金和河北省卫生健康委员会跟踪项目等多项课题。担任多个杂志的副主编、执行编委、常务编委和通信编委。发表论文200余篇，其中SCI、ISTP收录论文30余篇。主编或参编专著（译著）20余部。获省部级奖励10项。主编出版《小儿腹腔镜手术系列》教材被列为国家新闻出版总署“十一五”国家重点音像出版物出版规划项目“中华医学会医师培训工程”项目。

序

能够为这本专著作序感到很荣幸。腹腔镜手术是一门新发展起来的微创方法，是未来手术方法发展的一个必然趋势。腹腔镜手术理念和技术奠定了先天性巨结肠症经肛门的手术和机器人手术。

本书是腹腔镜先天性巨结肠症手术学这一领域手术图片最多、内容最翔实的著作之一。仅浏览该书目录，读者就会感受到本书编者们的创造力和勇气，他们都是推进微创技术在小儿外科和先天性巨结肠症领域应用和发展的探索者。

汤绍涛教授是一名有声望的小儿外科医生，在我国最早应用腹腔镜和机器人技术完成先天性巨结肠症手术。本书以“手术”为核心展开，所融入的新视角、新技术与操作必然带来新的理念，这些是实现“微创”理念的必由之路。

在小儿外科发展阶段，每个外科医生都应该对自己所医治的患儿所能采用的外科手段有一个全面了解。随着时间的推移，本书许多技术很可能成为治疗先天性巨结肠症的金标准。这个给人留下深刻印象的创作团队，携手许多国内著名专家，将继续阐释先天性巨结肠症最前沿的知识。我赞赏编者们所付出的努力，并期待在本书再版时有更多的新技术被呈现。

2021 年 10 月

前 言

先天性巨结肠症发病率为 1/5 000，亚洲人群，特别是我国人群的发病率较高，为 1.4/5 000，是小儿外科医生最关注的疾病之一。对先天性巨结肠症的认识和发展已有 200 余年的历史，我国小儿外科老一代专家历经近半个世纪的努力，在该病的基础和临床研究方面取得了举世瞩目的成绩，特别是近年来在先天性巨结肠症的诊断和微创治疗方面逐渐与世界先进水平接近。

20 世纪 80 年代末兴起的腹腔镜外科改变了传统手术的观念，是外科发展史上的又一里程碑。小儿外科的应用虽晚于成人，但发展势头强劲。1995 年，美国 Geogeson 教授用腹腔镜技术代替传统手术行肠系膜游离和肠壁活检，并将 Soave 手术方式由经盆腔改为经肛门分离直肠黏膜。该技术不但继承了传统手术的原则，而且几乎替代了传统手术方式的主导地位，还催生了新术式——经肛门手术的诞生。之后各种微创手术包括单孔腹腔镜手术、经肛门腹腔镜手术、机器人腹腔镜手术等在临床被选择性开展。

我国是发展中国家，腹腔镜技术发展极不平衡，da Vinci 机器人刚刚走进儿童医院，在很多单位甚至处于起步阶段，尚无系统、规范化的腔镜技术培训；而且小儿腹腔镜外科医生缺乏传统开放手术基础和经验的积累，高水平的腹腔镜先天性巨结肠症手术的专著相对较少。编者结合临床实践中积累的手术经验、视角和体会，参阅国内外相关文献，编著该书，希望对提高我国先天性巨结肠症的微创治疗水平尽绵薄之力。

本书共分为 21 章，介绍了先天性巨结肠症的外科治疗发展史、临床诊断、麻醉管理、手术室管理与护理、腹腔镜 / 机器人 / 经肛门的经典代表术式及并发症和防治。涉及手术的章节对相应手术适应证和禁忌证、手术步骤、术中注意事项、手术技术的发展等均进行了阐述。本书还特别介绍了在成人外科广泛应用的腹腔镜升结肠 Deloyers 翻转术在儿童先天性巨结肠症手术中的技巧。

本书由该领域做过多年研究、具有丰富腹腔镜手术经验的专家编著，并配有百余幅精美插图，所有手术图片均采集自编者本人手术时的视频，另外，对较为复杂的腹腔镜下解剖结构和手术步骤均配备示意图，力求清晰明确地反映手术思路。本书还收录了 8 部高清手术视频，通过文字、图片和视频相结合，全景式地展示先天性巨结肠症微创手术，使复杂多样的微创手术方式有章可循、有理可依，能被更多的小儿外科医生迅速掌握。

本书编写的大部分工作得到我院麻醉科、手术室及我科中青年医生和护士的大力支持，他们作为技术骨干，在完成大量临床工作的同时，利用休息时间查阅文献、采集图片和撰写书稿；常晓盼博士和涂靖荣博士在绘图和编辑制作视频中做了大量的工作；香港大学玛丽医院副校长、小儿外科谭广亨教授在百忙之中欣然作序，并提出许多极具学术价值的意见。由衷感谢在本书成稿和出版中给予帮助支持的所有人！

由于编者水平和经验有限，加上医学技术发展之快，不足之处在所难免，恳请同道们批评和斧正！

2021 年 10 月

目 录

第一章

先天性巨结肠症手术治疗发展历史

先天性巨结肠症（Hirschsprung's disease，HD）是新生儿肠梗阻和儿童便秘最常见的原因，发病率位于先天性消化道畸形的第2位。我国是世界上HD高发国家之一，在新生儿中为1/3 000。人类从对HD的认识到治疗经历了三个多世纪。近一个世纪特别是近30年，HD的治疗取得了突飞猛进的发展。以下将分4个阶段讲述HD手术发展史。

一、症状描述和对症治疗阶段（1691年开始，经历近2个世纪）

对HD的研究起源于欧洲。最早对HD进行描述的是荷兰解剖学家Fredericus Ruysch。1691年，他报道了1例诉腹胀、腹痛的5岁女童，经排气、止痛及杀虫等常规治疗后虽有暂时的症状缓解，但最终治疗无效而死亡。该患儿出生时信息不完整，尸检报告发现巨大而扩张的结肠，但没有其他详细的描述。尽管这可能是第1例描述的HD病例，但是诊断证据不够充分。

1869年，意大利Jacobi报道了2例新生儿肠梗阻，高度怀疑HD，其中1例患儿经过灌肠治疗后恢复，另外1例患儿行结肠造瘘术后症状完全消失，但却死于继发性腹膜炎，尸检时发现没有肠道梗阻，而且扩张结肠消失。Jacobi是第1位应用外科手术治疗HD的医生，但其目的仅是对症治疗、缓解梗阻。

之后的15年，有3位医生对HD的大体解剖进行了越来越具体的描述。

1884年，Gee在1例4岁患儿的尸检中发现HD可能与直肠、乙状结肠"痉挛"有关。

1885年，Bristowe描述了1例8岁女童因长期便秘死于肠梗阻的发病过程，尸检显示其结肠及距离肛门5.08cm以上的直肠上段扩张，没有肛门狭窄。

最著名的是1886年丹麦路易斯女王儿童医院的儿科医生Hirschsprung在柏林的儿科学会议上做的最简明而生动的描述，其论文题为"结肠扩张及肥大导致新生儿便秘"。当时他未注意到先前与该疾病相关的报道，他提供了2例出生后不久即出现便秘症状并最终分别于11个月和8个月时死亡的男性患儿的病例报道。第1例患儿出生后不能排便，依靠灌肠缓解梗阻症状。尽管采取了母乳喂养和泻药治疗，但在随后数个月里便秘持续存在。8个月时住院，经2个月的精心治疗，患儿仍无自主肠道运动，腹胀明显。肠道运动受激发后则腹胀减轻。出院后，患儿仍腹胀并频繁排稀便，出现体重快速下降，再次入院治疗，于11个月时死亡。尸检显示乙状结肠和横结肠高度扩张，肠管肌层肥厚，直肠未见扩张或狭窄。第2例患儿同样于出生后出现便秘，直肠指诊显示直肠空虚，8个月时死于严重腹胀及腹泻，考虑可能是先天性巨结肠相关小肠结肠炎（Hirschsprung-associated enterocolitis，HAEC）。尸检发现结肠的表现与第1例患儿相似，但是尸检没有描述直肠。1888年Hirschsprung发表了这2例病例报道，当时既未说明该病的病因，也未提供该病的治疗方法。

1908年和1915年，Finney和Ward分别报道了切除扩张肠段并取得"暂时的治疗成功"。1945年，第二次世界大战结束，多项研究成果明显加快了小儿 HD 的研究进程。

二、根治性手术阶段（1948 年开始，经历 40 余年）

这一阶段，新术式层出不穷，术后不良并发症使手术方式不断改进。1948 年，美国 Swenson 和 Pickett 及 Neuhauser 采用钡剂灌肠和 X 线透视方法观察到 HD 患儿的直肠或乙状结肠存在痉挛肠段，并确定该痉挛段为梗阻部位，这是 Swenson 医生对 HD 的第 1 个贡献。

同年 Swenson 等对 6 例患儿实施了近端结肠造瘘术，但 3 例患儿在关闭造瘘口后梗阻症状复发。这一现象促成了一种新手术方式的出现：于腹腔内游离结肠和直肠，切除扩张的结肠和狭窄的直肠，封闭近端；然后经肛门将结肠和直肠外翻拖出，于肛门外进行环形吻合。这是 HD 治疗史上划时代意义的事件，即治疗 HD 第 1 个成功的手术方式——Swenson 手术，这是 Swenson 对 HD 的第 2 个贡献。该术式首先在波士顿儿童医院用于外科实验室动物，随后应用于临床。Swenson 在对患儿 25 年的随访中没有发现勃起功能障碍和尿失禁发生，其中 1.4% 患儿需要肠造瘘，3.2% 的患儿发生持续污便，90% 的患儿排便功能正常。但是再无其他医生报道相似的结果（可能是经验或认识上的差异）。

由于 Swenson 手术盆腔分离广泛，包括直肠前壁、侧壁和后壁，操作复杂，术后吻合口狭窄、尿潴留、盆腔感染、便秘等并发症多，因此，人们继续探索新的手术方式。1952 年，美国 State 报道采用盆腔骶前直肠切除术治疗 HD。该术式保留了较多无神经节细胞肠段，便秘复发率高，最终被弃用。1956 年，法国 Duhamel 报道采用直肠后经肛门拖出术治疗 HD。该术式是经齿状线上方 1cm 的直肠后壁处全层切口将正常近端肠管拖至会阴部，盆腔内的解剖只限于直肠后区域，直肠前壁不分离，近端结肠从直肠后壁拖出，降低了排尿神经和勃起神经损伤的可能，但保留了部分无神经节细胞的直肠前壁。该手术对患儿侵袭虽然相对较小，但术后肛门需要拖带钳子，部分患儿出现肛门失禁。而且如果直肠残端保留较长，容易形成闸门或盲袋。这些问题促使医生们对该术式进一步改进，包括改变肛门切口的位置来保留更多的肛门内括约肌，以及完整切除结肠直肠间隔消除盲袋以避免形成粪石梗阻。

1960 年，瑞士 Grob 选择了在直肠后壁齿状线上 2.0~2.5cm 处做切口，但术后便秘复发率高。法国 Pagès 则在齿状线上 1.5cm 处做切口，既避免了大便失禁又避免了便秘的复发。Martin、Ikeda、Soper 及 Millerji 和 Steichen 等报道了使用各种钳子及吻合器切除或切开无神经节细胞直肠残端后壁和拖出正常肠管前壁构成的结直肠间隔。其中几种改良术式沿用至今，如直肠后结肠拖出、直肠结肠间隔完全切断、直肠结肠“Z”形吻合术（Ikeda 术）、肛管后壁缝合、直肠内结肠套出直肠结肠斜形吻合术（赖炳耀手术）、直肠后结肠拖出、直肠结肠前壁钳夹术（张金哲手术）。这些手术应用不同的方法基本消除了盲袋和闸门，治疗效果得到进一步改善。

为了简便操作，1958 年，德国 Rehbein 报道，在行低位骶前直肠切除术后于齿状线上 3~4cm 做吻合。该术式不解剖盆腔，基本理念是将长段型 HD 变成短段型 HD，配合术后长期扩肛达到治疗效果。然而该术式吻合口瘘和便秘复发率较高，绝大多数医生已基本放弃。

为了进一步减少盆腔操作，1963 年，意大利 Soave 描述了直肠内拖出手术，该手术在盆腔内切开直肠浆肌层向肛门侧剥离直肠黏膜，然后将神经支配正常的肠管通过无神经节细胞的直肠肌鞘拖至会阴部，降低了损伤支配排尿功能和勃起功能的神经的风险。最初 Soave 手术是将肠管拖出到肛门外，待肠管与肛门附近组织形成粘连后行二期切除及吻合。需要指出：保留直肠肌鞘的方法并不是 Soave 的首创，澳大利亚 Hochenegg 曾于 1898 年描述该方法，Ravitch 也于 1948 年使用该方法治疗 1 例结肠良性疾病的成年患者，Kiesewetter 在治疗高位肛门直肠畸形时也采用了类似的方法。

1964 年，Boley 进一步改良了 Soave 手术，他在行经肛门拖出肠管时一期完成吻合。1986 年，王果吸取各种手术的优点，设计出一种类似 Swenson 手术的新术式，即直肠肛管背侧纵切、心形斜口吻合术，并称该手术减少了术后污便、肛门失禁或便秘的发生。

全结肠巨结肠症(total colonic aganglionosis，TCA)的治疗一直在探索之中。1953 年，Sandegard 首次成功采用结肠切除、回肠肛管吻合术治疗该病，但这种手术的并发症及死亡率大大高于病变累及直肠乙状结肠的典型 HD。

为了提高结肠的吸收能力，1968 年，美国 Martin 描述了一种改良的 Duhamel 拖出术式，该术式保留脾曲以下的无神经节细胞结肠与小肠做侧侧吻合。1981 年，Kimura 将无神经节细胞的右半结肠制成补片缝合到回肠的系膜对侧面，以达到减慢传输和增加吸收的效果。1984 年，Boley 采用了左半结肠做补片。1982 年，Martin 进一步改进了手术方式，他保存并利用了全部的无神经节细胞结肠。然而改进后的手术均可引起严重的 HAEC，后来被大多数儿外科医生摒弃。

近 10 年报道显示，对病变累及末端回肠到中段小肠的 TCA 患儿，采用标准的改良 Duhamel、Soave 或 Swenson 手术治疗均能取得良好的效果。Rintala、Lindahl 和 Lal 认为，采用回肠肛管 J 袋或 S 袋手术也可取得良好的效果。

对于累及更近端小肠的神经节细胞缺乏症(近全肠型巨结肠症)的治疗目前仍很谨慎。这些患儿基本上都有短肠综合征，常需要长期全肠外营养(TPN)支持治疗。Escobar、Kimura、Kottmeie 及 Nishijima 等发现采用无神经节细胞肠道切除手术虽然对该类型患儿有益，但会出现缺铁性贫血等远期并发症。1987 年，Zieglert 提出了无神经节细胞肠段肌切开术(或肌切除术)治疗近全肠段型神经节细胞缺乏症(near total aganglionosis，NTAG)的观念，该类患儿神经支配正常的小肠长度小于 40cm。1993 年，Ziegler 等报道了 16 例 NTAG 患儿肌切开术(或肌切除术)的多中心研究结果。10 例患儿存活，其中 2 例可完全依赖肠内营养生活。他们认为肌切开术后的无神经节细胞肠段具有消化和吸收营养的能力，并被视为肠移植的过渡手术。2000 年，Saxton 等报道了 7 例 NTAG 患儿的治疗经验。该学者采用肌切开术和无神经节细胞肠管补片手术，但 7 例患儿中仅 2 例存活，术后并发症高，与附加手术有关。

进入 20 世纪 90 年代，器官移植的发展使小肠移植成为治疗累及小肠 NTAG 的可选方法。伴有 TPN 相关肝衰竭的病例适合做肝肠联合移植。

1995 年，美国 Starzl 团队的 Tzakis 等报道了 1 例广泛神经节细胞缺乏症的 16 岁女童，成功施行了肝肠联合移植，并利用供者的降结肠做了 Soave 直肠内拖出手术。1998 年，Reyes 等报道了 55 例接受小肠移植术的儿童患者中有 4 例为 HD。1999 年，法国 Enfants Malades 医院的 Goulet 报道了小肠移植的初步临床经验，发现 20 例患儿中有 4 例患 HD，无神经节细胞病变累及近端空肠。2003 年，该医院 Revillon 等报道了 3 例成功施行了肝肠联合移植及拖出术(2 例 Duhamel 手术，1 例 Swenson 手术)的广泛神经节细胞缺乏症患儿，患儿术后生活质量获得改善。同年英国 Sharif 等报道的患有广泛神经节细胞缺乏症(仅有 10~50cm 的正常空肠)并伴有 TPN 相关肝衰竭的 5 例婴儿中，有 4 例行肝肠联合移植，另外 1 例行单纯小肠移植，术后有 4 例取得了成功的疗效。这些学者强调，初次手术要保留无神经节细胞肠管并避免广泛切除肠管以维持腹腔容积，以便今后放入移植物。

HD 患儿术前和术后的主要并发症之一是 HAEC，这可能是 Hirschsprung 最初报道(1886 年)中婴儿死亡的原因，也是目前 HD 的主要并发症和死亡原因。Swenson 最早强调该并发症在婴儿 HD 中的重要性(Swenson 的第 3 个贡献)。HAEC 是功能性肠梗阻与淤滞的结果，不同报道中 HAEC 的发生率存在较大差异，主要集中在 14%~40%，可能与诊断标准不同有关。

HAEC 通常表现为暴发性腹泻(70%)、呕吐(50%)、发热(34%)及嗜睡(27%)，腹泻伴有腹胀，提示存在梗阻。在肛窦及结肠黏膜中出现急性炎症细胞浸润，导致肛窦脓肿及黏膜溃疡。确切的发病原因尚不清楚，但黏膜防御机制受损已证明与 IgA 分泌不足、黏蛋白前体缺乏和 *MUC-2* 基因有关。

各种手术方式治疗 HD 后均可观察到 HAEC，但是其在 Soave 手术后(可能因为无神经节细胞肌鞘的原因)、TCA 患儿(特别在 Martin 改良后的保存全部无神经节细胞结肠的 Duhamel 拖出术后)及与免疫因子缺陷相关的唐氏综合征的婴儿中发生率更高。这些发现促进了手术方式的进一步改良，如在 Soave 手术中切开肌鞘后壁及不采用 Martin 保存全部无神经节细胞结肠的 Duhamel 拖出术。

近 30 余年，HD 的治疗从多期手术逐步向一期手术的方向发展。1981 年，So 等首次报道了 HD 新生儿一期拖出手术，未预先行结肠造口术。1982 年，Carcassone 等也同样报道了对 3 月龄以内的患儿行一期手术的经验。这些报道反驳了 Swenson 提出的婴幼儿早期手术导致并发症和死亡率增加的观点。多因素分析结果显示，一期拖出术与多期拖出术同样安全有效。一期拖出术已经成为治疗 HD 的标准方法，最近的微创手术使一期拖出术变得更加完善。

三、微创手术治疗阶段（1994 年开始，经历了 20 余年）

微创手术是伴随着腹腔镜手术发展起来的。手术方式更加完美，手术创伤明显减小。20 世纪末期，腹腔镜在成人外科得到迅猛发展，且在儿童疾病渐渐得到应用。1994 年，Smith 等首次应用腹腔镜辅助 Duhamel 拖出术成功治疗 1 例 2 岁 HD 患儿，该手术避免了开腹。这种手术在腹腔镜下游离结肠和直肠后间隙；然后经右下腹 12mm Trocar 置入内镜切缝器（Endo-GIA）离断直肠，在齿状线上 10mm 直肠后壁做 12mm 全层横切口，置入 12mm Trocar 和抓钳，腹腔镜监视下拖出近端肠管；接下来完成结肠和直肠后壁的端侧吻合；最后应用 Endo-GIA 切开结肠直肠间隔。多余的直肠盲袋可通过 Endo-GIA 切缝器切除，防止形成大盲袋。

腹腔镜辅助 Duhamel 拖出术操作较复杂，需要腔镜下的切缝器械，世界范围内普及率不高。与经典的开腹 Duhamel 拖出术一样，腹腔镜 Duhamel 拖出术技术要点仍然是直肠盲袋和结肠直肠间隔的处理，操作上与开腹手术有所不同。为了获得短直肠袋，2012 年 Nah 采用直肠脱垂肛门外横断直肠；Lamas-Pinheiro 采用可转弯的内镜切缝器，经肛门置于直肠后，低位横断直肠。

腔镜手术也能完成结肠直肠间隔的完全切除。2012 年，日本 Urushihara 报道了经肛门直肠后反折拖出直肠，于肛门外横断直肠，然后腔镜下经肛门完全切断结肠直肠间隔，并经盆腔完成直肠结肠前壁缝合。然而这些手术方式操作复杂，并且盆腔存在污染或感染，限制了临床的应用。2012 年，汤绍涛团队将 Urushihara 术进行了改进，即经肛门直肠后拖出直肠，肛门外横断直肠，保留直肠的长度为 4.5~5.5cm，然后应用“紧顶技术”完成结肠直肠间隔切除，简化了操作步骤，缩短了手术时间，减少了盆腔污染或感染并发症，使腹腔镜 Duhamel 拖出术得以常规开展。

1995 年，美国 Georgeson 等报道了腹腔镜辅助 Soave 直肠内拖出手术，并于 1999 年将其进一步改进。Georgeson-Soave 手术的要点是应用腹腔镜技术完成浆肌层或全层活检和结肠系膜游离，然后经肛门向头侧剥离直肠黏膜，拖下神经节细胞正常肠管与齿状线上直肠黏膜吻合。该手术很快被很多医生接受并喜欢。Georgeson 对 HD 手术治疗的贡献，一是用腔镜技术代替开腹手术实行肠系膜游离和肠壁活检，二是将经盆腔改为经肛门分离直肠黏膜。随着临床应用的不断增多，很多医生认识到因肌鞘狭窄、翻转导致术后梗阻、便秘和 HAEC 发生率的增加，因此，需要将肌鞘切开或部分切除，手术技术也由最初的长肌鞘向短肌鞘或无肌鞘的方向发展。

1994 年，美国 Curran 首先在杂交犬动物模型进行腹腔镜 Swenson 手术并获得成功。1996 年，Curran 应用腹腔镜 Swenson 手术治疗了 8 例巨结肠患儿，获得了满意的近期疗效。2003 年，澳大利亚 Kumar 将其改进为一期手术并获得与分期手术同样的疗效。

我国腹腔镜 HD 手术的开展晚于国外 4~5 年。2000 年，广州的梁伟成和邓建中首先在国内报道了腹腔镜辅助 Soave 手术。2001 年，武汉的汤绍涛团队报道了腹腔镜辅助 Swenson 手术，北京的陈永卫报道了腹腔镜辅助 Duhamel 拖出术，同年上海的吴晔明、南京的刘继炎、焦作的慕希才也发表了腹腔镜辅助 Soave 手术的中文文章。2012 年，汤绍涛在 *J Laparoendosc Adv Surg Tech A* 杂志上发表了 218 例腹腔镜 Soave 手术治疗经验，是当时世界上单中心单个医生的最多病例报道。

Rinatala 和 Lindahl 描述的也是一种经肛门的拖出术式，但游离近端结肠是通过开腹手术完成的。受美国 Georgeson、芬兰 Rinatala 和 Lindahl 的启发，墨西哥的 de la Torre-Mondregon 在临床实践中发现，单纯经肛门也能完成典型巨结肠的切除和 Soave 吻合术，其成果于 1998 年发表在 *Journal of Pediatric*

Surgery。

自此以后，经肛门 Soave 手术被 Langer、Albanese 等及 Teitelbaum 等应用于新生儿 HD 治疗。欧洲、北美洲及非洲的 3 个多中心研究结果也支持该手术的应用。该技术比腹腔镜手术对患儿创伤更小，多中心荟萃分析显示疗效与腹腔镜手术相似，但少数报道认为单纯经肛门手术肛门括约肌牵拉损伤大，术后排便频率多于腹腔镜手术。

国内单纯经肛门拖出手术与腹腔镜手术几乎同时起步。2001 年，西安的高亚、上海的郑珊和南京易军分别在国内报道了单纯经肛门 Soave 手术，取得了满意的近期疗效，而高亚也是最早将单纯经肛门手术的论文发表在 *Journal of Pediatric Surgery* 的中国医生。

2009 年，泰国的 Sookpotarom、中国的金先庆相继报道了经肛门 Swenson 手术，操作的主要不同是经肛门 Soave 手术齿状线以上分离的是直肠黏膜，而经肛门 Swenson 手术齿状线以上分离的是直肠全层，出血少，但对直肠周围组织如神经、尿道、阴道等有潜在的损伤机会，远期排便功能有待于观察。由于腹腔镜辅助拖出手术和单纯经肛门拖出手术创伤更小，使新生儿时期接受手术的 HD 患儿也越来越多，减少了家庭压力，减轻了患儿痛苦，也降低了由 HD 引起的相应并发症的发生率。

2000 年，da Vinci 机器人诞生于 Intuitive Surgical 公司，此手术系统随后广泛应用于泌尿外科、心外科、妇科、普外科等成人微创手术。由于机器人手术系统操作器械相对较大，小儿腹腔容积较小，机械手操作空间有限，da Vinci 机器人手术系统在小儿外科应用受到限制，仅在国外有少量报道。

2001 年，德国 Meininger 等首次报道了小儿 da Vinci 机器人手术（胃底折叠术）。2011 年，美国 Hebra 报道 da Vinci 机器人辅助巨结肠 Swenson 拖出术。第 1 位将 da Vinci 机器人引入我国小儿外科的是香港大学玛丽医院的黄格元，2013 年，他们应用 da Vinci 机器人完成了 20 例小儿外科手术，患儿平均年龄 10.7 岁，包括 6 种疾病，最多的是胃底折叠术，但没有 HD 手术。2016 年，汤绍涛团队首先在国内报道了 3 例 da Vinci 机器人治疗 HD 手术，其显著的优势是从盆腔浆膜下解剖全部直肠，减轻了直肠周围神经、血管损伤的同时进一步减少了肛门括约肌的牵拉性损伤。根据汤绍涛团队的经验，da Vinci 机器人适合于各种年龄的患儿。

2009 年，Keckler 统计了美国 270 名小儿外科医生开展 HD 手术的情况，80% 的医生采用微创手术，其中 42.3% 的医生应用腹腔镜技术，37.7% 的医生经肛门手术，只有 5.4% 的医生应用开腹 Duhamel 拖出术。2016 年，全日本基于患儿的调查显示，96.5% 的 HD 患儿接受微创手术，其中 49.6% 接受经肛门手术，36.9% 接受腹腔镜技术。2016 年，欧洲小儿外科学会基于医生的调查显示，83.5% 的医生应用微创手术治疗 HD，其中 57.2% 采用经肛门手术，26.3% 采用腹腔镜技术。可见，微创手术已经成为 HD 治疗的主要方法。

腹腔镜辅助 Soave 手术、Duhamel 拖出术及 Swenson 手术均取得了令人满意的结果，与传统开腹手术相比，前者疼痛轻、美容效果好、疗效相当或更优。尽管大部分患儿术后恢复良好，但是除了之前提到的 HAEC 外，部分患儿仍存在便秘复发问题。其中包括将神经支配正常的近端结肠拖出后出现的“获得性”神经节细胞缺乏症，可能与拖出肠管缺血有关，再次行拖出手术则有很好的效果。同样，少数因术后狭窄而疗效差或顽固性便秘的患儿，也需要再次行拖出手术。持续的排便问题可以采用肛门内括约肌切开术、直肠肌切开术（肌切除术）、肉毒杆菌毒素注射及局部应用一氧化氮（NO）等方法进行治疗。

2016 年，Puri 团队发表了 2 篇荟萃分析文章，通过总结 20 余年的微创手术经验显示，腹腔镜和单纯经肛门手术虽然创伤明显小于开腹手术，但腹腔镜手术仍然有 1/3 患儿存在长期排便问题，而单纯经肛门手术有 15% 或更多的患儿有便秘复发。

TCA 是 HD 的严重类型，目前有关该类型治疗的手术方式尚未达成共识，经典 Martin 术、Kimura 术和 J-pouch 术相对于 Swenson、Soave 和 Duhamel 手术虽然减少了术后腹泻、肛周溃烂等并发症，但术后 HAEC、梗阻、盲袋炎发生率高，且操作复杂，现已很少应用或放弃。Peña 建议采用回肠肛门直接吻合（Soave 和 Swenson 手术），保留末端回肠造口 3~5 年，排便功能更好。而南非的 Moore 等认为改良

Duhamel 拖出术可以获得更加满意的长期排便功能。

将腹腔镜技术应用于 TCA 的治疗起步晚，推广慢。2011 年，法国 de Lagausie 等报道了腹腔镜 Duhamel 拖出术和 Soave 手术治疗 TCA。2013 年，日本 Miyano 报道了腹腔镜 Duhamel 拖出术治疗 TCA 并与开放 Duhamel 拖出术比较，认为腹腔镜 Duhamel 拖出术安全、可行、美容效果好，但手术时间长，平均需要 5~6 小时。2017 年，汤绍涛报道了腹腔镜 Duhamel 拖出术治疗 TCA，应用脐部造口游离部分肠管，然后经脐部放入 Trocar 完成腹腔镜左半结肠切除手术，肛门外横断直肠，"紧顶技术"完成肠管间隔的切除，手术时间从 5~6 小时缩短至 2~3 小时，并认为 5cm 左右的直肠盲袋既降低了排便频率，减少了肛周皮肤破溃的发生率，又避免了盲袋炎，同时降低了 HAEC 的发生率，同时腹壁的美容效果可与一期腹腔镜手术媲美。

100 多年前，HD 被认为是不可治愈的，患儿最终均会死亡。随着手术技术的进步，其死亡率在 20 世纪 40 年代为 70%，20 世纪 70 年代降到 25%，到 20 世纪 90 年代 90% 以上的患儿可存活。目前，在大多数医疗条件先进的地区，HD 患儿的生存率达 95% 以上。与此同时，随着腹腔镜技术和经肛门手术的应用，患儿腹壁美容效果、住院时间、术后并发症得到明显改善。

尽管如此，仍有许多地方有待进一步研究，如有些 HD 患儿手术治疗后预后较差的原因，HAEC 的发病机制，治疗变异型 HD 患儿（先天性巨结肠同源病）的合理方法。对肠神经系统（enteric nervous system，ENS）及此类疾病分子遗传学的深入研究会为解决这些问题提供线索，并有助于更好地为患儿选择治疗措施。

四、未来的基因治疗阶段（细胞实验和动物实验阶段）

HD 发病的本质即基因突变导致 ENS 发育缺陷，过去 20 余年科学家们对 HD 相关的遗传变异进行了深入研究。1992 年，意大利研究团队鉴定出第 1 个 HD 易感基因——*RET* 基因，并被后续大量研究所证实。*RET* 信号通路在 ENS 的发育过程中极为重要，影响 ENS 形成的多个方面。约 50% 的家族性及 1/3 的散发性 HD 存在 *RET* 编码区的突变。1994 年，Puffenberger 发现另一个基因 *EDNRB* 在 ENS 发育过程中也发挥重要作用，以往认为 EDNRB 通路是独立的信号通路，现发现其与 RET 通路存在交互作用，仅 5% 的 HD 患儿携带 *EDNRB* 基因杂合子突变；而其他与 HD 相关的基因突变更加少见，有时仅见于 1 个家族。随着研究的进一步深入，新的相关基因在不断被发现。

作为 HD 高发生率国家，我国科学家在 HD 基因方面的研究取得了瞩目的成就，谭广亨团队在这方面的工作尤为突出。缪小平等通过病例 - 对照关联研究，发现 *PHOX2B* 基因 *IVS2+100G>A* 明显增加 HD 的患病风险。2009 年，谭广亨团队通过全基因组关联研究（genome-wide association studies，GWAS）在我国人群中发现 1 个新的 HD 易感基因 *NRG1*，其单核苷酸多态性位点 rs7835688［优势比（odds ratio，*OR*）=1.98］和 rs16879552（*OR*=1.68）与 HD 发病密切相关。然而荟萃分析显示中国人群 *NRG1* 常见的单核苷酸多态性位点（rs7835688，rs16879552），与欧洲人群 HD 并无明显关系，反映出了 HD 遗传背景的种族差异。其后汤绍涛等通过病例 - 对照分子流行病学研究证实，位于 *NRG1* 基因的单核苷酸多态性位点 rs2439302 与我国人群 HD 发病风险明显相关。动物实验（以斑马鱼为模型）显示敲低 *NRG1* 后肠神经元从头端至尾端的迁移过程受阻，并且影响了迷走神经纤维由肠道近端向远端延伸过程。

通过对 1 个国人 HD 家系（母子均患病）进行全外显子测序并运用疾病网络分析研究，发现 *NRG* 家族的另外一个基因 *NRG3* 亦与 HD 发病关系密切。姜茜等通过 GWAS 研究，发现轴突导向因子 *SEMA3C/SEMA3D* 在 ENS 发育过程中起着关键作用，其单核苷酸多态性位点 rs11766001、rs12707682 变异明显增加 HD 的患病风险。进一步研究发现，*SEMA3C/SEMA3D* 错义突变严重影响其蛋白的表达量而妨碍蛋白功能的正常发挥，从而引发 HD 表型。蔡威团队通过病例 - 对照模型定点研究了 *PTCH1* 基因与我国汉族人群 HD 患病风险的关系，发现该基因单核苷酸多态性位点 rs357565、rs2236405 与我国人群罹患 HD 相关。

最近谭广亨团队联合中国和越南10多家医院，应用443例短段型HD标本采用全基因组测序，发现*BACE2*基因突变与HD发病相关。李爱武等认为，HD是基因异常与肠壁微环境异常共同作用的结果。研究表明，Neuroligin-Ⅰ与Neurexin Ⅱ表达失调可影响ENS发育，导致HD表型。

2代测序的发展为HD易感基因的研究提供了有力手段。最近谭广亨及唐维兵团队相继通过全外显子测序发现新的HD易感基因*DENND3*、*NCLN*、*NUP98*、*TBATA*、*COMT*和*ARVCF*，并通过细胞或动物模型进行了功能验证，具有很好的临床应用前景。此外，唐维兵等对miRNA（非编码基因）在肠神经嵴细胞迁移、分化的影响方面做了大量卓有成效的研究。夏慧敏团队历时10年，收集了1 470份HD患儿样本，同时收集1 473例正常患儿样本作为对照，通过基因组关联性研究，发现了HD新的易感基因*IRAK1*，初步功能验证表明该基因可能与*RET*相互作用调控ENS的发育。同时，该团队利用2 943例病例对*RET*基因的16个易感位点在中国人群进行了验证。

通过HD病变组织与正常组织基因表达差异来确定HD易感基因也是目前的研究方向之一。金先庆等发现，HD痉挛段*HA117* mRNA表达明显增高，该基因与HD发病高度相关。江逊等利用RNA芯片技术，通过差异筛选法筛选出HD相关基因*PTPRR*，后期功能实验发现，该基因对于维持ENCC处于干细胞状态至关重要。高亚等通过优化生物信息分析流程，从RNA芯片数据中筛选出HD相关的候选基因（*FOS*、*EGR1*、*ATF3*、*NOS1*、*CCL5*、*DUSP1*、*CXCL3*、*VIP*、*FOSB*），为进一步功能验证奠定了基础。我国学者对HD患病基因的研究对推动HD的防治作出了巨大贡献。

对HD遗传变异的深入研究给该疾病的基因治疗带来了新的契机。迄今为止，已确定15个以上基因与HD的发病密切相关，分别有*RET*、*EDNRB*、*GDNF*、*ECE1*、*GFRα1*、*NRG1*、*PHOX2B*、*NRTN*、*TCF4*、*SOX10*、*EDN3*、*NTN*、*PSPN*、*ZFHX1B*、*L1CAM*、*Semaphorin 3C/D*等。这些基因主要编码与ENS发育相关的配体、受体、转录因子及细胞外基质的关键成分。如果能使远端无神经节细胞的病变肠管重新获得神经支配，并形成有效的蠕动，那么肠道将恢复正常的功能。目前已有大量文献从干细胞及组织工程层面通过体外实验及动物模型进行研究，试图通过引入具有正常遗传背景的肠神经干细胞或体外培育的肠道类器官来修复替代病变肠管，从而达到完全治愈HD的目的。

HD的基因治疗首先要解决的问题是获得肠神经干细胞，即“种子细胞”。1992年，Stemple等首次从小鼠胚胎分离出一种p75+的神经嵴细胞（enteral neural crest cell，ENCC），该细胞亚群具有自我更新及多向分化能力，能分化为肠神经元及神经胶质细胞，因此，被称作肠神经干细胞，也叫ENCC。随后的研究着重通过优化筛选特异性的表面标记从迁移后的ENS细胞谱系中分离出ENCC，然后加入特殊的生长因子诱导得到感兴趣的细胞。

在能够获得足够数量的ENCC后，研究者开始将目光投向HD的细胞替代治疗。细胞移植的初期实验主要为向培养的小鼠胃肠道组织注入少量干细胞，然后观察其生物学行为。研究表明，无论是野生型小鼠，还是$Ret^{-/-}$无神经节细胞小鼠，其胚胎原始胃基壁内注入Ret^{+} ENCC后均可分化为神经元及神经胶质细胞。进一步的体内移植实验证实，向出生后的*SOX10*缺陷无神经节小鼠肠壁注射ENCC，7日后在黏膜下层找新生的神经节细胞，为HD的细胞治疗带来了希望。

2009年，Metzger等通过内镜获得健康小儿肠道黏膜组织，并从中分离出ENCC，将得到的ENCC通过显微注射到鸡的无神经节细胞肠壁，与对照组相比，其肌间及黏膜下形成了大量的神经丛。随后，研究者对HD患儿的切除肠管进行了体外组织培养，随后将ENCC移植到培养的组织中。结果发现，数日后移植组的病变肠管组织内以ENCC细胞球体为中心开始出现神经发生，1周后新生的神经元之间出现广泛的神经连接并形成神经丛。该研究的意义在于从人体肠道黏膜组织获得ENCC，为将来HD细胞治疗真正进入临床奠定了基础。

然而，异体细胞体内移植面临一个最大的问题，即免疫排斥，这一问题也出现在动物模型。最理想的方式是从患儿自身有神经节细胞的肠段提取ENCC作为“种子细胞”。但由于HD患儿携带突变基因，这些突变同样存在于提取的ENCC中，很大程度上可能影响其形成ENS的能力。近年来兴起的

CRISPR/Cas9 基因编辑技术为解决这一难题提供了新的手段。研究人员从 1 例 TCA 患儿身上诱导多能干细胞系，该细胞系存在 *RET G731del* 突变；又从 2 例无 *RET* 突变但存在 *VCL M209L* 突变的典型 HD 患儿身上诱导多能干细胞系，以 *IMR90* 作为对照细胞系。然后利用基因编辑技术修复干细胞系中存在的 *RET G731del* 和 *VCL M209L* 突变。结果发现，修复后的 ENCC 恢复了分化迁移的能力。该研究突破了异体移植带来的免疫排斥相关问题。

目前，另外一个前沿技术是通过组织工程技术在体外培育肠道类器官，然后通过整体器官移植的方式替代 HD 病变肠管。该方法适合于长段型 HD 或 TCA，而干细胞移植主要适合于短段型 HD，二者可互为补充。

相关基因的基础研究让我们对 HD 有了更深入的理解。展望未来，或许可以在明确 HD 患儿突变基因的情况下，通过基因编辑技术修复突变基因，然后通过细胞移植或组织工程肠道移植的手段治愈 HD，真正做到精准、无创。

（汤绍涛）

推荐阅读资料

[1] AUBDOOLLAH T H, TANG S T, YANG L, et al. Hybrid single-incision laparoscopic approaches for endorectal pull-through in Hirschsprung's disease. J Laparoendosc Adv Surg Tech A, 2015, 25 (7): 595-598.

[2] DE LAGAUSIE P, CARRICABURU E, FERKADJI L, et al. Laparoscopic Duhamel procedure: management of 55 cases. Pediatr Endosurg Innov Tech, 2004, 8 (3): 119-122.

[3] FATTAHI F, STEINBECK J A, KRIKS S, et al. Deriving human ENS lineages for cell therapy and drug discovery in Hirschsprung disease. Nature, 2016, 531 (7952): 105-109.

[4] GEORGESON K E, COHEN R D. Primary laparoscopic-assisted endorectal colon pull-through for Hirschaprung's disease. Ann Surg, 1999, 229 (5): 678-682.

[5] GEORGESON K E, ROBERTSON D J. Laparoscopic-assisted approaches for the definitive surgery for Hirschsprung's disease. Semin Pediatr Surg, 2004, 13 (4): 256-262.

[6] KRUGER G M, MOSHER J T, BIXBY S, et al. Neural crest stem cells persist in the adult gut but undergo changes in self-renewal, neuronal subtype potential, and factor responsiveness. Neuron, 2002, 35 (4): 657-669.

[7] KUMAR R, MACKAY A, BORZI P. Laparoscopic Swenson procedure–an optimal approach for both primary and secondary pull-through for Hirschsprung's disease. J Pediatr Surg, 2003, 38 (10): 1440-1443.

[8] LAI F P, LAU S T, WONG J K, et al. Correction of Hirschsprung-associated mutations in human induced pluripotent stem cells via clustered regularly interspaced short palindromic repeats/Cas9, restores neural crest cell function. Gastroenterology, 2017, 153 (1): 139-153.

[9] LAMAS-PINHEIRO R, HENRIQUES-COELHO T, et al. Duhamel pull-through assisted by transrectal port: a hybrid natural orifice transluminal endoscopic surgery approach. J Pediatr Surg, 2012, 47 (10): 1962-1965.

[10] METZGER M, CALDWELL C, BARLOW A J, et al. Enteric nervous system stem cells derived from human gut mucosa for the treatment of aganglionic gut disorders. Gastroenterology, 2009, 136 (7): 2214-2225.

[11] NAH S A, DE COPPI P, KIELY E M, et al. Duhamel pull-through for Hirschsprung disease: a comparison of open and laparoscopic techniques. J Pediatr Surg, 2012, 47 (2): 308-312.

[12] TANG S T, WANG G B, CAO G Q, et al. 10 years of experience with laparoscopic-assisted endorectal Soave pull-through procedure for Hirschsprung's disease in China. J Laparoendosc Adv Surg Tech A, 2012, 22 (3): 280-284.

[13] TANG S T, YANG Y, LI S W, et al. Single-incision laparoscopic versus conventional laparoscopic endorectal pull-through for Hirschsprung's disease: a comparison of short-term surgical results. J Pediatr Surg, 2013, 48 (9): 1919-1923.

[14] TOMUSCHAT C, ZIMMER J, PURI P. Laparoscopic-assisted pull-through operation for Hirschsprung's disease: a

systematic review and meta-analysis. Pediatr Surg Int, 2016, 32 (8): 751-757.

[15] URUSHIHARA N, FUKUMOTO K, FUKUZAWA H, et al. Outcome of laparoscopic modified Duhamel procedure with Z-shaped anastomosis for Hirschsprung's disease. Surg Endosc, 2012, 26 (5): 1325-1331.

[16] WORKMAN M J, MAHE M M, TRISNO S, et al. Engineered human pluripotent-stem-cell-derived intestinal tissues with a functional enteric nervous system. Nat Med, 2017, 23 (1): 49-59.

[17] YANG L, TANG S T, CAO G Q, et al. Transanal endorectal pull-through for Hirschsprung's disease using long cuff dissection and short V-shaped partially resected cuff anastomosis: early and late outcomes. Pediatr Surg Int, 2012, 28 (5): 515-521.

[18] ZHANG X, CAO G Q, TANG S T, et al. Laparoscopic-assisted Duhamel procedure with ex-anal rectal transection for total colonic aganglionosis. J Pediatr Surg, 2018, 53 (3): 531-536.

[19] ZIMMER J, TOMUSCHAT C, PURI P. Long-term results of transanal pull-through for Hirschsprung's disease: a meta-analysis. Pediatr Surg Int, 2016, 32 (8): 743-749.

第二章

先天性巨结肠症腹腔镜手术应用解剖

任何外科新技术的应用和完善都离不开相应的解剖学理论的发展，而大体解剖、局部解剖及功能解剖正是制订手术原则的基础。腹腔镜手术已经历40余年，其与传统开腹手术虽然大体原则一致，但手术入路和操作方式差别很大，严格的层面解剖显得尤为重要，相应地应用解剖学的发展已经滞后。有学者从胚胎发生学的角度研究，利用膜解剖指导手术操作，在腹腔镜先天性巨结肠症（HD）的手术中有一定的现实意义。本章将从结直肠应用解剖、肠神经功能解剖及盆腔腹腔镜手术解剖学三方面介绍腹腔镜下HD手术应用解剖。

第一节　结直肠的应用解剖

一、结肠的解剖

（一）结肠的发育

结肠由来自内胚层原肠的中肠和后肠演变而来，其中小肠、盲肠、阑尾、升结肠到横结肠右半是由中肠发展而来，而横结肠左半及远端肠管至肛管上段是由后肠发展而来。以卵黄管为界将中肠分为头侧和尾侧，在尾侧近卵黄带处有一个小突起称为盲肠突，为大肠和小肠的分界线，将来发展为盲肠和阑尾。在胚胎发育的第6~10周，肠管经历了腹腔外发育及重新进入腹腔的过程，并且肠袢以肠系膜上动脉为轴心逆时针旋转270°，形成了空肠和回肠占据腹腔中部、结肠居于腹腔周边的格局；盲肠和阑尾的位置最初在肝下，在出生后仍逐渐下降，最终固定于右髂窝。

（二）结肠的分区

结肠始于回盲瓣、止于乙状结肠直肠交界处，新生儿结肠薄弱，长35~66cm，4~5岁时可接近成人长度，约122cm（成人为135~150cm），是小肠长度的1/5~1/4。小儿结肠长度随年龄而异，其CT测量结果见表2-1。结肠和直肠的主要功能是吸收水、维生素和电解质，传输和储存粪便，并控制排便。这些功能通过一系列复杂的解剖和生理因素间的相互调节来实现。

结肠是腹腔内围绕小肠袢的大容量管型结构，是大多数脊椎动物消化系统的重要组成部分，有其鲜明的解剖学特点，包括结肠带、结肠袋和肠脂垂。结肠带明显可见，由肠壁的外纵肌增厚而成，沿结肠纵轴平行排列，3条结肠带均汇聚于阑尾根部，远端在直肠乙状结肠交界处与直肠延续。结肠袋是结肠壁由横沟隔开并向外膨出的囊袋状突起，是由于结肠带比结肠短约1/6而使肠管皱缩而成。肠脂垂是结肠浆膜面沿结肠带两侧分布的脂肪附属物（图2-1）。

表 2-1 结肠在不同年龄的长度

单位:mm

部位	0~2 岁	4~6 岁	9~11 岁
肛管	24 ± 6	31 ± 6	37 ± 5
直肠	44 ± 14	87 ± 22	108 ± 23
乙状结肠	146 ± 62	177 ± 76	223 ± 75
降结肠	96 ± 36	148 ± 45	212 ± 50
横结肠	164 ± 30	198 ± 47	280 ± 77
升结肠及盲肠	74 ± 34	121 ± 34	135 ± 29
大肠总长度	523 ± 109	279 ± 114	951 ± 126

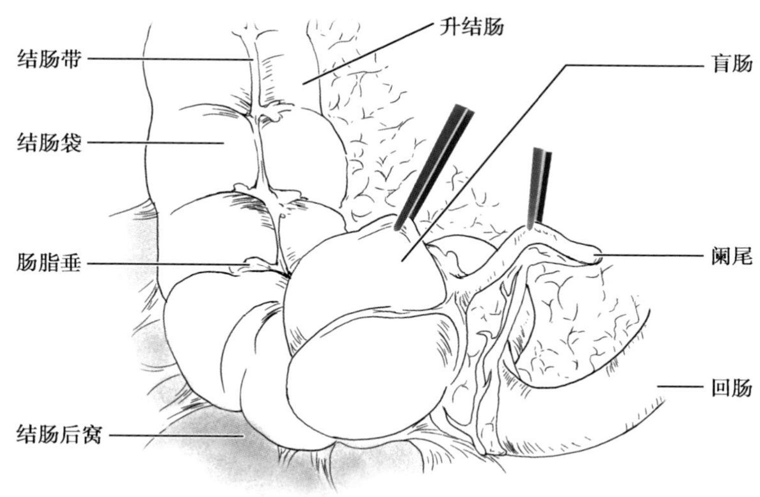

图 2-1 结肠的特征(结肠带、结肠袋和肠脂垂)及回盲部

1. 盲肠和阑尾 盲肠是大肠的起始部分,也是最为短粗的一部分,位于右下腹髂窝内,上方为升结肠。新生儿期盲肠长约 1.5cm,宽略大于长;2~4 岁时长宽平衡,7 岁时接近成人,为 3~7cm。回肠是小肠的最后部分,止于盲肠的中后部。阑尾开口于盲肠的内侧面,在回盲部下方约 2cm。

盲肠为腹膜内位器官,移动性较好,没有系膜结构,腹膜折叠常将盲肠附着在髂窝外侧和内侧。这些褶皱形成一个小的陷凹,称为结肠后窝(图 2-1)。回肠和盲肠的韧带维持末端回肠和盲肠之间的夹角,形成了回肠末端突入盲肠的类似上下唇样的结构,称回盲瓣(图 2-2)。这些结构在调节小肠内容物进入结肠的速度和预防回肠末端的食糜回流发挥重要作用[结肠内压可达 80mmHg(1mmHg=0.133kPa)]。因此,临床上不要轻易切除回盲部;在短肠综合征的病例中,是否具有回盲瓣,对该病的诊断和预后均有重要意义。

阑尾是附属于盲肠的一段肠管,多位于右髂窝内,长度一般为 2~10cm,直径 0.2~0.6cm,形态变异大。阑尾是腹膜内位器官,有三角形的系膜悬于肠系膜下端,阑尾根部连于盲肠后内侧壁,较固定,是 3 条结肠带汇聚的位置。因其尖端位置可变,炎症时产生的症状、体征也不同。据统计,国人阑尾常见位置有(图 2-3): ①回肠前位,约占 28%; ②盆位,约占 26%; ③盲肠后位,约占 24%; ④回肠后位,约占 8%; ⑤盲肠下位,约占 6%; ⑥高位阑尾(肝右叶下方)、盲肠壁浆膜下阑尾及左下腹阑尾,极少见。

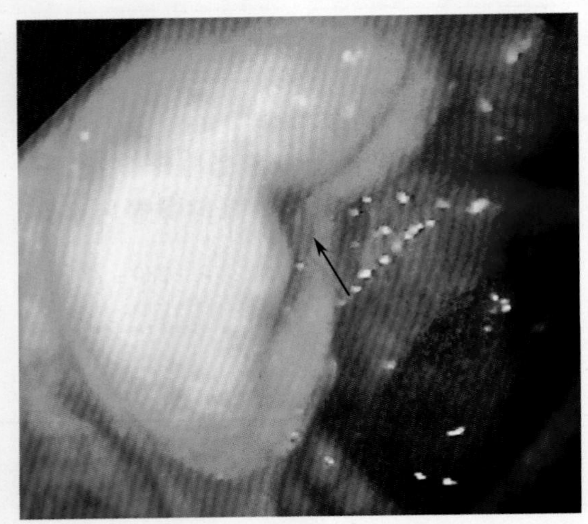

图 2-2 回盲瓣(结肠镜下观)
箭头示回盲瓣。

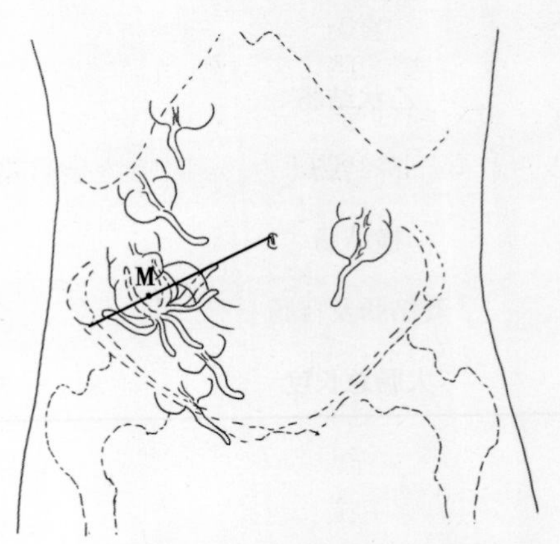

图 2-3 阑尾位置的变异(M 为麦氏点)

2. 升结肠 升结肠从回盲部沿右侧腹垂直上行至肝右叶下面,向左转折为结肠肝曲,继续向左则为横结肠。新生儿期升结肠长度不足 7cm,到 10 岁达 13cm;其表面解剖位置为从右髂嵴水平到右侧第 10 肋间与腋中线交界处。

升结肠属于腹膜间位器官,前侧及左右两侧有腹膜覆盖,后侧借疏松结缔组织贴附于腹后壁,此结缔组织称为 Toldt's 融合筋膜。Toldt's 白线代表了侧腹膜反折的过程。该白线在升结肠、降结肠和乙状结肠的切除中起着指引的作用。升结肠右侧腹壁和前侧腹壁可能会有脆弱的粘连,称杰克逊膜(Jackson's membrane)。升结肠外伤致后壁穿孔时可发生严重的后腹腔感染。当游离升结肠向下牵拉肠系膜上动脉时,可使十二指肠水平部被压迫于动脉与脊柱之间而发生肠系膜上动脉压迫综合征,在处理时可将升结肠向上缝合固定于后腹壁。

升结肠的外侧由腹膜向前腹壁反折而成为结肠旁沟,此沟向下经右髂窝与盆腔连通,向上可与肝周围间隙连通,为阑尾脓肿或回盲部感染扩展的重要途径;升结肠内侧为小肠,其内侧缘上端的后壁紧邻十二指肠的降部,下端后壁紧邻腰大肌和输尿管,在进行升结肠游离时,应特别注意避免损伤。

3. 横结肠 横结肠是结肠中最长的部分,1 岁以内长 11.5~27cm,10 岁时达 35cm,成人平均 20~45cm。它位于脾和肝之间,完全被腹膜包围。肾结肠韧带固定肝曲,并且直接覆盖于右肾下段、十二指肠降段和肝门上。膈结肠韧带位于脾下、腹侧,在左上腹部固定脾曲,此韧带承托脾脏下极,后方借横结肠系膜左半部分连于胰腺尾部;脾曲的角度比肝曲的角度更大、位置更深(相当于第 9 肋水平)。

在肝曲和脾曲之间横结肠被结肠系膜牵拉,悬垂于胃大弯下方,因此横结肠有一定的活动度,是结肠造瘘的理想位置。横结肠可以比胃幽门部位置还高,也可以低至下腹部。在前下方,大网膜与横结肠系膜相连,形成壁层和脏层双层结构(4 层),其中包含很多脂肪组织。分离这 4 层结构进入腹膜腔是横结肠切除的关键。

切除肝曲和脾曲时应注意:在右侧,首先要辨认和保护十二指肠;在左侧,为防止脾、胰腺损伤和出血,脾曲切除要谨慎地沿着降结肠的 Toldt's 白线向上剥离,并且在进入腹膜腔后从中间向两侧顺横结肠剥离至脾曲,这种方法可以用较小的牵拉力游离脾曲。

4. 降结肠　降结肠从脾曲向下延伸至左髂嵴水平移行为乙状结肠，这一部分长度新生儿期为3~12cm，10岁时达16~17cm，成人平均可达12~30cm。降结肠亦属腹膜间位器官，其直径与升结肠相比较小，并且与升结肠相比更靠近后腹壁。右侧与左侧相似，沿着Toldt's白线可以完整切除降结肠。需切除降结肠中段的HD手术应充分游离脾曲，必要时需在结肠左动脉远侧结扎肠系膜下动脉，以充分游离并下拖降结肠。

5. 乙状结肠　乙状结肠形成一个长度可变的“乙”形弯曲，从降结肠延伸到近端直肠，体表投影在左侧腹股沟韧带上方。它由很长的肠系膜将其固定在骨盆侧壁，活动度比较好，下可低至盆底，右侧可达回盲部，上可至肝下，是结肠造瘘常选部位。1岁以内小儿乙状结肠长约20cm，5岁时达30cm，10岁时为38cm。其长度变异较大，与人种关系密切。最近一项报道显示，黑种人乙状结肠最长，黄种人次之，白种人最短。器质性便秘患儿常伴有乙状结肠冗长，一般以乙状结肠长度超过身高的20%为诊断标准。

肠系膜的根部有一个倒“V”形的附件，从髂总血管的分叉点沿髂外血管的走行一直到骶骨前方。乙状结肠系膜常黏附到左侧的骨盆侧壁形成一个小凹陷称乙状结肠间隐窝。该隐窝是识别左侧输尿管的一个外科标志。乙状结肠系膜根部为左髂总动脉分叉处和左侧输尿管跨越左髂外动脉处，游离时应注意辨识，避免损伤。

（三）结肠的系膜、韧带及周围间隙

1. 连接结肠的系膜和韧带

(1)横结肠系膜：自腹膜后壁垂至横结肠，系膜内有结肠中动脉。

(2)乙状结肠系膜：其系膜根部附着于左髂窝至骶骨岬之间，内有乙状结肠动脉及直肠上动脉，后方有输尿管下行至盆腔。

(3)胃结肠韧带：大网膜在胃大弯和横结肠之间的部分。

(4)膈结肠韧带：是横膈至结肠脾曲的腹膜皱襞，是脾脏的支持韧带。

(5)腹膜附加带或膜：由原始肠系膜发展而来，与结肠有关的如下。① Lane结肠膜；起于左髂窝，将降结肠和乙状结肠交界处固定于骨盆缘；② Jackson膜；从升结肠右侧腹后壁向内、下延伸，超过盲肠或升结肠前方结肠带的腹膜皱襞，此膜薄而透明；③结肠间膜；分为两部分，一部分在结肠肝曲连接升结肠和横结肠，另一部分在结肠脾曲，连接横结肠和降结肠。这些附加带或膜可使结肠或回肠末端扭曲成角，导致排便不畅。

2. 结肠周围的腹膜及筋膜间隙(图2-4)

(1)右结肠后间隙：又称右侧Toldt's间隙，是右结肠系膜和右肾前筋膜之间充满疏松结缔组织的融合筋膜间隙。右结肠后间隙是腹腔镜右半结肠游离的关键平面。局限在右侧Toldt's间隙内解剖，保持肾前筋膜的完整性是减少出血、避免损伤腹膜后位器官的关键。

(2)右结肠外侧沟：位于升结肠和腹膜外侧壁之间的纵沟，向上可与膈下间隙和肝下间隙交通。右结肠外侧沟腹膜反折(右侧Toldt's白线)是外侧游离右半结肠的解剖学标志，为盲肠外侧襞至肝结肠韧带的一条黄白交界线(Toldt's白线内侧系膜脂肪较厚而外侧腹膜外脂肪较薄)。这条线，从解剖学角度看是结肠系膜和腹壁的分界线，从外科角度看是盲肠、升结肠外侧的腹膜切开线，是进入右侧Toldt's间隙的外侧入路。

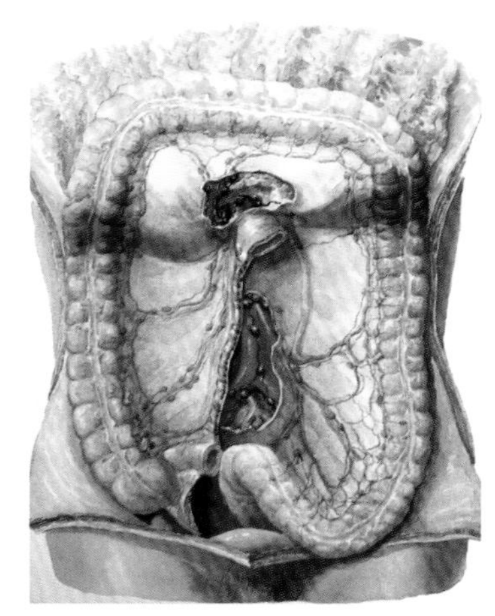

图2-4　结肠周围的腹膜及筋膜间隙

(3)左结肠后间隙：是结肠脾曲、降乙状结肠及其系膜与腹膜后壁的筋膜间隙，即左侧Toldt's间隙，是腹腔镜左半结肠游离中的关

键平面。局限在左侧 Toldt's 间隙内操作，是减少出血、避免损伤输尿管和保护神经的关键。

(4) 左半结肠外侧沟：位于降结肠和腹外侧壁之间，上方有膈结肠韧带，向下经左髂窝入盆。左侧结肠旁沟腹膜反折（左侧 Toldt's 白线）是外侧游离降结肠的解剖学标志。切开此线并由此向上切断膈结肠韧带，结肠脾曲即可从侧腹壁上松解下来。

(5) 右结肠系膜窦：又称右结肠下间隙，位于升结肠、横结肠系膜和小肠系膜根部之间的上宽下窄的三角形区域。

(6) 左结肠系膜窦：又称左结肠下间隙，位于横结肠系膜、小肠系膜根部和降结肠之间，围成斜方形，左、右结肠下间隙借斜行的小肠系膜根部从左上到右下隔开。

（四）结肠的组织结构和功能

1. 组织结构 与其他肠段一样，结肠壁的结构亦由黏膜层、黏膜下层、肌层和浆膜层组成。

(1) 黏膜层：结肠黏膜为单层柱状上皮细胞，在细胞之间还夹有大量杯状细胞。黏膜层不形成皱襞，亦无绒毛，表面光滑。固有层含有大量肠腺和较多的淋巴组织。

(2) 黏膜下层：为疏松结缔组织，含大量血管、神经（黏膜下神经丛，Meissner 神经丛）、淋巴管及脂肪细胞，无肠腺。

(3) 肌层：分为内侧较厚的环肌和外侧非均匀分布的纵肌。纵肌局部增厚等距离纵行排列在结肠壁上形成结肠带，结肠带之间的纵肌很薄。两层之间有肌间神经丛（Auerbach 神经丛）。

(4) 浆膜层：为包裹在结肠表面的腹膜，除横结肠和乙状结肠的肠管均包裹于腹膜外，升结肠和降结肠仅在前方和两侧履盖有腹膜，后方无浆膜而紧贴后腹壁。

2. 生理功能 结肠有分泌、吸收、合成、运动和免疫等生理功能。

(1) 分泌功能

1) 外分泌：结肠的分泌功能主要表现为分泌黏液，保护肠壁不受机械损伤、细菌和毒素侵袭，并对黏膜有润滑作用，尤其是在降结肠以下部分分泌较多，以利于储存在结肠的粪便能顺利通过和排出。

2) 内分泌：经典的肠道内分泌功能由肠道内分泌细胞（EEC）分泌的激素以体液为媒介对靶细胞发挥作用。除 EEC 外，肠道其他组成成分如神经胶质细胞也分泌一些生物活性物质，发挥调节作用。另外，肠道与神经系统存在双向通信，即“脑 - 肠”轴或“肠 - 脑”轴，参与调节炎症、应激、免疫活性和情绪等。

目前亦有初步研究发现，HD 患儿存在肠道免疫功能紊乱，可发生特有的巨结肠相关的小肠结肠炎。结肠内分泌的活性物质包括 5- 羟色胺（5-HT）、血管活性肠肽、P 物质、生长抑素、铃蟾肽、肠高血糖素和脑啡肽等。

(2) 吸收功能：结肠具有吸收水分和电解质的功能。在正常情况下，绝大多数的水分在盲肠到横结肠之间被吸收。结肠最重要的吸收功能是吸收 Na^+，Na^+ 被吸收可交换 K^+ 使其排出体外。Na^+ 在结肠是以主动吸收的形式进行的，直到浓度低于 25mmol/L 时主动吸收才停止；每日约 460mmol Na^+ 进入结肠，99% 可被吸收。

除了大部分胆汁酸在回肠吸收外，5%~10% 可在结肠吸收，当进入结肠胆汁过多，超过结肠吸收能力时，胆汁的分解产物抑制水和电解质吸收，可引起胆汁性腹泻。

结肠内每日产生一定量的氨，其中 90% 被结肠吸收。对于肝硬化门静脉高压患儿，结肠吸收的氨是导致肝性脑病的重要原因。

据统计，成人每日有 500~1 000ml 液体进入大肠，其中只有 100~150ml 作为粪便排出。一般情况下，肠内容物在盲肠、升结肠为液态，到横结肠变为软块状，到降结肠就由软块状变为固体。所以，右半结肠以吸收水分为主，如果右半结肠蠕动降低，吸收水分过多，到横结肠已形成粪块，常会导致便秘；如果左半结肠蠕动增强，吸收水分减少，常会发生稀便或腹泻。临床上施行结肠切除术后，回肠可逐渐代偿结肠吸收水分的功能，腹泻可逐渐缓解，不会发生永久性的代谢障碍。

(3) 合成功能：结肠不产生酶，无食物消化功能，但有细菌消化功能。结肠内有大量细菌，70% 是大肠埃希菌，20% 是厌氧杆菌，此外还有变形杆菌、链球菌、葡萄球菌，也有少量螺旋体。肠细菌对产生生理需要的物质具有重要作用。食物内缺乏维生素时，可调节合成部分维生素，如维生素 K、维生素 B_1、维生素 B_2、维生素 B_{12} 等。长期服用抗生素，破坏肠道菌群，可导致维生素缺乏。

(4) 运动功能：正常成人的结肠内容物向前运送的速度为 5cm/h，进食后速度加倍。钡餐检查时，钡剂 4.5 小时到盲肠，6 小时到肝曲，9 小时到脾曲，11 小时到降结肠，18 小时到乙状结肠，24 小时排出。食物从摄入到肛门排出，纤维素食物平均需要 14.5 小时，低纤维素食物则平均需要 28 小时。

1) 结肠运动的形态学基础：①结肠壁平滑肌层，肠壁的纵肌在外，产生肌张力；环肌在内，产生位相性收缩(蠕动、分节运动)。环肌和纵肌的由上而下依次发生的推进性收缩运动，可将内容物推进直肠，排出体外。②肌层运动的起搏细胞(Cajal 细胞)，存在于环肌间，可控制肠壁平滑肌收缩时机。③结肠壁内神经丛，包括黏膜下神经丛(Meissner 神经丛)和肌间神经丛(Auerbach 神经丛)。肠神经系统在形态和功能上都与自主神经不同且相对独立，它与中枢神经系统在传递感觉和发放冲动以达到协调一致方面极为相似。

2) 结肠的运动形式

非推进性分节运动：又称袋状往返运动，由环肌无规则的收缩活动引起。它在不同部位交替反复发生。这种运动使肠内容物向两个方向缓慢地往复移动而不向前推进，但使内容物受到混合、搓动。空腹时这种运动形式多见。

推进性分节运动：是振幅很小的活动，是一个结肠袋的收缩，将内容物推进到下一个结肠袋，其推动的频率为 3~8 次 /min，以盲肠、升结肠频率较高，远段结肠频率逐渐降低；这种运动可将肠内容物向两个方向推动，出现逆行的机会是顺行的 2/3，在胆碱能刺激和摄食时增强，睡眠时减弱。

集团运动：是一种长段结肠(10~40cm)的环状肌收缩，结肠袋消失，肠管变细，每次持续 2~3 秒后恢复原状，每日发生 2~3 次，多在进食或排便时出现，从结肠肝曲开始。结肠通过这样逐段的集团运动，使肠腔内的粪便排到直肠。

多袋推进运动：几个节段大致同时收缩，将其中一部分或全部内容物推到邻近的一段结肠，并使结肠袋消失。随后接收内容物的远段肠管也以同样的方式收缩，这样使肠内容得到较快的推进。进食后，多袋推进运动增多。

蠕动：结肠的蠕动和小肠相似，但速度比小肠慢。结肠的蠕动将肠内容物以 1~2cm/min 的速度向前推进。收缩波前面的肌肉舒张，后面的保持收缩，使该段肠管闭合排空，可持续 5 分钟 ~1 小时。

逆行性蠕动：有关人类是否存在逆行性蠕动一直存在争议。早期仅在哺乳动物上证实存在。近来越来越多的证据表明人体近段结肠确实存在逆行性蠕动。结肠的逆行性蠕动主要发生在近段结肠，以利于肠内容物的进一步混合和水分吸收。钡剂灌肠检查时，仅在远段肠管做少量低位灌肠，2~3 小时后可见脾曲甚至横结肠有钡剂显影，因此，远段肠管亦存在逆行性蠕动。

(5) 免疫功能：肠道黏膜是人体最大的免疫器官。肠道免疫反应是受免疫调节细胞调控的固有免疫和获得性免疫机制共同作用的局限性免疫反应。黏膜上皮细胞和髓系固有免疫细胞参与肠道免疫反应。结肠黏膜固有层疏松结缔组织中存在淋巴细胞、巨噬细胞、浆细胞和肥大细胞等免疫细胞，此外还有派尔集合淋巴结(Peyer patche)、结肠区域淋巴结。它们参与结肠的体液免疫和细胞免疫，特别是分泌型 IgA(SIgA)，对微生物抗原、食物性抗原及肠道自身组织抗原均具有免疫活性。有研究结果显示，HD 术后小肠结肠炎患儿肠道 SIgA 分泌减少，肠道免疫功能减弱。

(五) 结肠的血管

1. 结肠的动脉血供　一般来说，横结肠、肝曲、升结肠、盲肠的血液供应来自肠系膜上动脉分出的结肠中动脉、右结肠动脉和回结肠动脉，而降结肠、乙状结肠则由肠系膜下动脉分出的左结肠动脉和乙状结肠动脉供血(图 2-5)。

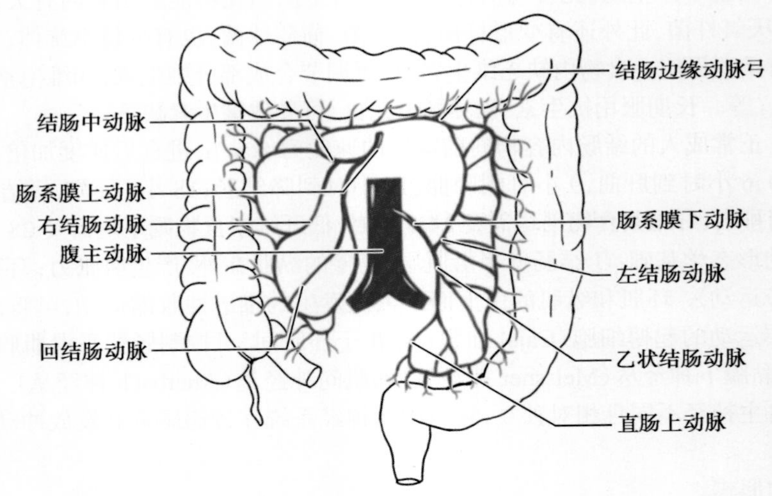

图 2-5 结肠的动脉血供

(1)肠系膜上动脉

1)结肠中动脉:主要起源于肠系膜上动脉,但极少数也可起源于腹腔动脉、肠系膜下动脉或直接起自腹主动脉,主要分支分布于横结肠。结肠中动脉一般距胰腺下缘 1cm 处单干起源于肠系膜上动脉的右侧壁,极少数结肠中动脉缺如,也有双干或 3 干者,也有与右结肠动脉共干者。结肠中动脉发出后,越过十二指肠水平段的前方,于右上方进入横结肠系膜。根据分支的高低及分支间的吻合情况,可将单干结肠中动脉分为 3 型。

Ⅰ型:在横结肠系膜内分出 2 支或 3 支,形成 1~3 级动脉弓,右支分布于横结肠右 1/3 和结肠肝曲,左支横贯横结肠系膜,分布于横结肠左 2/3,并与左结肠动脉升支吻合。

Ⅱ型:发出后立即分出左右两支,右支分布于横结肠右半,左支分布于横结肠左半。

Ⅲ型:发出后向右上方走行到横结肠边缘才分出左右支,在分支间缺乏动脉吻合。

结肠中动脉与其他结肠动脉常有吻合:①右支与右结肠动脉的升支在肝曲处吻合;②右支与回结肠动脉的结肠支吻合;③左支与左结肠动脉的升支吻合;④左支与副结肠中动脉吻合。所以,当术中不慎损伤结肠中动脉时,不一定会影响其血供,要仔细观察肠管颜色,以决定是否要进行肠段切除。

2)副结肠中动脉:若由肠系膜上动脉发出双干的结肠中动脉时,其中走向左侧的一支成为副结肠中动脉;副结肠中动脉有时与右结肠动脉共干,其左右分支分别与左结肠动脉升支和结肠中动脉左支吻合。有副结肠中动脉的患儿,手术损伤结肠中动脉左支时对横结肠血供影响不大,但这种吻合使得横结肠系膜左侧的无血管区变小,故在行胃空肠吻合或胆肠 Roux-Y 吻合时应注意。

3)右结肠动脉:在结肠中动脉起点下方起自肠系膜上动脉,或与结肠中动脉共干起始,经腹后壁腹膜深面右行,在靠近升结肠左缘处分为升、降支。升支上行与结肠中动脉右支吻合;降支下行与回结肠动脉的上干吻合。该动脉发出小支分布于升结肠上 2/3 部和结肠肝曲。

4)回结肠动脉:为肠系膜上动脉发出的第 3 个分支,主要分支分布于末端回肠和盲肠;与右结肠动脉和回肠动脉分支均有吻合。

(2)肠系膜下动脉:肠系膜下动脉在 L_3 水平于腹主动脉前壁发出,走行 1~3cm 后分出左结肠动脉、乙状结肠动脉和直肠上动脉。

1）左结肠动脉：为降结肠的供血动脉，一般为 1 支，由肠系膜下动脉发出，随后分出升支和降支。升支可越过脾曲与结肠中动脉的左支吻合；降支向下走行与乙状结肠动脉的分支吻合。该动脉极少起自肠系膜上动脉，也可能与乙状结肠动脉共干，亦有缺如者由副结肠中动脉左支代替。

2）乙状结肠动脉：为肠系膜下动脉的第二分支，少数亦可由左结肠动脉分出，随后分出升支和降支。升支与左结肠动脉的降支吻合；降支与直肠上动脉的分支吻合。

（3）边缘动脉：是从回结肠开始，沿着升结肠、肝曲、横结肠、脾曲、降结肠和乙状结肠的内侧缘到直肠上端的各结肠动脉分支之间相互吻合而形成的动脉弓（图 2-5），实现了肠系膜上、下动脉的相互交通，该动脉弓位于结肠系膜内。肥胖者系膜脂肪组织厚，动脉弓埋于其内难以被发现，但有由动脉弓发出的边缘动脉支分布于各肠段的肠壁，因此，进行结肠肠段切除时应注意保护边缘血管。有 5%~10% 的病例在结肠脾曲处左结肠动脉与横结肠动脉之间无吻合支，故在常见型 HD 拖出术时，离断肠系膜下动脉前应先阻断血流观察降结肠血供情况。

边缘动脉的终末支称直动脉，有长支和短支两种。长支在系膜缘（或结肠带）处，或在长支的起点附近又分为前后两支，沿结肠的前后面，经浆膜与肌层至对系膜缘，终支分布于对系膜面的 1/3 肠管，最后前后 2 支在独立带与网膜带之间构成血管吻合；短支起于边缘动脉或长支，一般 2~3 支，在系膜缘立即穿入肠壁，供应系膜面的 2/3 肠管（图 2-6）。长支和短支共同为结肠壁的系膜面供血，而其余部分仅由长支供血，故在肠壁做纵行切口时，宜在独立带和网膜带之间进行。长支在结肠带附近分支进入肠脂垂和肠壁，手术分离肠脂垂时避免过度牵拉伤及长支主干。有报道称，损伤 1 支长支可使肠管坏死 2.5cm。因此，结肠切除时为了保留足够的直动脉，边缘动脉应在肠管离断远端 1cm 处结扎。

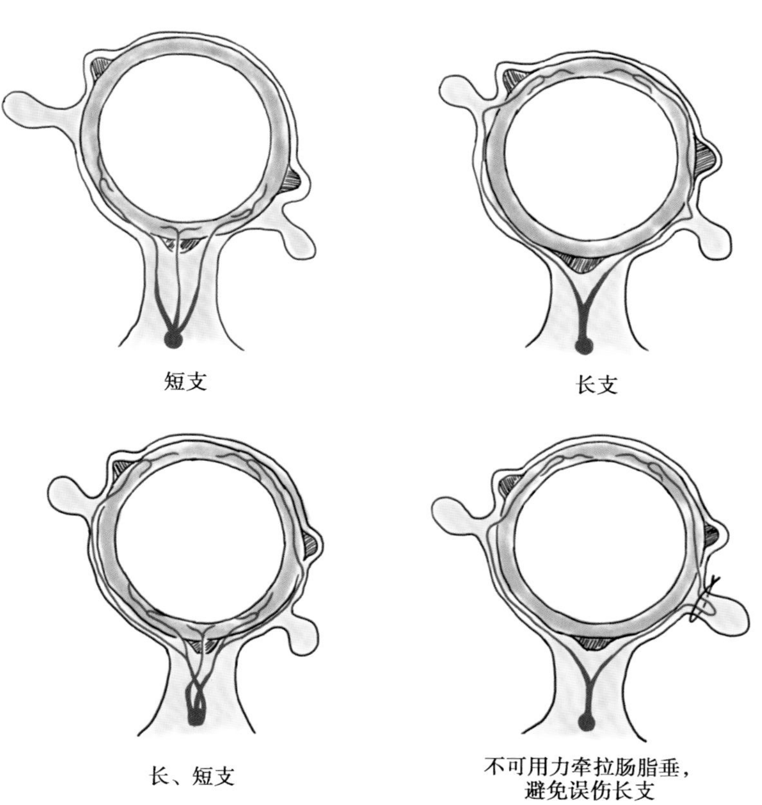

图 2-6　结肠边缘动脉

需要说明的是，乙状结肠动脉最下支与直肠上动脉并无边缘动脉交通，成为萨德克临界点（Sudeck critical point），行拖出术时应注意对此血管的保护。

2. 结肠的静脉回流（图 2-7） 各段结肠静脉均与动脉伴行；左半结肠的静脉（直肠、乙状结肠、降结肠）汇入肠系膜下静脉经肠系膜上静脉或脾静脉，最后回流到门静脉；右半结肠的静脉（回结肠、阑尾、盲肠、升结肠、横结肠）则经肠系膜上静脉直接回流到门静脉。

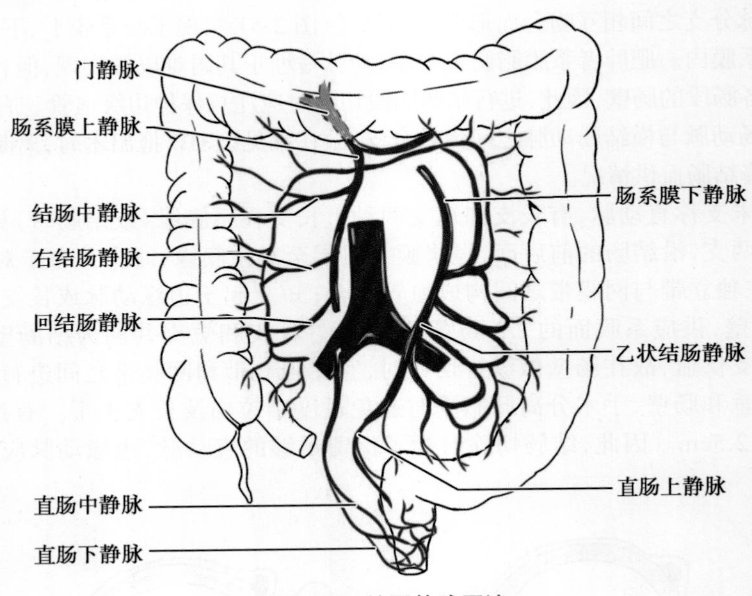

图 2-7 结肠静脉回流

（六）结肠的淋巴

1. 结肠的淋巴引流 从结肠各段肠壁淋巴液到淋巴管，均循序沿着各自的血管走行，到达相应的淋巴结，然后经肠系膜上动脉根部和肠系膜下动脉根部淋巴结至腹主动脉旁淋巴结，再注入胸导管。各组淋巴结之间及邻近的淋巴结均有广泛联系，回盲部的淋巴还可经胰腺前方到达幽门下淋巴结。

2. 结肠的淋巴结分布（图 2-8）

(1) 结肠上淋巴结：位于结肠壁上的肠脂垂内。

(2) 结肠旁淋巴结：位于结肠系膜缘，伴着边缘动脉分布。

(3) 中间淋巴结：沿着结肠右、中、左动脉分布。

(4) 中央淋巴结：沿着肠系膜上动脉和肠系膜下动脉分布。

（七）结肠的神经

结肠的神经分布见图 2-9。

1. 交感神经 结肠的交感神经主要来源于肠系膜上丛和肠系膜下丛。肠系膜上丛为腹腔丛向下的延续，位于肠系膜上动脉根部。肠系膜上丛的上部有肠系膜上神经节，来自脊髓第 10 胸节至第 3 腰节侧角内的交感神经节前纤维在此换元，节后纤维形成次级神经丛，伴随肠系膜上动脉的分支分布于阑尾、升结肠和横结肠右半。肠系膜下丛位于肠系膜下动脉根部，内有肠系膜下神经节。来自脊髓第 1~3 腰节侧角的交感神经节前纤维在此换元，节后纤维形成次级神经丛，随肠系膜下动脉分支分布于横结肠左半至直肠上部。

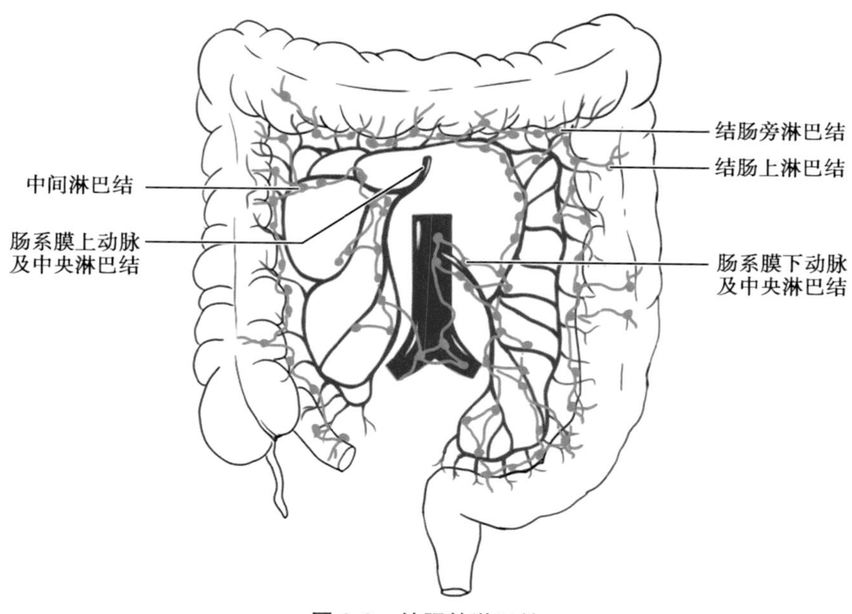

图 2-8　结肠的淋巴结

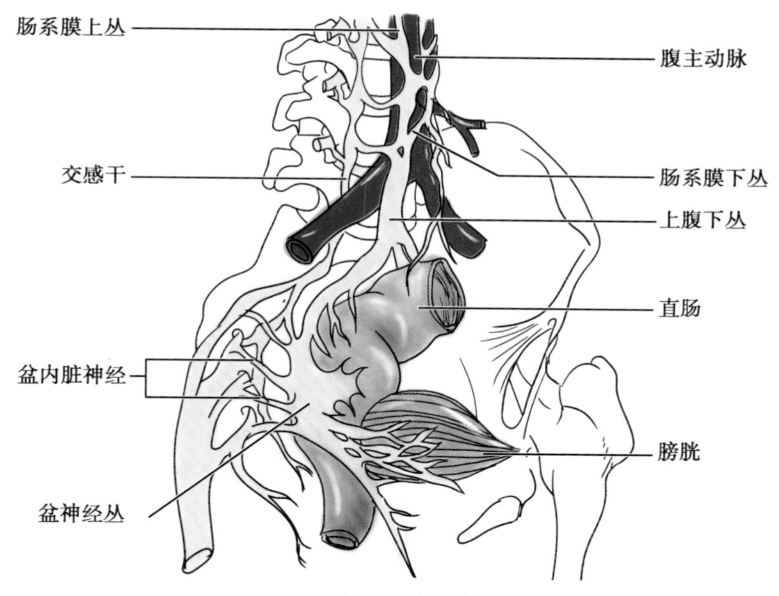

图 2-9　结肠的神经

2. 副交感神经　右半结肠的副交感神经一般认为来自右迷走神经的腹腔支。该支参加腹腔丛和肠系膜上丛后，伴肠系膜上动脉及其分支分布于盲肠、阑尾、升结肠及横结肠右半。左半结肠的副交感神经来自脊髓第 2~4 骶节侧角，经骶神经出脊髓后合成盆内脏神经至下腹下丛。这些神经纤维除分布于直肠、膀胱等盆腔器官外，其中部分纤维上行，经上腹下丛到肠系膜下丛，伴肠系膜下动脉及其分支，分布于结肠脾曲、降结肠、乙状结肠及直肠上部。

3. 结肠传入神经　结肠的传入神经纤维混合在交感和副交感神经（迷走神经或盆内脏神经）中，其神经元胞体在脊神经节或脑神经节内。一般来说，肠的痛觉是经交感神经传导的，该神经纤维的神经元位于脊神经节,并经后根入脊髓。右半结肠痛觉经右侧交感神经传入,左半结肠至直肠乙状结肠交界处的痛觉经左侧交感神经传入,而直肠则经副交感(盆内脏)神经传入。内脏的病变信号传入脊髓低级中枢后可引起相应节段支配范围的牵涉痛,如阑尾炎症的疼痛由内脏感觉纤维经腹腔丛和内脏小神经传入脊髓第 10 胸节,引起第 10 胸节躯体感觉分布区域的脐周部位牵涉痛。

二、直肠的解剖

(一) 直肠肛管的发生

直肠肛管均由 3 个胚层发生而成。胚胎发育到第 5 周后,在尿囊与后肠形成的泄殖腔壁之间有由中胚层组织形成的尿直肠襞,并逐渐向尾侧推进,最后与泄殖腔壁相连,将泄殖腔分隔成腹背互不相通的两个腔,腹侧为尿生殖窦,背侧为直肠;尿生殖膜也被分隔成尿生殖膜和背侧的肛膜。这样尿生殖器官与直肠就完全分开了,反之就会发展成为各种先天性肛门直肠畸形。胚胎第 8 周时,肛膜破裂,后肠与肛管打通,肛窝形成肛管和肛门,肛膜的遗迹即为齿状线上肛乳头。肛膜未破亦会形成先天性直肠肛门畸形。

(二) 直肠的结构

直肠是大肠末端的固定部分,位于盆腔内,固定在盆腔腹膜的结缔组织中,与乙状结肠相接,有储存粪便的作用,在新生儿长 5.2~6cm,约 10 岁时可达成人长度,为 12~15cm,小儿直肠随年龄不断变化(表 2-2)。

表 2-2 各年龄段小儿直肠的直径、长度及容量

年龄	直径 /cm	长度 /cm	容量 /ml
1 个月	1.5	3	7
3 个月	3.0	6	42
1 岁	3.5	7	67
2 岁	4.0	8	100
6 岁	4.5	9	143
10 岁	5.0	12	235

直肠上下端固定于正中线的位置,中部则突向左前方;直肠的上下段较窄,中段扩大成直肠壶腹。目前近端和远端直肠的定义存在争议,解剖学认为直肠起止为 S_3 水平和齿状线,但外科学认为直肠起止点分别为是骶岬和肛门直肠环的肌肉。直肠上段指骶岬至 S_2 下缘,其前方和两侧被腹膜覆盖,后方为结缔组织、淋巴管、血管与后腹膜间隙相连的直肠系膜;直肠中段指 S_2 下缘至腹膜反折,只有前方被腹膜覆盖,然后向前反折覆盖于膀胱和子宫,形成直肠膀胱陷凹及直肠子宫陷凹(道格拉斯腔);其后壁及直肠下段完全位于腹膜外。

1. 直肠的形态

(1) 直肠曲:直肠在矢状面有 2 个弯曲。直肠沿骶尾骨的前方下降,形成一个弓向后方的弯曲,称直肠骶曲;直肠绕过尾骨尖,转向后下方,又形成一个向前的直肠会阴曲。此 2 个弯曲为肠镜检查必须要注意的解剖特点。直肠在冠状面有 3 个侧曲,较高的和较低的侧弯凸向右侧,中间的侧弯凸向左侧(图 2-10)。直肠侧曲游离可使直肠延长,在直肠肛门手术中有重要意义。

(2) 直肠会阴曲:又名肛直肠角或直肠角。其正常值在非排便时平均为 90°,排便时 137°。直肠会阴曲是由 U 形的耻骨直肠肌悬吊而成。排便时耻骨直肠肌松弛,此角变大(图 2-11)。

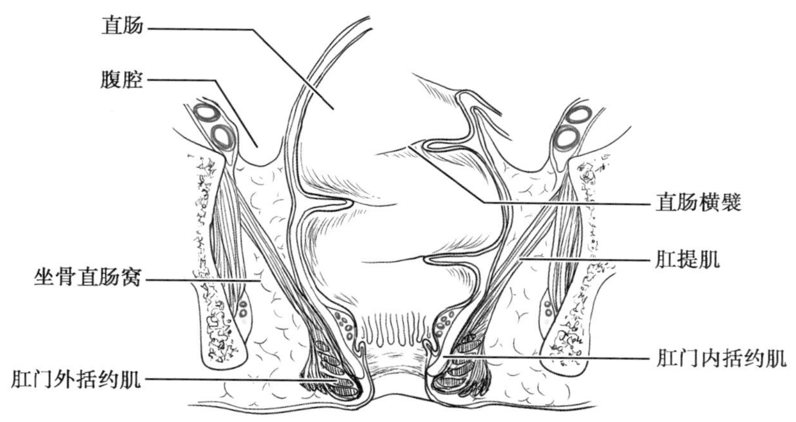

图 2-10　直肠横襞和直肠侧曲（冠状面）

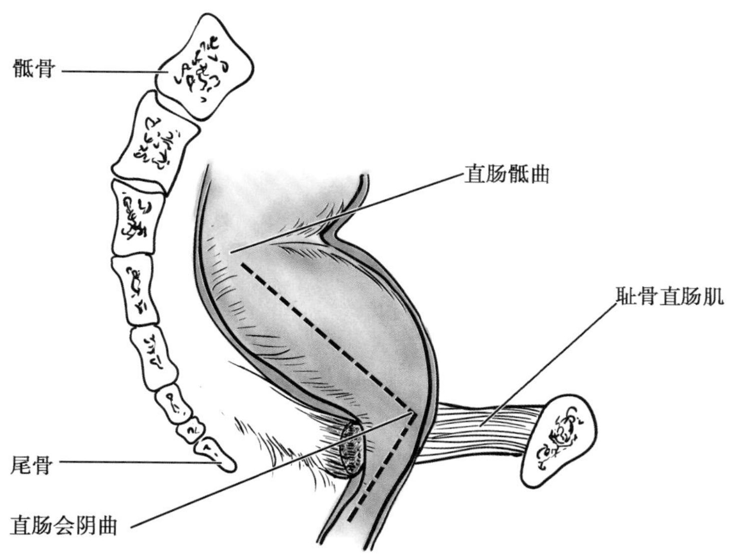

图 2-11　直肠曲和直肠会阴曲

（3）直肠瓣：是直肠壶腹内呈半月形的黏膜横皱襞，又称 Houston 瓣，一般有 3 个。直肠瓣由黏膜、黏膜下层、环肌和纵肌组成，在此处取活检致穿孔的危险性最低。上瓣一般位于直肠乙状结肠交界处，中瓣位置最为恒定，位于腹膜反折水平，最下的一个瓣在直肠充盈时消失，空虚时明显，易在直肠指诊时被误认为新生物。

2. 直肠壁的组织结构　直肠壁的组织结构与结肠相同。直肠全层由内向外分为黏膜层、黏膜下层、肌层和外膜 4 层（图 2-12）。

（1）黏膜层：分为黏膜、黏膜固有层、黏膜肌层（又称黏膜肌板，由 2~3 层纵行平滑肌构成）。黏膜较厚，血管丰富。黏膜层存在肠腺，分泌腺液。黏膜固有层有小支静脉丛。黏膜肌层是 Treitz 肌，网络内痔静脉丛的一层。

（2）黏膜下层：此层极为松弛，易与肌层分离。内有疏松结缔组织和直肠上动脉、静脉分支。齿状线附近含丰富的窦状静脉丛（包含内痔静脉丛）。

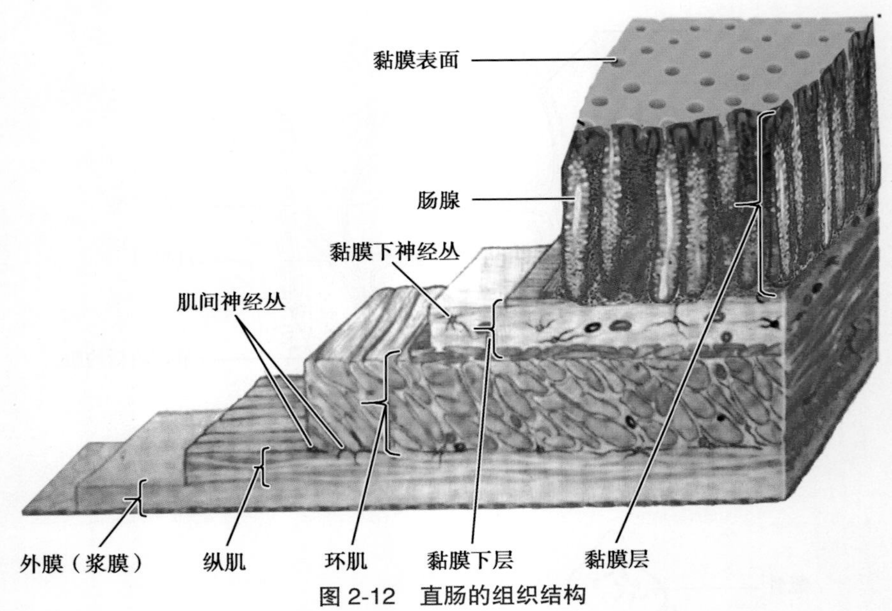

图 2-12 直肠的组织结构

(3)肌层：直肠的肌层为不随意肌，外层是纵肌，内层是环肌。在相当于耻骨直肠肌下缘平面直肠环肌形成逐渐增厚的内括约肌，向下延续至括约肌肌间沟(内括约肌最肥厚部分，自齿状线上约 0.5cm 向近端延续，宽约 1.5cm)。外为直肠纵肌，向下分出一束肌肉，组成联合纵肌的内侧纵肌，进入外括约肌间隙，内侧纵肌是直肠黏膜下脓肿的通道。

(4)外膜：直肠前壁、两侧壁有腹膜，外侧壁为浆膜层，其他部位的直肠外侧壁为结缔组织构成的外膜。

3. 直肠的毗邻 直肠上前方有腹膜反折，男性有膀胱底、精囊和前列腺，女性有子宫。上后方为骶骨，直肠和骶骨之间有直肠深筋膜鞘，包括血管、神经和淋巴管等，如直肠上动脉、骶前静脉丛、骶丛。直肠两侧有输尿管，下前方在男性为前列腺，女性为子宫颈和阴道后壁，后下方有直肠后间隙、尾骨和耻骨直肠肌。直肠的最末端被外括约肌深层及肛提肌围绕。因此，在注射硬化剂时，不能注射得太多太深，否则会损伤前列腺发生血尿和尿痛；损伤阴道直肠隔会造成坏死或穿孔，发生直肠阴道瘘。

4. 直肠与腹膜的关系 直肠近端 1/3 被前方及侧方的腹膜覆盖，中间 1/3 仅是在前方被腹膜覆盖并反折成直肠膀胱陷凹(男)或直肠子宫陷凹(女)。下 1/3 全部位于腹膜外，使直肠在腹膜内外各占一半。直肠后方无腹膜覆盖。成人腹膜反折部距离肛缘约 9.6cm，与直肠腔内中段直肠瓣平齐。一般肛门镜的长度为 8cm，即据此设计而成。损伤腹膜反折以上的直肠会导致腹膜炎和腹腔脓毒血症。

5. 直肠的筋膜附件 骨盆四周和底部由内盆腔筋膜壁层覆盖，延伸至内脏成为盆腔脏层筋膜。直肠深筋膜主要分布在直肠腹膜外的侧面和下面。远端筋膜形成外侧韧带或向直肠侧面的延伸。这些横向延伸的筋膜没有与很重要的结构相连，但是与直肠中动脉(其存在有一定争议)和盆腔神经丛都有密切的关系。在多达 25% 的人群中，直肠中动脉分出小分支，供应横向延伸筋膜的一侧或两侧。在直肠的游离中，这个位置可能发生动脉出血。向内侧横向牵拉直肠可能引起二次牵拉性损伤致后下腹下丛横断，导致术后勃起功能或膀胱功能障碍。

(1)直肠筋膜囊：也称直肠深筋膜，由覆盖髂内血管的筋膜分裂包围而成。覆有腹膜部分的直肠筋膜囊不明显，而直肠的腹膜外部分则很清楚。此层筋膜含有痔上血管、神经及淋巴管。直肠筋膜后层与骶前筋膜之间为直肠后间隙，内有疏松结缔组织，易于分离。

(2)直肠系膜：是对于连接肠管的双层腹膜皱襞而言。而直肠上端自骶岬平面开始后壁早已失去腹膜，因此，从解剖学上讲，直肠是没有系膜的。直肠系膜只是个外科概念。Heald 所述的直肠系膜是指筋膜囊所包绕的直肠后方及两侧呈半环状的结缔组织，内含丰富的血管、神经、淋巴组织和脂肪组织。筋膜囊和盆筋壁层之间存在着无血管的“神圣界面”。

直肠系膜内的神经有腹下神经和盆内脏神经，前者在骶岬处中线旁 1cm，同侧输尿管内侧 2cm；后者多自 $S_{2\sim4}$ 前孔发出，向下向前走行 3cm，分支进入直肠系膜。腹下神经对于膀胱功能及射精功能至关重要，而盆内脏神经主要负责阴茎的勃起。系膜内血管主要是直肠下动脉，在距中线 4cm 处跨过第 3 骶神经的近侧。

在直肠切除术中损伤骶骨前盆腔筋膜壁层会导致连接椎体静脉的骶骨前静脉出血。切除的最佳平面是骶骨前方和直肠深筋膜后方的无血管平面，即 Heald 所指的“神圣平面”（图 2-13）。

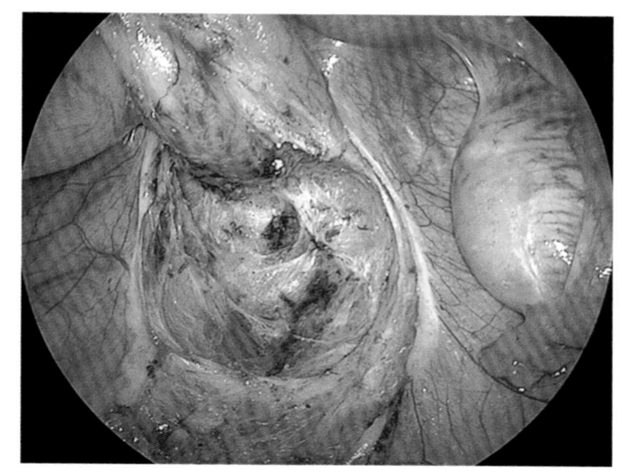

图 2-13 “神圣平面”

（3）Denonvilliers 筋膜：即腹膜会阴筋膜或尿直肠隔，也称邓氏筋膜。1836 年，法国学者 Denonvillier 首次描述直肠与精囊之间有一层类似肉膜样的膜，故得名。它是盆脏筋膜增厚部分，此筋膜很易辨认，下起会阴筋膜，向上与直肠子宫陷凹处的腹膜相连，然后向侧方与环绕血管和下腹下丛的结缔组织融合（图 2-14）。该筋膜分两层，较厚的前层附着于前列腺精囊表面，后层与直肠间有一层薄的疏松结缔组织。在游离直肠下段时若未辨认出 Denonvilliers 筋膜前层而在两层之间操作，将导致泌尿系统损伤或阴道后壁损伤。

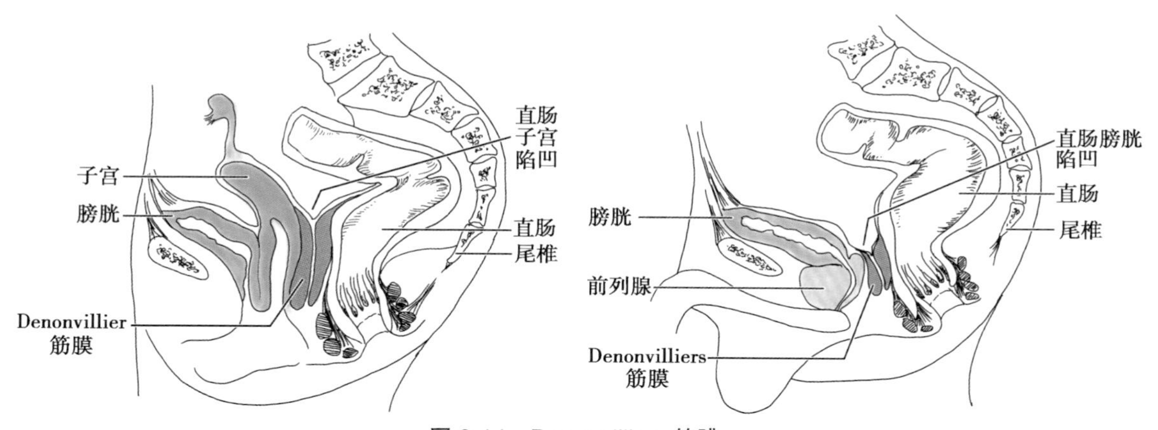

图 2-14 Denonvilliers 筋膜

女性的 Denonvilliers 筋膜位于直肠阴道之间，称直肠阴道隔，较薄，不分层，向下呈楔形，由直肠阴道之间的盆内筋膜及肛提肌部分中线交叉纤维组成。若游离损伤、不良排便习惯或发育不良，直肠前壁可疝入阴道，形成直肠前突。避免前列腺周围神经丛损伤的最好方法是提前分离直肠和精囊之间的直肠中间部分。切口在精囊的外侧缘，然后向下和向后扩张可避免损伤神经血管束。

（4）骶前筋膜（Waldeyer 筋膜）：位于直肠和骶骨之间，是盆腔壁层筋膜增厚部分，骶骨前覆盖神经、骶正中动脉及骶骨前静脉丛的骶前筋膜（图 2-15），即为瓦尔代尔筋膜（Waldeyer's fascia）。在骶前筋膜和直肠深筋膜（筋膜囊）之间为一个无血管间隙，其深面是骶前静脉丛和骶正中动脉。因此，该间隙是游离直肠后壁的最佳间隙。骶前静脉丛无瓣膜，通过椎体静脉与椎内静脉系统交通。在截石位时，骶前静脉丛的压力可达下腔静脉正常压力的 2~3 倍，且损伤后残端因周围组织牵拉开放或缩入骶孔，出血量多且不易止血，难以处理。

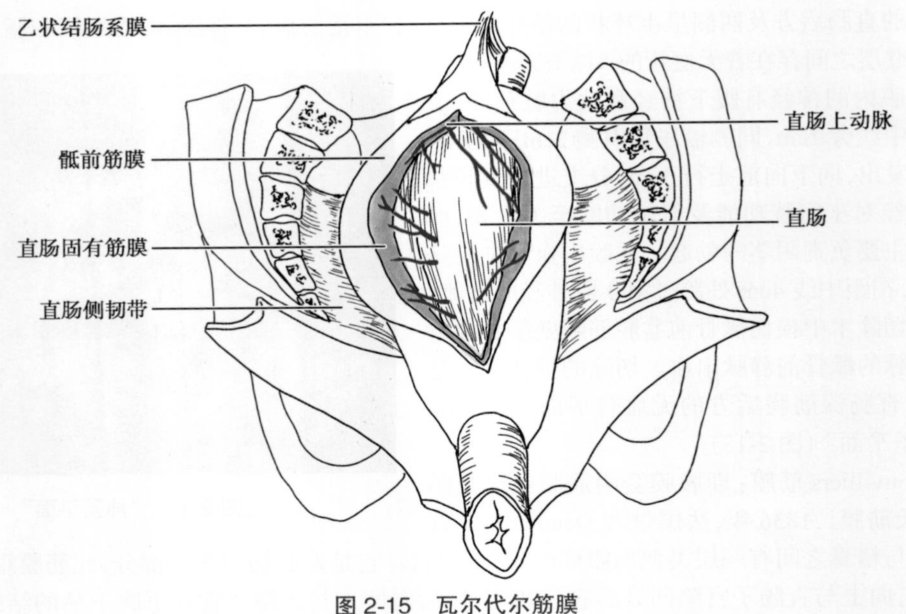

图 2-15 瓦尔代尔筋膜

(5) 直肠骶骨韧带：是直肠末端朝向前下方增厚的筋膜反折，从骶前筋膜 S_4 水平到达直肠上方的直肠深筋膜，是直肠后壁远端的解剖标志。

(6) 直肠侧韧带：位于直肠下段前外侧，在腹膜和肛提肌之间，周围充满纤维脂肪组织，这些纤维成分是盆腔筋膜的一部分，由直肠外侧壁连至盆壁形成直肠侧韧带，它是直肠固定于骨盆的最坚固的支持物（图 2-16）。在女性，侧韧带分两层，一层在直肠后方，另一层在直肠及阴道之间。在男性，侧韧带包绕直肠、前列腺和膀胱。直肠下血管经侧韧带达直肠。盆内脏神经在侧韧带内有许多细小分支，游离直肠时应注意保护。

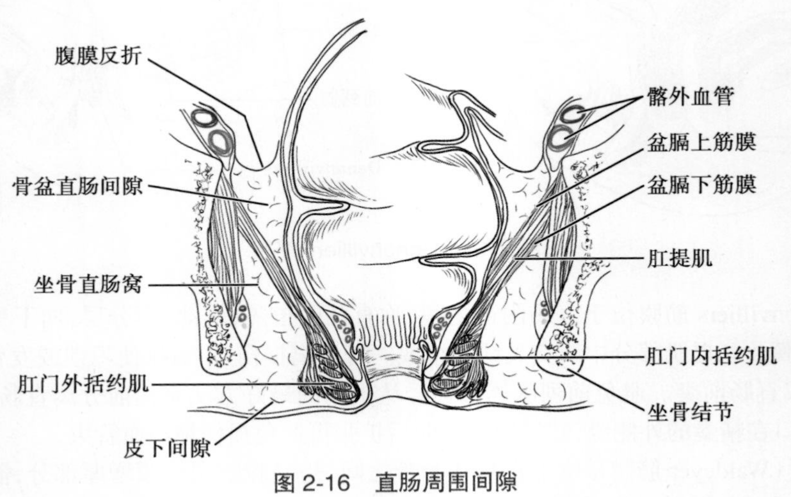

图 2-16 直肠周围间隙

6. 直肠周围间隙（图 2-16） 肛门、直肠周围有许多蜂窝组织间隙，间隙内含丰富的血管、淋巴管、脂肪和结缔组织，易发生感染和形成脓肿。按位置大致分为肛提肌上间隙和肛提肌下间隙。

(1) 肛提肌上间隙

1) 骨盆直肠间隙：位于肛提肌上方直肠两侧，因其位置较深，顶部和内侧又为软组织，故一旦感染积脓,不易察觉,直到感染经坐骨直肠间隙交通蔓延至肛周。

2)直肠后间隙:在直肠壁后方与骶骨之间,从前向后依次存在 3 个筋膜层,分别为覆盖直肠系膜的直肠深筋膜、骶前筋膜、梨状肌筋膜和骶骨骨膜的融合筋膜。它们与直肠前方的 Denonvilliers 筋膜在直肠周围形成两个连续的筋膜环:直肠深筋膜和 Denonvilliers 筋膜后部组成的覆盖直肠系膜的筋膜环;骶前筋膜和 Denonvilliers 筋膜前部组成的环绕在直肠周围的第二筋膜环,这一筋膜环将直肠周围间隙分为直肠后间隙和骶前间隙。

(2)肛提肌下间隙

1)黏膜下间隙:位于肛管黏膜与内括约肌之间,向上与直肠的黏膜下层相续,间隙内有黏膜下肌、内痔静脉丛与痔上动脉的终末分支;下部与中央腱的纤维相续。黏膜下间隙借内括约肌的联合纵肌纤维与括约肌内侧间隙交通。

2)肛管后浅间隙:位于肛尾韧带的浅面,是肛裂引起的皮下脓肿的常见位置,一般不会蔓延至坐骨直肠间隙和肛管后深间隙。

3)肛管后深间隙:即 Courtney 间隙,位于肛尾韧带深面,与两侧坐骨直肠间隙交通,是左右坐骨直肠窝脓肿交通的通道。

4)肛管前浅间隙:位于会阴体的浅面,与肛管后浅间隙相通,一般感染只局限在邻近皮下组织。

5)肛管前深间隙:位于会阴体深面,较肛管后深间隙小。

6)皮下间隙:位于外括约肌皮下部与肛周皮肤之间,内侧邻肛缘内面,外侧为坐骨直肠窝。内有皱皮肌、外痔静脉丛和脂肪组织。皮下间隙借中央腱的纤维间隔向上与中央间隙相通,向内与黏膜下间隙分隔,向外与坐骨直肠间隙相续。

7)坐骨直肠间隙:在肛管两侧,左右各一,上面为肛提肌,内侧为肛管壁,外侧为闭孔内肌及其筋膜。间隙内有脂肪组织和痔下神经通过。感染致间隙内积脓,张力过高,可穿破肛提肌,进入骨盆直肠间隙。坐骨直肠间隙与皮下间隙直接相通,还可沿中央腱的纤维隔与中央间隙相通,通过括约肌间隔与括约肌间隙相通。此间隙还可以向后经肛管后深间隙与对侧相通。

8)括约肌间隙(图 2-17):有 4 个间隙,分别为内侧纵肌内侧隙、中间纵肌内侧隙、中间纵肌外侧隙、外侧纵肌外侧隙。

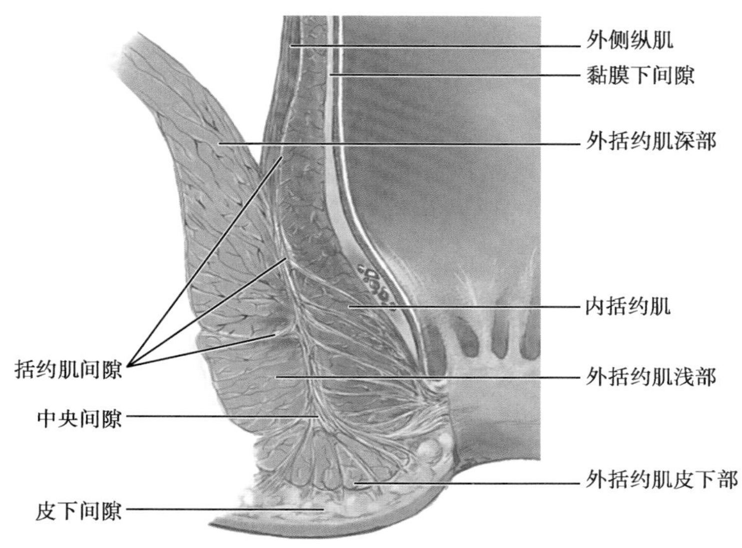

图 2-17 括约肌间隙及中央间隙

9）中央间隙（图 2-17）：位于联合纵肌下端与外括约肌皮下部之间，环绕肛管下部一周，间隙内有联合纵肌的中央腱，中央间隙借中央腱纤维隔直接或间接与其他间隙交通。向外通坐骨直肠间隙，向内通黏膜下间隙，向上通括约肌间隙，并通过此间隙与骨盆直肠间隙相通。

（三）直肠的血管

1. 直肠的动脉 直肠和肛管的血供来自直肠上动脉、直肠下动脉、骶正中动脉和肛管动脉（图 2-18）。

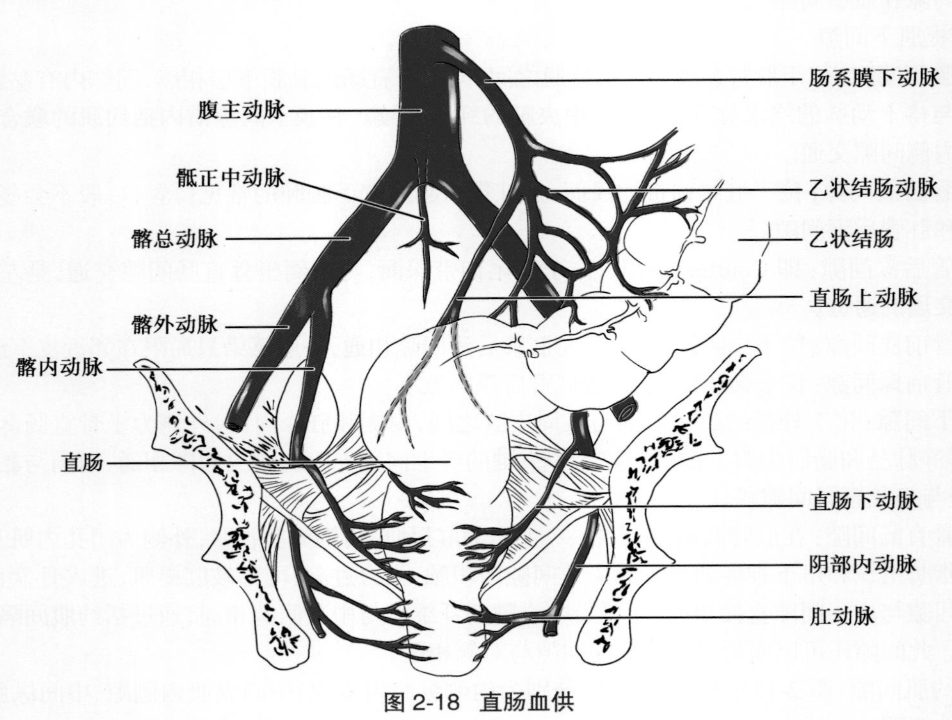

图 2-18 直肠血供

直肠上动脉是直肠供血中最主要的一支，为肠系膜下动脉的终末血管，走行于乙状结肠系膜根部，经骶岬左前方下降至 S_3 高度，分为左、右两支，由直肠后面绕至两侧下行至直肠壶腹部分分成数支穿过直肠壁达黏膜下层，于黏膜下层形成毛细血管丛，供应齿状线以上的肠壁，并有许多小分支与直肠下动脉和肛门动脉吻合。

直肠下动脉来自两侧髂内动脉，沿直肠侧韧带，向内向前至直肠下段前壁，在黏膜下层与直肠上动脉、骶正中动脉和肛管动脉吻合。起点位于盆内脏神经的起点前，向前内走行，紧贴肛提肌上面，在同一高度进入直肠。直肠下动脉还可以发自阴部内动脉、臀下动脉，终末分支主要分布于泌尿生殖器官。

骶正中动脉是腹主动脉的直接小分支，在腹主动脉分叉近端后壁发出，沿骶骨向下，供应直肠肛管后壁，与直肠下动脉吻合。

肛管动脉来自阴部内动脉，途经坐骨直肠窝分为数支，供应肛提肌、肛管和括约肌，并与直肠上、下动脉相吻合（图 2-19）。

另有观点认为存在直肠中动脉，自髂内动脉发出在骨盆直肠间隙内沿直肠侧韧带上方进入直肠，分布于直肠中下段，与直肠上、下动脉均有交通。

2. 直肠的静脉 直肠的静脉主要来自两组静脉丛，即黏膜下静脉丛和外膜下静脉丛。黏膜下静脉丛位于直肠的黏膜下层，静脉丛呈横行环形排列，其旁支穿直肠肌层，在外膜下形成大量的斜行静脉，即外膜下静脉丛。外膜下静脉丛位于直肠肌层的外面，较黏膜下静脉粗大，由稀疏、不规则的斜行静脉相互交织而成，直肠黏膜下静脉丛的血液汇集于此，经直肠上静脉入门静脉。

（1）直肠上静脉：主要汇集齿状线上黏膜下静脉丛（内痔静脉丛），组成数支小静脉，在直肠中下段之间穿过肌层，在直肠两侧及后方合成直肠上静脉，进入肠系膜下静脉，再汇入脾静脉到门静脉。该静脉壁薄而无瓣膜，易受腹内压、直肠壁收缩、干结粪块压迫影响，发生静脉回流障碍，形成内痔。

（2）直肠下静脉：主要汇集齿状线下肛管皮下及其周围各个间隙的静脉丛（外痔静脉丛），组成数支小静脉回流到阴部内静脉、髂静脉或直肠上静脉。

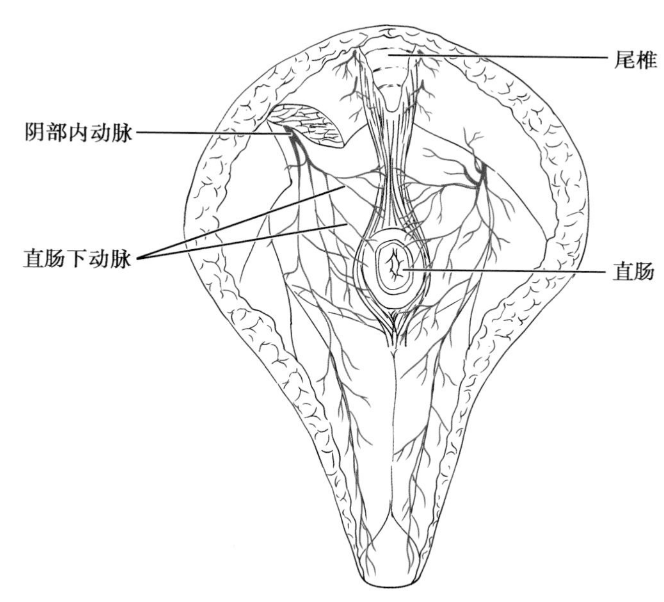

图 2-19　直肠下部血供

（四）直肠的淋巴

直肠的淋巴包括直肠的器官内淋巴管（黏膜层、黏膜下层及肌层的毛细淋巴管及淋巴管）和直肠的周围淋巴结（直肠旁、直肠上、骶、臀下、腹股沟浅淋巴结）。直肠的器官内淋巴管网在直肠壁外相互吻合、交织成丛。其较大的集合淋巴管汇入直肠周围淋巴结。直肠旁淋巴结的输出管沿直肠上动脉，分别汇入直肠上淋巴结，并随肠系膜下血管到达肠系膜根部附近，汇入肠系膜下淋巴结。另有侧方引流途径和直肠外丛的引流（图 2-20）。

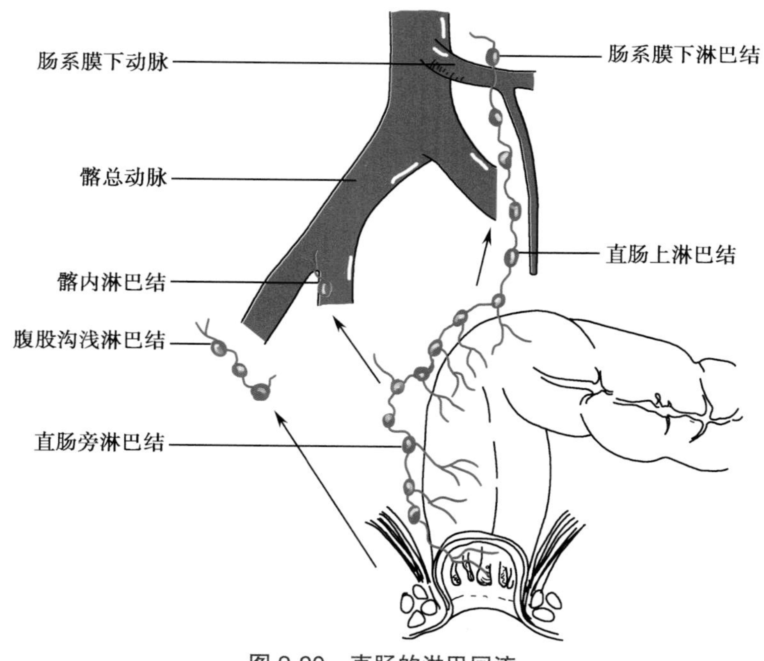

图 2-20　直肠的淋巴回流

（五）直肠的神经

直肠的神经主要来自下部胸髓和上部腰髓的交感神经系、骶部副交感神经系及阴部神经丛 3 部分。前二者组成上腹下丛和下腹下丛，后者即盆丛，属于躯体神经，但从反射角度看，它与直肠的自主功能有关,排便活动不仅是不随意的自主神经反射,而且还受高级中枢的随意支配。

1. 上腹下丛 位于 L_5 及 S_1 上部的前面,腹主动脉的末端及分叉处,常称为骶前神经,但很少聚集成单独的神经,常位于腰椎前方。上腹下丛纤维来自腹主动脉丛、肠系膜上动脉丛及交感干第 3、4 腰节分出的腰内脏神经;盆内脏神经的副交感纤维也经下腹下丛上升加入此丛。上腹下丛一般居于正中线偏左,被包于直肠系膜内,行径较长,易损伤。实验证实,损伤上腹下丛时,排便、排尿不受影响,但不能射精。因此,巨结肠等良性疾病手术时应紧贴直肠操作,避免损伤上腹下丛。

2. 盆丛 位于直肠两侧,腹膜反折以下与肛提肌之间的腹膜外组织中,其延伸于宫颈后方部分称子宫阴道丛。其后缘为直肠前方,前缘在男性为膀胱后缘,在女性为膀胱阴道隔后,上缘在直肠输尿管末端与膀胱下动脉的分支交叉,下缘在肛提肌上面与直肠下动脉交叉。该神经丛沿盆侧壁下行,位于髂内动脉与直肠之间。血管分支贯穿盆丛,伴盆丛分支分布于盆腔器官。

3. 盆丛的组成 盆丛的交感神经包括腹下神经(盆丛的分支)和骶内神经;副交感神经为盆内脏神经。腹下神经的左右两支由上腹下丛分出,沿髂内动脉内侧入盆丛后上角,起始处有最下的腰内脏神经与之连接。骶内脏神经起自骶部交感干神经节,一般由骶 4 节起源,与 S_4 神经发出的盆内脏神经汇合,从后下角进入盆丛。盆内脏神经又称勃起神经,是阴部神经丛的脏支,可来自 $S_{2\sim5}$ 各神经根。该神经位于直肠侧韧带外侧,因此,侧韧带过于偏外切断时可能受损。

4. 直肠的传入神经 直肠的内脏感觉神经末梢广泛分布于直肠黏膜,形成大量的内脏感受器,可感受压力、张力及各种化学刺激,但其痛觉不敏感。感受器分布不均匀,在直肠下 1/3 即齿状线上 2~3cm 最丰富,在施行切除手术时应尽量保留。直肠的感觉纤维随盆内脏神经传入到脊髓骶段。

(六) 直肠在控便中的作用

1. 直肠的顺应性 直肠可维持低压下的粪便储存。当直肠逐渐充盈,容量逐渐上升至 300ml (成人)时,直肠内压不会上升,甚至反而下降,直到容量超过其最大耐受量,直肠内压才会明显上升,此种特性称为直肠顺应性,又称直肠抑制反射。顺应性过低可致大便失禁,而顺应性过高则会导致便秘。

2. 维持结肠的储袋功能 结肠可容许其内的粪便和压力增加,只有当超过某一极点时才可激发蠕动,即所谓的储袋作用。因直肠的运动频率和收缩波幅均高于乙状结肠,这种反方向的压力梯度可阻止粪便下降,对维持直肠空虚、塌陷的状态有重要意义,对少量稀便和气体的控制也非常重要。若结肠储袋作用破坏,则结肠内粪便不断进入直肠,势必造成直肠内粪便堆积,压力上升,排便反射及便意不断产生,使肛门外括约肌和耻骨直肠肌过于疲劳而不能控制排便,引起大便失禁。

3. 直肠的感觉 直肠感觉神经能觉察到 50ml 容量的球囊内增加 5ml 容量引起的充盈感。约 100ml 粪便充盈直肠即可引起便意。研究发现,即使括约肌完整存在,切除直肠仍可以出现控便障碍,说明直肠感觉在控便方面的重要作用。除肠壁内的感受器,耻骨直肠肌的前 2/3 及外括约肌的两侧亦有许多牵张感受器,直肠的充盈间接刺激这些感受器引起外括约肌收缩。最初可能是由于粪块刺激肠壁引起的无意识反射活动,当直肠的感觉刺激达到意识阈值,就会由随意性收缩来补充,接着对粪块和气体进行微细鉴别,以决定维持括约肌收缩还是放松。这一过程是通过耻骨直肠肌的意识性控制实现的。

(七) 直肠的生理功能

直肠除在控便方面有重要作用外,还能吸收水分、氯化钠、葡萄糖、氨基酸、胆盐和一些药物(栓剂);黏膜的杯状细胞分泌黏液,可保护黏膜和润滑粪便;直肠内蓄积的粪便和气体可使直肠膨胀引起便意。

三、肛管的解剖

肛管是肠道的末端,有复杂的解剖结构和独特的生理学特性。这也说明肛管在疾病的控制和易感性中起了至关重要的作用。肛管的长度变化取决于它的定义。肛管定义可分为解剖学肛管和外科学肛管。解剖学家认为肛管起止为齿状线和肛缘，又称皮肤肛管或固有肛管，前壁较后壁稍短，成人长 3~4cm，无腹膜覆盖，周围有肛门外括约肌和肛提肌围绕；但外科医生认为肛管起止点分别为是肛门直肠环平面（肛直线）和肛缘，又称肌性肛管或临床肛管，成人长（4.2 ± 0.01）cm（图 2-21）。

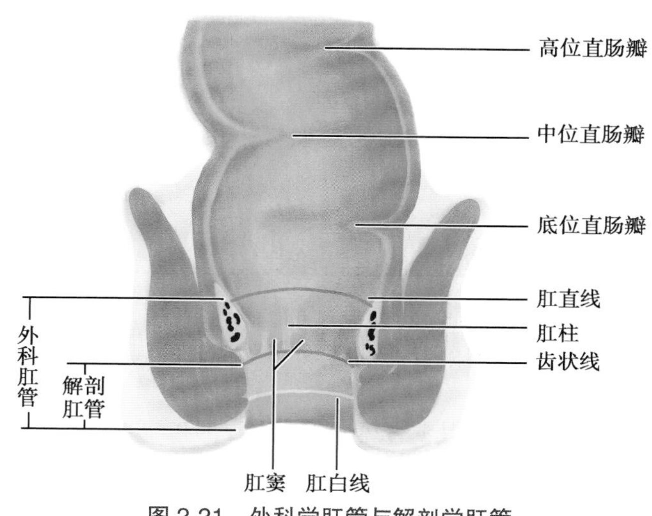

图 2-21　外科学肛管与解剖学肛管

（一）肛管的 4 线分界

肛管被 4 线分界：肛管内腔面有 4 条线，即肛皮线、肛白线、齿状线和肛直线。肛皮线和肛白线之间为皮带，痔带位于肛白线和齿状线之间，柱带位于肛直线与齿状线之间。

肛皮线：又称肛门口、肛门缘，是胃肠道的最低界限。肛缘的上皮末梢中有毛囊、腺体（如顶浆分泌腺）和其他一些常见的皮肤特征。这也是肛周化脓性汗腺炎和顶泌汗腺炎症的病灶部位。

肛白线：又称 Hilton 线，是肛管中下部交界线，正对内括约肌下缘与外括约肌皮下部的交界处，指检可触及一个明显的环形沟，称为括约肌肌间沟。括约肌间沟的宽度 0.6~1.2cm，距肛门口上方约 1cm，肉眼并不能辨认（图 2-21）。行内括约肌松解术时，可以此沟为标志，切开肛管移行皮肤，挑出内括约肌在直视下切断。

齿状线：在肛管皮肤与直肠黏膜的交界处，有一条锯齿状的环行线，称齿状线或梳状线，在肛白线上方，距肛门缘 2~3cm。此线是内外胚层的移行区，上、下方的上皮、血管、神经和淋巴管的来源完全不同，是重要的解剖学标志（图 2-21）。85% 以上的肛门直肠病都发生在齿状线附近，在临床上有重要意义。

齿状线是内皮层（上方）和外皮层（下方）的锯齿状的结合部，并且与肛瓣相吻合，即为肛管的残余部分。齿状线近端有交感神经和副交感神经支配，动脉血供应来自下腹部血管。齿状线远端的神经受阴部神经躯体支支配，供血来自直肠肛管供血系统。肛管的上皮细胞包括齿状线上方的黏膜层和下方的皮肤层。手术时的肛管移行区（或是泄殖腔）是一条长 0.5~1cm 的黏膜层，在此处，肠道组织由柱状或立方上皮转换成肛门边缘的复层鳞状上皮。该过渡带是肛门肿瘤的起源。

齿状线还是排便反射的诱发区。齿状线区分布着高度特化的感觉神经终末组织，当粪便由直肠到达肛管后，齿状线区的神经末梢感觉到刺激，会反射地引起内、外括约肌舒张，肛提肌收缩，使肛管张开，粪便排出。如术中切除齿状线，就会使排便反射减弱，出现便秘或感觉失禁。齿状线上、下结构的区别见表 2-3。

表 2-3 齿状线上、下部结构比较

项目	齿状线上部	齿状线下部	临床应用
来源	内胚层，后肠	外胚层，原肛	肛管直肠分界
覆盖上皮	单层柱状上皮（黏膜）	复层扁平上皮（皮肤）	皮肤黏膜分界
动脉来源	直肠上、下动脉	肛门动脉	痔的好发部位
静脉回流	肠系膜下静脉（属门静脉系统）	阴部内静脉（属下腔静脉系统）	痔的好发部位
淋巴引流	入腰淋巴结	入腹股沟淋巴结	肛管癌转移至腹股沟，直肠癌转移至腹腔内
神经分布	内脏神经（痛觉迟钝）	躯体神经（痛觉灵敏）	齿状线上为无痛区，齿状线以下为有痛区

肛直线：又称直肠颈内口或 Hermann 线，是肛柱的上端水平线，是直肠颈内口与直肠壶腹的分界线；在肛管直肠环同一平面上，是肛提肌附着处，也是外科学肛管的起始标志。在成人，外科学肛管指此处向近端延伸 1.5cm。

肛管毗邻：肛管两侧为坐骨直肠窝，其前方男性有尿道膜部和前列腺，女性有阴道后壁和会阴体，后方有尾骨。

手术学意义：肛管皮肤特殊，上部是移行上皮，下部是鳞状上皮，表面光滑、色白，没有汗腺、皮脂腺和毛囊，即“三无”皮肤。术中要特别注意保护肛管移行皮肤。我国成人肛管周长约 10cm，手术时应至少保留 2/5，否则会造成会形成肛管皮肤缺损、肛门狭窄、黏膜外翻和腺液外溢。

（二）肛管内壁结构

肛管内壁一般分为 3 个区，即肛垫区、齿线区和栉膜区。

1. 肛垫区 肛垫是位于肛管和直肠的一种组织垫，称为肛门血管垫，又称肛门衬垫，通常称痔区或柱区。出生后肛垫就存在，是由扩张的窦状静脉、Treitz 肌、胶原纤维和弹性结缔组织纤维组成。肛垫呈右前、右后、左侧 3 叶排列，如海绵状结构，类似勃起组织，有闭合肛管、节制排便的作用。正常情况下肛垫疏松地附着在肛管肌壁。当括约肌收缩时，肛垫像一个环状气垫，协助括约肌维持肛管的正常闭合，是肛门自制功能的重要部分。其中 Treitz 肌厚 1~3mm，含有弹性纤维组织，对肛管直肠有重要支持作用，可防止黏膜脱垂。Treitz 肌是肛垫的网络和支持结构，有使肛垫向上回缩的作用。如 Treitz 肌断裂，支持组织松弛，肛垫回缩障碍，从原来固定于内括约肌的位置下降，使内痔脱出或痔黏膜糜烂并发出血，形成外痔。

1975 年，Thomson 首次提出“肛垫”的概念，并认为因肛垫内动、静脉吻合血管调节障碍和 Treitz 肌退行性变，而导致肛垫肥大脱出，形成内痔。根据这一观点，国内外学者设计了 Treitz 肌或肛垫保存根治术，即通过注射硬化剂使痔静脉硬化萎缩，并使肛垫粘连固定，从而治疗内痔。

肛柱：为直肠下端缩窄，肠腔内壁的黏膜折成隆起的纵行皱襞，皱襞的突出部分为肛柱，又称直肠柱，有 8~10 个，长 1~2cm，宽 0.3~0.6cm，儿童比较明显。直肠柱是括约肌收缩的结果，在排便或直肠扩张时，此柱可消失。肛柱区域的黏膜由几层立方形细胞构成，由于存在黏膜下的痔静脉丛，所以黏膜呈暗紫色。齿状线上的这条长 0.5~1.0cm 的黏膜带是肛门过渡区或泄殖腔区域。在该区域以上，上皮细胞转变为单层柱状细胞，肉眼可见直肠黏膜特征性的粉色。

2. 齿线区 肛瓣：为两直肠柱底之间的半月形黏膜皱襞，有 6~12 个。肛瓣是比较厚的角化上皮，没有“瓣”的功能。

肛窦：是肛瓣与两直肠柱底之间形成的凹陷隐窝，又称肛隐窝。即在肛瓣之后呈漏斗状的凹陷。肛窦口朝向直肠腔内上方，窦底伸向外下方，深 0.3~0.5cm，有导管与肛腺相连。肛腺分泌的腺液在肛窦内储存，排便时直肠收缩，肛腺液与直肠黏膜下肠腺液混合，润滑粪便，使其易排出肛外。大便干燥用力时擦破肛瓣，或腹泻时稀便进入肛窦，可发生肛窦炎，再经导管蔓延成肛腺炎，继而扩散至肛管直肠周围各间隙形成脓肿；或沿肛管移行皮肤向下蔓延破溃后发生肛裂，再向下蔓延形成裂痔，破溃后又形成裂瘘，所以肛窦又是感染的门户。

当行肛周脓肿和肛瘘手术时，应查看肛窦有无红肿、硬结、凹陷和溢脓，来确定原发感染肛窦内口。肛瓣和肛窦数目与直肠柱相同，多位于后正中部，所以 85% 的肛窦炎发生在后部。

肛乳头：是肛管与肛柱连接的部位，沿齿状线排列的三角形上皮突起，多为 2~6 个，基底部发红，尖端呈灰白色，大小不一，系纤维结缔组织。Schutte 认为可能是外胚层遗迹，或是后天产生的。还有学者认为是肛膜消失的痕迹。当肛管处有感染、损伤及长期慢性刺激时，肛乳头可增生变大，形成肛乳头肥大或肛门乳头瘤，可误认为息肉和外痔。正常的肛乳头无须治疗，肛乳头肥大或肛门乳头瘤应积极治疗，肛裂手术时应一并切除。有学者将此处的解剖称为手掌和五指，手指如肛柱，指根连接处的指蹼如肛瓣，指蹼背面的小凹即为肛窦，掌指关节连成锯齿状线即为齿状线。该比喻形象且易于记忆。

肛腺：是肛窦下方的外分泌腺体。连接肛窦与肛腺的管状部分叫肛腺导管。肛腺导管顺着向外和向下的路线进入黏膜下层。这些导管的阻塞可能源于隐窝中外来物的聚集，从而导致肛周脓肿和肛瘘。1878 年，Chiari 最早提出肛腺的存在。因为个体差异和自身变异很大，所以不是每个肛窦都有肛腺，一般约半数肛窦有肛腺。与同一个肛窦相连的腺体一般为多个，而其中的隐窝互不相通。成人肛腺 4~10 个，新生儿可达 50 个。多数肛腺都集中在肛管后部，两侧较少，前部缺如。5 岁以下儿童多呈不规则分布。肛腺开口于窦底，平时分泌腺液储存在肛窦内，排便时可起润滑粪便的作用。由于该处常有存积粪便杂质，容易发生感染，引发肛窦炎。许多学者强调指出，肛窦炎是继发一切肛周疾病的根源。95% 的肛瘘起源于肛腺感染。

3. 栉膜区 栉膜：位于齿状线与括约肌肌间沟之间的环形平滑区，称为栉膜区，亦称梳状区。此区域内的肛管上皮组织及皮下结缔组织称为栉膜，亦称肛梳，宽 1.0~1.5cm。栉膜病理增生所形成的纤维束称栉膜带，亦称肛梳带。栉膜带长 3~8mm，厚平均约 2.68mm。在慢性炎症长期刺激下，栉膜带可发生纤维性缩窄硬化，称为肛梳硬结。

肛管的皮肤部分由新生的鳞状上皮细胞组成，具有薄而光滑，色泽苍白，易拉伸，缺少毛发和腺体的特点。该部分一直被称为肛门梳或梳带。然而，Goligher 指出纤维组织的环形带称梳带，在肛裂时被分割，提示肛门内括约肌的痉挛。

（三）肛区

以两坐骨结节为连线，向后至尾骨的三角形区域称为肛门三角，习惯上称为肛区，中间是肛门。肛门是消化道末端的开口，即肛管的外口，位于臀部正中线，在 Miner 三角之中（平时紧闭呈前后纵行，排便时张开呈圆形，直径可达 3cm）。肛门周围有很多放射状褶皱，当排便时肛门扩张，褶皱消失。肛缘向后至尾骨尖之间形成一个纵沟，即臀沟，深浅不一，深者易潮湿感染。肛门边缘是一个 3~5cm 的薄的圆形区域，边缘的皮肤变厚，有毛囊、汗腺，属于正常的皮肤。

肛门三角和尿生殖三角（会阴三角）合成会阴区，其前方皮下有会阴浅筋膜和会阴体肌群；其后方臀沟下，肛缘向后至尾骨之间，有肛尾韧带，起固定肛门的作用。肛管被强有力的肌肉围绕，有内脏神经支配的内侧肛管，是固有基层内侧的环肌层的延伸，由肛门内括约肌组成；外部的肛管由躯体神经支配，由肛门外括约肌和耻骨直肠肌组成。

临床意义：齿状线以上的肛管由自主神经支配而不是躯体神经支配，因此，内痔的结扎相对无痛；肛门部神经丰富，感觉敏锐，手术时疼痛明显；排便后肛门收缩时褶皱复原，粪渣和细菌极易卷入褶皱内藏匿，因此术前消毒必须彻底。会阴三角前方皮下有会阴浅筋膜和会阴体肌群。如果切断，则肛门向后移位；会阴三角后方臀沟下，肛缘向后至尾骨之间，有肛尾韧带，肛门后脓肿或肛瘘手术切开时，若切断肛尾韧带，可造成肛门向前移位，影响排便。因此，手术时尽量做放射状切口，以免损伤这些组织及皱皮肌纤维。肛门皮肤比较松弛而富有弹性，手术时容易牵起，因而如切除过多肛门皮肤易造成肛门狭窄。

(四) 控制排便肌群

控制排泄的肌肉群可分为 3 个功能组，分别为来自耻尾肌的侧压力、内外括约肌的闭合力和耻骨直肠肌的成角力。肛门内、外括约肌及肛提肌、耻骨直肠肌、联合纵肌和肛管直肠环与肛管有着复杂内在联系。

1. 肛门内括约肌 肛门内括约肌是直肠环肌延续到肛管部增厚变宽而成，为不随意肌，属于平滑肌，肌束为椭圆形。上起自肛管直肠环水平，下止于括约肌肌间沟上方，是直肠平滑肌远端长 2.5~4cm（小儿 1~2cm）、厚约 0.5cm 的环状集合，环绕外科肛管上 2/3 周，其下缘距肛缘约 1.0cm，受自主神经支配，肌内无神经节，具有能维持长时间收缩状态而不疲劳的特点。肛门内括约肌借其平滑肌特有的延展性，使肛门充分松弛。它又具有直肠环肌容易痉挛的特性，任何病理原因都能引起长时间的痉挛，长期痉挛就会发生肛门内括约肌失弛缓症，导致出口梗阻性便秘，甚至需要手术切除部分肛门内括约肌才能治愈。肛门内括约肌主要是参与排便反射，无收缩肛门的功能，手术时切断不会引起排便失禁，且能因松解而消除内括约肌痉挛引起的术后剧痛。所以，做环痔分段结扎术和肛裂手术时必须切断，防止术后肛门狭窄。须注意的是，麻醉后肛门松弛，肛门内括约肌下移，易误认为肛门外括约肌皮下部。它的最低点位于肛门外括约肌远端的上方。肛门内括约肌是平滑肌，肉眼观察为珠白色，肛门外括约肌皮下部是横纹肌，为淡红色，病理切片亦可鉴定。由于同时具有内在肌源性和外在自主神经源性，肛门内括约肌作为一种平滑肌，处于持续的最大收缩状态，成为抵御粪便和气体不自主逸出的天然屏障。

体格检查时可触及肛门内括约肌的低位环形边缘，距齿状线约 1cm。可以看到或轻易地触诊到肛门内、外括约肌之间的沟纹，即括约肌肌间沟。在超声内镜下，肛门内括约肌是一条 2~5mm 的匀质低回声环形带。

2. 肛门外括约肌 肛门外括约肌由横纹肌组成，围绕在肛门内括约肌之外，受脊神经支配。肛门外括约肌最初被认为有 3 个明显的分部，因被直肠纵肌和肛提肌纤维穿过而分为皮下部、浅部和深部。实际上 3 者之间的绝对界线不是非常清楚。①深部：包绕在肛管上方，最上方纤维与耻骨直肠肌纤维混合，前方与会阴横肌纤维相延续。②浅部：呈椭圆形，包绕在肛门内括约肌的下半部，是括约肌中最稳定的一部分，前方附着在会阴体，后方与肛尾韧带相连。③皮下部：厚 0.5~1cm，围绕在肛管皮肤区，在括约肌间沟下方。Goligher 等将其描述为沿着耻骨直肠肌和肛提肌的简单、连续、呈漏斗状的骨骼肌层，而这种分布并没有明显的手术意义。最远端的部分（皮下部）附着皮肤，有纤维组织。

浅部通过肌纤维的延伸附着于尾骨，与结缔组织结合形成肛尾韧带，在此水平以上，深部与后方没有附着，而是通过耻骨直肠肌来维持。肛门外括约肌的最深层与耻骨直肠肌关系密切，而耻骨直肠肌通常被认为是肛提肌和肛门外括约肌复合体的组成部分。也有学者将肛门外括约肌分为 2 个部分：深层（对应前文的肛门外括约肌深部和耻骨直肠肌）和浅层（对应前文的皮下和浅层括约肌）。Shafik 提出 3U 环形系统，但未在临床实践中得以证实。

肛门外括约肌更像是一个肌肉单元，由肛尾韧带向后连接至尾骨，向前连接至阴部，而不是分为层状或板状。尽管如此，肛门外括约肌在男女之间布局的差异已有报道。在男性，肛门外括约肌的上半层被前方的联合纵肌包绕，而下半层被其交叉环绕。在女性，整个肛门外括约肌被来源于纵向肌和肛门内括约肌的组合肌纤维包裹。在前方，肛门外括约肌的纤维组织嵌入会阴中心腱，合并一些纤维，与会阴横肌延续。肛门外括约肌受 $S_{2\text{-}4}$ 神经的肛门神经及会阴神经支配。

耻骨直肠肌的一些纤维向下延伸，与直肠外纵肌纤维融合，呈裙状下垂，形成肛门内、外括约肌之间的联合纵肌袖（conjoint longitudinal coat），随肛周下降，固定在肛周皮下结缔组织中。联合纵肌最后分为 10~12 个弹力纤维隔，放射状延伸为 3 个部分，其中大部分进入肛门外括约肌皮下部，并固定在肛周真皮；外侧部分纤维穿过外括约肌浅部和皮下部，消失在肛管坐骨大切迹窝内；内侧部分纤维贯穿内括约肌，附着于肛管黏膜下层和括约肌肌间沟的皮下。

在肛管直肠交界部，耻骨直肠肌、肛门外括约肌和内括约肌深部组合成一个肛直肠环，围绕着肛管直肠的侧后方形成袢状将肛直肠向耻骨方向牵拉，使肛直肠角变锐，此袢的任何部位损伤都会引起肛门失禁。腰交感神经支配着肛门的控制能力，使直肠壁松弛，肛管张力增加。盆腔内脏神经的副交感神经纤维支配着排便，使直肠壁收缩，肛门松弛。

超声内镜下，不考虑混合线性回声，耻骨直肠肌和肛门外括约肌主要呈高回声，平均厚约 6mm（厚度范围 5~8mm）。两者之间以部位、形状和局部解剖加以区别。近年来，已通过肛门内镜和螺旋状磁共振成像对活体和健康受试者的肛门括约肌复合体清晰地呈现。这些检查提供了肛门括约肌的三维图像，有助于显示不同性别间肛门外括约肌的布局差异，揭示经阴道分娩时肛门括约肌的破坏和改变。此外，肛门外括约肌有某种程度的“解剖学不对称”，从而导致了在肛门测压中发现的“房舍形”和纵向的“功能不对称”。

肛门括约肌的作用是在静止时持续性收缩，闭合肛管，防止外物进入，在排便时肌肉松弛，使肛管扩张，协助排便或随意控制，切断粪便，终止排便。非自主的排泄控制机制由静息张力决定，而这种静息张力是通过肛门内括约肌维持，为非自主性的，亦可反射性地与处于静息状态下的肛门外括约肌的收缩活动来放大这种静息张力。在强迫性失禁的情况下，如腹腔内压力增高和直肠膨胀，肛门外括约肌和耻骨直肠肌反射性地、自主地收缩可防止排泄物的漏出。

由于肌肉疲劳，肛门外括约肌的最大自主收缩仅能维持 30~60 秒。然而，肛门外括约肌和盆底肌不像其他骨骼肌那样在静息状态下完全舒张，它们在马尾水平通过反射弧维持无意识的静息电位。已有组织学研究发现，肛门外括约肌、耻骨直肠肌和肛提肌以 Ⅰ 型纤维为主，这种纤维具有紧张收缩的骨骼肌特性。

3. 肛提肌　肛提肌也称盆膈，是构成骨盆腔底部的宽大肌群。由 3 组不同的横纹肌组成，包括髂尾肌、耻尾肌和耻骨直肠肌。肛提肌由在盆面的骶骨底部神经（S_1、S_2 和 S_4）和膈面的阴部神经分支支配。髂尾肌起于坐骨棘和闭孔筋膜后方，止于骶骨的最后两段和尾骨。耻尾肌起于闭孔筋膜的前半部分和耻骨后面。耻骨直肠肌起于耻骨联合和泌尿生殖膈上方的筋膜，另一端由肌肉紧密地连接至直肠后方，形成一个“U”形袢使直肠悬吊在耻骨上。强有力的盆底结构支撑着盆腔器官，并与错综复杂的骨盆括约肌共同控制排便和组成控制肛门的主要肌肉。

4. 三肌袢系统　1980 年，Shafik 根据肌束方向、附着点和神经支配不同，将肛门外括约肌分为 3 个“U”形袢，即尖顶袢、中间袢、基底袢，基本上得到了学术界的公认（图 2-22）。①尖顶袢：为外括约肌深部与耻骨直肠肌融合而成，绕过肛管上部的后方，向前止于耻骨联合，由肛门神经（痔下神经）支配。②中间袢：即外括约肌浅部，绕过肛管中部的前方，向后止于尾骨尖，由 S_4 神经的会阴支支配。③基底袢：即外括约肌皮下部，绕过肛管下部的后侧方，向前止于近中线的肛门皮肤，支配神经为肛门神经。

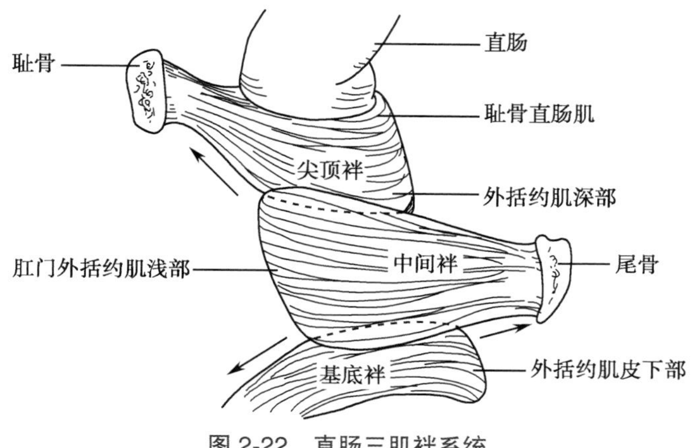

图 2-22　直肠三肌袢系统

三肌袢的重要生理作用表现在闭合肛管、蠕动性排便和单袢节制。①闭合肛管：由于 3 个肌束走向的明显不同，收缩时 3 个肌袢各以相反的方向压缩和闭合直肠颈和固有肛管。②蠕动性排便：由于 3 个肌袢各自的支配神经不同，故可以交替收缩，向下推移粪便将粪便推出体外。如果要中断排便，则肛门外括约肌三肌袢可以产生逆行蠕动。③单袢节制：肛门外括约肌的 3 个肌袢有各自独立的附着点、肌束方向和支配神经，并且分别包在各自的筋膜鞘内。任何 1 个肌袢都能独立地执行括约功能，除非 3 个肌袢全部破坏，只要保留 1 个肌袢就不会出现大便失禁，故也有人提出了“单袢节制学说”。如果能够将三肌袢加以分离，单独切断其中任何 1 个肌袢对肛门自制功能并无严重影响。但也有学者对该学说持否定态度。

（李 帅）

第二节 大肠神经系统功能解剖

一、大肠的神经支配

（一）外源性神经

大肠的外源性神经支配来自迷走神经、盆神经及系膜神经。迷走神经是副交感神经纤维，分布于整个胃肠道，直到大肠近段部分。盆神经发自骶髓，发出副交感纤维分布于整个大肠。系膜神经发自椎前神经节，3 个椎前神经节发出神经纤维与 3 支相应的动脉伴行，分布于整个肠道。这些神经是交感神经纤维，为中枢神经系统胸腰椎神经的分支。

在庞大的器官里追踪纤细的神经纤维的分布无疑是非常困难的。解剖学家及生理学家均认为迷走神经分布范围不会超过横结肠中部，而盆神经借盆丛支配剩余的大肠部分。发自盆丛的结肠分支在直肠乙状结肠交界部穿过纵肌层，在肌间隙中分支分布于直肠，向近端沿肌间神经丛分布到横结肠。这些分支具有外源性神经的特征形态，即有神经束膜和专门的血供，称结肠上行神经。肌间神经丛没有神经束膜和独立的血供。从上行神经发出的神经纤维进入到肌间神经丛周围。盆神经的分布区域在一定程度上与迷走神经分布重叠。

（二）内源性神经

肌间神经丛是大肠主要的内源性神经，位于结肠肌层的两层肌肉之间。神经节是神经细胞和神经间质细胞紧密聚集的小结，在肌间隙中规则而均匀地分布，神经节之间由神经节间束相连。肌间神经丛内的神经节的位置靠近结肠带的正下方。神经节和节间束形成一个不规则的多边形空间网络结构，即初级神经丛。初级神经丛内又发出小束构成次级神经丛，次级神经丛形成的空间结构内还有更细的神经纤维形成三级神经丛。

沿大肠由近及远，肌间神经丛中的神经节（和神经细胞）分布密度逐渐下降。这种变化不仅包含了神经节的大小，还包括神经节的分布密度。这种下降的结果是直肠的肌间神经丛神经细胞密度比肠道其他任何部分都低，除食管下括约肌外。

大肠肌间神经丛中还含有 Cajal 间质细胞，这些细胞分布在神经丛的多边形间隙中，而不在神经节及神经束内。

黏膜下神经节形成的神经丛不同于肌间神经丛。黏膜下神经丛节细胞更小，细胞间距更宽，分布更不规则。神经节与节间束并未形成规则的多边形态，也没有下级分支形成二级、三级神经丛。大肠黏膜下神经丛的节细胞密度明显低于小肠，并向肛门方向逐渐降低。

大肠的黏膜下神经丛包含两层神经节细胞和连接神经束。一层位于黏膜肌层正下方，叫麦氏丛（Meissner’s plexus）；另外一层紧邻环肌层表面，称作亨利氏丛（Henle’s plexus）。两层神经丛各自形态学特点鲜明，但不能被看作独立的结构，因其有节间神经束将其连成整体。

亨利氏丛在黏膜下发出神经纤维束分布于环肌的内表面，神经束继续分支直到遇上包含一根或两根神经纤维形成的神经束为止。这些细小的神经束并不直接分布到环肌层的表面，而是位于单层的间充质细胞上（Cajal 间质细胞）。这些细胞发出长分支，在神经纤维与平滑肌细胞之间纵横交错，形成间隔垫并将两者紧密相连。整个层状结构、间质细胞和神经纤维束被称作黏膜下丛极点，或神经丛外极，其被发现后更多的人称为 Stach's 丛。Stach's 丛是结肠独有的，它与小肠的深肌神经丛非常相似。

二、大肠的运动功能

（一）运动组成要素

运动性或运动功能之类的词语广泛用于描述肠道肌肉的活动，但在本文中却指不同的概念。上述名词牵涉到以下 3 个要素的某一个或全部：①肠内容物的流动；②使肠内容物流动的肠壁平滑肌的收缩和舒张；③调控收缩力及其在时间、空间上分配的生理功能。

流动、收缩和调控功能 3 个要素本身也是由一系列复杂的事件构成，如气体、黏液、食糜及粪便都参与流动，但各自流动方式不同，因为它们都是非牛顿流体，具有各自的物理学特性。关于收缩功能，大肠任何一层或所有 3 层肌肉均可参与，力量和时空分布范围变化大。至于调控功能，生理学家认为包括神经调节、体液调节，还有平滑肌自身调节，每种调节方式又包括许多不同的过程。

因此，运动性包含许多不同的要素。目前，对大肠运动性的了解停留在对研究运动过程的方法学上，这些方法的缺陷进一步限制了我们对运动性的认识。

（二）大肠蠕动和收缩功能的几种主要形式

1. 大肠的功能　大肠由 3 个连续的功能分区单元组成。与胃相类似，近端和远端的功能特性不同。尽管这在 19 世纪即被发现，但结肠的功能分区特性仍鲜为人知。

美国和英国的研究者几乎同时对动物进行放射影像学及解剖学的研究，发现大肠不同部位的收缩和蠕动形式不同。根据他们的描述，可以辨别出 3 个区域，分别为右半结肠、横结肠及远段结肠。但 3 部分之间不是陡然区分的，而是由一段逐渐过渡到另一段。但是它们的收缩及蠕动形式各不相同。

2. 右半结肠　Cannon 提到"升结肠和横结肠的蠕动方式通常为逆蠕动"。逆蠕动是指环肌逆向环形收缩，指向盲肠，而不同于胃和小肠的收缩是指向尾端。该学者通过放射影像学的方法观测猫的大肠得出的结论。Elliott 及 Barclay-Smith 则对很多哺乳动物进行了研究，如猫、鼠、豚鼠、兔、狗、白鼬和刺猬等，通过开腹手术后直接观察结肠的蠕动，也在升结肠观察到了这种占有绝对优势的逆蠕动收缩方式。但逆蠕动是否为人类结肠蠕动方式有待于进一步研究。临床上，钡剂造影显示逆蠕动并不明显。这也是在人体逆蠕动确实存在但尚未被公认的原因。

3. 横结肠　Cannon、Elliott 及 Barclay-Smith 都对结肠肝曲以远的肠蠕动进行了描述，认为是一种由环肌形成的环状收缩指向尾端的顺蠕动。这种蠕动在其他部位也存在，但在横结肠最显著。结肠越是扩张顺蠕动越明显。

4. 远段结肠　结肠的尾端部分缺乏自主活动，但是它对盆神经刺激比结肠其他部分更具反应性。这种刺激能激发强有力的闭合性环形收缩，趋向尾部。

5. 人类结肠运动性及集团运动　人类的结肠并没有引起研究者像对动物结肠那样的关注。但是现存文献认为，根据行为的观察可以从功能上将结肠划分为不同的部分。因此，尽管逆蠕动并未在人体证实，但是放射科传输研究发现，自口腔向肛门的传输运动在近段结肠延迟最明显，肠内容物的充分混合也发生在此处。近段结肠应有某种机制在阻止内容物流动，逆蠕动即是这种机制。

影像学上人类大肠中段可见顺向环形收缩运动，与动物的收缩方式一致。这种顺向收缩的主要表现就是集团运动，一个世纪以前就有学者描述，并且得到广泛证实。集团运动是一种强烈的闭腔性收缩，一般经过短暂抑制后起自横结肠或远段结肠。这种运动形式只牵涉到较短的一段结肠。首先表现为结肠袋消失，接着强烈的收缩环推动肠内容物前行，然后结肠带再现。这种现象每日仅发生数次，特别是在进食时。

有关集团运动还有很多问题尚不清楚。为何只牵涉到较短的一段结肠？它的部位是怎样决定的？激发的机制是什么？这些都是极其重要的问题，因为集团运动是在结肠肝曲后粪团通过结肠的主要方式。

集团运动可以通过放射影像学观察，也可以通过测压和肌电图来检测，但目前的人体试验研究很少，因为迄今没有一种更可信的手段可以采用。

6. 进食、饥饿和睡眠 进食、饥饿及睡眠均影响结肠的运动，并且影响很大。多数研究者推测这种影响是神经依赖性的，且目前没有研究能否认这一点。进食后不久，大肠运动会明显增加，通常称作胃结肠反射。这是一个极其短暂的效应，但对粪便产生了极大的顺行推进力。

饥饿也会影响结肠运动。饥饿时小肠显著的循环收缩已有大量研究报道。大肠也有类似的循环收缩，但周期与小肠有所不同。狗结肠的循环周期约 32 分钟，而小肠的周期约是其 2 倍。饥饿时大肠的这种循环收缩目的和机制尚不清楚。睡眠时，结肠的运动比清醒时大大减少。

7. 肛管、直肠 有关人类的研究显示，肛管、直肠的运动特点与其他结肠有明显的区别。大部分时间直肠是静止、空虚的。排便之后，粪便会少量地、非常缓慢地填充直肠，推测这种推动力来自集团运动。直肠对粪团的贮存主要源于肛门括约肌的容受性舒张。当直肠充填时，肛门内括约肌处于无意识的收缩状态。充填过程中，直肠偶尔出现简短而强有力的收缩，特别是在夜间，这种收缩不依赖于结肠的收缩，且非排空性的。当直肠已经足够充盈，肛门内括约肌在直肠肛管反射作用下舒张，同时强大的排空性的蠕动将直肠排空，即为排便反射。

总之，食物自回肠进入大肠，贮存在盲肠和升结肠，在此处进一步循环和混合。某种程度上，是近段大肠逆蠕动的结果。顺行性蠕动一定程度上由节律性蠕动收缩完成，这种收缩形式在结肠中段最明显。顺行蠕动形式不经常发生，只有当一种特殊现象被称作集团运动发生时才会出现。集团运动是一种复杂的运动形式，间隔相当长的时间才发生，且只发生在一段结肠，在蠕动前先有短暂的肌肉抑制。这种运动形式是大肠内容物顺行推动的主要方式。直肠静息状态活动性很低，仅通过膨胀来容纳连续集团运动传送来的粪团。少数情况下，机械刺激性排便反射引发复杂而规律的与排便相关的运动形式，包括肛门括约肌的舒张及强烈的蠕动收缩所致的直肠（和乙状结肠）排空。

（三）大肠的起搏系统

1. 大肠的慢波 大肠壁的肌肉组织可产生起搏电信号，在结构和功能上与心脏起搏类似。类似的信号还可起自胃窦部和小肠的肌肉组织。

大肠的电信号与胃肠道其他部位略有不同，但电信号产生过程及其功能与胃肠道器官是相同的。大肠肌电图的独特特征与起搏电信号的传播形式和产生起搏信号的肠壁层次有关。尽管起搏信号在胃和小肠顺行传播，但在大肠近段却是逆行传播。此外，尽管起搏信号与胃、小肠纵肌层密切相关，但在大肠，它与环肌层关系密切。

2. 慢波的功能 如果同时记录大肠同一点的电活动和机械活动（或另外一点在小肠或胃窦），可以发现一个电瞬变以固定波形连续反复出现。自基线起，发生一个相对较快的去极化，紧接着便是平台期和较慢去极化的结束。这种信号特征是恒定的，以高频反复发生。不管处于记录点的肌肉是否在收缩，这种电瞬变，即所谓的慢波（以前所说的基础电节律或电控制活动）都在继续。当肌肉收缩时，收缩发起的标志是在慢波平台期基础上出现一个或更多的快电瞬变。也就是说，电瞬变或位相收缩的起始只能发生在电慢波循环周期的间期，即慢波控制着节律性收缩的时间周期。

如果同时记录一系列纵行均匀排列在大肠纵轴（或小肠或胃窦）的电极的肌电图，可以看到慢波自一个电极传播到另一个电极，在一个方向以恒定的速率传播。由于肌肉收缩与慢波锁相，这种关系意味着慢波还控制着节律性收缩的位置。因此，慢波确立了节律性蠕动的频率、速度和方向。

3. 大肠慢波的起源 长久以来，研究者根据实验证据认为慢波起源于肠道平滑肌，在胃窦和小肠起自纵肌层，在结肠起自环肌层。而现在发现电慢波的产生与某种特殊类型的间质细胞有关，即 Cajal 间质细胞。这种观点最有力的证据来自大肠，这种间质细胞有可能与所有胃肠道平滑肌起搏信号的产生有关。

结肠有两种不同形式的慢波。一种起自环肌层内侧面的 Stach's 神经丛，另一种起源于肌间神经丛，叫正弦振动。学界公认这两种慢波均由 Cajal 间质细胞产生，位于 Stach's 神经丛的间质细胞产生主要信号。但是神经丛内大量的神经纤维是如何参与其中，在整个信号产生过程中环肌层如何发挥作用目前尚不清楚。可能与神经可以调节信号、控制信号的频率和幅度有关。当然，环肌层可以通过间质细胞与肌肉细胞之间的特殊连接来接收信号并传播。

4. 慢波的传播　一项以猫为实验对象的研究显示，大肠慢波的传播或迁移方式与以前在近段结肠所观察到的逆蠕动相一致。沿大肠，起搏点的位置会常发生变化，但是它几乎总是位于某一位置使得慢波在结肠近段逆行传播，而在结肠远段顺行传播。主要起搏点位置沿右半结肠移动，以便慢波的传播形式从逆行蠕动转换为顺行蠕动，但是控制起搏点位置的因素尚未明确。

5. 正弦振动　除了慢波，结肠还存在另外一种间歇性发生的电活动，即正弦振动。振动波比慢波快，振动信号与环肌层的收缩有关，这种收缩可以跨越数个慢波循环。现在观点认为，快速的正弦振动起自肌间神经丛，可能与其中的 Cajal 间质细胞有关。它开始于持久收缩发生之前，随收缩的结束而结束。据观察，正弦振动与肠管同一位置的集团运动有关，其兴奋或抑制均受大肠内脏神经调节。

（四）大肠运动的神经源性因素

1. 结肠神经的种类　结肠的神经分布与小肠在种类上没有本质的不同，但还需要深入的比较研究。肾上腺素能神经纤维可以通过儿茶酚胺荧光染色鉴定，大部纤维终止于结肠肌间神经丛的神经节细胞，仅少部分进入肌层。胆碱能神经纤维也主要通过组织化学鉴定，在染色强度上有所不同，是主要的兴奋性神经纤维。神经纤维分泌各种肽和其他神经递质，包括血管活性肠肽、γ- 氨基丁酸、生长抑素、5-HT 和 NO。同样，肌间神经丛与黏膜下神经丛的比较有待进一步研究。从功能来看，结肠肌肉系统中主要的兴奋性运动神经纤维释放乙酰胆碱，而主要抑制性运动神经纤维释放 NO。

2. 大肠的内源性反射　Bayliss 和 Starling 报道，像小肠一样结肠也存在蠕动反射。他们发现这种反射在某些物种能更快被诱发，表现为对黏膜刺激出现上行兴奋，下行抑制。但随后的研究表明诱发这种反射非常困难。因此，大肠存在普遍的蠕动反射的一些细节受到质疑。肠道蠕动反射是否能够完全地解释大肠的运动功能还不清楚。

然而，有一个反射已经被证实并且非常有临床意义，即直肠肛管抑制反射（RAIR）。它的特征是直肠膨胀后肛门内括约肌出现松弛反射。乙状结肠或直肠的球囊扩张通过外在通路引发肛门内括约肌的松弛，这个反射是排便反射的组成部分。但反射相关受体的形态有待进一步研究，释放 NO 的神经是此反射弧的传出支。

3. 大肠运动的外源性神经　在对外源性神经刺激应答方面，大肠与其他肠道类似。腰交感神经发出兴奋性和抑制性两种神经纤维分布于整个结肠。内脏神经是主要抑制性神经，在近段结肠迷走神经是兴奋性神经，盆神经通过胆碱能和其他机制发挥兴奋性功能。尽管人类大脑一般思维特别是心理，对大肠的运动发挥重大作用，但是有关大肠与其他肠道的运动功能在自主控制方面的差异有待进一步研究。现在的观点认为，大肠在自控方面与其他肠管一样微乎其微。

外源性神经可以介导中枢神经系统的刺激效应。下丘脑和中脑的刺激都可以改变结肠运动功能。但是这种中枢性的控制并没有产生很重要的生理学意义。当然，排便的激发往往部分受意识控制，这正好显示了外源性神经的重要性。这种意识性控制主要涉及直肠肛管和盆底，而非整个结肠，但具体位置还不清楚。意识性与非意识性的界线在胃肠道的尾端比在头端如口咽部更需进一步研究。

4. 大肠运动的肌源性因素　很明显，强直收缩在大肠的运动中非常重要。强直是指一种稳定而持续的收缩形式，不管在体外还是在体内比节律性或周期性收缩更难以评价。即使周围环境因素暂时消失，强直收缩还是存在。因而，在 RAIR 中，黏膜机械性感受器兴奋时肛门内括约肌强直收缩消失。在大肠，强直收缩的另一个特征是结肠袋压迹。缩窄环以一定的间隔使大肠的肠腔凹陷形成压迹，从而产生了像食草动物结肠的囊袋状外观。它们曾经被认为是固定的纤维性结构如隔膜。然而，至少在大肠，作为集团运动发生时的变化，这种结构的消失说明其一定是强直性收缩。

肌紧张的起源在所有个体不完全相同。肌紧张可以反映兴奋性运动神经激发的肌肉强直，体神经支配的横纹肌即为此。肌紧张也有可能是激素作用所致，或可代表肌肉组织自身的某种特征。在肠道平滑肌，肌紧张的来源至今还未进行仔细研究。在食管下段括约肌存在肌紧张。然而括约肌在体外被河豚毒处理后仍能产生持续性的肌紧张。这个结果和既往的证据表明，食管下段的肌紧张如果不是大部分，至少部分是肌源性的。目前，尚没有理由推测大肠的肌紧张有不同的起源。实际上，肛门内括约肌部的肌紧张与食管下段非常类似。但是，有关大肠肌紧张还需要有说服力的实验来证实。当然，内脏平滑肌的强制性收缩可能有多个起源。

5. 一些整合的运动功能

(1) 自制：很明显，直肠储存粪便的功能对于大多数哺乳动物是非常重要的。这种自制功能主要与直肠肛管有关，且包含两种不同的功能：直肠的储存功能和肛管的闸门功能。排便的自主控制功能主要依靠肛门外括约肌。

直肠的储存功能被认为与远端胃相似，但实际上有几点不同。首先，直肠的充盈是缓慢而持续的。这是一个持续性浓缩的过程而并非像胃一样的稀释过程。其次，胃的排空是缓慢而非完全性的，直肠的排空是突发且完全性的。当然，直肠也有像胃底一样具有容受性舒张的功能。

然而，与直肠的容受性舒张相比，大肠的自制功能更依赖于肛门内外括约肌的闸门功能。肛门内、外括约肌作用机制不同。肛门内括约肌由环肌层在直肠末端的增厚而形成，它保持着持续紧张性，直肠充盈后可引起肛管直肠抑制反射。静息时，内括约肌的收缩是形成肛管压力的主要部分。因此，肛门内括约肌是静息时自制性的主要决定因素。肛门外括约肌是从盆底肌延续而来的横纹肌，与盆底肌接受相同的神经支配。当直肠突发充盈，肛门内括约肌紧张性收缩消失时，肛门外括约肌在排便自制力中发挥重要作用。肛门外括约肌在静息状态表现为持续的肌紧张，在意识的控制下可进一步收缩。排便序列性事件的第一步是直肠压升高时，肛门内括约肌舒张，而肛门外括约肌收缩可以阻止其继续发展。因此，肛门外括约肌维持的自制功能主要在排便即将发生时发挥。但是，肛门外括约肌的收缩并不是完全由意识支配，直肠的突然膨胀和来自肛周皮肤的刺激也可使肛门外括约肌产生非意识收缩。肛门外括约肌的自制功能还需要正常的直肠、肛管感觉功能。直肠肛管区域的感觉出现高敏或低敏都可导致肛门失禁，前者是因为反射增强，后者是因为直肠排空感觉的缺失。

(2) 排便：中枢神经系统参与排便短暂的序列性事件。有些动作是非随意的，有些是随意的。排便时腹压增加随意性动作，包括气道的封闭，横膈的下降及腹肌的收缩。非随意性动作包括肛门内括约肌的舒张和排空直肠的蠕动性收缩。

排便过程开始于直肠肛管感觉的兴奋和反射机制的建立。接受直肠机械性刺激的感受器的准确位置至今尚不清楚，但有大量证据提示它们可能位于鳞状柱状上皮交界处的黏膜附近，此区域有丰富的感觉神经末梢。各种机械性和化学性刺激可使感受器兴奋，随后出现第一步便意和第二步肛门内括约肌舒张。稍后出现第三步排便，即强有力蠕动收缩排空直肠。左半结肠大部分甚至结肠脾曲可能均参与这一过程，但其位置、速度及强度还需进一步研究。这种收缩也有可能仅仅是集团运动的一种特殊表现。

(3) 大肠对进食的反射：胃结肠反射涉及进食与排便的关系，但该名词并不准确，因为刺激并不局限于胃，反射也不仅仅局限于结肠，其机制也不能确立为反射。

胃结肠反射的大体特征是进食可以增加左半结肠和右半结肠(及回肠)收缩的频率和幅度，伴随而来的是排便。该反射一般在 20 分钟后或更长时间启动，持续 20~30 分钟。

对胃结肠反射性质的研究很多。"头"机制认为食物的色、味和食欲可激起这种反射，但是并无令人信服证据，也未能证明胃是唯一刺激部位。然而营养物质进入十二指肠是非常明确的有效刺激，该反应由十二指肠黏膜内的化学感受器介导。

一定程度上，肠道的神经机制参与了胃结肠反射，但反射通路还不清楚。介导这个反射的运动神经是肾上腺素能、胆碱能还是氮能神经也未明了。一些证据表明，该反射可能部分由营养物刺激上消化道释放激素所介导，包括很多激素，特别是胃泌素、胆囊收缩素和胃动素。区别该反射是神经性机制还是激素性机制没有意义，很可能多种机制共同参与。在动物生理中，多种机制共同调节重要生理功能的现象普遍存在。

(4) 情绪对大肠运动的影响：日常经验发现，急性焦虑症能够影响大肠的运动。遭受惊吓和恐惧时可以伴随非自主性排便。以往研究证明了急性焦虑与肠道功能之间的联系，但确切机制及这种关系的意义还不清楚。目前发现，慢性焦虑对肠道运动功能也逐渐产生影响。肠道运动紊乱与各种性格障碍的关系紧密，但这种观点的生理学解释需要进一步研究。

三、先天性巨结肠症的病理生理学

先天性巨结肠症(HD)基本的病理生理特征是远端狭窄段肠管缺乏神经节细胞，从而丧失蠕动功能，导致功能性梗阻。尽管进行了广泛的研究，但HD的病理生理未完全清楚。目前对于肠管痉挛的发生机制或无神经节细胞肠段的强烈收缩尚无明确的解释。

在内脏器官中，消化道是独特的器官。消化道接触各种各样外源食糜的物理和化学刺激，形成功能丰富且能协调运动的肌性器官，从而确保在消化、吸收、排泄过程中，肠内容物有效地混合和推进。胃肠道的正常运动依赖于神经和肌肉的相互作用。

1. 肠道的结构

(1) 肠壁：肠壁包含两层平滑肌，即纵肌层和环肌层。纵肌层位于外侧，由沿肠道长轴排列的薄层细胞形成。环肌层位于纵肌内侧，由垂直肠道长轴排列的厚层细胞形成。两层肌肉之间存在丰富的节细胞神经丛。环肌层的内侧是黏膜下层。黏膜下层含有结缔组织、腺体、小血管、次级神经丛、黏膜下丛。菲薄的黏膜下肌层将黏膜与黏膜下层分开。神经丛的神经细胞发出感觉纤维稠密地分布于黏膜。大量的与肠功能相关的内分泌细胞沿肠黏膜排列。

(2) 平滑肌细胞：平滑肌细胞呈细长形且有大细胞核，细胞核位于细胞中央。细胞通过缝隙连接，形成一个强大的功能单位。细胞间电刺激信号通过缝隙连接进行传播。肌肉的活动水平取决于肌细胞本身的活动性和神经功能的发挥。膜电位的慢电波周期性地变化控制着肌肉节律性收缩。激发这些慢电波的起搏细胞是Cajal间质细胞(ICC)。

(3) Cajal间质细胞：ICC是一种外形呈纺锤形，或呈多突起的间叶细胞。ICC广泛分布于从食管至肛门的胃肠道黏膜下、肌肉内、环肌和纵肌间，形成一个网状结构。ICC表面可表达一种叫C-Kit的跨膜酪氨酸激酶受体，因此，通过C-Kit免疫组织化学(简称"免疫组化")染色可以进行ICC的定位。ICC作为肠壁的起搏细胞，发出的慢电波在平滑肌细胞间传播。最近研究表明，ICC也可通过存在于神经末梢和肌细胞内ICC之间的突触样连接来调节肠运动神经递质。但是，ICC的整体作用和肠神经系统对胃肠功能的控制作用机制依然不清楚。

(4) 外源神经支配：除上述讨论的内源性肌性活动和ICC外，自主神经系统也控制消化道的运动。自主神经系统在非意识状态下控制着内脏功能，可分为脑神经(副交感神经)系统、脊神经(交感和副交感神经)系统和肠神经系统(ENS)3个主要方面。脊神经系统传递外源调控信号。ENS是内在神经系统，不但调节肠道的运动功能，而且调节肠道的排泄、血流、免疫和内分泌功能。

内脏的外源神经包括含支配胃肠道上部的迷走神经和内脏神经，以及支配远段肠道的盆神经。迷走神经内的副交感神经支配胃，大多数神经纤维是细胞体位于神经节内的感觉纤维。这些纤维会将胃和其他外周器官的信息传递给中枢神经系统。内脏神经是交感神经，盆神经包含交感和副交感纤维。脊神经的感觉纤维分布于胃肠道和中枢神经系统，细胞体位于脊神经的背根神经节内。

(5) 内源神经支配：肠神经系统（ENS）存在于胃肠道壁内，由神经元和支持细胞组成。ENS 不但可以通过交感和副交感神经影响胃肠运动，而且可以独立发挥作用。ENS 含有约 10 亿个神经元，是最大的自主神经系统，也是唯一与脊髓神经元数量相当的神经系统。在神经节内聚集着神经元胞体。ENS 组成两个神经丛，即肠肌间神经丛（Auerbach 丛）和黏膜下神经丛（Henle 丛）。肠肌间神经丛位于自食管到肛门的全消化道的纵肌层和环肌层之间。黏膜下神经丛又分为独立的两个神经丛。内黏膜下神经丛（Meissner 丛）位于黏膜肌层下，外黏膜下神经丛与环肌层相邻。黏膜下神经丛在食管和胃缺如，在肠道明显。这种分布与神经丛的功能有关，肠肌间神经丛主要调节胃肠道的运动功能，而黏膜下神经丛主要与血流、分泌和吸收有关。肌间神经节与黏膜下神经节之间及不同肠段之间的神经元密度不同。典型的肌间神经节明显比黏膜下神经节大。虽然肠神经系统的神经元同样聚集成神经节，但形态上与脑神经形成的神经核不同。相反，每个肠神经节内含不同种类的神经元，而相邻的神经节内尽管神经元数目不同，但可含有同样类型的神经元。

ENS 神经元的分类：可根据形态、神经化学或功能进行分类。区分这些特性需要不同的方法，包括光学和电子显微镜、免疫组化、电生理分析、细胞内染色和神经元投射逆行示踪技术等。目前发现共有 17 种不同类型的神经元，但只有 14 种功能重要的神经元被确认。

1）形态学分类：根据形态，神经元可分为 Dogiel Ⅰ～Ⅶ型神经元和巨大神经元，大多数神经元为 Dogiel Ⅰ～Ⅶ型。Dogiel Ⅰ型神经元细胞体扁平，有许多短、薄片状树突和一根长轴突，是肠道运动神经元。Dogiel Ⅱ型神经元细胞体相对光滑，细胞体上有各种各样的长、短突起。长突起通过节间纤维延伸，经过数层神经节；短突起仅伸向神经节附近。Dogiel Ⅲ型神经细胞除有更多、相对较短的突起外，与 Dogiel Ⅱ型细胞相似。

2）神经化学分类：神经元通常分泌不同的神经递质，即化学标志物。神经递质的种类取决于神经元的类型和不同的肠段。ENS 中化学递质介导的突触传递机制与其他部位相同，与中枢神经系统的复杂性相类似。ENS 已确定释放 30 多种神经递质，依据功能定位见表 2-4。肠神经递质可以是小分子（如去甲肾上腺素、5-HT）、大分子（如多肽），或是气体分子如 NO 和一氧化碳。

3）功能分类：依据功能，神经元分为感觉神经元、中间神经元和运动神经元。

感觉神经元：包括外源性网状传入神经元（细胞体位于肠壁外的迷走神经和脊神经的传入神经）和内源性初级传入神经元（IPAN；细胞体位于壁内）。它们相互交流信息并与内分泌、免疫细胞的功能相互协同。IPAN 是 ENS 控制肠道消化的基础，大脑维持能量、体液的动态平衡及疼痛、不适的感觉亦需要外源性传入神经的信号。感觉神经元包括机械、化学、温度感受器。机械感受器被膨胀信号激活并产生强直性肌肉收缩，但如果膨胀刺激持续，则产生蠕动活动效应。

IPAN 除了被直接激活外，还存在特殊的传感器如肠内分泌细胞。这些位于黏膜的内分泌细胞“品尝”和感觉肠内容物，并于基底侧释放调节物，激活固有层中感觉神经末梢，再以突触连接兴奋或抑制性运动神经元传递信号。总之，肠内分泌细胞可特异性地感受肠腔内营养物质，而上皮下的 IPAN 也可感受肠腔内通过跨上皮自由弥散的化学物质。内分泌细胞在肠道的不同部位分布不同，其中十二指肠最多。主要递质包括胆囊收缩素（CCK）、肠促胰液素、生长激素释放抑制因子、5-HT、促肾上腺素皮质激素释放因子。分泌 5-HT 的细胞存在于全肠道，是最大的内分泌细胞群体。

中间神经元：通常是 Dogiel Ⅱ型神经元，分为一类上行中间神经元和三类下行中间神经元，但大多数是下行神经元。上行神经元为胆碱能神经元，下行神经元分泌复合型递质，包括乙酰胆碱、NO、血管肠多肽、5-HT、生长激素释放抑制因子（表 2-4）。

运动神经元：通常是 Dogiel Ⅰ型神经元，包括肌肉运动神经元、促分泌运动神经元（它们是或不是血管扩张剂）和支配肠道内分泌细胞神经元 3 种类型。肌肉运动神经元支配消化道的纵肌、环肌和黏膜肌层，是兴奋性或抑制性神经元，可释放递质引起肌肉收缩或舒张（表 2-4）。兴奋性神经元递质主要是毒蕈碱胆碱能神经元和快速能神经元（P 物质和神经激肽 A）。抑制性神经元递质主要是 NO，也可以是肠血管多肽、ATP、垂体腺苷酸环化酶激动多肽和一氧化碳。

表 2-4 肠神经系统神经元的分类

功能	神经递质化学标志物
感觉	ACh、Calb、GGRP、SP
上行中间神经元	ACh、Calret、ENK、SP
下行中间神经元	5-HT、DYN、GRP、NO、生长抑素、VIP
短兴奋性肌肉运动神经元	ACh、SP
长兴奋性肌肉运动神经元	ACh、Calret、SP
抑制性肌肉运动神经元	DYN、ENK、GRP、NO、VIP
促分泌神经元	ACh、CCK、CGRP、DYN、NPY、生长抑素、VIP

注：5-HT，5- 羟色胺；ACh，乙酰胆碱；Calb，钙结合蛋白；Calret，钙视网膜蛋白；CCK，胆囊收缩素；CGRP，降钙素源多肽；DYN，强啡肽；ENK，脑啡肽；GRP，胃泌素释放多肽；NO，一氧化氮；NPY，神经元多肽；SP，P 物质；VIP，肠血管多肽。

2. HD 的肠道 HD 典型的病理特征包括狭窄的末端结肠，漏斗状的移行区和扩张肥大的近端结肠。但是，这些特征可以随疾病发展而变化。在新生儿时期，肠道可以表现出正常形态；但随年龄增长，近端结肠逐渐肥大，较正常变厚、变长；结肠袋消失，纵肌层似乎完全包绕结肠。一直以来，HD 梗阻症状被认为是继发于远端狭窄段肠管动力异常，但是对于 HD 远端结肠痉挛发生的确切机制目前依然不明确。

（1）神经节细胞缺乏症：HD 远端结肠最特征的表现是在肌间神经丛和黏膜下神经丛中神经节细胞缺失。其中最常见的类型表现为无神经节细胞肠管延伸到直肠和乙状结肠交界区，约占 80%。神经节细胞缺乏区肠管是连续无中断的，直达近侧移行区。这一区域的长度可以变化，能延伸至数厘米，以神经节细胞减少症为特征。有关 HD 其他异常也已经被描述，这些异常改变并丰富了 HD 的病理生理机制，也可以解释无功能肠道的长度和梗阻程度不同之间的关系。

（2）胆碱能神经纤维增生：伴随神经节细胞缺乏症，无神经节细胞肠段的肌间和黏膜下胆碱能神经纤维明显增加。这些纤维表现为粗大的神经干，是外来副交感神经节前纤维。这些副交感神经元连续性释放乙酰胆碱，导致局部胆碱酯酶过量堆积，应用组织化学染色技术能在黏膜固有层、黏膜肌层、环肌中发现这种典型特征。粗大的神经干和增加的胆碱酯酶在无神经节细胞的直肠末端最多，越接近正常肠道越少。近端增加的胆碱能神经纤维分布的肠管范围并不一定与神经节细胞缺乏症程度相对应，通常延伸到更近端。

药理学研究表明，与正常结肠相比，HD 无神经节细胞肠段在静息和刺激后释放的乙酰胆碱均明显增加。HD 患儿的血清和红细胞中也能发现胆碱酯酶的增多。由于乙酰胆碱是主要的兴奋性神经递质，胆碱能神经纤维增生被认为是无神经节细胞肠段痉挛的原因。但是在神经节细胞缺乏症的动物模型中，应用岩藻胺和升汞后，无神经节细胞肠段没有神经束增生，但肠道仍然狭窄，并出现典型的梗阻症状。由此可见，胆碱能神经纤维 的增生并不是肠管出现狭窄痉挛的先决条件。

（3）肾上腺素能神经纤维支配：荧光组化研究用于肾上腺素能神经纤维的定位。研究表明，HD 的无神经节肠段肾上腺素能神经纤维数量增加，但分布紊乱。肾上腺素能神经纤维存在于环肌、纵肌及黏膜层，而节细胞正常肠段基本缺如。尽管无神经节细胞结肠段肾上腺素能神经纤维增加，但对肾上腺素的敏感性无明显增加。无神经节细胞结肠段去甲肾上腺素组织浓度是正常肠管 2~3 倍，调节肾上腺素生物合成的酪氨酸羟化酶也相应地增加。由于肾上腺素的神经生理功能是松弛肠管,所以无神经节肠段肾上腺素能神经纤维的过度活动不是导致肠管痉挛的原因。

(4)氮能神经支配:NO 被认为是参与肠道平滑肌松弛最重要的神经递质之一,它在一氧化氮合成酶(NOS)的作用下,以 L- 精氨酸和分子氧为底物,合成 L- 瓜氨酸和 NO。NO 与胞质中的鸟氨酸环化酶结合,产生 3′5′ 一磷酸环鸟苷酸(cGMP),引起平滑肌松弛。研究表明,NOS 与烟碱腺嘌呤二核苷酸磷酸黄递酶(NADPH)的减少共同存在,二者功能相同。

应用 NOS 免疫组化或 NADPH 黄递酶组织化学染色,许多研究者对 HD 患儿无神经节细胞肠段和有神经节细胞肠段的 NOS 分布进行了检测。在正常人和 HD 有神经节细胞肠段,黏膜下和肌间神经丛有显著的 NADPH 黄递酶染色,在环肌、纵肌及黏膜肌层有大量的 NADPH 阳性神经纤维。而在 HD 无神经节细胞肠段,肌层及黏膜肌层中 NADPH 黄递酶阳性神经纤维明显减少或缺如。明显粗大的神经干轻微染色。Kusfuka 和 Puri 检测了 7 例 HD 患儿无神经节细胞肠段 NOS mRNA,结果显示,NOS mRNA 仅为有神经节细胞肠段水平的 1/100~1/50。以上结果表明,HD 的无神经节细胞肠段中 NO 合成受损,这种缺陷阻止了平滑肌的松弛,从而导致 HD 患儿的肠管缺乏蠕动能力。

Bealer 等的研究比较了外源性的 NO,即 S 硝基 -NO- 乙酰 - 青霉胺(SNAP)对无神经节细胞肠段的等张力平滑肌条的作用效果,结果发现静息张力减少了 70%,提示含 NOS 的神经分布减少可能与 HD 的发病机制有关。

(5)Cajal 间质细胞(ICC):既往研究表明,包括 HD 在内的人肠动力性疾病中存在 ICC 异常。Wanderwinden 等首次用 C-Kit 免疫组化研究 HD,发现在 HD 的无神经节细胞肠段,ICC 稀少且分布紊乱,而有神经节细胞肠段的 ICC 分布与对照组相似。Yamataka 等发现,HD 肌层 C-Kit 阳性细胞稀少。在无神经节肠段两层肌肉间的粗大神经干周围有中等量的细胞聚集。Horisawa 等发现,C-Kit 免疫组化阳性细胞在无神经节和有神经节肠段无差异。Rolle 等对全组织包埋切片和冰冻切片进行 C-Kit 免疫组化染色,发现 HD 患儿全部切除的肠管中 ICC 分布的变化不只在无神经节细胞肠段,而且用抗 43- 连接蛋白抗体定位连接 ICC 的缝隙连接,发现这种缝隙连接在 HD 的无神经节细胞肠段缺如,在移行段则大量减少。Rolle 等提出 HD 拖出手术后肠道持续的运动障碍可能与 ICC 的功能受损和分布改变有关。

(6)肠内分泌细胞:应用内分泌细胞免疫组化标记嗜铬素 A 和突触素,Soeda 等证明,HD 患者无神经节细胞肠段的内分泌细胞数量比正常肠段明显增加,黏膜中增加的内分泌细胞可以明显影响肠壁的持续收缩,这种收缩主要由 5-HT 介导。

(7)平滑肌细胞:由于平滑肌是肠运动的最终效应器官,因此,在 HD 中平滑肌也可能存在异常。平滑肌细胞的细胞骨架由很多蛋白组成,这些蛋白的主要功能是作为结构框架,围绕和支持平滑肌细胞内由肌动蛋白和肌球蛋白丝构成的收缩装置。

Nemeth 等应用免疫组化研究平滑肌内的细胞骨架分布,发现在无神经节细胞肠段平滑肌内抗肌萎缩蛋白、纽蛋白和结蛋白免疫反应性缺如或减弱,而在正常肠道或 HD 患儿的有神经节细胞肠管免疫反应性中等或偏强。神经细胞黏附分子(NCAM)是一种细胞与细胞黏附相关的表面糖蛋白,在神经肌肉系统的发育和功能维持中发挥重要作用。NCAM 表达于正常神经支配的婴儿肠管,肠平滑肌某些部分表达密度较低。而在无神经节细胞肠段,平滑肌中 NCAM 表达出现相反的结果。Kobayashi 等发现,与有神经节细胞肠段相比,无神经节细胞肠段黏膜肌层中 NCAM 表达缺失。而 Romanska 等发现,在肌层特别是在黏膜肌层 NCAM 表达增加。以上两个研究均提示在无神经节细胞肠段肥大的神经干 NCAM 高表达。

(8)细胞外基质:目前已经认为细胞外基质(EM)异常与 HD 的发病有关,EM 异常也可能影响到 HD 的病理生理。应用致死斑点鼠建立远端无神经节细胞症的动物模型,发现平滑肌层中 EM 成分包括层粘连蛋白、Ⅳ型胶原蛋白、糖胺聚糖和蛋白多糖分布异常。Parikh 等证明,无神经节细胞肠段中层粘连蛋白的浓度是有神经节细胞肠段的 2 倍,是同龄对照组的 3 倍以上。而且,通过免疫组化方法,发现层粘连蛋白、Ⅳ型胶原蛋白在无神经节细胞肠段固有肌层分布不均衡，且环肌比纵肌表达更明显。同一作者也报道细胞外基质如腱糖蛋白和纤维粘连蛋白在HD患儿的无神经节细胞结肠段表达更明显。

(9)近端有神经节细胞肠段的改变：许多研究表明，部分HD患儿手术后很长时间存在持续的肠道运动功能障碍，提示肠道形态和功能异常不仅局限在无神经节细胞肠管。肠神经元发育不良(IND)是ENS的一种畸形，其特征是黏膜下神经丛存在巨大神经节、黏膜固有层存在异位神经节细胞、固有层和黏膜下血管周围乙酰胆碱酯酶活性增强。

1977年，Puri等报道了首例紧靠无神经节细胞肠段近端的IND患儿。此后，许多类似病例相继被报道。一些研究者报道，25%~35%的HD患儿合并IND，并强调这可能是HD拖出术后持续肠道症状的原因。最近，Sandgren等深入研究了致死斑点鼠HD模型近端有神经节细胞肠管，这种动物模型为自然突变的直肠乙状结肠HD模型。他们发现回肠和无神经节细胞肠段近端的结肠黏膜下神经丛中的神经元数量增加，类似于人类的IND。他们认为这些发现可能解释HD术后持续性的肠道运动功能障碍。Sandgren等也表明，在近端有神经节细胞肠段的NO增多且肠血管多肽表达上调，而P物质的表达下调。

3. HD肠道的运动 20世纪40年代，Swenson等描绘了HD病例肠管标本的蠕动过程图，发现扩张的近端结肠收缩运动并不进入远端的狭窄段，提示远端结肠存在生理缺陷。该发现促进了对此类患儿新的治疗方法即直肠乙状结肠切除术的产生。Kobuta等对HD切除标本的不同肠段的电生理和药理特性进行了多年研究，发现在扩张的有神经节细胞肠段，大多细胞在单一刺激下足够引起一个细胞膜快速超极化继而出现尖峰电压，在移行段超极化的幅度减弱，必须反复刺激才可引起反应，而在狭窄的无神经节细胞肠段反复刺激也只能引起约20%的细胞去极化，只有增加脉冲数才能产生尖峰电位。该研究也已证明阿托品可消除HD全部肠段去极化反应，膜超极化对胆碱能和肾上腺素能神经纤维阻滞剂敏感，并可完全被河豚毒素消除。

以上结果表明肠管存在非肾上腺素能非胆碱能神经抑制性神经支配。通过研究非肾上腺能非胆碱能神经抑制性接点电位振幅变化发现，无神经节细胞肠段接受两种不同来源的神经支配：①来自有神经节细胞肠段经过移行区的内源性抑制性神经支配；②来自低位末端无神经节细胞肠段的外源性兴奋性神经支配。由于移行区是肠内容物停滞发生的部位，因此，内源性抑制性神经冲动的减弱可能是肠梗阻的原因。

总之，虽然HD的组织学特征是神经节细胞的缺如，但其不可能是肠壁痉挛诱发功能性肠梗阻的唯一原因。在HD无神经节细胞和近端有神经节细胞肠段，组织学发现可以解释病变肠管的长度和梗阻的程度不成正比，以及HD拖出术后持续存在的梗阻症状。

（李 帅）

第三节 盆腔腹腔镜手术解剖学

腹腔镜的视野一般是通过脐周或脐部放置的腹腔镜获得。一般情况下，必须确认患儿在接受盆腔手术操作时膀胱是空虚的，这可以增加操作空间，减少损伤机会。患儿多为倾斜的头低足高位，肠袢被拖出后，盆腔结构才可以显现。男性与女性盆腔解剖结构有显著差异。

(一) 男性盆腔局部解剖关系

尽管男性盆腔相对较窄，腹膜皱襞和韧带将盆腔视野再次分割，如脐中央韧带、脐内外侧韧带、骶生殖襞(图2-23)，均为解剖标志。

盆腔前壁以膀胱为中心，可通过一对中央脐韧带定位膀胱。术前留置导尿管，确保术中膀胱空虚。脐外侧襞有腹壁下血管，指向腹股沟内环口的中央边缘，即输精管和精索血管的汇合处。位于脐正中襞和脐外侧襞之间的空间是膀胱旁窝，为腹股沟直疝的疝出位置。在后方，骶生殖襞起源于膀胱并走行于骶骨两侧。

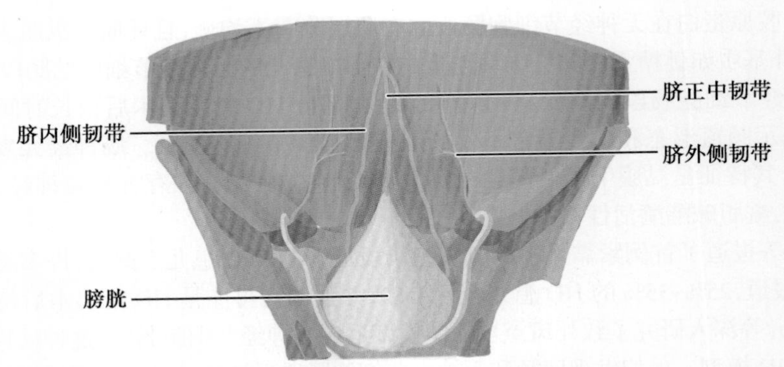

图 2-23 盆腔相关腹膜皱襞

髂动脉构成了环盆腔侧壁的框架，可在体表扪及髂总动脉和髂外动脉搏动（图 2-24）。静脉伴随着动脉，在相应动脉的深部略侧面，但是在头低足高位和增加腹内压时会塌陷而不易辨识。髂内动脉为盆腔内大部分脏器供血，主要分支有膀胱上动脉、膀胱下动脉、直肠中动脉（存有争议）、闭孔动脉（女性还有子宫动脉和阴道动脉）。

直肠占据了男性盆腔后半部分。腹膜覆盖在盆腔脏器和侧壁上，在膀胱和直肠间延伸后构成直肠膀胱陷凹。瘦弱的患儿，可以在膀胱基底部附近腹膜下方见到一对膨出的精囊基底部（图 2-24）。

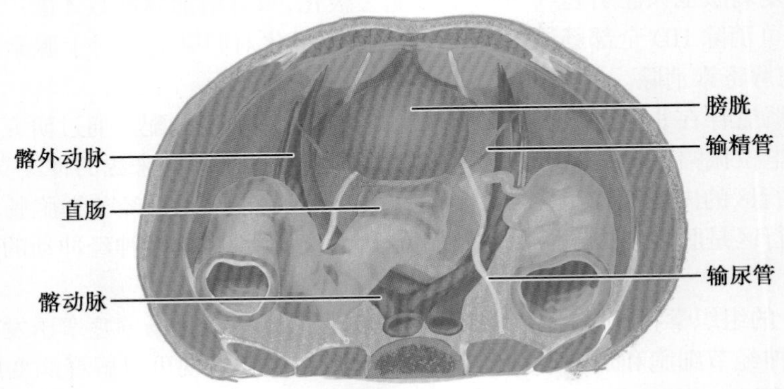

图 2-24 男性盆腔上面观

输尿管自肾盂发出后，行于腰大肌前方，至其中点处与睾丸血管（女性为卵巢血管）后面交叉，到达盆腔入口处，又跨过髂血管（左侧为左髂总动脉末端，右侧为右髂外动脉起始处），向前、内、下方，经直肠前外侧壁与膀胱后壁之间，在输精管后外方，向内下斜穿入膀胱（图 2-25）。

输精管起源于阴囊，是附睾的延伸管，在精索内上升，在内环处进入腹腔镜观察的视野，绕过腹壁下血管后方，沿小骨盆外侧壁向后下方前进，斜跨过髂外血管，再转向内，跨越输尿管末端上方，经膀胱与直肠之间至膀胱底，在精囊上端沿精囊内侧向下、内方，呈梭形膨大，成为输精管壶腹，壶腹下端变细，于前列腺底的后上方与精囊排泄管汇合成

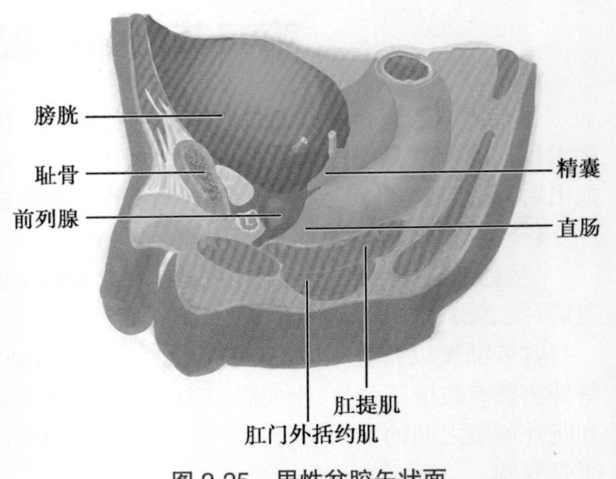

图 2-25 男性盆腔矢状面

射精管。

（二）女性盆腔局部解剖关系

尽管女性盆腔比男性宽，但子宫和附件结构占据较多空间（图 2-26）。子宫和附件将盆腔分割为两部分，前盆腔位于子宫和膀胱之间，最低处为膀胱子宫陷凹；后盆腔即为直肠子宫陷凹。

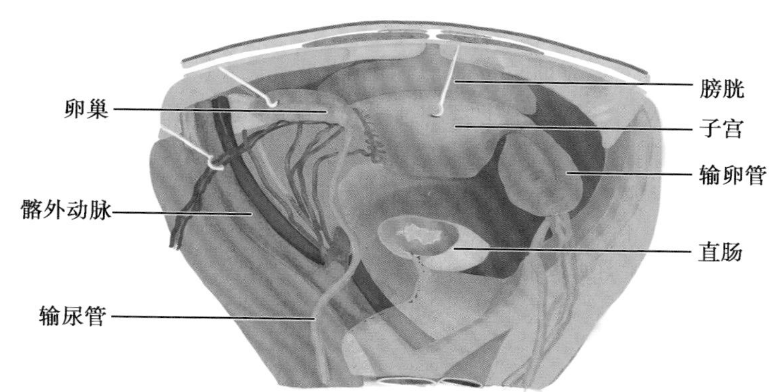

图 2-26 女性盆腔上面观

除脐韧带外，许多韧带与子宫和附件有关。最明显的是圆韧带，它从子宫底延伸出来，在与输卵管连接的下方成曲线到达并穿入内环。腹腔镜手术时，圆韧带一定要与输卵管加以区分，从内环处加以辨认最为稳妥。阔韧带前层覆盖子宫圆韧带，后层包被卵巢，两层间有血管、淋巴管、神经和结缔组织等，下缘和外侧缘连至盆壁移行于盆壁的腹膜。附件结构（输卵管及卵巢）与阔韧带在子宫一侧，在腹腔镜下从前到后依次为圆韧带、输卵管、卵巢。呈白色和多结节的卵巢结构易于辨认。部分卵巢侧面被输卵管伞端弯曲包绕。

输尿管自肾盂发出后，行于腰大肌前方，在其中点处与卵巢血管后方交叉，到达盆腔入口处，再跨过髂血管（左侧为左髂总动脉末端，右侧为右髂外动脉起始处），在子宫颈外侧向前、内、下走行，绕过子宫动脉后下方，向内下穿入膀胱。

（三）髂血管

腹腔镜 HD 手术中，特别是再次手术、既往盆腔手术后患儿，对髂血管的辨认极为重要。

1. 髂外动脉 自髂总动脉发出后沿盆壁走行并发出分支。髂外动脉起始部的前方有输尿管走行，其外侧在男性有睾丸动脉、静脉及生殖股神经与之伴行，至其末段的前方有输精管走行。在女性，髂外动脉起始部的前方有卵巢动脉、静脉走行，其末段的前上方有子宫圆韧带斜向走行。髂外动脉近腹股沟韧带处发出腹壁下动脉和旋髂深动脉，后者向外上方贴髂窝走行，分布于髂肌和髂骨等。

2. 髂内动脉及其分支 髂内动脉于骶髂关节前方由髂总动脉分出后，斜向内下进入盆腔。其前外侧有输尿管走行，后方邻近腰骶干，髂内静脉和闭孔神经行于其内侧。髂内动脉主干行至坐骨大孔上缘处一般分为前、后两干：前干分支多至脏器；后干分支多至盆壁。髂内动脉按其分布，又可分为壁支与脏支。

(1) 壁支

1）髂腰动脉：起自后干，向后外方斜行，分布于髂骨、髂腰肌、腰方肌和脊髓等。

2）骶外侧动脉：起自后干，沿骶前孔内侧下行，分布于梨状肌、尾骨肌、肛提肌和骶管内诸结构。

3）臀上动脉：起自后干，多在腰骶干与 S_1 神经之间，向下穿梨状肌上孔至臀部，分布于臀肌及髋关节。

4）臀下动脉：起自前干，多在 S_2、S_3 神经之间，向下穿梨状肌下孔至臀部，分布于邻近结构。

5）闭孔动脉：起自前干，与同名静脉和神经伴行，沿盆腔侧壁经闭膜管至股部，分布于邻近诸肌及髋关节。

（2）脏支：包括膀胱上动脉、膀胱下动脉、子宫动脉、阴部内动脉、直肠中动脉及直肠下动脉等。

1）膀胱上动脉：分布于膀胱上部，起自脐动脉索。脐动脉索是脐动脉的残留，脐动脉在胎儿期承担着将胎儿血液输送回胎盘的作用。与脐静脉对应的肝圆韧带相同，为一管腔闭合的索条状物。沿脐动脉索的 2 条腹膜隆起，被称为脐内侧韧带。

2）膀胱下动脉：供应膀胱底部、前列腺及上 1/3 尿道。

3）子宫动脉：在女性，髂内动脉还发出子宫动脉沿盆腔侧壁走行进入子宫阔韧带。

4）阴部内动脉：穿梨状肌下孔出盆腔，又经坐骨小孔入坐骨直肠窝（肛提肌下面），直肠下动脉是此动脉的分支。阴部内动脉和阴部内静脉及阴部神经一起走行在附着于坐骨直肠窝外侧壁的筋膜管中，称为阴部神经管或 Alcock 管。肛管动脉来自阴部内动脉，途经坐骨直肠窝并分为数支，供应肛提肌、肛管和肛门括约肌，并与直肠上、下动脉相吻合（图 2-19）。

5）直肠中动脉：变异较大，有研究认为其分出后经直肠侧韧带进入直肠，分布于直肠中、下段，也可发自阴部内动脉或闭孔动脉。

6）直肠下动脉：来自两侧髂内动脉，沿直肠侧韧带，向内、向前至直肠下段前壁，在黏膜下层与直肠上动脉、骶正中动脉和肛管动脉吻合。起点位于盆内脏神经的起点前，向前中走行，紧贴肛提肌上方，在同一高度进入直肠。直肠下动脉还可以发自阴部内动脉、臀下动脉，终末分支主要分布于泌尿生殖器官。

（四）直肠

直肠起自乙状结肠远侧端 3 个结肠带汇聚处，或位于 S_3 水平。前者因有视觉标志，较适合应用于腹腔镜手术。

由于附着于骶骨前的软组织背侧面完全在腹膜外，因此，这些组织属于腹膜外器官。直肠近端 1/3 被前方及侧方的腹膜覆盖，为腹膜内位，中间 1/3 仅前方被腹膜覆盖，远端 1/3 完全属于腹膜外。前腹膜反折是直肠中远段的分界线，在男性为直肠膀胱陷凹，在女性则为直肠子宫陷凹（图 2-14）。

1. 直肠的毗邻 直肠上前方有腹膜反折，男性有膀胱底、精囊和前列腺，女性有子宫。直肠上后方为骶骨，直肠和骶骨之间有直肠深筋膜鞘，包括血管、神经和淋巴等，如直肠上动脉、骶前静脉丛、骶神经丛。直肠上部两侧有输尿管，下前方在男性为前列腺，女性为子宫颈和阴道后壁，后下方有直肠后间隙、尾骨和耻骨直肠肌。直肠的最末端被外括约肌深层及肛提肌围绕（图 2-27）。

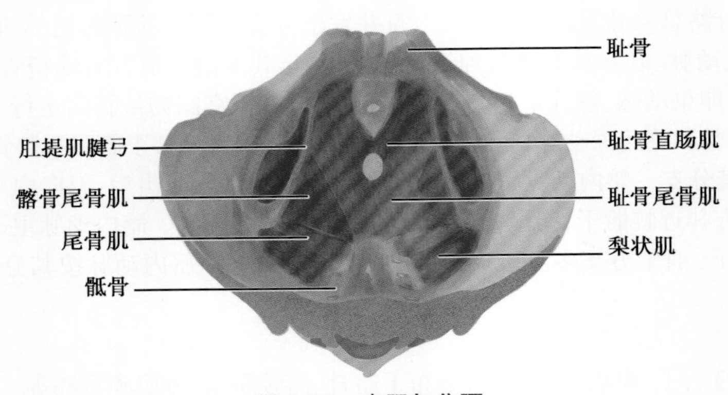

图 2-27 直肠与盆膈

2. 直肠后腔的结构 肠系膜是将肠管连于腹壁的腹膜皱襞，其表面由腹膜和腹膜下筋膜从两面以“∩”形包绕，呈两层结构。但降结肠系膜与后腹膜形成一体化，腹膜间相互融合成为 Toldt's 融合筋膜，以髂外动脉附近为分界结束了 Toldt's 融合筋膜，乙状结肠又恢复了系膜结构，但实际上腹膜间因存在部分生理性粘连，系膜的形态并不完整。

在 Toldt's 融合筋膜和乙状结肠间生理性粘连的后腹膜的下层，是少量的由疏松结缔组织形成的分隔间隙，其内有腹膜外脂肪，是睾丸（卵巢）动脉和静脉、输尿管、神经丛、腹主动脉周围淋巴结的通路。腹膜外脂肪被腹膜下筋膜包绕，为一薄板状增厚的疏松结缔组织。其内侧，即后腹膜侧筋膜，亦称为后腹膜下筋膜，是衬于全部后腹膜的广泛的筋膜；肾筋膜前叶，通称 Gerota 筋膜，是其一部分。其外侧，即体表侧，亦存在广泛的筋膜，其中位于骨盆后壁的部分称为骶前筋膜；外侧还存在由疏松结缔组织形成的少量间隙，与横肌筋膜邻接。横肌筋膜的外侧为腹肌群或骨骼。

与乙状结肠相连的直肠上段也存在肠系膜，但与结肠不同，其系膜基底部很宽。因此直肠和骶骨之间有一较大的空间，即直肠后腔。

直肠后腔的形成与主动脉分支为左、右髂动脉的发生过程有很大关系，其他肠系膜是来自腹主动脉的两层腹膜，呈耸立状突出。与此不同，直肠系膜基底部向左、右分离。作为直肠主要血管的直肠上动脉不是起自髂动脉，而是起自肠系膜下动脉，沿直肠正中下行，结果使系膜基底部的脂肪密度较低，由局部疏松结缔组织形成了直肠后腔。

腹下神经亦分成两支沿髂动脉内侧下行，中途分出几个细支至直肠，最后与髂内动脉的分支直肠下动脉一起在侧韧带中达直肠。直肠后腔的背面有从左、右髂动脉分叉处分出的下行动脉，即骶正中动脉。

直肠后腔的上界被认为在腹主动脉开始分叉的髂三角附近，但因其是疏松结缔组织，界限不是非常清楚。换言之，人体实际上并不存在明确的直肠后腔，是外科医生在手术时用力提起直肠上段，切开腹膜，注入空气（腹腔镜手术时为二氧化碳）的瞬间人为形成的腔隙，与网膜囊等由腹膜形成的腔隙有本质的不同。

骶正中动脉是较髂动脉分叉部更加靠近头侧的腹主动脉的分支，垂直走行，沿直肠后腔的尾根部在直肠后方的脂肪组织中下行（HD 手术中如果不刻意解剖，该动脉一般不可见）。腹下神经在较髂动脉更低水平的部位分为左、右两支，沿髂内动脉内侧下行，至骨盆神经丛，其分叉部是直肠后腔的上界。因为腹下神经的走行路径与直肠后腔非常近，手术进入直肠后腔时必须确认，避免损伤下腹下神经丛。

直肠后腔内蜘蛛网样疏松结缔组织密度逐渐增大，移行至周围的脂肪组织，此肥厚带亦称为筋膜。蜘蛛网样组织与此筋膜一体化，手术进入直肠后腔时有一种落空感。如果从直肠后腔内（R 点）观察，衬于腔内的筋膜沿左、右腹下神经折返。因此，起自腹下神经进入直肠的细神经纤维是从起自腹腔侧和直肠后腔侧的两个筋膜的间隙通过的。如将部分直肠后腔作为肠系膜基本结构的一部分，直肠系膜在直肠后腔处即基底部则成为两部分。衬于直肠后腔的直肠侧的筋膜（从 R 点看为前壁）最厚，亦较直肠之间的脂肪组织厚，此筋膜被称为直肠深筋膜。而衬于骶骨侧（后壁）的筋膜相当于 TME 提倡者 Heald 所指的壁侧筋膜。进入直肠后腔时为了保护神经，应将位于腹下神经前的壁侧筋膜保留于骶骨侧。

直肠深筋膜在直肠下部衬于侧韧带的背侧（从骨盆神经丛以锐角分支的粗神经束）走行至骨盆底。其内亦有髂内动脉分支的直肠中动脉。因此，侧韧带应包括向左、右分开的系膜基底部。

通常直肠深筋膜是指包绕直肠背面脂肪的筋膜，但这只是后叶；起自后腹膜下筋膜，覆盖直肠前面的筋膜为前叶。两者虽被左、右直肠系膜分离，但在越过侧韧带后，于系膜基底部中断的部位又汇合。

直肠后腔使直肠从腹壁分开，但在 S_4 附近再次接近骶骨。疏松结缔组织也变得致密，手术时在直肠深筋膜与腹下神经前筋膜间呈帐篷状，表现为强韧的膜状物，将直肠下部固定于骶骨的结构被称为骶直肠筋膜（rectosacral fascia）或 Waldeyer 筋膜。临床所述的 Waldeyer 筋膜统称为骶直肠筋膜。另外，也有学者认为并不存在所谓的 Waldeyer 筋膜，但在 S_4 附近直肠后面的疏松结缔组织变得致密却是事实。如果筋膜是指肥厚的结缔组织，则可以将此作为 Waldeyer 筋膜，并作为剥离后方的标识。通常直肠后腔以 Waldeyer 筋膜作为下界，越过此筋膜后即成为提肌上腔，也是疏松结缔组织所形成的腔隙。

3. 直肠前腔的结构　在胎儿期直肠和泌尿生殖系统脏器（精囊腺、前列腺、阴道）间有一凹陷，连接于会阴体。随着脏器的生长，凹陷的前端被会阴体牵拉，腹膜同腹膜下筋膜一起陷入，形成深谷。此时表面的上皮细胞变成结缔组织，形成 Denonvilliers 筋膜，基本上是由与 Toldt's 融合筋膜相同的成分组成的结构。原来存在于腹膜和后腹膜下筋膜之间的疏松结缔组织所形成的间隙，因后腹膜下筋膜的反折形成腔隙。在男性，腔隙被 Denonvilliers 筋膜（呈舞台幕布样下垂）分割成直肠侧的直肠前间隙和前列腺侧的前列腺后间隙，临床上将两者统称为直肠前腔。可以进入同一筋膜的上、下两个间隙，与 Toldt's 融合筋膜十分相似。

4. 直肠前、后方剥离的终点 直肠后腔的上界为骼三角，下界为 Waldeyer 筋膜。作为直肠后腔后壁的腹下神经前筋膜越过 Waldeyer 筋膜到达尾骨，并在此与沿骶骨下行的骶前筋膜融合，成为一叶，进一步扩张成覆盖肛提肌及其终止腱的肛门尾骨体的筋膜，最后与直肠深筋膜融合。此折返点为肛提肌上腔的下端，直肠后方剥离的终点。

术中从上间隙进入直肠前腔比较容易，可以将 Denonvilliers 筋膜压向直肠侧进行手术。精囊腺只是被较薄的后腹膜所覆盖，但越过精囊腺后，在 Denonvilliers 筋膜和男性前列腺后方之间的间隙有从神经血管束中分出的神经纤维，前列腺后间隙变窄。在该部位应切断 Denonvilliers 筋膜，将剥离路径变更至直肠前间隙。Denonvilliers 筋膜下端在与会阴体连接的部分终止，是前方剥离的终点。

总之，HD 手术的基本要求是切除病变肠管、建立消化道的连续性、避免副损伤。腹腔镜技术的引入使得手术更加精准，但吻合口瘘、吻合口狭窄、直肠回缩、污便、排尿困难，甚至性功能障碍等并发症虽有降低却并不能完全避免。除学习曲线、术者经验、手术方式外，熟练掌握小儿结直肠的应用解剖基础、神经解剖要点和腔镜下盆腔解剖特点，对于减少并发症，提高疗效非常关键。

（李 帅 汤绍涛）

推荐阅读资料

[1] 篠原尚，水野惠文，牧野尚彦．图解外科手术从膜的解剖读术式要点．刘金钢，译．3 版．沈阳：辽宁科学技术出版社，2013.

[2] 傅强，李忠廉．微创外科解剖学．天津：天津科技翻译出版公司，2007.

[3] 林擎天．普通外科临床解剖学．上海：上海交通大学出版社，2015.

[4] 刘树伟，柳澄，胡三元．腹部外科临床解剖学图谱．济南：山东科学技术出版社，2006.

[5] 汤绍涛，王国斌．先天性巨结肠及其同源病．武汉：华中科技大学出版社，2013.

[6] 张东铭．结直肠盆底外科解剖与手术学．合肥：安徽科学技术出版社，2013.

[7] ALBERTI E, MIKKELSEN H B, LARSEN J O, et al. Motility patterns and distribution of interstitial cells of Cajal and nitrergic neurons in the proximal, mid-and distal-colon of the rat. Neurogastroenterol Motil, 2005, 17 (1): 133-147.

[8] DINNING P G, SZCZESNIAK M M, COOK I J. Proximal colonic propagating pressure waves sequences and their relationship with movements of content in the proximal human colon. Neurogastroenterol Motil, 2008, 20 (5): 512-520.

[9] MADIBA T E, HAFFAJEE M R, SIKHOSANA M H. Radiological anatomy of the sigmoid colon. Surg Radiol Anat, 2008, 30 (5): 409-415.

[10] MIELE E, TOZZI A, STAIANO A, et al. Persistence of abnormal gastrointestinal motility after operation for Hirschsprung's disease. Am J Gastroenterol, 2000, 95 (5): 1226-1230.

[11] NEWGREEN D, YOUNG H M. Enteric nervous system: development and developmental disturbances—part 1. Pediatr Dev Pathol, 2002, 5 (3): 224-247.

[12] SCHEMANN M, NEUNLIST M. The human enteric nervous system. Neurogastroenterol Motil, 2004, 16 (Suppl 1): 55-59.

[13] SMITH S, SHARKEY I, CAMPBELL D. Guidelines for rectal administration of anticonvulsant medication in children. Pediatr Perinatal Drug Ther, 2001, 4 (4): 140-147.

第三章
先天性巨结肠症规范化诊断

先天性巨结肠症(HD)是由于病变肠管肌间神经节细胞缺如所致,又称无神经节细胞症。其主要病理生理过程为:神经嵴神经母细胞沿消化道从头端向尾端发育,肠神经节细胞在移行过程发生中断,使远端肠管神经节细胞缺如,引起病变肠管平滑肌持续收缩、痉挛性肠梗阻,直肠肛管反射环中断不能诱发直肠收缩和内括约肌松弛,致便意消失和便秘;近端正常肠管因粪便淤积和剧烈蠕动代偿性扩张和肥厚,进而形成巨大扩张肠段。结肠肌间神经节细胞缺如段的长短决定了狭窄段的长短和手术方式的选择。

临床上常根据无神经节细胞肠段的长短将 HD 分为 4 型。短段型 HD(约 0.5%):病变位于直肠近、中段交界处以远部位;常见型 HD(占 70%~80%):病变累及直肠近端或直肠乙状结肠交界处;长段型 HD(15%~20%):病变累及乙状结肠中段以近结肠;全结肠型 HD(5%~10%):病变累及全结肠,包括 50cm 以内末端回肠;全肠型:病变自十二指肠至直肠,是罕见类型。目前有的学者从发病机制的角度将短段型和常见型 HD 统称为短段型 HD,与长段型 HD 相呼应。

根据 HD 发生的病理生理机制,综合临床表现、钡剂灌肠、直肠肛管测压、直肠黏膜及肌层病理检查等结果即可获得正确诊断。

第一节　先天性巨结肠症诊断方法

凡新生儿期出现胎粪排出异常,以后反复便秘,肛门指诊后随之有大量气便排出而症状缓解时,均应怀疑有 HD 的可能;对较大儿童诊断多无困难。根据临床表现和体格检查,结合直肠肛管测压、动态钡剂灌肠检查及直肠黏膜活检可以明确诊断。

一、临床表现

HD 患儿的临床表现因年龄而有相应差异,大多数病例于新生儿期即出现症状。正常足月新生儿 98% 于出生后 24 小时内排出黑色黏稠胎粪,其余在 48 小时内排胎粪,而 50%~60% 的 HD 患儿在出生后 24 小时内不能排出胎粪。HD 患儿通常为足月儿,出生后 48 小时内不排胎粪或胎粪排出延迟。家长常以患儿便秘、腹胀就诊,经过开塞露塞肛、扩肛或灌肠处理后可排出大便,症状消失,数日后症状复发,以后随患儿年龄增加,症状反复,便秘呈进行性加重,腹部逐渐膨隆。有些病例在新生儿期并不发生肠梗阻,而是在婴儿期发病,甚至延迟至成人期,表现为严重便秘、慢性腹部膨隆和体重不增等。

便秘严重者可以数日,甚至 1~2 周不排便,患儿可出现腹胀、恶心呕吐等低位肠梗阻表现,需急诊行灌肠及输液支持治疗。少数患儿可因为粪便残留过久,形成干结粪石,或由于狭窄段较长,结肠灌洗也不能缓解肠梗阻,腹胀无缓解,需要急诊行结肠造瘘以解除肠梗阻。

部分患儿可因 HD 病程长,表现为充盈性大便失禁。新生儿期有时可表现为不明原因的盲肠或阑尾穿孔，尽管临床上少见，但应警惕 HD 可能。

病程较长的患儿，可出现全身情况不良、贫血，纳差等表现。由于长期营养不良，患儿发育延迟，消瘦，年龄越大越明显。患儿抵抗力低下，易发生上呼吸道及肠道感染，严重者可出现全身水肿等症状。

研究发现，在新生儿之后诊断为 HD 者，术前小肠结肠炎的发生率明显升高。HD 合并小肠结肠炎的发生率可达 12%~58%，就诊时表现为小肠结肠炎如腹胀、腹泻、发热等。严重者因长时间不能正常进食可导致水、电解质失衡，合并局部及全身感染中毒症状，甚至出现巨结肠危象，如延误治疗可以因剧烈腹胀造成肠穿孔、腹膜炎、脓毒症，全身病情迅速恶化，导致死亡。因此，应强调对 HD 早期诊断的重要性。

HD 还可伴发有其他畸形表现。尽管 HD 患儿 70% 以上表现为独立表型，但临床上有些病例可伴有先天畸形和综合征。多数伴发畸形与遗传发育信号异常有关，并对 HD 的长期预后产生影响。HD 的重要临床综合征包括唐氏综合征和神经性分泌病，其中唐氏综合征在 HD 患儿中的发病率平均为 7.6%。其他先天性伴发疾病最高的是胃肠道畸形（发病率 8.05%），其次为中枢神经系统和感觉神经异常（发病率 6.79%），再次为泌尿生殖系统畸形（发病率 6.05%）、肌肉骨骼畸形（发病率 5.12%）及心血管系统畸形（发病率 4.99%）。

二、体格检查

HD 患儿均有不同程度的腹胀，腹胀程度根据病程的长短及灌肠护理是否有效而定。HD 患儿典型腹部表现如蛙形，凸向两侧，继而全腹膨胀，可见肠型。腹围明显大于胸围，腹部长度亦大于胸部。大量气体及肠内容物存留于结肠，腹胀随病程进展呈进行性加重。腹胀严重时膈肌上抬影响患儿呼吸，患儿可呈端坐式呼吸，不能平卧，可见腹壁静脉怒张。腹部触诊软，病程久者可触及粪石，当有肠穿孔时腹部有压痛及反跳痛等腹膜炎表现。腹胀明显者叩诊呈鼓音，听诊肠鸣音正常或活跃，有肠梗阻时可闻及气过水声。肛门指诊时肛门直肠有紧缩感，拔出手指后随之有大量的气体及粪便排出，是 HD 的典型表现。

三、影像学检查

腹部影像学检查是诊断 HD 的重要方法之一。腹部平片可提示 HD，也可提示小肠结肠炎的严重并发症；钡剂灌肠作为一种常用的诊断方法，可显示扩张段、移行区及远端狭窄段的长度，动态 24 小时、48 小时后的检查可了解结肠的排空情况及病变的范围，也为手术切除肠管的长度提供依据。

（一）腹部平片检查

HD 患儿立位腹部平片多表现为低位性肠梗阻，腹部可见多发液平、肠管积气、结肠扩张等。这种积气的肠段往往从盆腔开始，顺乙状结肠上行，而其远端则一直未见气体（图 3-1）。新生儿时期结肠扩张不如儿童明显，单靠平片诊断比较困难，必须结合病史及其他检查（图 3-2）。

（二）钡剂灌肠检查

结肠钡剂灌肠检查可以清晰地显示出病变肠管的部位及累及范围。HD 病变肠段肠壁无正常蠕动，无张力，僵直，肠黏膜光滑，肠管如筒状。典型的狭窄段、扩张段及移行段的显示是最具特征性的 X 线表现，是明确诊断及分型的依据，其准确率达 80% 左右。狭窄段、扩张段及移行段的特点：狭窄段肠管宽度均在正常值以下，连续观察此段肠管走行僵硬，无法正常扩张；移行段位于狭窄段及扩张段肠管之间，多呈漏斗状或环形狭窄；扩张段位于移行段以上，肠管明显扩张。钡剂灌肠后 24 小时及 48 小时摄片可进一步评估钡剂的残留情况，了解动力障碍肠管病变的范围，亦为手术切除方式提供依据。

新生儿及短段型患儿，其狭窄段、移行段及扩张段往往显示不明显，必须进一步行 24 小时腹部摄片了解钡剂排空情况，钡剂滞留可能为其唯一诊断依据，故钡剂灌肠后 24 小时复查钡剂排空情况应作为 HD 的常规检查之一。正常婴幼儿钡剂灌肠拔管后钡剂常较易排出，但 HD 患儿常不排出或仅有少量钡剂排出，此为诊断 HD 的重要间接征象。

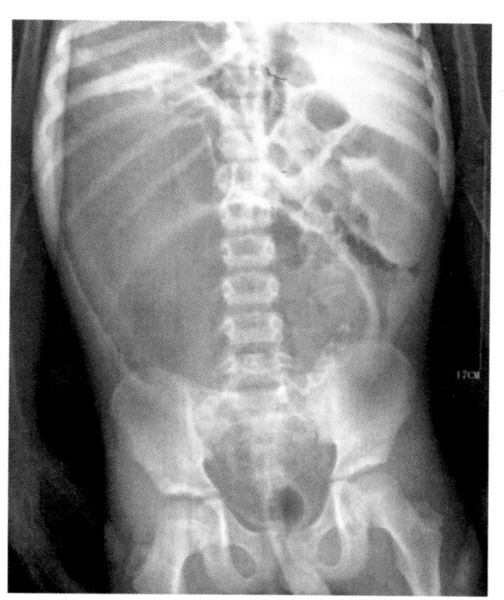

图 3-1 先天性巨结肠症腹部平片
乙状结肠积气，扩张明显，直肠未见扩张。

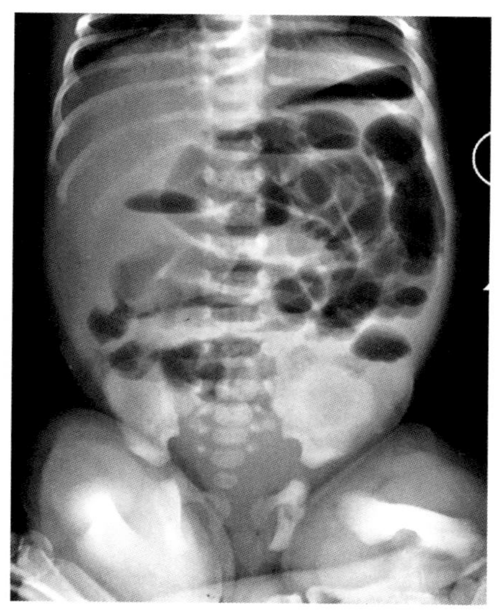

图 3-2 新生儿先天性巨结肠症腹部平片
肠管广泛积气，结肠扩张不典型。

为了提高钡剂灌肠诊断准确性，检查时应注意：①钡剂灌肠前不宜行清洁洗肠，尤其对新生儿，以免由于结肠灌洗后肠内容物排出，扩大肠段萎瘪致扩张肠段消失而影响诊断；②选用不带球囊的软橡胶肛管，根据不同年龄段选用不同粗细的肛管，尤其新生儿必须用细肛管，防止引起痉挛段肠管被动扩张而漏诊；③导管不可插入过深，否则可导致钡剂注入乙状结肠以上，而病变部分未能显影；④注入钡剂的压力切勿太高，用 50ml 注射器缓慢注入钡剂，显示扩张段后停止注入，立即摄片；⑤拍摄正侧位片对比观察，侧位片对于显示狭窄段的长度更为准确；⑥检查期间避免任何人为因素的影响，患儿正常饮食，24 小时后复查，观察钡剂排空情况，对新生儿及超短段型患儿尤其重要；⑦检查结束后建议患儿进行清洁灌肠，以免钡剂凝结不易排出。

不同类型的 HD 钡剂灌肠检查的表现亦不同，见图 3-3~ 图 3-9。

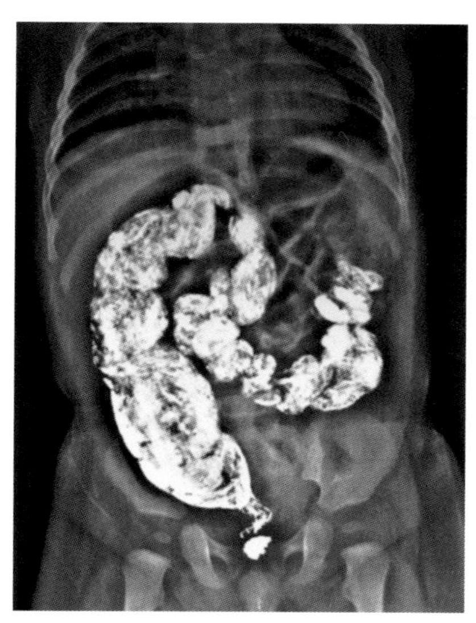

图 3-3 短段型先天性巨结肠症钡剂灌肠
直肠下端狭窄，直肠上段及乙状结肠扩张明显。

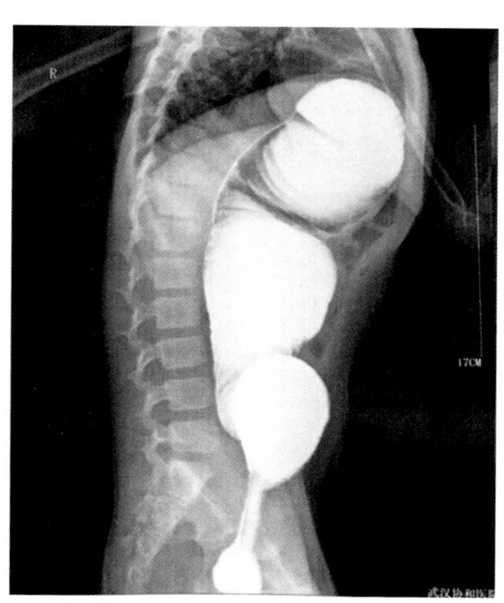

图 3-4 常见型先天性巨结肠症钡剂灌肠
直肠狭窄，乙状结肠扩张。

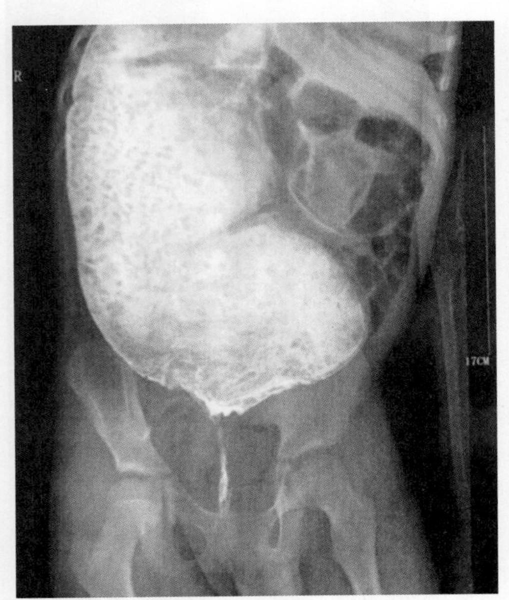

图 3-5　常见型先天性巨结肠症钡剂灌肠 24 小时后复查平片
乙状结肠扩张，大量钡剂滞留。

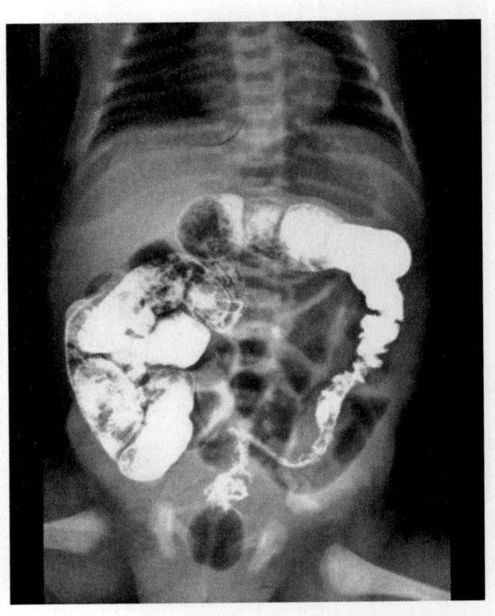

图 3-6　长段型先天性巨结肠症钡剂灌肠
狭窄段累及直肠、乙状结肠及降结肠。

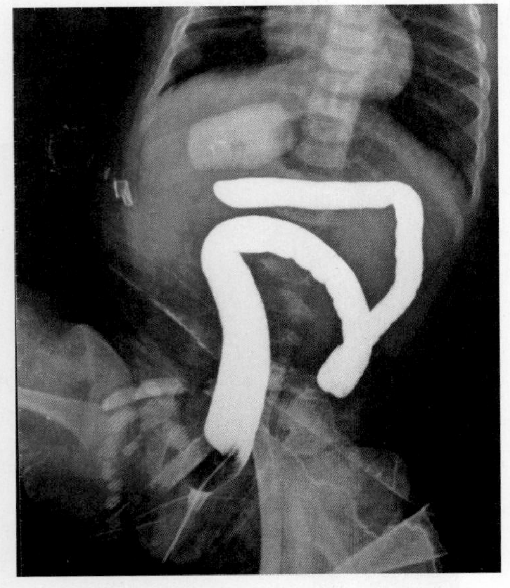

图 3-7　长段型先天性巨结肠症横结肠造瘘术后钡剂灌肠
结肠肠管如筒状，无扩张。

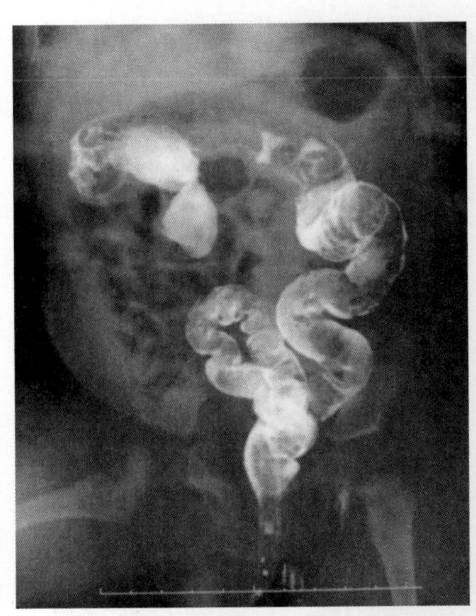

图 3-8　全结肠型先天性巨结肠症钡剂灌肠
结肠充稀钡后整段结肠无明显扩张。

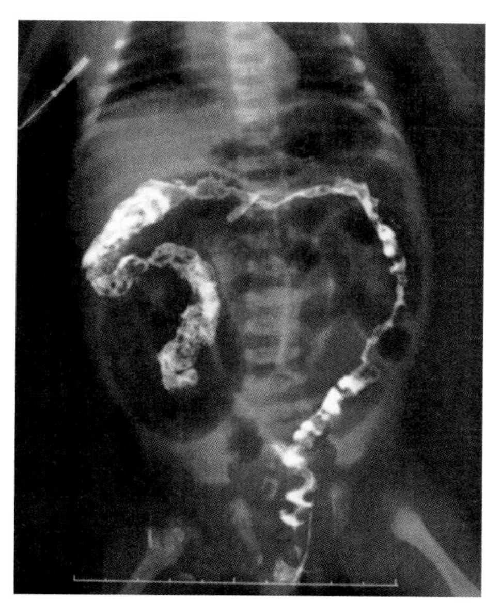

图 3-9 全结肠型先天性巨结肠症钡剂灌肠 24 小时后复查平片
全段结肠狭窄，钡剂残留。

四、直肠肛管测压检查

直肠肛管测压检查是消化道电生理检查中的一种，它通过测压仪观测和记录直肠肛管内的压力变化，并将该变化转为图形识别和分析，进而研究肛管直肠的动力机制，帮助临床诊断各种排便障碍性疾病。这项检查技术操作简单易行、准确率高，不仅可以协助肛肠疾病的诊断，还可以辅助治疗，在肛肠外科学及排便生理学中有很重要的作用。

直肠肛管的反射活动早在一百多年前就引起了注意。1877 年，Grower 发现扩张直肠后能出现肛门内括约肌松弛这一现象。随后更多学者进行了研究，提出直肠肛管抑制反射（RAIR）的概念。RAIR 又称内括约肌松弛反射，是指当直肠被肠内容物充盈或人工气囊扩张时，肛门内括约肌反射性松弛，引起肛管内压力暂时性下降的反射活动。此反射的产生和调节机制尚未完全明确，据此前研究，RAIR 是由肠道神经支配的局部反射，不受脊髓等外来神经调节。

当直肠扩张引起肛门内括约肌松弛时，还可记录到肛门外括约肌产生强烈收缩，称为直肠肛管收缩反射。此反射可在内括约肌舒张时限制肛管完全开放，从而避免大便失禁。但当直肠扩张容量不断增加，达到直肠感觉阈值，最终也会引起便意和内、外括约肌的同时舒张。直肠肛管的抑制反射和收缩反射在控制排便的过程中起着非常重要的作用。

1967 年，Schnaufer 和 Lawson 运用直肠肛管测压检查发现 HD 患儿 RAIR 消失的现象，并将此作为 HD 的诊断标准。直肠肛管测压作为诊断 HD 的一项高特异性的检查，在临床已被广泛运用。

（一）直肠肛管测压仪的构成

直肠肛管测压装置包括两大系统，即压力感受系统和记录系统（图 3-10），各部分组成及作用如下。

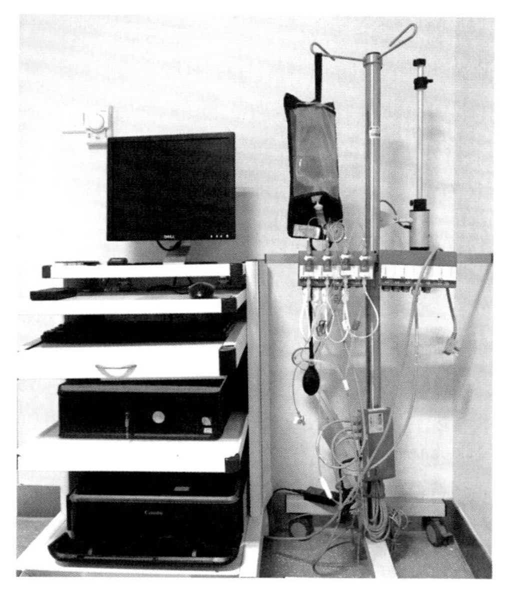

图 3-10 直肠肛管测压系统

1. 灌注式测压导管 用于测量直肠肛管的压力变化。

目前，标准的灌注式测压探头多为多管腔气囊导管，导管由聚乙烯材料制成，这种材质具有一定的柔软性和低顺应性，可减少对肠道的刺激及损伤。导管直径约0.5cm，长约100cm，测压导管的顶端是气囊，用于充气扩张引发RAIR；气囊下方顺序排列数个测压孔，直径约1mm，用于测量直肠肛管内的压力变化。导管内含多个管腔通道，每个通道连接到导管前端相对的测压孔，另外有一个开放通道连接导管气囊。导管另一端各通道的接头连接对应的换能器和灌注装置，测压导管（图3-11）将测压孔感受到的压力变化传至换能器，转化为数字信号记录下来。

根据检查的目的和要求，测压导管也有不同的型号，应用于不同疾病的诊断和治疗。诊断HD通常用4通道气囊导管，导管最前端为充气气囊，4个测压孔位于气囊后1cm，呈放射状分布于导管的同一横断面上，可以测量肛管内同一部位不同象限的压力值。另外，测压孔也可呈纵向排列于导管上，每个测压孔之间距离1cm，用于同时测量直肠和肛管内不同部位的压力值。

评估肛门括约肌的功能需要8通道测压导管（图3-12），此导管顶端同一平面放射状排列8个测压孔，它可连接8个换能器，同时测量肛管内某一特定部位各个象限的压力值，此导管可用于肛门向量容积测压。计算机将8个通道的压力值处理后，构成一个肛管的三维立体图像，可以清楚直观地反映肛门内括约肌的完整情况和缺损部位，为直肠肛管手术的诊断及治疗起指导作用。

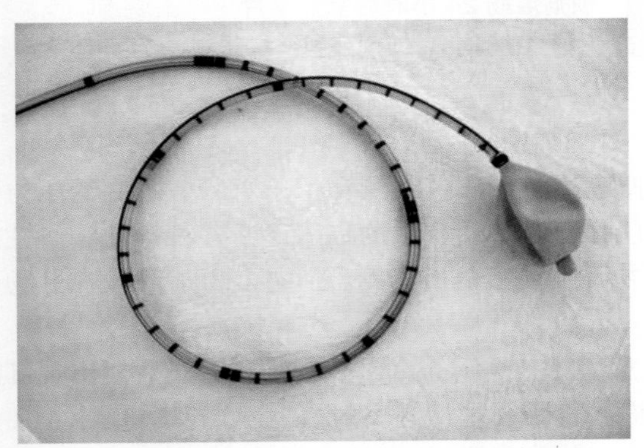

图3-11 灌注式测压导管

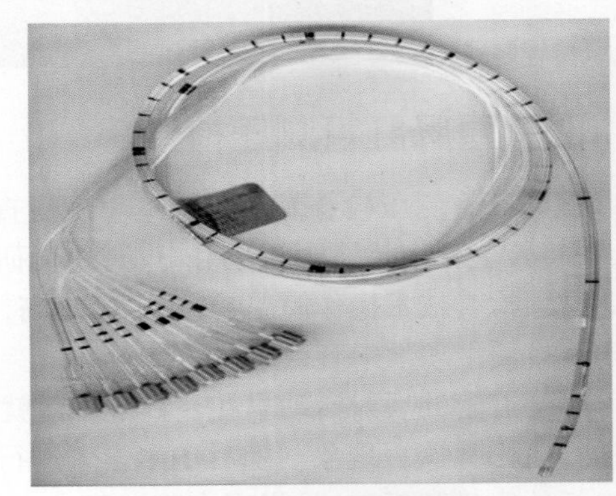

图3-12 8通道测压导管

2. 灌注系统 大多数采用水灌注系统，它通过换能器连接测压导管的通道，灌注液体经各测压孔匀速流出，肛管壁对水流的阻力即为肛管压力。灌注液可用蒸馏水或生理盐水，排除灌注管道内的杂质或空气，保持密闭。输注灌注液时需加压，保持压力为220~260mmHg，在每个测压孔灌注率为0.5~1.2ml/min时对测压值不产生影响（图3-13）。

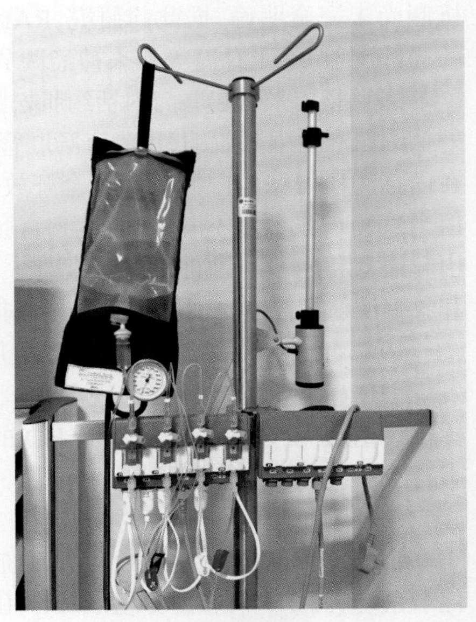

图3-13 灌注系统

3. 压力换能器 换能器一端连接测压导管，另一端连接灌注系统，它能感知到测压孔水流的压力变化，并将其转化为数字信号传输到计算机记录下来，通过相应的系统软件进行储存和处理。

4. 电子记录系统 随着科学技术的进步和仪器设备的完善，现代多功能的计算机处理系统能将换能器传输的电子信号清晰地转化为直肠肛管压力图形，甚至构建成三维立体图形，更直观地多方位展示直肠肛管的功能与形态。

（二）直肠肛管测压检查方法

1. 直肠肛管测压前的准备

（1）清洁肠道：一般嘱患儿检查前尽量排空大小便，必要时可以用开塞露辅助排便，长期严重便秘的患儿应于检查前 2~3 小时进行清洁洗肠，清空肠道，检查前 2~3 日停用有关药物，尤其是与肠动力有关的药物。

(2) 体位：婴幼儿可取平卧位，双腿外展分开，稍屈膝，较大儿童可取侧卧位。一般体位对测压结果无直接影响。

(3) 合理使用镇静剂：要求患儿处于自然放松的安静状态下进行检查，不可移动身体、说话、哭闹，避免咳嗽、用力收腹、紧缩肛门等动作。对于不能配合的年幼患儿，适当使用镇静剂后进行检查，如给予水合氯醛灌肠、注射苯巴比妥等。如是新生儿，可在其熟睡时进行。

(4) 检查前宜先进行肛门指诊，排除检查禁忌证，了解有无肠道梗阻，确认受检者能进行模拟排便和紧缩肛门的动作。

2. 操作方法

(1) 连接管道：将测压导管的 4 个管腔通道分别与换能器连接，并连接好灌注系统，灌注液压力维持在 220~260mmHg，排出导管内气体。测压前检查灌注系统是否密封通畅，测试换能器对压力变化是否灵敏，保证其准确性。可以通过手指堵住注水侧孔，观察屏幕上曲线变化，正常时上升速率应 > 100mmHg/s。

(2) 定标：每次测压前都要对压力值进行校零，因患儿可能采取不同体位，校零时导管探头应放于患儿肛缘水平，防止产生误差。

(3) 放置测压管：嘱患儿采取合适的体位，充分润滑测压导管后，将其插入肛门 6~8cm，导管的蓝色标记线置于肛门后方的尾骨尖。观察压力值的变化，适当调整导管的深度，确保各测压孔处于直肠肛管内合适的位置。

(4) 测定直肠肛管的静息压：插管可引起患儿紧张不适，测量前应先让患儿适应 3~5 分钟，然后在安静放松状态下，测量直肠肛管静息状态下的压力，持续记录 2~3 分钟，作为参考基线。

(5) 测量直肠肛管抑制反射（RAIR）：对于年龄较小的儿童，充气量一般从 5ml 开始，每次增加 5ml，直到 30ml 的最大充气量。新生儿最大充气量为 15ml，每次增加 3ml。充气扩张气囊后，可见肛门内括约肌的静息压力快速下降，之后缓慢上升至原水平，从压力下降到恢复至参考基线的时间为 11~20 秒。逐次加大充盈量，记录内括约肌压力下降的幅度，可观察到随着充盈量增加，肛管压力下降的幅度也增加，反射增强。同时记录引出 RAIR 的最少直肠充盈量，不同年龄患儿的直肠容量阈值也不同。正常成人充气 5~20ml、儿童多为 5~10ml、新生儿 2.5~3ml 就可引出肛门内括约肌松弛反射。如引起 RAIR 的直肠容量阈值增高，则提示 RAIR 减弱。

判断正常反射的参考标准：肛管压力下降在直肠被扩张 1~3 秒后；肛管压力下降的幅度和持续时间与直肠扩张的充气量有关，与扩张时间无关；测量中出现 3 次以上的肛管压力下降。

（三）先天性巨结肠症直肠肛管测压表现

直肠肛管测压检查是 HD 的特异性诊断方法，主要表现为 RAIR 的消失（图 3-14、图 3-15）。国内外研究报道，该检查诊断 HD 准确率在 90% 以上；Schnaufer 等认为诊断准确率可达 100%。该检查对鉴别顽固性便秘和超短段型 HD 尤其重要。

HD 患儿直肠肛管测压检查中除 RAIA 消失外，还有其他一些异常表现可作为参考。①直肠顺应性降低：直肠顺应性表示直肠内压力升高与容积间的相互关系，在一定程度上反映直肠壁的扩张能力。顺应性降低表示病变直肠扩张能力减弱，进而妨碍肠内容物的运行。②出现泛发性收缩：泛发性收缩是指受累肠管的多个节段同时发生强烈的收缩。泛发性收缩是无神经节细胞肠段所特有的病理性活动，可作为诊断 HD 的重要测压指标，70%~80% 的 HD 患儿有泛发性收缩表现。③直肠壁适应性反应消失：近段乙状结肠受到扩张刺激后发生收缩，该收缩不能激发其远端的直肠肛管相继发生有节律的收缩。由于神经节细胞缺如，兴奋只能沿肠壁平滑肌本身传递，其速度较慢，收缩频率减少。④排便时肠道推进性蠕动波消失：HD 病变肠管的黏膜下和肌间神经丛缺乏神经节细胞，不能感受肠内容物和压力刺激，也不能感受肠壁本身张力的变化，因而不能产生内源性神经反射而引起推进性蠕动波。

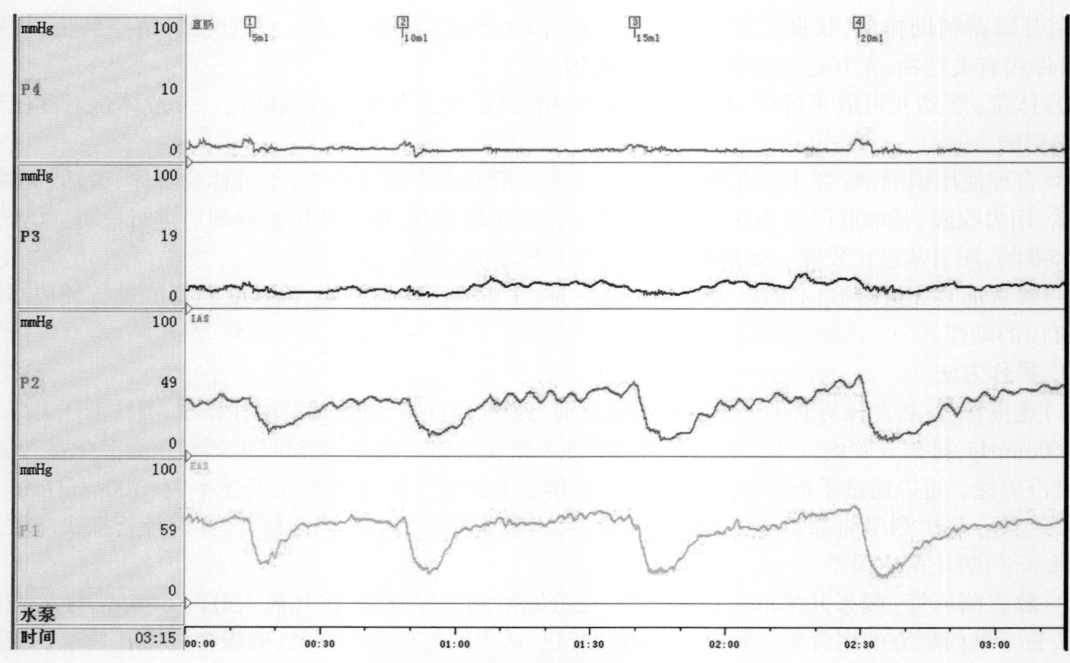

图 3-14　正常儿童直肠肛管测压

可见典型的直肠肛管松弛反射波。

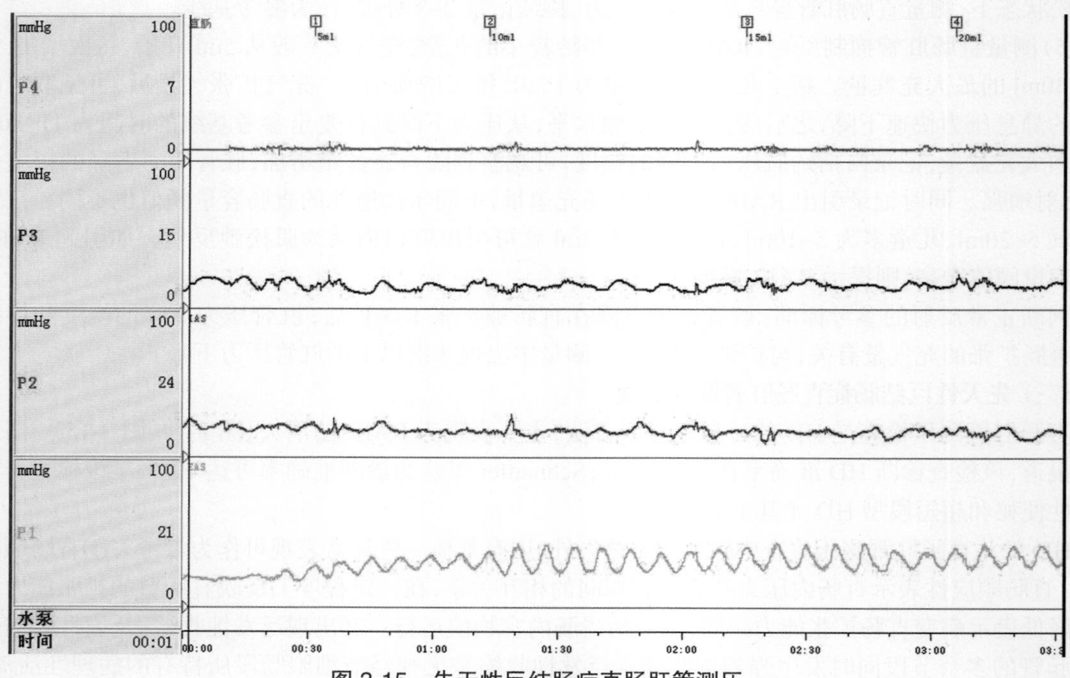

图 3-15　先天性巨结肠症直肠肛管测压

直肠肛管松弛反射消失。

（四）直肠肛管测压检查的影响因素

研究发现，直肠肛管测压诊断 HD 的准确率在 90% 以上，部分学者认为可达到 100%，所有 HD 患儿肛门内括约肌松弛反射均不存在。有医学机构自 2008 年，对 1 000 余例排便功能障碍的患者进行了这项检查，发现婴幼儿 HD 诊断准确率可达 97%。直肠肛管测压在新生儿 HD 诊断中存在一定争议。研究表明，出生 4 周以内的新生儿诊断准确率仅 81%，而早产儿大部分都无正常的 RAIR，其主要原因是与新生儿肠壁的神经节细胞发育不成熟有关。因此，如新生儿未出现 RAIR，不能诊断为 HD，需多次复查，并配合其他检查方法诊断。如患儿情况允许，建议月龄满 3 个月后进行测压检查，以提高诊断准确率。

多种因素影响 RAIR 检测结果。操作者的经验不同，测压探头的口径和灌注液体的滴速不同均影响检测结果。对刚出生的婴儿检测时，操作难度大，也可能会影响检测结果。当患儿处于紧张状态时，肛门外括约肌不自主收缩，肛管压力无规律增高，无法正确测定 RAIR。肠内容物过多时导致直肠感受压力的敏感性下降，直肠感觉阈值增高，RAIR 波幅变小甚至不明显。部分肛门闭锁术后患儿及长期扩肛治疗的患儿肛管松弛，也可能无法引出 RAIR。采取的措施包括：对于年龄较小的患儿，可适当运用镇静药物；检查前嘱患儿排空大便或灌肠处理；在测压导管插入肛门后，先让患儿适应一段时间，或转移患儿注意力，使其保持放松状态再做检测等。总之，检查前应充分准备，考虑各方面因素，减少不必要的干扰，所测得的结果才能更准确。

五、直肠活检检查

当新生儿临床表现为腹胀、胎粪排出延迟、胆汁性呕吐，年长儿表现为顽固性便秘时，应该考虑 HD。虽然可以通过钡剂灌肠显示狭窄段、扩张段诊断或通过直肠肛管测压提示，但确诊还需通过对受累无神经节细胞肠壁的组织学检查。最常用的是直肠黏膜活检术，通过对直肠黏膜组织的活检，最重要的是对直肠黏膜下层组织的活检，并行相应的组织学染色提示有无神经节细胞，进而确定是否为 HD。亦有学者认为直肠黏膜活检存在一定盲目性，活检的部位和标本厚度难以统一，而采用结肠镜专用活检钳，在直视下取组织，深浅度和部位较易控制，诊断更准确，有条件者可以采用。

（一）直肠黏膜活检设备

最初负压吸引活检器械是由 Noblett 设计，包括一个带有 3mm 侧孔的头端钝性的管，侧孔距离吸力管顶端约 1cm。在器械体部有显示活检深度的标记，有一个嵌入的压力计用来测量吸引压力。当器械插入直肠并打开吸力时表浅直肠壁就被自动卷入侧孔，触发隐藏的圆形刀片并完成活检。随着技术的发展，出现了其他活检器械，但均采用 Noblett 活检钳的原理。国产直肠黏膜负压吸引活检钳已逐渐在国内广泛采用（图 3-16）。其特点是操作更为方便，刀头可拆、可消毒、可更换。

Rbi2 直肠黏膜负压吸引活检系统目前在国内逐渐被各大医疗中心所采用（图 3-17）。该活检系统包括头端的刀仓、手件及尾部的注射器和导管。该系统的特点为操作简便，头端的刀仓为一次性使用，避免了反复消毒造成的刀头变钝及可能出现的交叉感染；手件可完全拆开并进行消毒处理，安装也比较方便。该系统配有负压指示器，能够随时掌握操作过程中空针抽吸的力度，防止操作损伤，但缺点是价格较为昂贵。

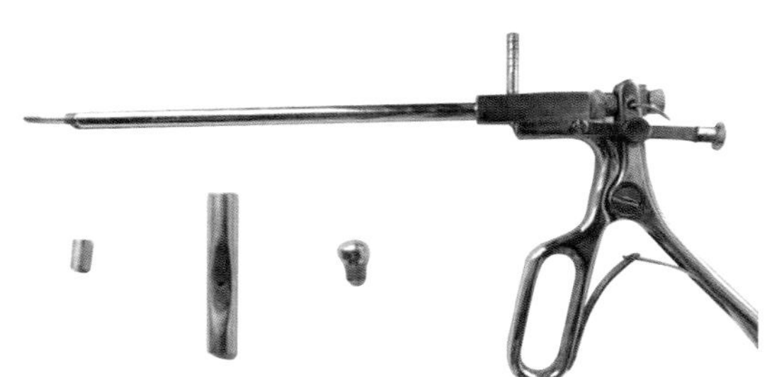

图 3-16　国产直肠黏膜负压吸引活检钳

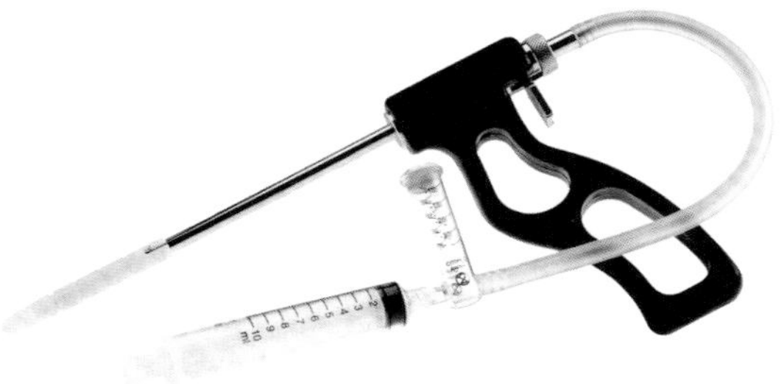

图 3-17　Rbi2 直肠黏膜负压吸引活检钳

（二）直肠黏膜活检术

1. 术前准备 使用直肠黏膜负压吸引活检钳进行直肠活检是小儿外科的常见手术操作，并开始逐渐取代之前的开放式直肠活检技术和借助乙状结肠镜或窥器的活组织检查。使用该技术活检时，标本的每个部位都要有足够的黏膜下层附着，所以要注意操作细节，以便能获得有诊断价值的直肠黏膜标本。

行直肠黏膜负压吸引活检前，需与家属进行沟通，告知家属该操作的必要性及相关术后可能出现的并发症，并签署知情同意书。知情同意书内容包括检查的方法、特殊风险及家属需要注意的事项。对于年龄较大的患儿需由家属或护士耐心安抚，避免患儿的焦躁情绪影响操作。操作前需对患儿进行1次清洁灌肠，对于之前有造瘘的患儿同样需对造瘘口远端结肠进行1次灌洗，清洗并润滑肠道，便于负压吸引活检操作。

操作可以在病房，不需要麻醉的情况下实施。只要活检部位在肛管敏感区上方（新生儿距离肛门边缘超过2.5cm，年长儿超过3.5cm）即可无痛操作。

2. 操作步骤

（1）新生儿通常取截石位，年长儿取左侧屈膝位。新生儿术前应补充维生素K_1。将润滑的器械插入肛门并使侧孔初始位置在齿状线上方约2cm。诊断标本通常取自直肠后壁或侧壁。如果在前壁全层活检，会增加向腹腔直肠膀胱陷凹或直肠子宫陷凹穿孔的风险。

（2）通过回抽连接吸引管的20ml注射器，在不超过300mmHg（20~30cmH_2O）的前提下，达到最大吸引压力。2~3秒后，刀片被激发，然后撤回器械。小心旋松负压吸引活检钳的头端并用针取出活检标本。标本大小通常约3mm × 1mm，并且包含黏膜下层（呈明显的白色层）。然后在距离肛门缘3cm和6cm处的部位重复该操作。

（3）活检完成后应进行直肠检查以排除活动性出血，应仔细观察患儿至少1小时。

（4）活检材料通常放置在水平标记的湿润的滤纸或纱布上，在运送过程中需要避免干燥。如果行HE染色或免疫组化染色，则需将标本直接放置于福尔马林中固定。

3. 术后并发症

（1）肠穿孔：有研究报道，对组织学证实为全层活检的406例患儿的1 340次连续活检中穿孔率约1%。虽然这些穿孔大部分可以通过抗生素、胃肠减压、静脉营养等保守治疗而治愈，但严重情况下需要手术治疗。

（2）出血：一般为黏膜出血，表现为大便带血，或少量血丝自肛门排出。在凝血功能正常的情况下，出血在操作当日即可自行停止。一旦出现流血不止的情况，可给予止血药物观察，需警惕肠穿孔出血。活检后1日内不宜清洁灌肠。

（3）盆腔感染：一般是由于活检后肠穿孔所致。

（三）直肠活检组织的染色方法

HE染色是石蜡切片技术中常用的染色法之一。对于有经验的病理医生来讲，如果直肠标本取材足够深或为直肠全层组织标本，通常可以作出正确的诊断。取材直肠黏膜较少或较浅，或对于非巨结肠专业的病理诊断医生而言，常需要借助一些特殊的染色方法来显示肠神经节细胞或神经纤维，以作出正确的术前诊断。

1. 乙酰胆碱酯酶（acetylcholinesterase，AChE）染色 乙酰胆碱（ACh）是肠神经系统主要的神经递质。胆碱能神经可促进肠蠕动，如调节肠道的收缩活动、参与黏膜离子的转运等。AChE活性是胆碱能神经常用的标志物，由于该酶使HD无神经节细胞肠段的外源性神经纤维染色，多年来被广泛用于HD的诊断。在正常神经支配的肠黏膜组织，副交感神经节后纤维由于纤维纤细、数量较少或酶活性低等原因，胆碱能神经酶反应均为阴性；HD患儿病变肠段无神经节细胞，也无节后神经纤维，而其副交感神经节前胆碱能神经纤维明显增生，染色呈强阳性，由此差异可予以诊断。

HD 病变肠段黏膜组织神经分布特征：肠黏膜内出现不同数量的 AChE 阳性副交感神经纤维，酶活性强，通常位于固有层靠近黏膜肌层处最为丰富，经肠腺之间向上延伸，有的可达肠上皮基础膜下方。

AChE 染色亦有一定缺点。AChE 既存在于胆碱能神经元，亦存在于非胆碱能神经元，具有较高的假阳性率。此外，年龄较小的 HD 患儿黏膜下神经丛的神经节细胞尚未成熟，固有层和黏膜肌层增生的神经纤维有时不易检出，有假阴性可能，对新生儿 HD 诊断准确率较低。活检部位不同、酶系统发育不成熟及病理医生的技术差异均可能导致错误的 AChE 检查结果，临床实验室通常较少使用该染色方法。

2. 钙视网膜蛋白(calretinin,CR)染色　CR 是钙结合蛋白中较为重要的一种，分子量为 29×10^3g/mol，属于"EF-hand"家族中的一种。CR 最早由 Rogers 于 1987 年从鸡的视网膜基因中被克隆发现，故得名。后被证实存在于中枢神经系统和外周神经系统，"EF-hand"家族中的钙结合蛋白是可标记中枢和外周神经系统神经元的敏感神经标志物。

近年来，越来越多的研究证明 CR 作为神经节细胞及神经纤维的标志物，可作为诊断 HD 的病理性标志物。CR 用于诊断 HD 具有诸多特点。研究表明，HD 痉挛段的固有层、黏膜下层、黏膜肌层 CR 染色均为阴性，而在 HD 有神经节细胞段及非 HD 患儿肠管各层 CR 染色均为阳性，CR 染色用于 HD 的诊断具有特异性和敏感性高的特点。其次，CR 检查为显色反应，结果的判定相对容易，对病理医生经验要求相对较低，各观察者间易达成一致。对于有经验的病理医生来讲，CR 诊断 HD 阳性预测值、阴性预测值、敏感性、特异性均为 100%；对于经验不丰富者，CR 诊断 HD 的阳性预测值、特异性分别为 97.6% 和 93.3%。

另外，CR 染色对标本的要求低，当直肠黏膜活检标本不含神经节细胞或取材不足时，CR 染色仍能通过神经纤维是否染色间接提示是否存在神经节细胞，减少直肠黏膜活检假阳性率的发生，避免误诊。CR 染色还具有操作简单、无须冰冻切片等优点。鉴于 CR 染色的上述特点，越来越多的临床医生将直肠黏膜活检 CR 染色广泛用于 HD 的临床术前诊断。

当直肠黏膜活检取材足够深，或行直肠全层活检时，CR 染色能够更好地显示肌间有无神经丛和神经节细胞，以明确诊断。

3. S-100 蛋白染色　S-100 蛋白属于钙结合蛋白中的一个大的亚族，存在于许多神经和非神经组织的细胞质和细胞核。S-100 多表达于肠神经丛的神经胶质细胞和施万细胞内，是神经元周围成分标志物，而神经节细胞 S-100 蛋白无阳性表达，因此，S-100 免疫组化表现为未被染色的神经节细胞周围环绕着染色阳性的施万细胞，神经节细胞为特征性的细胞样"空白区"。S-100 抗体和 PGP9.5 抗体都能检测到 HD 无神经节细胞肠段黏膜层的神经纤维，但 S-100 免疫染色更加灵敏。

4. 蛋白基因产物 9.5(protein gene product 9.5,PGP9.5)染色　脑特异性蛋白 PGP9.5 是一种识别神经节细胞的最敏感性标志物之一，已经成为标记肠黏膜及黏膜下层神经节细胞和神经纤维的一种可靠标志物。PGP9.5 染色比 NSE 染色神经节细胞的着色深，且 PGP9.5 对神经纤维的染色比 S-100 深。通过免疫组化方法评估石蜡切片中 PGP9.5 阳性神经纤维的数目，发现 HD 患儿肠平滑肌 PGP9.5 阳性神经纤维的数量显著减少。PGP9.5 能够使正常肠管肌间丛和 HD 患儿增生的神经纤维明显着色。PGP9.5 抗体适用于无神经节细胞肠段的全组织包埋切片。

5. 神经元特异性烯醇化酶(Neuron specific enolase,NSE)　NSE 特异性分布于哺乳动物神经组织的神经元。当神经元开始其特异性代谢和突触活动时随即表达 NSE，因此，NSE 是神经元发育成熟的标志物，并可作为识别肠道神经节细胞的标志物。应用直肠活检标本的 NSE 免疫组化染色检查，有助于神经节细胞减少症和肠神经元系统发育不良的诊断。有报道表明，用 NSE 免疫组化染色检测神经节细胞的阳性率低于 PGP9.5。HD 狭窄段由于神经节细胞缺如，NSE 染色神经节细胞为阴性。

6. 组织蛋白酶 D(cathepsin D,CAD)　CAD 是溶酶体酸性蛋白酶家族成员之一，在细胞内的蛋白质分解代谢中发挥重要作用。CAD 可分解 P 物质、生长抑素、β 脂蛋白、血管紧张素原等神经肽类物质。

人类肠黏膜下神经丛和肠肌间神经丛的神经节细胞,无论成熟还是未成熟,其胞质内都存在 CAD 染色阳性的粗大颗粒状物质。HD 无神经节细胞肠段 CAD 免疫组化染色未见阳性细胞,增粗的神经纤维也无 CAD 阳性染色。因此,对神经节细胞(成熟或未成熟)CAD 染色,对 HD 诊断有一定的价值。

7. 乳酸脱氢酶(lactate dehydrogenase,LDH) 由于神经细胞可以通过 LDH 反应被选择性地染色,故应用 LDH 酶联组织化学染色可以确定黏膜下神经丛内神经节细胞的缺如,因此,不进行合适的脱氢酶反应,就有可能作出假阳性或假阴性的诊断。常规使用 LDH 和琥珀酸脱氢酶(SDH)染色法可以使黏膜下和肌间神经丛的神经节和神经细胞着色,这就能够在有 HD 症状的患儿发现结肠神经细胞分布的其他异常。

利用还原型辅酶 1(NADH)或 LDH 反应能够快速判定肠肌间神经丛并可以在结肠切除术中完成,这对外科医生术中判断已切除肠管边缘是否包括异常或正常神经分布很重要,在术中进行如此快速的检查,神经染色强度能被连续监测并且仅需最短时间即可作出可靠诊断(8~10 分钟)。与免疫组化相比,酶组织化学法操作灵活性且能更快得出结果,如今酶组织化学试剂盒已经商品化(瑞士 Districhem 和意大利 Bio-Optica)。

除上述染色方法外,其他神经标志物包括外周蛋白、神经细胞黏附分子、神经生长因子受体、神经肽 Y 等,但多数标志物仅供实验研究使用,临床上未广泛用于 HD 的术前诊断。

HD 的组织学诊断主要是寻找有缺陷的肠神经。许多抗体的特异性强,且大多数在内源性和外源性的神经纤维中都表达。内源性神经纤维的表达有助于 HD 的诊断,而外源性神经纤维则对 HD 的诊断非但没有帮助,而且有混淆作用。

当黏膜活检标本过小、取材过浅时,黏膜下层组织较少或无黏膜下层组织,无法看到黏膜下层的神经节细胞,通过 HE 切片很难作出明确诊断。在此情况下,AChE 染色可以协助诊断,但需要有一定经验的病理医生予以正确判断。PGP9.5 内源性和外源性神经纤维均染色,而组织蛋白酶 D 内源性和外源性神经纤维均不着色,均无法用于此种情况下的诊断。NSE 主要标记成熟的神经节细胞,主要用于神经节细胞减少症和肠神经元系统发育不良的诊断;S-100 主要对神经胶质细胞染色,对黏膜下神经纤维亦可染色,但不能染色神经节细胞。

多数学者研究认为,在此情况下,CR 染色是一种较理想的诊断方法。虽然活检组织切片中未见神经节细胞,但由于有神经节细胞的肠壁存在内源性的神经纤维末端,这些神经纤维 CR 呈阳性。所以只要 CR 染色发现阳性纤维,则提示肠壁有神经节细胞,可以排除 HD;无阳性纤维时,提示肠壁无神经节细胞,支持 HD 的诊断。国内外研究表明,CR 免疫组化染色在 HD 诊断中敏感性和特异性优于 AChE 染色,操作简单,评估方便准确,是一种值得推广的诊断 HD 的免疫组化试剂。近年来有学者推荐 CR 染色作为直肠黏膜活检诊断 HD 的首选方法。

(毛永忠)

第二节 先天性巨结肠症的病变范围判断

HD 的病变肠管不仅包括无神经节细胞支配的狭窄肠管,还应包括扩张后因神经节细胞变性、蠕动功能丧失的扩张段肠管。判断 HD 的病变范围,一方面有助于术前正确诊断 HD 类型,选择合适的手术方式;另一方面,术中正确判断病变范围,彻底切除无功能肠管,避免了术后便秘的复发。术前判断病变范围主要依靠钡剂灌肠和结肠传输时间检查,术中则可以根据巨结肠的外观病理特征和术中活检予以判断。

一、钡剂灌肠检查

术前病变范围的判断对手术方式的选择及手术预后预测有重要的意义。临床主要依靠钡剂灌肠检查及24小时钡剂滞留的范围即可作出准确的判断。多数HD患儿钡剂灌肠可显示狭窄段、扩张段和移行段，钡剂残留的范围可作为手术切除的范围（图3-18、图3-19）。不同类型的HD钡剂灌肠显示的病变范围及钡剂残留范围亦不同。

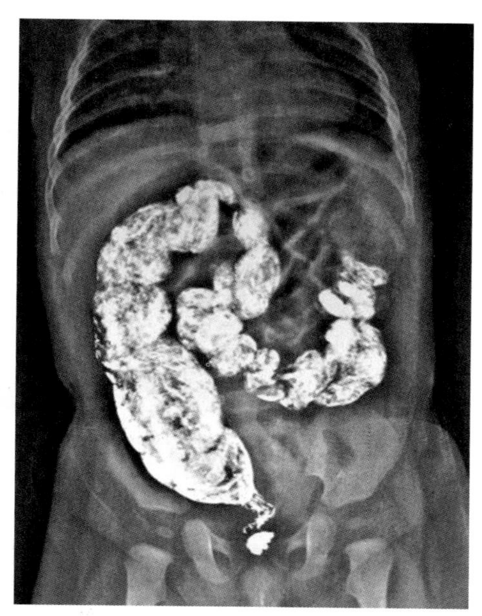

图3-18 钡剂灌肠

可见典型的狭窄段、扩张段及移行段。

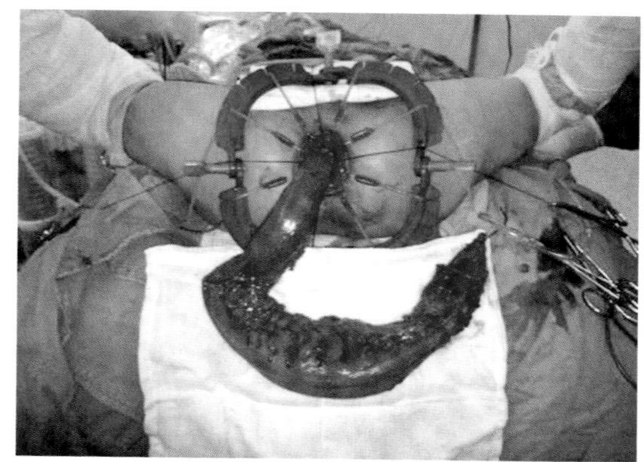

图3-19 腹腔镜术中

经肛门拖出的狭窄段、移行段、扩张段及正常肠管。

国外有学者认为钡剂灌肠中由于粪便淤积等原因会使远端肠管被迫扩张，致使影像学中的狭窄段较实际病变肠管要短；亦有学者认为钡剂灌肠在短段型或常见型HD中的准确率更高，而在长段型及全结肠型HD的应用并不可靠。国内有学者报道，钡剂灌肠显示短段型HD的最终病理诊断符合率为77.8%，常见型HD的最终符合率为88.9%，长段型HD的最终符合率为66.7%，钡剂灌肠对诊断短段型及常见型HD的准确性要明显高于长段型HD；钡剂灌肠确定HD肠管病变范围的敏感性为86.9%，特异性为94.1%。钡剂灌肠检查对术前明确病变肠管范围具有重要意义，但在新生儿HD患儿中的诊断意义会降低。

二、肠道传输时间检查

肠道传输时间研究对于慢性肠梗阻患儿病变肠段长度的评估有重要的意义。国外有学者甚至认为在未对患儿进行传输时间研究之前，不宜对其开展扩大的结肠切除术。

检查时，嘱患儿吞入已知数量（一般为20片）标记过的片剂，片剂从口吞入直到在粪便中出现，通过放射学摄片持续观察患儿。患儿可以正常饮食，但是要避免缓泻药和特殊饮食。在吞入片剂6小时后，通常可到达升结肠，此处有生理性逆向蠕动。48小时后，儿童80%的片剂都可以通过结肠并排出体外。

片剂（通常为20片）也可通过肠造瘘口处引入，进而评估造瘘口远端肠管的通过情况。片剂进入造瘘口远端肠管后，从其消失到在粪便中出现，应用放射学摄片连续观察24小时。研究发现，各肠段的平均传输时间为升结肠5.5小时，横结肠10.9小时，直肠乙状结肠的通过时间最长，为18.2小时。全结肠的平均传输时间为39.6小时。

在HD手术切除病变部位的评估中，肠道传输时间检查可以判断切除肠管的范围，提高术中切除病变肠管的准确性，减少了手术时间、手术麻醉风险和术后症状的复发。该项检查需要一定的设备和技术条件，有条件的单位可以开展。

三、术中腹腔镜探查

腹腔镜下探查直肠和结肠，可以观察到典型的狭窄段、移行段、扩张段及正常肠管。腹腔镜下 HD 的大体病理形态与开腹手术时肉眼所见相同。由于腔镜的放大作用，腔镜下观察会更加清晰。狭窄段肠管纤细，处于痉挛状态，不扩张；移行段肠管逐渐扩张，呈漏斗状；扩张段肠管扩张明显，肠壁浆肌层增厚，颜色苍白，与正常粗细肠管相连（图 3-20~ 图 3-22）。如果移行区不明显，可在外观正常肠段处取肠壁肌层或全层组织，快速冰冻切片检查神经节细胞。肠壁出血可用电凝钩止血，肠壁穿孔可行“8”字缝合。腹腔镜手术游离肠管时间一般为 1~2 小时，不可因等待冰冻切片检查报告而拖延手术时间。在不明显延长手术时间的前提下，可进行多次冰冻活检。冰冻活检也适用于需要时间较长而特异性高的免疫组化检查。

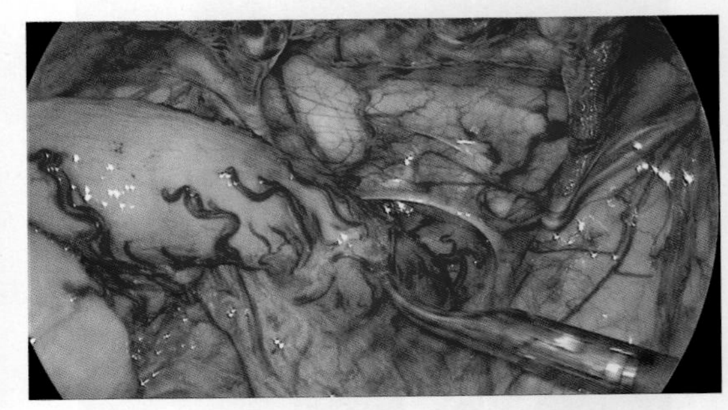

图 3-20　腹腔镜下见无神经节支配的直肠
直肠纤细，不扩张。

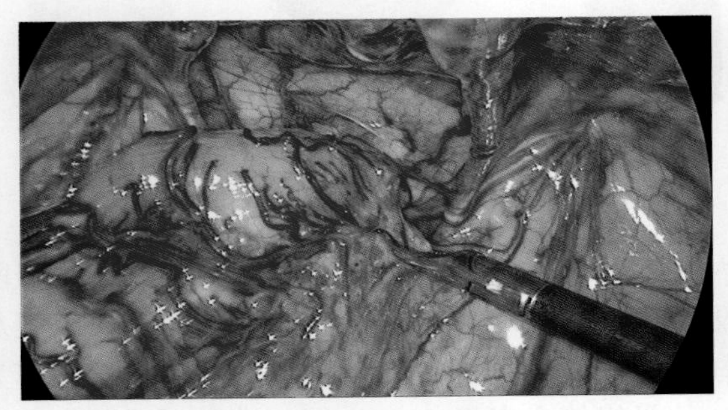

图 3-21　腹腔镜下显示移行段
移行段位于狭窄段与扩张段之间，呈漏斗状。

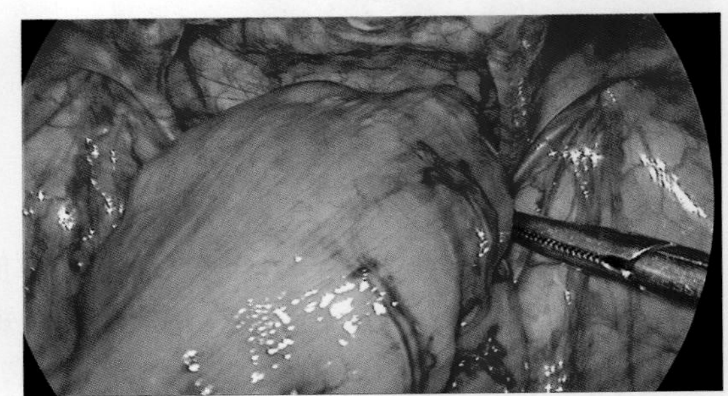

图 3-22　腹腔镜显示乙状结肠
乙状结肠肠管扩张，肠壁浆肌层增厚，颜色苍白。

四、术中冰冻切片病理检查

术中快速组织活检是确定病变范围的重要手段。组织冰冻切片 HE 染色是常用的方法，可在游离肠管前或吻合前施行。对于有经验的病理医生而言，通过 HE 染色就可以作出有无神经节细胞的正确判断。此方法简单易行，花费时间不多，准确率较高，但对病理医生经验要求较高。有文献报道，HD 患儿冰冻切片与石蜡切片符合率为 89%；对 304 例 HD 患儿行 700 余次术中冰冻切片，诊断不符合率为 3%。

术中取全层肠壁酶组织化学染色有助于提高诊断的准确性。常用的方法包括乙酰胆碱酯酶（AChE）染色、乳酸脱氢酶（LDH）染色、还原型辅酶 1（NADPH）染色等。

AChE 染色曾较长时间作为诊断和判断病变范围的金标准。在 HD 病变肠管中，AChE 活性异常升高，通过 AChE 染色可看到胆碱能神经纤维大量增生，从而判断该部位正常与否。过去该流程要花费数小时，不能满足术中快速诊断的要求。有学者改进了染色方法，使染色时间缩短到 6 分钟，使术中快速诊断成为可能。但 AChE 既存在于胆碱能神经元也存在于非胆碱能神经元，假阳性率高，且在新生儿中易出现假阴性，所以目前较少单纯将 AChE 染色用于诊断 HD。国内有学者联合应用快速 AChE 染色和冰冻切片 HE 染色来提高术中快速诊断的可信度。

LDH 染色亦可清晰显示神经节细胞，且能显示其成熟度，区别发育良好和发育不良的神经节细胞，但无法显示神经纤维异常增生的情况。普通的 LDH 染色方法孵育时间长，达不到术中快速诊断的要求。改良 LDH 染色方法可于 20 分钟内在神经节细胞处产生蓝紫色的颗粒状沉淀物，可满足术中快速诊断的要求，且诊断结果与术后病理结果较吻合；结合 AChE 染色方法能准确、快速地判断出无神经节细胞肠段的范围。改良 NADPH-d 染色亦可在 10 分钟左右观察到神经节细胞的阳性染色反应，该结果可以用于术中诊断 HD，评估狭窄段和移行段范围，可准确确认肠管切缘。

总之，不同染色方法在术中快速诊断中各有优点，也有不容忽视的局限性。最常用的方法还是 HE 染色，该方法作为病理检查的基础，各级医院均可开展，有条件者可以结合各种快速酶组织化学染色来提高诊断的准确性。目前，各种神经元标志物应用于肠神经节细胞的染色显示，结果判断更为直观，但这些标志物或因染色时间过长，或缺乏术中冰冻组织切片的染色特征，均不能满足术中快速诊断的要求。

（毛永忠）

推荐阅读资料

[1] 戴丽娜，朱利斌，李仲荣，等. 先天性巨结肠术中快速诊断方法的研究进展. 医学综述，2014, 20 (8): 1464-1467.

[2] 李艳丽，吴璇昭，张建丰，等. 结肠运输试验在小儿先天性巨结肠中的临床应用. 贵州医药，2011, 35 (1): 50-51.

[3] 中华医学会小儿外科学分会内镜外科学组. 腹腔镜先天性巨结肠症手术操作指南 (2017 版). 中华小儿外科杂志，2017, 38 (4): 247-154.

[4] 王春燕，向波，陈咏梅，等. 直肠肛管测压对先天性巨结肠诊断价值的研究. 临床小儿外科杂志，2013, 12 (5): 366-371.

[5] 亚历山大·M. 霍尔施奈德，普里. 先天性巨结肠症及其同缘病. 王国斌，汤绍涛，译. 武汉：华中科技大学出版社，2013.

[6] 杨书龙，徐波，杨墨文，等. 动态钡剂灌肠造影诊断小儿先天性巨结肠的经验探讨. 哈尔滨医科大学学报，2013, 47 (4): 380-381.

[7] 尹淑慧，赵克. 直肠抑制反射研究进展. 中华胃肠外科杂志，2015, 18 (12): 1284-1288.

[8] 殷敏智，马靖，张忠德，等. 免疫组织化学染色在诊断先天性巨结肠和类缘病中的应用. 中华小儿外科杂志，2013, 34 (5): 334-338.

[9] 朱进，安洪伟，赵涌，等. 钙视网膜蛋白在先天性巨结肠病理诊断中的应用. 第三军医大学学报，2012, 34 (19): 2005-2008.

[10] 朱兴，李勇芳，韩美蓉，等. 改良型结肠传输试验在儿童功能性便秘诊治中的应用价值. 中国药物与临床，2017, 17 (6): 852-854.

[11] 朱天琦，余东海，向磊，等. 钡剂灌肠检查在诊断先天性巨结肠及明确肠管病变范围中的应用价值. 中华小儿外科杂志，2015, 36 (11): 810-813.

[12] 周小琴，牛丽文，陶强，等. 先天性巨结肠相关标志物的研究及意义. 南昌大学学报 (医学版), 2014, 54 (6): 12-15.

[13] AGRAWAL R K, KAKKAR N, VASISHTA R K, et al. Acetylcholinesterase histochemistry (AChE)—A helpful technique in the diagnosis and in aiding the operative procedures of Hirschsprung disease. Diagn Pathol, 2015, 10: 208.

[14] BAGDZEVIČIUS R, GELMAN S, GUKAUSKIENĖ L, et al. Application of acetylcholinesterase histochemistry for the diagnosi. Medicina (Kaunas), 2011, 47 (7): 374-379.

[15] JIANG M, LI K, LI S, et al. Calretinin, S100 and protein gene product 9. 5 immunostaining of rectal suction biopsies in the diagnosis of Hirschsprung' disease. Am J Transl Res, 2016, 8 (7): 3159-3168.

[16] MUSA Z A, QASIM B J, GHAZI H F, et al. Diagnostic roles of calretinin in Hirschsprung disease: a comparison to neuron-specific enolase. Saudi J Gastroenterol, 2017, 23 (1): 60-66.
[17] SOLARI V, PIOTROWSKA A P, PURI P. Histopathological differences between recto-sigmoid Hirschsprung's disease and total colonic aganglionosis. Pediatr Surg Int, 2003, 19 (5): 349-354.
[18] TRAN V Q, LAM K T, TRUONG D Q, et al. Diagnostic value of rectal suction biopsies using calretinin immunohistochemical staining in Hirschsprung's disease. J Pediatr Surg, 2016, 51 (12): 2005-2009.

第四章
腹腔镜手术设备和器械

小儿腹腔镜微创外科的创立和发展与腹腔镜设备和器械的发明、改进与完善密不可分。因各种腹腔镜下的手术操作均需在腹腔镜设备和器械的保障下才能完成，所以与传统开腹手术相比，腹腔镜先天性巨结肠症（HD）手术对设备和器械的依赖程度更高。小儿外科医生必须充分了解和掌握这些设备和器械的基本性能，在术中正确地选择和熟练地使用，才有助于手术的顺利施行、缩短手术时间、减少手术并发症的发生，并充分发挥腹腔镜手术的微创优势。

本章主要介绍小儿腹腔镜 HD 手术常用的设备和器械，包括气腹系统、影像系统、冲洗及吸引系统、电能源系统、腹腔镜手术常用器械和 da Vinci 机器人手术系统。

第一节 气腹系统

腹腔镜 HD 手术要求有充足的腹腔内操作空间。维持腹腔镜手术的操作空间有两种方法：一种是用专用的器械，将腹壁向上提起，称为免气腹腹腔镜。此方法使用者较少，且一般仅适用于成人腹腔镜手术。另一种是通过稳定的人工气腹系统来实现腹腔内充足的操作空间，小儿腹腔镜手术采用该方法。

气腹系统由气腹机、二氧化碳（CO_2）气钢瓶、气腹针和穿刺套管（Trocar）等穿刺器械组成。

一、气腹机

气腹机是向接受腹腔镜手术的患儿腹腔内充气的机械装置，是建立和维持气腹必不可少的设备（图 4-1）。早期的气腹机多为半自动，流量低，仅适用于诊断性操作。而行腹腔镜治疗性操作时需有多个工作通道放置腹腔镜和操作器械，在手术过程中需不断更换器械，或行手术野冲洗、吸引等操作，使 CO_2 泄漏很快，若不及时补充，会使腹腔内压力下降，影响手术野的暴露，增加手术难度和风险。

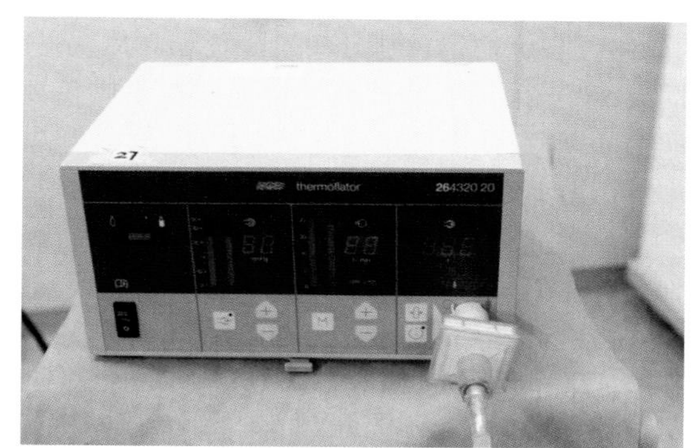

图 4-1　气腹机

目前常用的全自动气腹机可根据预设的腹腔内压力和充气速度，自动向腹腔内充气，并且能实时监测气腹压力，当腹内压达到预设值时，充气停止；而当术中腹内压下降时，又能自动向腹腔内充气至预设压力，从而保证气腹压力在整个手术过程中保持恒定，以维持稳定而充足的操作空间。另外，全自动气腹机设置有 CO_2 气钢瓶压力不足或腹内压超过预设范围的声光报警和故障报警装置，使术者在腹腔镜手术过程中能及时发现气腹的异常情况，提高了手术的安全性。

部分全自动气腹机还有气体加温功能，既可以减少腹腔镜镜头表面气雾形成，保持手术野清晰，同时可避免在制造气腹过程中患儿体温的下降。还有气腹机具备以下功能：①自动循环滤除烟雾，保证手术野清晰；②配备过滤器，防止烟雾直排到手术室，保证医护人员的健康。

气腹机的充气速度通常分为低流量、中流量和高流量 3 挡，可根据具体需要设定。小儿腹腔镜手术的气腹压力多维持在 8~12mmHg，应根据患儿年龄、体形及术中观察到的实际情况酌情进行调整。如果气腹压力过高，CO_2 吸收明显增加，下腔静脉回流受阻，同时由于腹压增加使膈肌上抬，使通气受限，可导致患儿酸中毒。术中气腹机应置于监视器的下方，方便术者随时能看到其上的各项指标。

二、CO_2 气钢瓶

气腹使用的理想气体应该无色、无毒、无可燃性而且在血液中溶解度高。包括氦气、氩气、NO 和 CO_2 等多种气体都可用于建立气腹，其中 CO_2 是目前最普遍使用的气体。CO_2 气钢瓶为气腹机提供气源，通过气体输送管道与气腹机相连。需要注意的是 CO_2 气腹会对患儿机体产生各种生理或病理影响，主要与气腹压力和 CO_2 的吸收有关，手术医生和麻醉医生都必须了解这些因素，术中随时掌握患儿的情况，以保证手术安全顺利进行。

三、气腹针和穿刺套管等穿刺器械

见本章第五节相关内容。

（王 勇）

第二节 影像系统

影像系统可使腹腔镜手术野的图像清晰地显示于目镜或监视器上。该系统包括腹腔镜、摄像系统、冷光源和导光束、监视器及手术图像记录设备。

一、腹腔镜

腹腔镜由接摄像头的目镜、接导光束的光柱和镜体三部分构成，除电子镜和立体镜之外，其与摄像头的连接均可以拆卸。目前的腹腔镜多采用 Hopkins 柱状透镜系统以替代传统的微薄透镜，其具有管径小、导光性好、亮度均匀、视野广、景深长和立体感强等特点。同时，由于采用了非球面透镜而避免了广角视野周边的歪曲现象，使图像更逼真（图 4-2）。

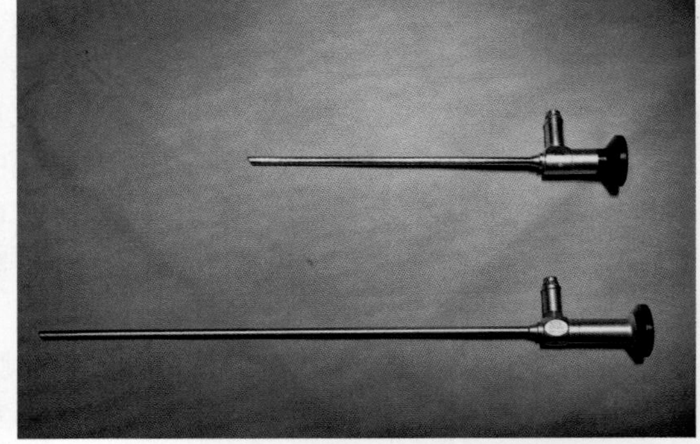

图 4-2 腹腔镜

（一）腹腔镜的分类

1. 按腹腔镜的直径分类 腹腔镜的直径为 1.7~14mm，在相同的照明条件下，直径越大，光线越强。

针孔腹腔镜：直径 ≤ 1.7mm；微小或显微腹腔镜：直径 ≤ 3mm。以上腹腔镜因其视野较小、亮度较弱，多作为诊断性腹腔镜使用。

较微创腹腔镜：直径 ≤ 5mm，多用于小儿外科腹腔镜手术。

普通腹腔镜：直径为 10mm，目前腹腔镜手术中最常用。

2. 按腹腔镜的视角分类　因腹腔镜前端斜面不同而使视野的中心与镜身的长轴形成不同的夹角，即视角。视角以内的区域即为手术野，以外的区域为视野的盲区。

前视镜：为 0° 镜，其视野位于镜头的正前方，方向固定，容易掌握，适于初学者使用。

前斜视镜：有 15°、30° 镜。

斜视镜：有 45°、70° 镜。

侧视镜和后视镜：为 90° 和 120° 镜。

上述各种视角的腹腔镜以 30°、45° 的前斜视镜或斜视镜最为常用。因其视野不在镜头的正前方，而是与镜身长轴成一定的角度，可通过旋转镜身改变视野的方向，因而可以减少盲区，有利于手术野的暴露。而且使用前斜视镜或斜视镜还可以从不同的位置观察同一结构，在二维电视图像的条件下也能形成较好的三维影像。

3. 特殊类型的腹腔镜

(1) 手术腹腔镜：为硬质腹腔镜，一般直径 10mm，镜身除传导光线外，还带有一个直径 5mm 的器械通道，可经此通道插入器械进行手术操作。因其同时具有获取图像和手术操作的功能，可使部分手术的穿刺切口数目减至最少，常用于单孔腹腔镜阑尾切除术。因操作与观察相互干扰、视野不稳定，此种腹腔镜不适于进行复杂手术的操作。

(2) 复合腹腔镜：末端带有可弯曲的软头，其内含玻璃光导纤维，外包覆橡胶护套。由于可以向各个方向弯曲镜头，故无须转动镜身即可随意改变视野，从而能缩小手术野盲区，使操作更加方便。

(3) 数字高清电子腹腔镜：为第四代腹腔镜系统。与前三代腹腔镜相比，数字高清电子腹腔镜图像更清晰、色彩更逼真，适用范围也更广，目前已日益成为主流的腹腔镜系统。其使用三电荷耦合器(charge-coupled device，CCD)芯片高清摄像头和高清显示器，分辨率高达 1 920 × 1 080 像素，是普通摄像系统的 6 倍，能为术者带来更多的图像细节。不仅可进行更精细的手术操作，在学术交流活动中用于手术演示直播时，放大 20 倍图像也不会失真，而且其摄像主机内置有高清图片抓取系统和影像刻录系统，能连接打印机和各种移动存储设备。

(4) 立体腹腔镜：又称 3D 腹腔镜(图 4-3)，是在数字高清电子腹腔镜基础上新发展的腹腔镜系统。立体腹腔镜直径 12mm，含两路独立的光学系统，利用类似人体双眼的左右两个晶片分别成像，经过 3D 摄像主机将两个 1 080 像素的图像组合在一起产生 3D 图像，输出至偏振显示器上，术者及助手佩戴偏振式眼镜观看，即可产生双目视物的 3D 立体效果，避免了普通腹腔镜仅为 2D 平面图像的缺陷，有助于提高手术操作的精确度和手眼协调程度，有利于进行解剖精细的复杂手术。由于参加手术的人员均需佩戴特制的眼镜，使用不是很方便，故其在临床上的实际应用并不多。

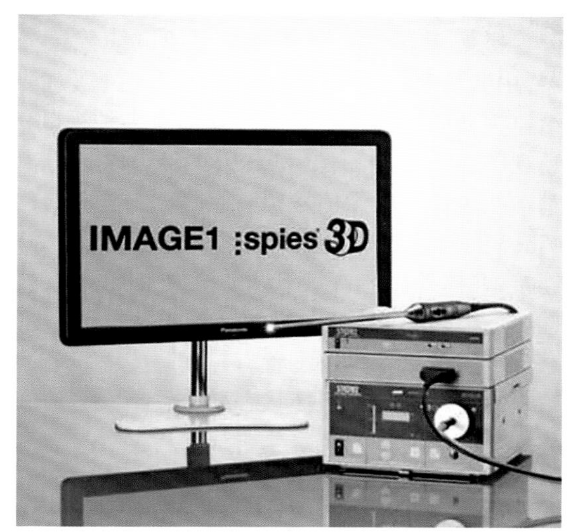

图 4-3　立体腹腔镜

如果腹腔镜的温度低于患儿的体温，在将其放入腹腔之前，除擦拭干净物镜及目镜外，还应适当加温镜头，以免镜头雾化模糊。可采用温水浸泡镜头的方式加温，水温应低于 50℃，过高的水温可因金属与玻璃膨胀系数不同而使水气进入镜体，也会使物镜模糊。还可在镜头表面涂抹无菌抗雾剂，以防止腹腔内热气在冷的镜头表面凝结。有的腹腔镜配备有冲洗通道或电子加温装置，可冲洗镜头、手术野或加温镜头，在手术过程中能始终保持镜头清洁、手术视野清晰。

(二) 腹腔镜的消毒和保养

腹腔镜使用后应立即用生理盐水湿纱布擦净镜

体外污物，放入清洗槽，用流动水充分冲洗，用纱布反复擦洗不少于5次，将其清洗干净；再用超声清洗器清洗5~10分钟；擦干腹腔镜后将其放入酶洗液中或强氧化离子水中再次清洗，然后进行消毒。最常用的消毒方法是气体熏蒸法或消毒液浸泡法，对一些能耐高温的腹腔镜也可采用高温高压灭菌法。

由于腹腔镜及配套设备精密而昂贵，在使用时应熟练掌握其使用性能，避免损坏，用后也应严格按操作流程做好保养和维护工作，使其保持良好的使用状态并尽量延长其使用寿命。使用后首先应严格按照器械的清洗程序及要求进行清洗消毒；然后把腹腔镜镜头用擦镜纸擦拭干净，注意不要划伤镜面；腹腔镜及软管表面涂抹少量硅油或液状石蜡；待其完全干燥后存放备用。

二、摄像系统

摄像系统是腹腔镜设备的关键部分之一，包括摄像头和光电转换器。

(一) 摄像头

摄像头可以根据光电原理将光学图像转换成电信号，其最重要的部件是电荷耦合器(CCD)芯片，它由许多能把光能转变成电信号并形成最小图像单位(称为像素，pixel)的光敏元件组成。像素的多少决定其形成影像的分辨率，像素越多则分辨率越高。其产生电信号的强度与光能的强度成正比，而电信号强度与光强度的比值，反映其对光的敏感度，比值越大则对光越敏感。一个CCD芯片的普通腹腔镜摄像头像素相对较低，把各种颜色的光一起转化为复合电信号时，还会造成一定像素的丢失而影响其分辨率，而且各种颜色像素的比例在进行光电转换时是固定的，不能根据需要调节某一种像素的强度以适应视觉感受。

三CCD芯片高清摄像系统(图4-4)的问世有效地解决了上述普通腹腔镜存在的问题。其原理是在一个摄像头中装一个棱镜和红、绿、蓝3个CCD芯片，所有进入摄像头中的光线通过棱镜被分解成红、绿、蓝3束光线，分别照射到各自的CCD芯片上，再进行光电信号转换，并独立地将红、绿、蓝3种颜色的电信号传入摄像机主体。从而极大地提高了摄像机的清晰度和信噪比，色彩也更加真实且易于调节。

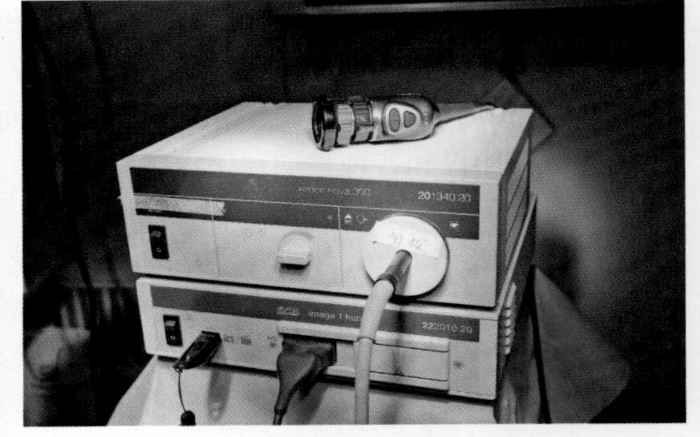

图4-4 高清摄像系统

(二) 光电转换器

摄像头产生的电信号经摄像电缆传至光电转换器，由光电转换器再将其转换成彩色视频信号，传输给监视器或录像机。光电转换器有多种视频信号输出方式，如Video、Y/C、S-VHS和RGB。Video以普通视频信号传递图像信息；Y/C、S-VHS以分离信号的方式传递色彩和光亮信息；RGB以红、绿、蓝3种基本颜色传送图像信号，其中绿色成分还携带大量的光亮信息。使用三CCD摄像机时，RGB和Y/C较Video能传输更高质量的图像，分辨率也更高。为使图像的色彩逼真，预先将摄像头与腹腔镜和冷光源连接，在体外白色背景下调节摄像机面板上的白平衡按钮，使显示器呈现白色背景略带柔和浅绿色为最佳。三CCD芯片高清摄像系统的面板设有红、蓝色温调节按钮，可将图像调节至最适合术者的色彩状态。大多数摄像机还配置有自动曝光系统和自动增益控制，以应对各种不同的手术环境，在手术过程中始终保持图像处于最佳状态。

三、冷光源及导光束

腹腔镜手术必须有光源提供清晰明亮的腹腔内照明。目前，腹腔镜使用的光源均为冷光源。因其将隔热玻璃置于光源和灯泡之间，使进入光缆的光线强度不变，但产热少，故称之为“冷光源”。但需要注意的是，虽然冷光源导光束镜端的温度不高，但其长时间接触布类或患儿皮肤仍可引发高温燃烧或皮肤灼伤。为安全起见，在使用过程中最好将导光束连接腹腔镜后再打开冷光源。目前常用的冷光源有4种，分别为卤素灯、金属卤灯、氙气灯和低温弧光冷光源。氙气灯光源因其亮度强、光谱全、色温高(6 000K)，光线更接近于自然光，而且能自动调节腹腔镜亮度，是比较理想的光源。其灯泡使用寿命可达2 000小时，可为获得腹腔内解剖结构的最佳成像质量和色彩提供最佳的照明。冷光源都装有备用灯泡，当第一只灯泡不亮时可立即切换到备用灯泡，以保证腹腔镜手术能继续安全顺利地进行。另外冷光源还具有待机模式，可以由处于无菌区的摄像头来控制，既能保护患儿和手术医生，又可延长灯泡的使用寿命。

导光束通常有玻璃纤维和液态水晶两种材质。每支玻璃纤维导光束一般直径4.8mm，是由万余根直径10~25μm的石英晶棒（光导纤维）外包低折射率的石英光学隔离层制成。由于光导纤维具有良好的全反射特性，当光线自冷光源发出，于导光束的一端射入，经由导光束内反复的全反射而由导光束的另一端射出时，光线强度不会因泄露而衰减。每种导光束须与其适用的冷光源及腹腔镜配套使用，且所有的连接处均应妥善固定，防止光线泄露及连接处滑脱。导光束应轻拿轻放，过度地弯曲或强烈地震动都可能造成石英晶棒的断裂，从而影响光线的传导，降低导光束的导光性能。当导光束内的石英晶棒折断后，可在其光线射出端出现相应的黑点。液态导光束内为液态水晶，不怕折曲，传导光线质量好而均匀，但不能采用高温高压方法消毒。

四、监视器

手术医生通过观察监视器上的手术实时图像进行腹腔镜手术的操作。监视器显示屏大小约为54cm × 36cm。一般监视器的图像分辨率为450线。高清监视器的分辨率超过750线，并可提供16 : 9高清宽屏图像，其成像更清晰、视野更宽。立体腹腔镜需要配置专门的偏振显示器，佩戴偏振式眼镜观看，可以产生双目视物的3D立体效果。为减轻术中手术医生的疲劳程度，监视器放置的高度应与术者双目的水平高度相同。

五、手术图像记录设备

为便于总结手术经验，进行教学和学术交流，可将手术过程中的视频和图片进行记录。当术后出现并发症时，亦可通过该设备回顾检查手术过程中有无失误，以及时作出正确处理。可以使用数码录像机，亦可采用专门的手术图像采集系统，通过数码技术将手术过程的所有数据直接存储于电脑中，根据需要可以截取图片或刻录光盘。

（王　勇）

第三节　冲洗及吸引系统

在腹腔镜外科手术中，常有积血、积液或烟雾等影响手术视野，故便捷的冲洗及吸引设备对于保持清晰的手术视野非常重要。通常使用的是将冲洗和吸引两者结合在一起的系统。冲洗吸引系统包括冲洗吸引管和冲洗吸引器。

冲洗吸引管有直径5mm和10mm两种规格，常用的是5mm的冲洗吸引管，可使用耐高温消毒的硅胶或橡胶管。腹腔镜冲洗吸引器（图4-5）要求有足够的长度，通过套管进入腹腔，可探及手术野各个部位。冲洗吸引器后端连接冲洗管和吸引管，其手柄处还配有推杆式或扳手式开关，以控制冲洗和吸引。冲洗管和吸引管与手柄的连接方式有二通式和三通式两种，前者不易堵塞，后者因存在一个90°角而易发生堵塞。可备一探条，如发生阻塞可用此探条随时给予疏通。

有的冲洗吸引系统用普通输液瓶（袋）来进行。但单纯依靠液体的重力作用其压力往往不够，一般冲吸压力需达到 250~700mmHg 时才能将血凝块冲起，可采用血压计加压袖带和特殊设计的加压冲洗袋来提高冲洗系统的压力。术中通常使用的冲洗液是生理盐水，根据需要也可使用 5 000IU/L 肝素盐水以阻止手术野中血凝块形成，或在冲洗液中加入广谱抗生素。而专用冲洗吸引器则具有自动吸引和冲洗两种功能。通过自动加压装置将无菌生理盐水通过冲洗吸引管泵入腹腔进行冲洗，同时可通过冲洗吸引管将腹腔内积血、积液及冲洗液吸出。

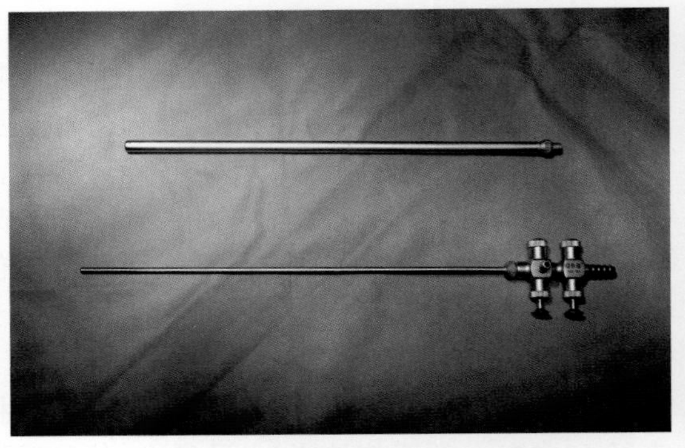

图 4-5　腹腔镜冲洗吸引器

冲洗吸引系统除了其冲洗与吸引的功能外，还可进行钝性分离、帮助术者暴露手术野。但在吸引过程中也会吸出大量 CO_2 而使腹腔压力降低，从而影响手术野的暴露并增加 CO_2 的用量，所以吸引应准确且间歇进行。

（王 勇）

第四节　电能源系统

腹腔镜外科手术中的电切割及电凝止血是术中分离与止血的主要手段，所以各种高频电刀、超声刀及结扎血管闭合系统等电能源系统成为保障腹腔镜手术顺利进行的重要装备。

一、高频电刀

腹腔镜用的高频电刀（图 4-6）与开腹手术高频电刀一样，均为通过高频电流产生热能进行切割和凝固止血操作。高频电流发生器产生的电流不刺激肌肉和神经，不引起心室纤颤，但可使组织急剧升温、炭化甚至汽化，在炭化组织和血管的同时切开组织和血管，靠高温形成的碳化物堵塞血管止血。所以高频电刀使用方便、有效且经济，是目前小儿腹腔镜外科手术最常用的切割止血工具之一。

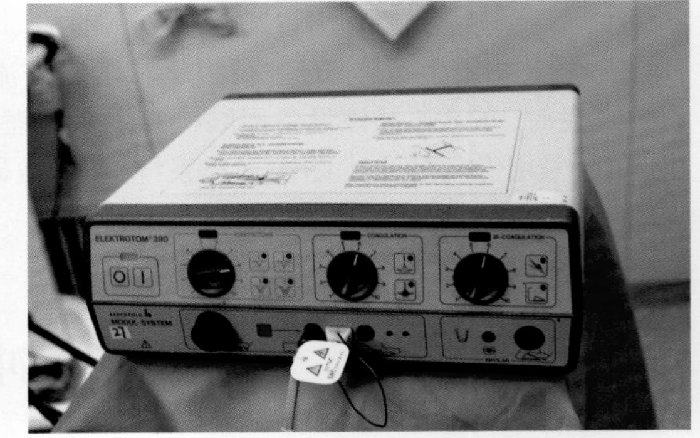

图 4-6　高频电刀

不同的电刀模式可安全凝固不同粗细的血管。高频电刀的电切部分有单纯切割电流及切割加电凝混合输出电流；电凝部分有单极电凝和双极电凝两种方式。单极电凝在手术野内接触的组织处电流比较集中，从而产生热量，而负极板与人体接触面积大、电流分散，热效率很低。双极电凝通过两个钳叶间产生电流回路，不需使用负极板，比单极电凝更安全。常用的高频电刀都装有安全报警装置，任何一个连接处接触不良，电流都会立即停止输出并报警。

高频电刀在使用时应注意以下几点。

（1）负极板应尽量靠近手术部位，紧贴在患儿肌肉组织丰富处，妥善固定，保证与皮肤间导电良好。

（2）确保器械绝缘层完好，操作时要拿稳器械、接触好待处理的组织后再通电，以免损伤其他组织。

（3）通电时间不宜过长，电刀头不能接触其他器械的金属部分或金属钛夹。

（4）在做一般的切割分离时，尽量不使用单纯电凝，避免焦痂包裹电刀头致导电性能下降，有焦痂包裹时应及时清除。

(5)电刀头接触的机体组织不能太多,整个操作过程必须在视野范围内进行。

(6)选用最低设置的输出功率,能满足手术使用即可,输出最大功率不得大于200W。尽量选用低电压波形输出。

(7)在合适的时候尽量使用双极电凝。

在腹腔镜手术中使用高频电刀会产生大量烟雾,影响手术视野;操作时误触碰其他组织脏器可导致严重的副损伤;使用高频电刀必须有一完整的电流环路,需在患儿体表绑缚负极板,如工作时间过长,易造成负极板过热而导致该处皮肤烫伤,所以目前临床上高频电刀已逐渐被超声刀所取代。

二、超声刀

超声刀是由Anaral于1991年开发并应用于临床的,是集抓钳、分离钳、切割凝血功能于一体的高科技手术设备。超声刀设备由超声频率发生器(图4-7)和手持部分组成(图4-8)。其工作原理是超声频率发生器将电信号传到手持部分,通过换能器转变成超声振动机械能,而手持部分的声学装置可将来自换能器的超声频率成倍扩大,使金属刀头以55.5kHz的超声频率进行机械振荡,机械能转换成热能,使与刀头接触组织内的水分子气化、蛋白氢键断裂、细胞崩解、组织被凝固或切断、血管闭合,达到切割组织和止血的目的。超声刀能够切割除骨组织外的任何人体组织。其工作时无电流通过机体,减少了并发症的发生,并能为装有心脏起搏器的患儿施行手术。

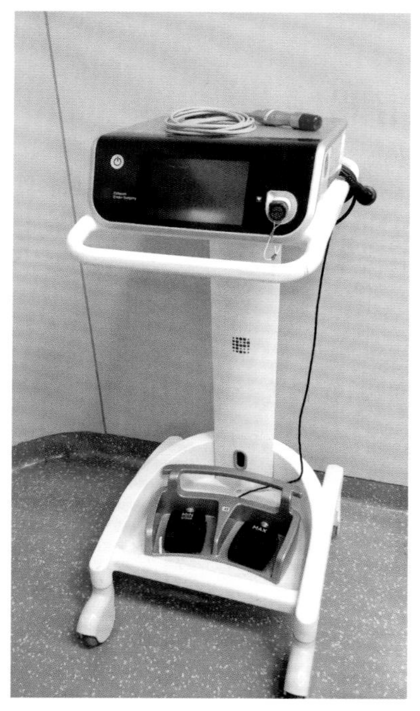

图4-7　超声频率发生器

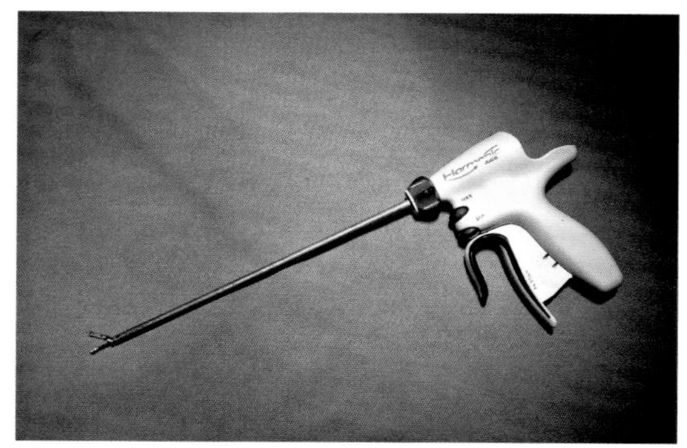

图4-8　超声刀手持部分

超声刀的工作温度为50~100℃,热损伤深度在0.3mm以内,侧向热损伤1~2mm,均远低于电刀,组织不会被烧焦或炭化,能安全地在重要脏器或大血管旁进行切割分离操作,也不需频繁清洁超声刀头。而且其工作时仅产生少量水蒸气,不会产生大量烟雾而影响手术视野,也避免了反复清理镜头。另外,超声刀对直径3mm以下的血管均能有效止血,省去了大量转换器械、放置止血夹和结扎打结的时间,大大缩短了手术时间、提高了手术效率。

三、结扎血管闭合系统

结扎血管闭合系统(Ligasure vessel sealing system, LigaSure)是1991年推出的一种新型止血设备(图4-9)。在腹腔镜手术中常用的有5mm和10mm两种规格。LigaSure发生器设备可产生持续的低电压、低电流并形成脉冲式电能传递至被器械钳夹的组织。设备主机能根据组织阻抗的不同自动调节输出能量,使人体组织内胶原蛋白和纤维蛋白溶解变性,血管壁融合成一透明带,产生永久性血管腔闭合,还能自动辨别血管闭合是否完成,以决定何时停止能量输出,使对组织的损伤降低到最低程度。LigaSure可以直接凝固、离断直径5mm以下的动静脉血管或组织束,而且其形成的闭合带可以承受3倍于正常人体心脏收缩压的冲击。

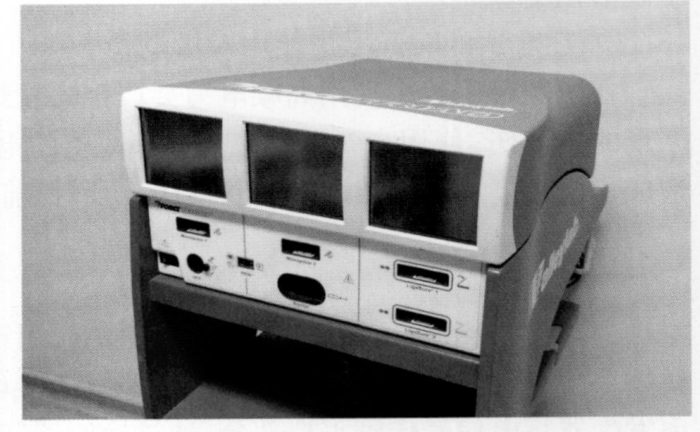

图4-9 LigaSure系统

LigaSure在处理大血管方面有明显的优势:手术时在合适的条件下无须结扎、减少操作环节、节省手术时间。LigaSure还能直接闭合血管或组织束,无须切开或剥离。由于可以适当地调节能量释放,使热扩散减少、组织损伤小,术后粘连少。另外,由于无烟雾、无组织结痂,使手术视野清晰。但LigaSure不能作精细的解剖,作用时间也较长,闭合一根血管大约需要20秒,长于超声刀的4~8秒。

(王 勇)

第五节 腹腔镜手术常用器械

小儿腹腔镜HD手术是通过腹壁穿刺套管(Trocar)置入长柄器械,在腹腔内进行操作,要求器械长度合适、轻便易控并能单手操作。小儿腹腔镜HD手术常用器械包括建立气腹和腹壁通道器械、分离和钳夹器械、切割和吻合器械等。

一、气腹针

建立气腹有开放式和闭合式两种方法。前者是先作一小切口(一般都选择脐部),然后依次切开腹壁各层组织,直视下切开腹膜打开腹腔继而制造气腹,此方法多用于腹壁较薄的小儿腹腔镜手术中,既方便快速又能有效地避免损伤小儿腹腔内脏器;后者则需使用气腹针(Veress针)。气腹针是专门用于腹腔镜术前制造气腹的针具(图4-10),由外鞘和针芯组成。外鞘外径为2.0~2.5mm,长60~200mm,常用长度为120mm或150mm。针芯前端圆钝、中空、有侧孔,可以通过针芯注气、注水和抽吸。针芯尾部设计有弹簧保护装置,气腹针穿刺腹壁时,针芯遇阻力回缩于外鞘内,当刺破腹膜进入腹腔时阻力消失,针芯会自动弹出,因其前端圆钝而有助于避免损伤腹腔内脏器。

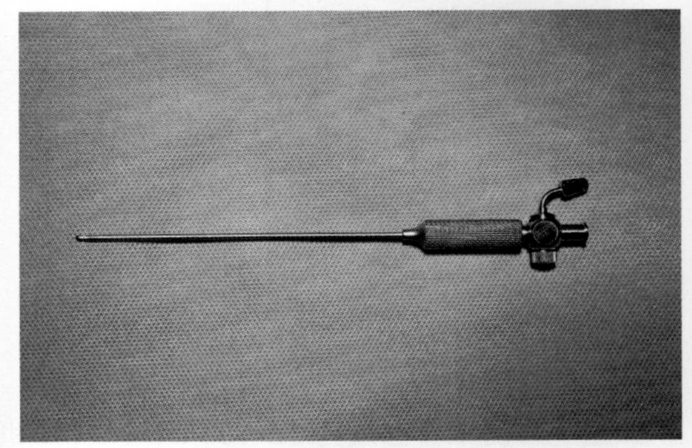

图4-10 气腹针

二、穿刺套管

目前常用的Trocar直径有3mm、5mm、10mm和12mm四种。Trocar包括套管鞘和穿刺锥两部分。

套管鞘的前端有平头和斜头两种，术中当套管鞘不慎脱出时，斜头套管鞘容易重新插入腹腔。穿刺锥尖端呈圆锥形或多刃形。前者穿刺时不易损伤腹壁血管，但较圆钝，穿刺时较费力；后者对腹壁损伤较大，但穿刺省力。Trocar 上有可控制的活瓣，打开时可放出腹腔内气体，关闭时可自动封闭套管通道，防止器械进出时漏气。

按材质不同，Trocar 分为两类：一种为金属 Trocar（图 4-11），可反复使用；另一种是供一次性使用的塑料 Trocar（图 4-12）。

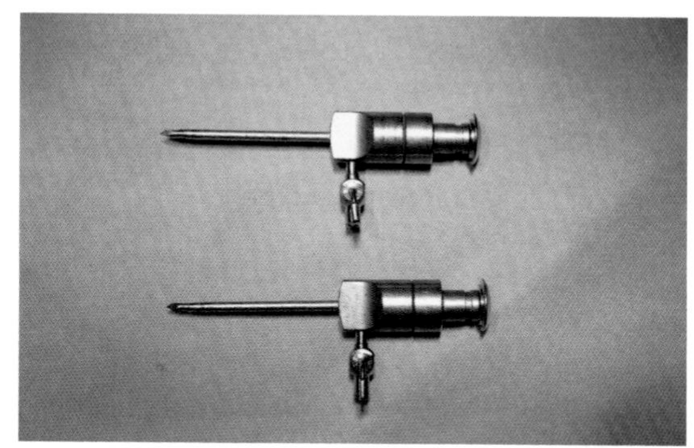

图 4-11 金属穿刺套管

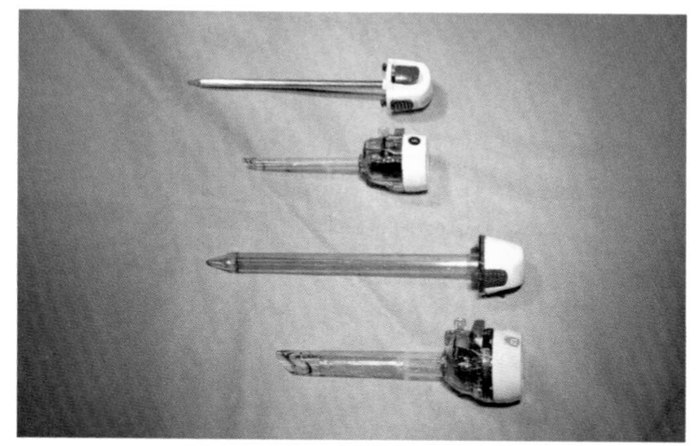

图 4-12 一次性塑料穿刺套管

金属 Trocar 穿刺时较容易，但安全性低于塑料 Trocar，为提其安全性，其套管芯内可配置弹簧保护装置。穿刺腹壁时，穿刺锥芯尖端遇阻力退回套管内，由套管鞘前端的锋利边缘切割组织进入腹壁，当穿透腹膜进入腹腔时，阻力消失，钝头锥尖自动弹出，超过外鞘前端，以避免损伤腹腔内脏器。

塑料 Trocar 穿刺时比较费力，但安全性较高，不易造成腹壁血管和腹腔内脏器损伤。为避免漏气，金属 Trocar 尾部可连接不同的转换帽，配合使用不同直径的器械。塑料 Trocar 尾部的转换帽内则有弹性活瓣起相同的作用，且在更换器械时无须更换转换帽，使用更加方便、省时。

套管鞘在腹壁上的固定非常重要，器械和腹腔镜镜头在手术过程中频繁进出腹腔容易导致套管鞘脱出，影响手术进度，并加重腹壁组织的损伤。金属套管鞘可缝合固定于腹壁；塑料套管鞘管身有螺纹，可起到良好的固定作用。虽然新型 Trocar 的设计使其安全性不断提高，但在实际使用时仍须按操作规范谨慎操作，以避免造成医源性损伤。

三、分离钳

分离钳是最常用的腹腔镜器械，由手柄、可 360° 旋转的杆身和各种端头组成。分离钳杆身外径为 5mm 或 10mm，端头有直头、弯头、尖头和钝头等多种（图 4-13），主要用于分离、钳夹、止血、牵引、缝合及打结等操作。分离钳的杆和手柄绝缘，端头及尾端导电，不通电时用作分离组织，通电时用作电凝止血、电切等，同时可避免在带电操作时损伤其他组织。

四、抓钳

抓钳主要用于钳夹、抓持和固定组织。根据抓持时对组织的损伤程度分为有创和无创两类。有创抓钳用于钳夹粘连带或需切除的脏器等；无创抓钳则用于抓持需保留的肠管、系膜等组织。即使是无创抓钳也应轻柔操作，力度适当，不可使用暴力，以免造成损伤。常用的有锯齿形抓钳、鼠齿形抓钳和匙形咬口抓钳等（图 4-14）。抓钳杆身外径有 5mm 和 10mm 两种，长度为 320mm。抓钳可选配有棘轮结构状锁扣的手柄，上紧锁扣能使器械端头处于自动闭合状态，有助于减轻术者长时间保持握持动作造成的手部疲劳。

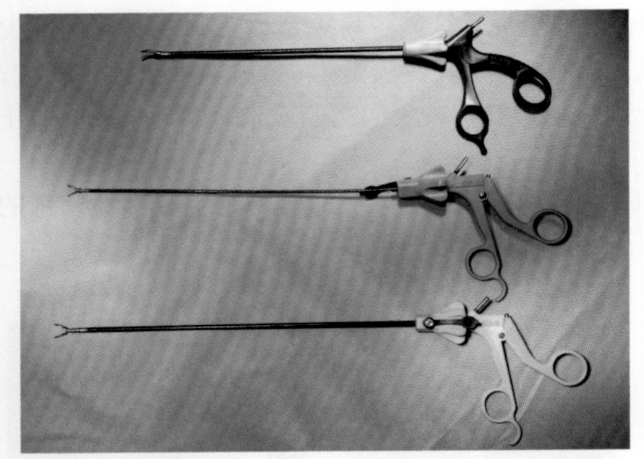
图 4-13　腹腔镜分离钳

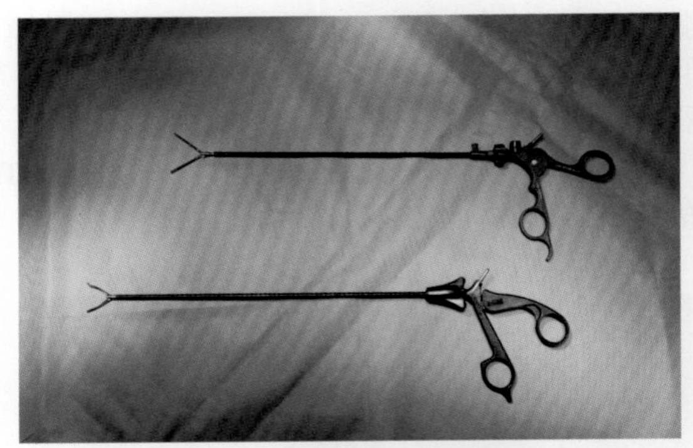
图 4-14　腹腔镜抓钳

五、手术剪

手术剪(图 4-15)在小儿腹腔镜手术中主要用于锐性分离和剪线。剪刀杆身外径有 5mm 和 10mm 两种,可 360° 旋转。剪刀头部有各种形状,有弯剪、直剪、钩剪、钝头剪和微型剪等多种。弯剪、直剪用于组织分离;钩剪则用于剪线及剪断管状结构;微型剪多用于术中剪开细小管道。剪刀杆身被覆绝缘层,手柄尾端可接电极,在剪断组织的同时可以进行电凝止血,或用于电切组织。

六、电钩

电钩(图 4-16)是腹腔镜手术操作常用的器械,用于组织的解剖、分离、电切和电凝止血。电钩前端有“L”形和直角形,其杆身绝缘,仅尾部和前端钩部带电。电钩为消耗性器械,使用较长时间后其绝缘层易磨损,应注意定期检查。

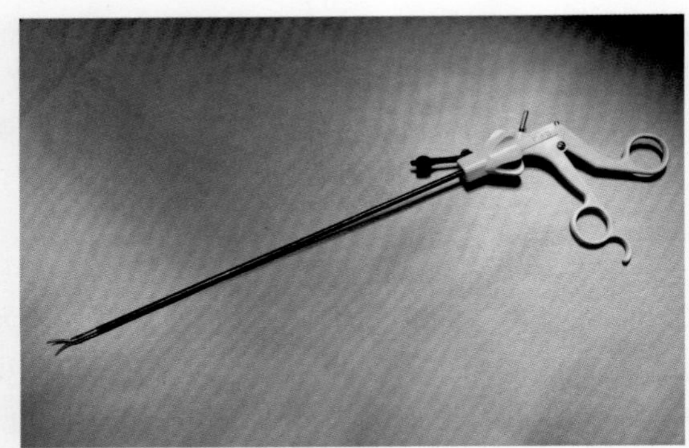
图 4-15　腹腔镜手术剪

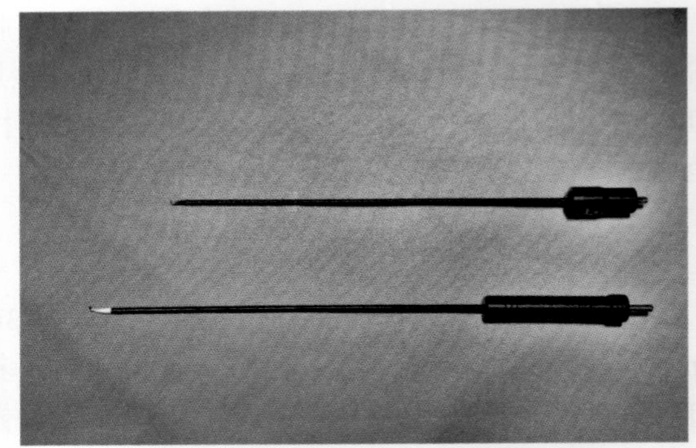
图 4-16　腹腔镜电钩

七、持针器

腹腔镜持针器(图 4-17)分直头和弯头两种,外径一般为 5mm,长度 450mm,无绝缘层。其手柄也分为直把和弯把,握持面刻有螺纹以利于握持。手柄处常为弹簧结构或棘轮锁扣结构,扣紧后可稳定抓持缝合针,避免操作过程中缝合针脱落。持针器头端常为滑鞘状或铰链状结构。滑鞘式持针器的圆柱形外鞘上有凹槽,很容易将缝针固定;铰链状结构持针器的头端常有一个颌固定,有些颌上还有凹槽,使在腹腔镜下缝合时更易将缝针固定在持针器上,防止其转动。

八、施夹器和血管夹

施夹器和血管夹主要用于血管的夹闭结扎，如结肠中动脉的结扎和离断。施夹器分单发和连发两种，杆身直径有 5mm 和 10mm 两种，其前端均可 360° 旋转，以便从不同角度施放血管夹。血管夹由不同材料制成，常用的有金属夹、可吸收夹和带锁的塑料夹（Hem-o-lok 夹）（图 4-18）等，且均有不同规格，可根据组织的宽度灵活选用，通过施夹器对血管或其他管道组织进行结扎。

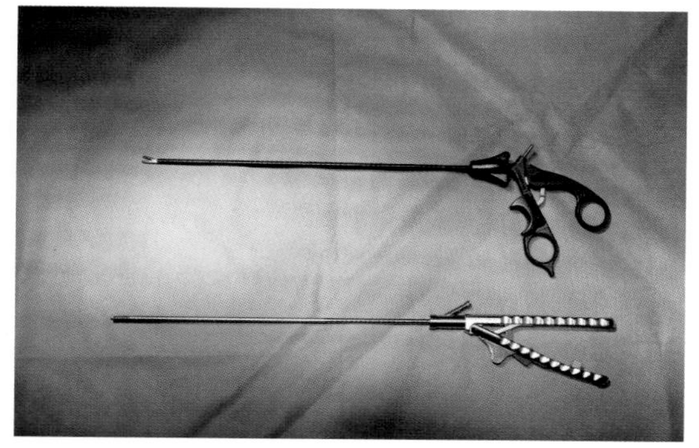

图 4-17 腹腔镜持针器

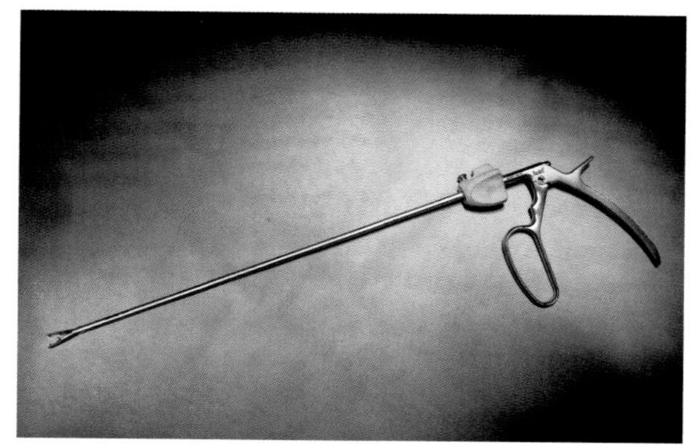

图 4-18 施夹器和血管夹（Hem-o-lok 夹）

金属夹多为钛夹，呈 “U” 形或 “V” 形。根据施夹器不同，钛夹可以单个施放也可连续施放。一次性使用的施夹器内装 20 枚钛夹，可连续击发施放，减少了器械进出腹腔造成的漏气，同时也缩短了手术时间。特别是对动脉出血，可以在明确出血部位后抓住时机连续施放钛夹，增加有效止血的机会。可吸收夹由多聚噁烷（polydioxanone）制成，180 日可在体内分解吸收。Hem-o-lok 夹由不可吸收的多聚合物材料制成，具有夹持防滑设计，远端带有锁扣样结构，夹闭可靠，不易脱落；而且其组织相容性好，可透射线，无明显影像学干扰。

血管夹在夹闭前应确认其末端已超出所夹组织范围并露出，再行夹闭，避免漏夹组织或钩挂近旁组织。结扎重要或较粗血管时近端可放置两个血管夹，进行双重夹闭以保证安全。另外，血管夹距血管断端应留有一定距离，以防脱落。

九、腹腔镜直线型切缝器

腹腔镜直线型切缝器（Endo-GIA）（图 4-19）是施行小儿腹腔镜 Duhamel 拖出术的重要器械。直线切割吻合器击发时，钉仓中的刀片将组织切开，同时切割线两侧各有三排缝合钉将切开的组织钉合。钉仓长度有 30mm、45mm 和 60mm 等规格。用于不同宽度组织的切割钉合。缝合钉钉脚的高度亦有不同的选择，为 2.0~4.8mm，可依据组织的厚度选用，以保证确切适度的闭合，既不过松使切割闭合的组织边缘出血或渗漏，又不会过紧，使组织边缘缺血坏死而过早脱落。

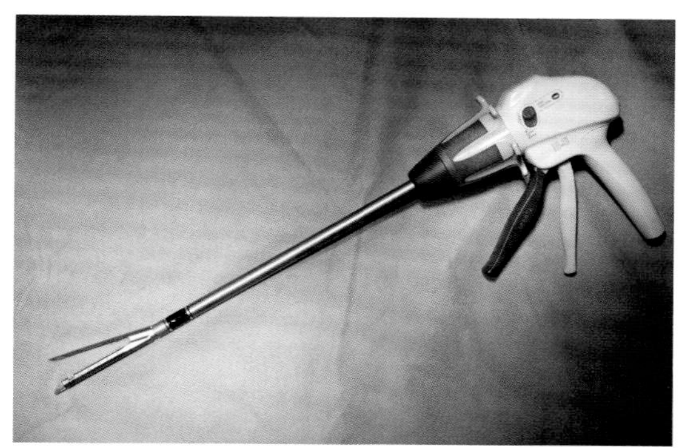

图 4-19 腹腔镜直线型切缝器

腹腔镜直线型切缝器可以置入肛门击发，亦可通过 12mm Trocar 将头端送入腹腔操作。有的直线型切缝器头端可以改变方向，可尽量使切割闭合线与肠管长轴垂直，避免闭合线成角而形成较长的盲袋，影响闭合端组织的血运和后续操作。注意钉合时需看到刀头前端的安全线，确认拟切断的组织在安全线之内，且其中未包含其他组织，防止漏钉出血或误伤周围组织。

腹腔镜直线型切缝器使用前必须检查器械有无故障，使用过程中一旦发生故障，应立即停止操作，并及时更换，绝不能盲目操作。

十、牵开器

在施行腹腔镜手术时，有些近旁组织器官会影响手术野的暴露，给手术带来困难，因此设计了各种类型的用于腹腔镜手术的牵开器。一般情况下，抓钳或肠钳即可作为牵开器使用。最简单的专用牵开器为一支带有无损伤头的金属杆，可用于推挡肠管或肝缘。另外还有爪形及蛇形等类型牵开器。更复杂的为扇形牵开器（图 4-20），有三叶、五叶或多叶等不同类型。牵开器杆身直径 5mm 或 10mm，其关闭时呈棒状，进入腹腔后通过推杆或旋钮可张开牵开器，并可根据需要调整扇形的张开范围及弯曲角度，以帮助暴露手术野。当取出牵开器时，一定要注意扇形叶片之间是否嵌有组织，以免造成损伤。小肠较长且活动度大，在腹腔镜 HD 手术中常影响手术野的暴露。目前，尚无适用于小肠的理想牵开器，临床一般通过改变患儿体位使肠管因重力作用下坠移动而离开手术野，同时亦可使用无创抓钳辅助牵开。

十一、单孔腹腔镜手术器械

在腹腔镜外科手术中，单孔腹腔镜手术（laparoendoscopic single-site surgery，LESS）可进一步减少腹壁创伤并有更好的美容效果。LESS 通常是在脐部作一小切口进入腹腔，通过该切口置入有多个通道的 LESS 专用软质构件，其具有伸缩性、可接气腹，并能通过 12mm 和 5mm 等不同直径的腹腔镜或器械来施行手术。术后脐部切口愈合回缩后瘢痕不明显。随着小儿腹腔镜手术技术的发展和进步，目前已经可以通过 LESS 完成小儿 HD 的根治治疗。然而降低腹壁创伤的代价是手术难度的明显提高，因为 LESS 器械操作的自由度比常规腹腔镜手术大大减小，小儿外科医生须有娴熟的常规腹腔镜操作技能，适应在狭小的范围和空间内进行精细操作。

十二、标本袋

腹腔镜手术切除标本需装入标本袋内再取出，以避免污染并可减少切口长度，便于取出。标本袋应结实不透水。市售有不同型号和规格的一次性专用标本袋（图 4-21）。一般其袋口固定在金属环上，金属环连接手柄。将标本袋经腹壁 Trocar 送入腹腔后，金属环弹开，袋口随即张开，将标本置入袋中后拉紧连接金属环的牵引线，袋口即收紧关闭并带出腹腔外，使用安全方便。由于市售标本袋比较昂贵且缺乏适用于小儿的产品，标本袋亦可用改制的橡胶手套、一次性尿袋和腹腔镜线束消毒保护套代替，既费用低廉又能很好地应用于小儿腹腔镜手术。

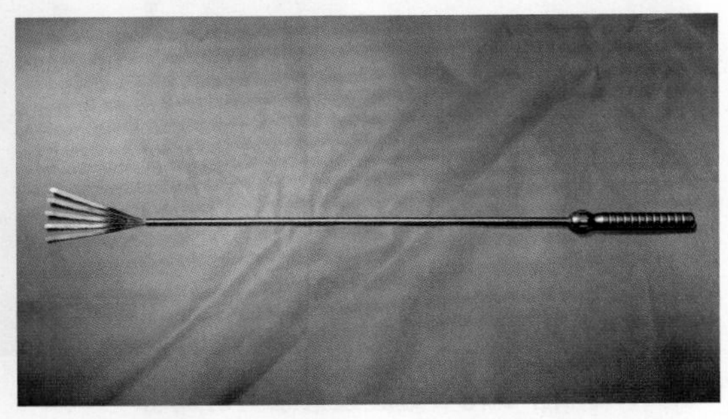

图 4-20　腹腔镜手术用扇形牵开器

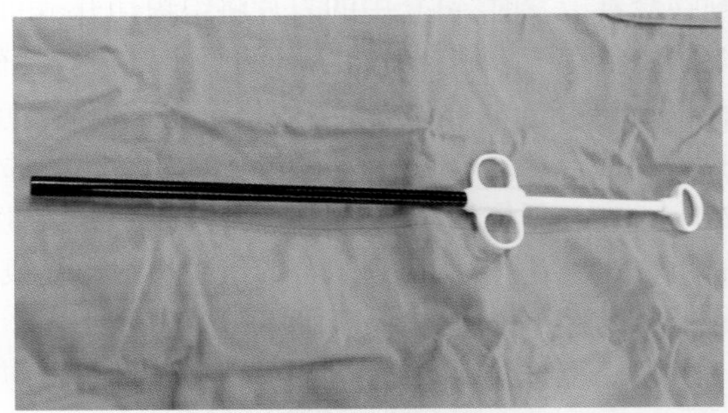

图 4-21　腹腔镜标本袋

（王　勇）

第六节 da Vinci 机器人手术系统

一、概述

da Vinci 机器人手术系统是目前世界上最常用的机器人外科手术系统。2000 年 7 月,da Vinci 手术系统通过美国 FDA 批准,成为全球第一个应用于外科临床的自动机械系统,现已在外科领域得到越来越广泛的应用。迄今已开发并应用于外科临床的有 5 代 da Vinci 机器人手术系统,分别是 da Vinci、da Vinci S、da Vinci Si、da Vinci Xi 和 da Vinci SP 系统。目前,国内临床上使用的以第 3 代、第 4 代为主,已应用于治疗小儿普外科、胸外科和泌尿外科疾病的腔镜微创手术中。

机器人手术系统是基于“切身实景式接触”的理念,其设计理念如下。

(1) 机器人主仆软件系统使术者可以远程精准操控腹腔镜器械实施手术,减轻了术者的疲劳感。由术者一人操控内镜和其余 3 个机械臂,避免了术者和助手之间配合不默契而影响手术的顺利进行。

(2) 术中三维立体高清影像为术者完成精细操作尤其是复杂和重建手术提供了良好条件。

(3) 不断改进的触觉和力反馈系统将使机器人手术操作愈加安全。

机器人手术系统的主要优势在于其能提供高倍数放大清晰的三维视野和灵活的机械手臂。手术精确度要求越高,其优势越明显。da Vinci 机器人辅助腹腔镜手术在重建手术中的优势比在破坏性手术中更明显。这些优势给主刀医生带来极大的便利,能显著降低手术带来的疲劳感、明显缩短学习曲线、缩短手术和麻醉时间。

另一方面,与传统腹腔镜手术相比,目前 da Vinci 机器人也存在一些缺点,如昂贵的设备价格、高昂的收费标准、较高的空间和人员配置要求、较长的手术设备器械准备时间、缺乏灵敏的触觉和力反馈及不适用于较小年龄患儿等因素,都在一定程度上限制了该手术系统和技术在国内特别是小儿外科领域的广泛应用。但随着机器人手术系统设备和技术的不断改进,上述诸多缺点必将被消除,该机器人手术系统也必将服务于更多适合的患儿。

二、da Vinci 机器人手术系统的组成

da Vinci 机器人手术系统(图 4-22)由 3 部分构成,包括控制台、床旁机械臂系统和视频影像系统。

(一) 控制台

外科医生控制台(图 4-23)是机器人手术系统的控制中心,处于手术无菌区以外。控制台配置有三维立体视觉器(图 4-24),由红外线感受器控制,当术者的头部伸入到控制台立体视觉器的合适位置后即自动开启。

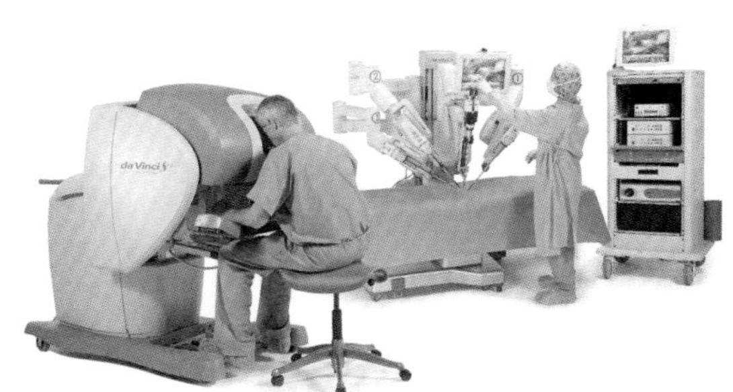

图 4-22 da Vinci 机器人手术系统

主刀医生坐在控制台前,双手操作两个手柄(图 4-25),手指和腕部的动作被系统转换成电信号,经计算机系统处理后控制腹腔镜下手术野手术器械的运动,包括机械臂的移动、旋转等,而且控制系统中设有移动缩放和振颤过滤装置,能使术者手部的自然颤抖或无意移动减小到最低程度。

在立体观察器的视野中,器械尖端与放置在控制台上的主刀医生的手对齐,有助于使术者手眼的协调程度达到最佳的状态,使外科医生进行机器人手术系统的操作能像开腹手术中的操作一样灵巧。

控制台的操控踏板可控制单极电凝和电切、双极电凝、离合、内镜的移动和机械臂转换。左侧面板可调节目镜的高低和旋转、控制台的高低、脚踏板的深浅；右侧面板可进行紧急停止、开启或关闭的操作(图 4-26)。主刀医生还可以将视图从全屏模式切换到多图像模式，即不仅能够显示手术部位的三维图像，同时能根据手术需要显示出由其他设备提供的最多 2 个附加图像。

目前，国内引进较多的 da Vinci Si 机器人手术系统较之前的产品进一步改善了人体工程学系统，如可以储存记忆每位做过机器人手术医生的习惯位置，5 轮转向使控制台的移动更加灵活容易。同时控制台的体积大大减小，占地面积缩小、线缆大量减少。另外，da Vinci Si 机器人手术系统还可连接两个控制台，可供 2 名术者同时进行机器人手术操作，非常方便外科医生进行机器人手术操作的学习和培训。

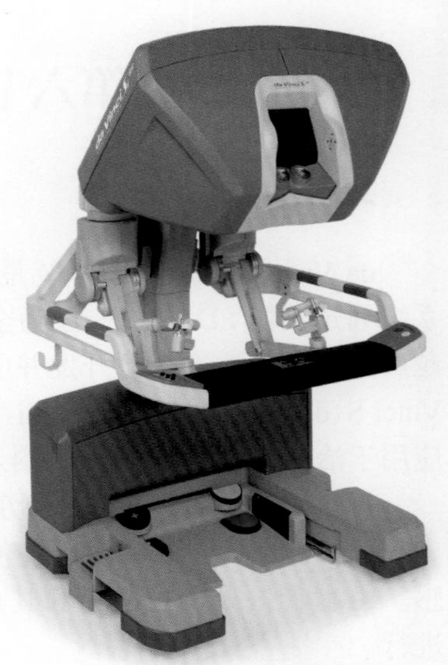

图 4-23　外科医生控制台

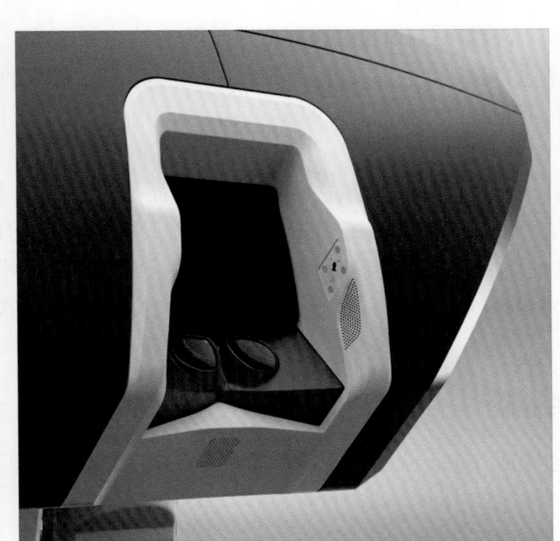

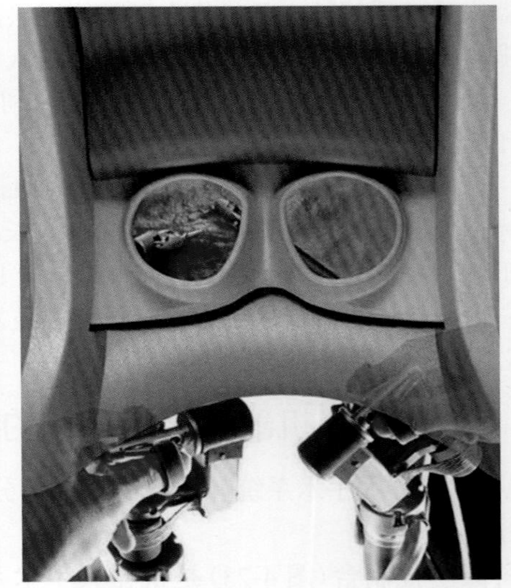

图 4-24　三维立体视觉器

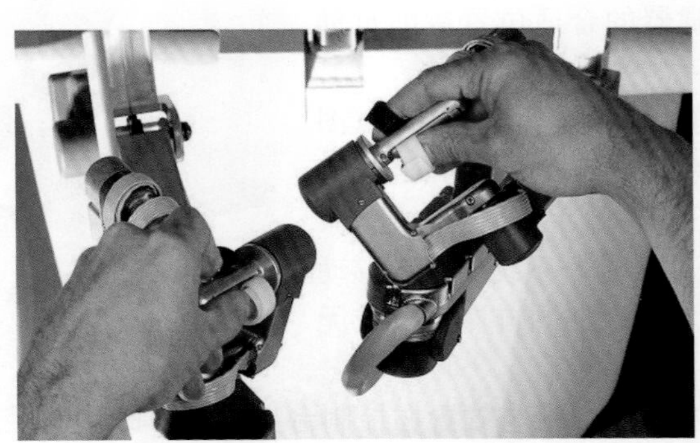

图 4-25　主刀医生操作手柄

左侧面板
A. 立体目镜高度调整键
B. 立体目镜倾斜度调整键
C. 臂枕高度调整键
D. 脚踏板深度调整键

右侧面板
E. 紧急停止按钮
F. 电源按钮

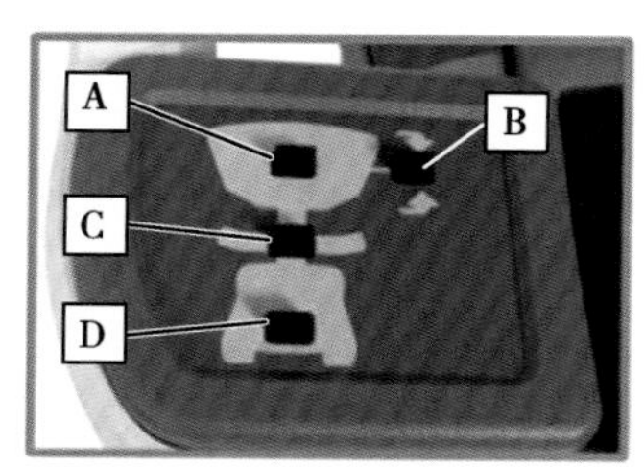

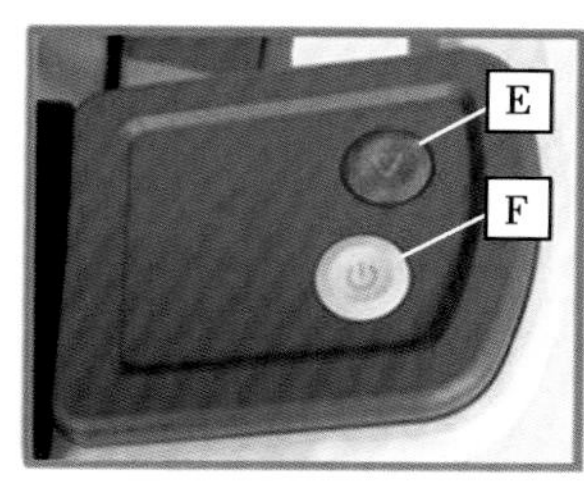

图 4-26 控制台操作面板

（二）床旁机械臂系统

手术床旁机械臂系统（又称外科车）（图 4-27）是 da Vinci 机器人手术系统具体接触患儿进行外科手术的操作部件，其主要功能是为器械臂和摄像机臂提供支撑。助手在无菌区内的床旁机械臂系统边工作，负责更换器械和内镜，并通过腹壁辅助穿刺孔协助主刀医生完成手术。为确保患儿安全，床旁机械臂系统边的助手对床旁机械臂系统的动作具有更高优先控制权。

da Vinci S 和 da Vinci Si 机器人的床旁系统分别配有 3 个和 4 个机械臂，其中一个是镜头臂，其余为器械臂。术中床旁机械臂系统根据不同手术的具体要求被放置于手术床旁。通过控制其背部的电动推柄进行床旁系统的移动、定泊。面对床旁系统时一般中间的机械臂是镜头臂，右侧为 1 号臂，左侧为 2 号臂，3 号臂可根据手术需要放置于 1 号或 2 号臂的一侧，术中术者可以通过操控机械臂转换键停止同侧 1 号或 2 号机械臂的工作，让 3 号臂取而代之进行手术操作。3 号臂连接的手术器械一般为抓钳，术中承担传统腹腔镜中助手的任务。镜头臂通过直径 12mm 的机器人专用 Trocar 进入患儿腹腔，内镜镜头有 0° 和 30° 两种。器械臂通过直径 8mm 的机器人专用 Trocar 进入患儿腹腔。机械臂末端关节有 7 个自由度，其通过适配器连接专用的 da Vinci 机器人手术器械。机器人手术器械多达数十种，术中可以随意更换。

（三）影像系统

影像系统（图 4-28）是 da Vinci 机器人的核心部分之一，也是机器人手术系统的中心连接点。影像系统的图像处理设备都被放置于影像系统平台车上，手术过程中由 1 名无菌区外的助手操作，能为术者提供双通道信号的三维立体手术野图像。影像系统平台车还可用于放置辅助手术设备，如气腹机、电刀发生器、超声刀发生器等。平台车自身的部件除视频成像设备外，还包括内部通话系统、隔离变压器和电源板等。da Vinci 机器人三维高清影像系统的主要部件如下。

1. 冷光源 与传统腹腔镜系统一样，机器人手术腹腔内照明亦由冷光源提供。光源通过一根光纤、两路光导电缆传输至内镜，并投照至手术部位。

2. 内镜与立体摄像头 来自冷光源的光线通过光纤电缆沿内镜的轴向下传送，投射到手术野。光纤电缆产生的热量有助于消除内镜透镜上的成雾现象。摄像头连接左侧和右侧摄像机控制单元及焦距控制器。由内镜摄取的外科手术部位的视频图像通过左 / 右两个信道传送给特定的立体摄像头（图 4-29），可实现对手术野图像 10 倍或更高的三维立体放大。

3. 触摸屏 影像系统平台车上的触摸屏具有内部通话系统，可由助手通过触屏操作与主刀医生进行双向交流。多端输入展示可让手术医生及手术室团队除看到手术视野的图像外，还能看到多达两个额外的视频资源，如超声和心电图等（图 4-30）。

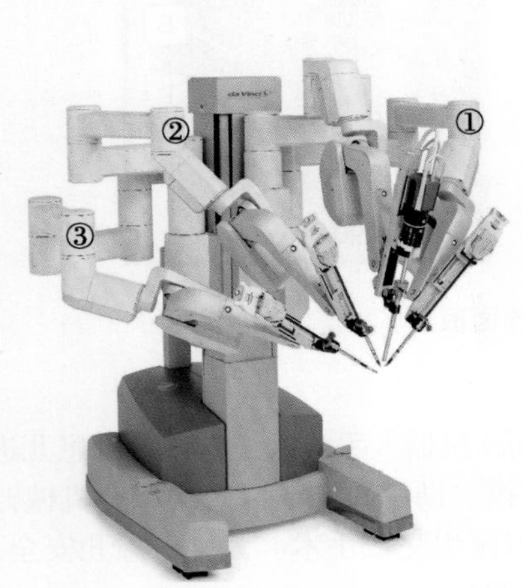

图 4-27 床旁机械臂系统

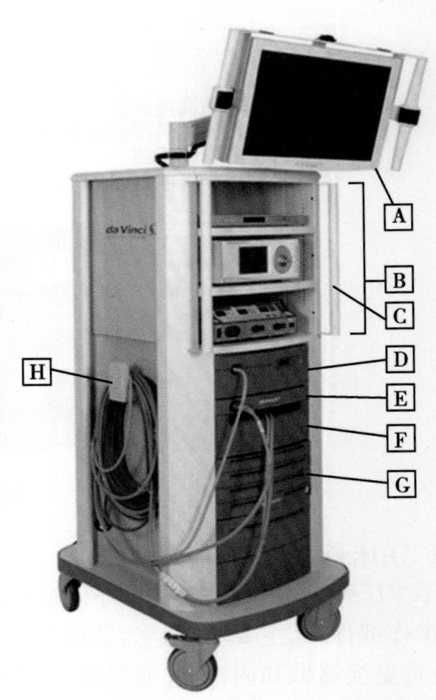

图 4-28 影像系统

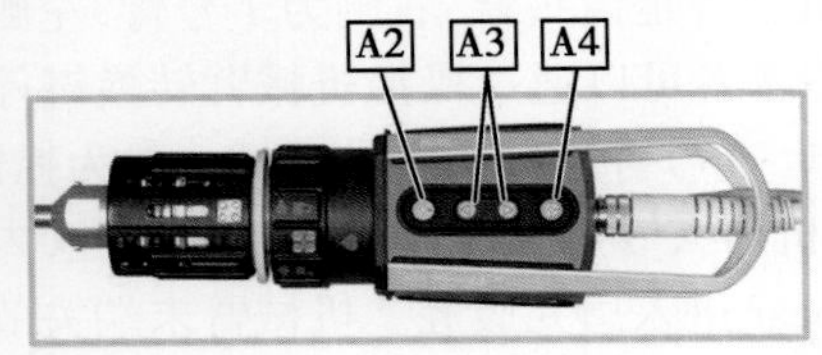

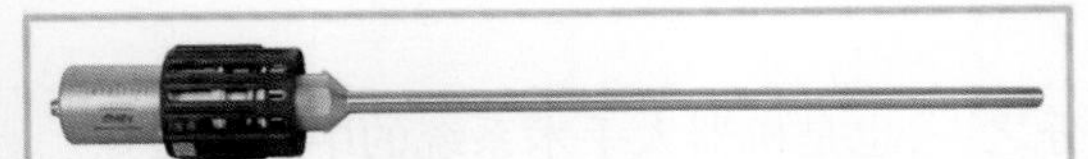

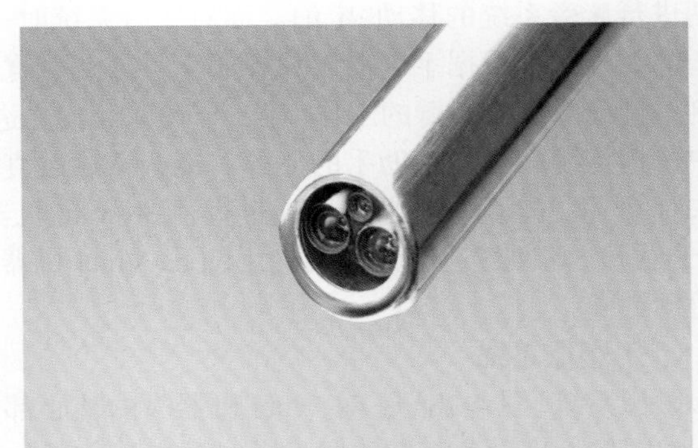

图 4-29 内镜与立体摄像头

三、da Vinci 机器人器械

（一）专用工作通道

da Vinci 机器人系统除内镜摄像头通道使用通用的直径 10mm 或 12mm 的工作通道外，其余各操作通道均使用其专用的 8mm 金属工作通道（图 4-31）。专用的 da Vinci 机器人系统 Trocar 腹腔端有“两细一粗”三条横线以标记穿刺深度。

（二）无菌机械臂袖套套装

床旁机械臂系统的机械臂不宜进行消毒，故设计了一次性使用的无菌机械臂袖套套装（图 4-32）将其包裹，这样才可在无菌区内由助手进行相应的操作。另外，套装上的适配器是机械臂与手术器械连动的桥梁。

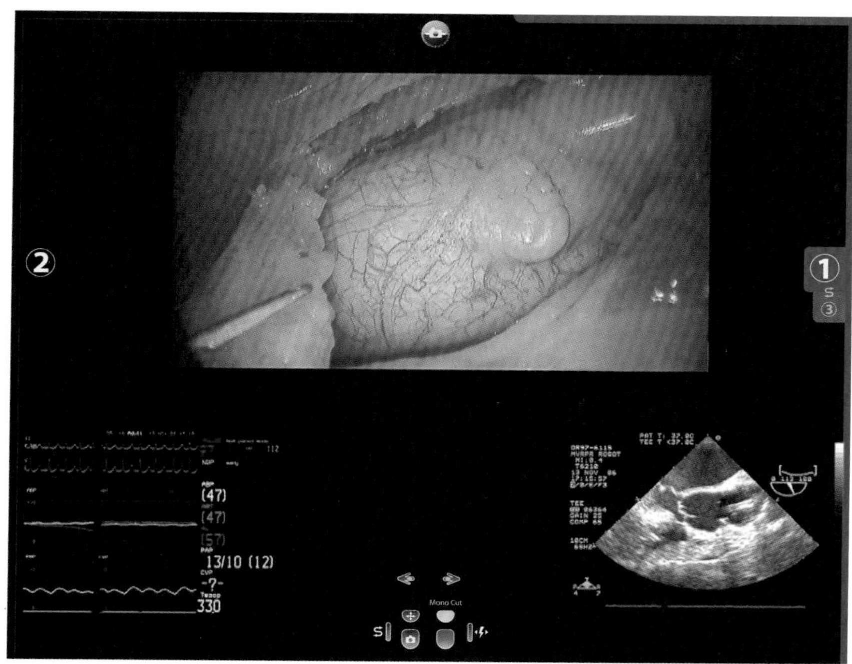

图 4-30 影像系统触摸屏

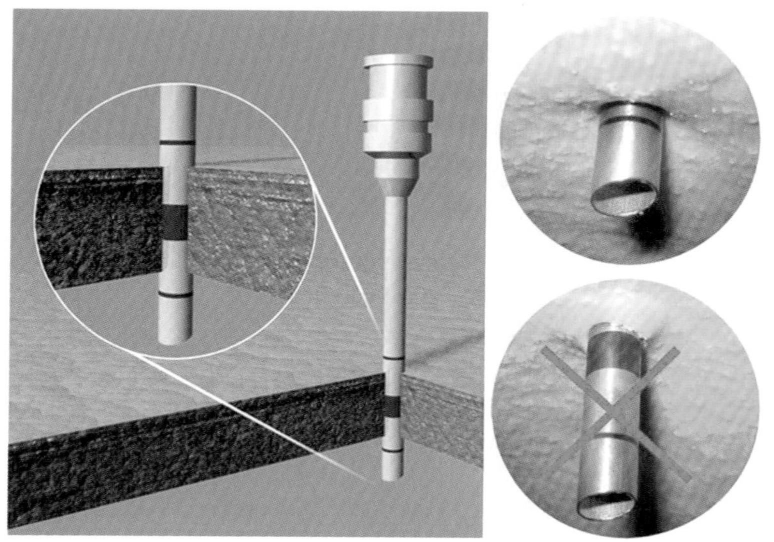

图 4-31 机器人手术专用工作通道

（三）手术器械

da Vinci 机器人手术系统在患儿腹腔内进行手术操作的手术器械是专用的 EndoWrist 器械。其精巧的设计使主刀医生的操作动作具有极高的灵活性（图 4-33）。EndoWrist 器械可完全模仿人手腕 7 个自由度的动作，可以比人手更灵活地作出屈伸和旋转动作，旋转范围可达 540°，是普通人手的 3 倍；由电脑控制可每秒同步 1 300 次，同时设置了很多提示以协助完成手术。EndoWrist 器械在相对狭窄的空间和解剖区域里比人手动作更方便灵活，在微创手术环境中有更高的精确性，可以实现更快、更精准地缝合打结、解剖分离及组织处理。

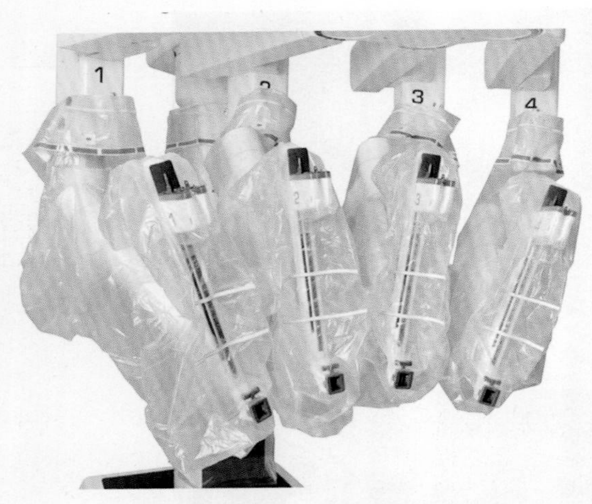

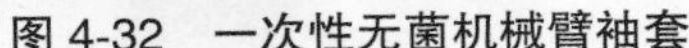

图 4-32 一次性无菌机械臂袖套

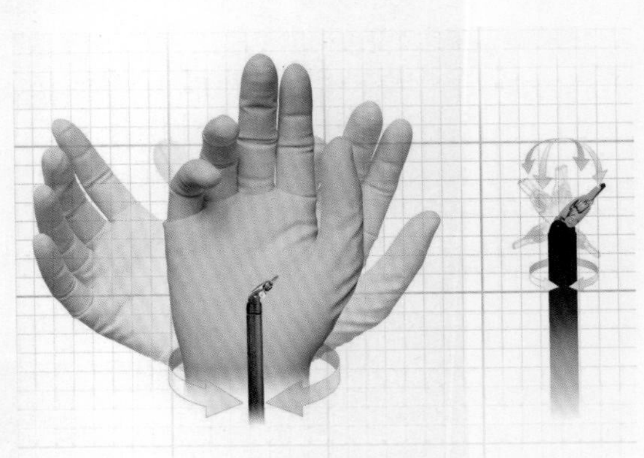

图 4-33 EndoWrist 器械比人手动作更灵活

常用 EndoWrist 器械包括单极电剪、双极电凝镊、电钩、抓钳、持针器、超声刀等(图 4-34)。EndoWrist 器械尽管可以重复消毒使用,但限定只能使用 10 次,系统会自动进行倒计数。器械安装至床旁器械臂后,其剩余次数会在显示屏上显示。

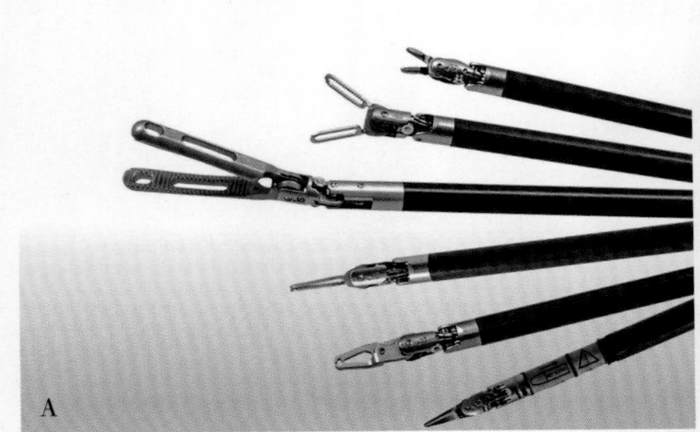

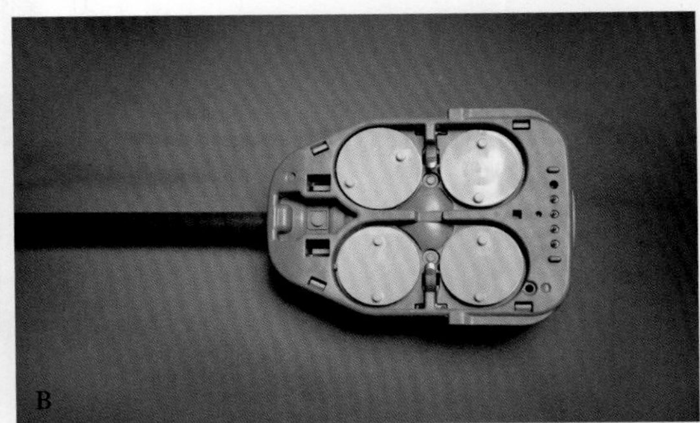

图 4-34 部分 EndoWrist 器械

四、第 4 代 da Vinci 机器人手术系统

目前,国内外临床应用最多的是 da Vinci 机器人第 3 代产品,即 da Vinci Si 机器人手术系统。该系统与传统腹腔镜相比具有明显的优势,与其前代机器人手术系统相比亦作了较大的改进。但其在实际应用中仍有许多需要完善之处。如在手术的操作范围上仍比较局限:如果手术医生想要扩大手术操作的范围或继续探查患儿其他部位的病理情况,需要重新移动、调整和定泊床旁机械臂或改变患儿体位,既耗时费力又增加了手术和麻醉过程中的不安全因素;现有机器人手术系统还不适用于年龄较小的患儿。因此,第 4 代 da Vinci 机器人手术系统,即 da Vinci Xi 机器人手术系统,于 2014 年 4 月获得美国 FDA 的批准投入临床使用。其主要的改进之处如下。

1. 驱动结构经过了大幅的改进,使机械臂的移动更灵活精确,可覆盖更广的手术部位。更长的支架设计也为术者提供了更大的手术操作范围。

2. 数字内镜更加轻巧,可以安装连接到任何一个机械臂上,扩大了手术视野的范围;画面成像更清晰、立体感更逼真。

3. 使用激光定位并可自动调整确定机械臂的最佳手术姿态。

4. 更小、更细的机械手及全新设计的手腕为术者进一步提高了操作灵活度，亦使其在更小年龄患儿中的应用成为可能。

da Vinci Xi 机器人手术系统最大的特点还在于其 4 个微创手术刀的设计，它们均可取出并重新置入患儿体内，而且可旋转支架的设计能使其旋转移动到身体的任何部位。另外，该系统还可与萤火虫荧光影像系统兼容。该荧光影像系统能为手术医生提供更多手术野实时的视觉信息，包括血管检测、胆管和组织灌注等。da Vinci Xi 机器人手术系统具有强大的可扩展性，它为一系列的器械和影像技术提供了丰富的无缝连接入口，能够帮助手术医生完成更为复杂的手术。

五、第 5 代 da Vinci 机器人手术系统

尽管第 4 代 da Vinci 机器人手术（da Vinci Xi）系统的机械臂、视觉和照相系统得到了完善，应用范围得以进一步拓展，但由于仍延续了前代 da Vinci 机器人手术系统同样的操作架构和平台系统，设备既笨重、又昂贵；且仍然是四臂操作系统，手术区域仍需要比较开阔的空间和腔道面积，对于狭小、弯曲的空间或腔道里的手术操作依然受限，导致 da Vinci 机器人手术系统无法在临床上特别是小儿外科领域普及。

针对上述缺陷和问题，第 5 代微创手术机器人平台——da Vinci 独臂机器人手术系统（图 4-35）被研发。da Vinci SP 独臂机器人手术系统只有一个机械臂，其中包括 3 个多节连接的多轴旋转臂和一个自旋转 3D 高清摄像机系统。手术臂和微型相机均通过单臂套管进入体腔空间，围绕手术器官组织形成一个三角形区域，成功地解决了在狭窄空间内各臂端相互干扰碰撞或损伤周边组织的问题。

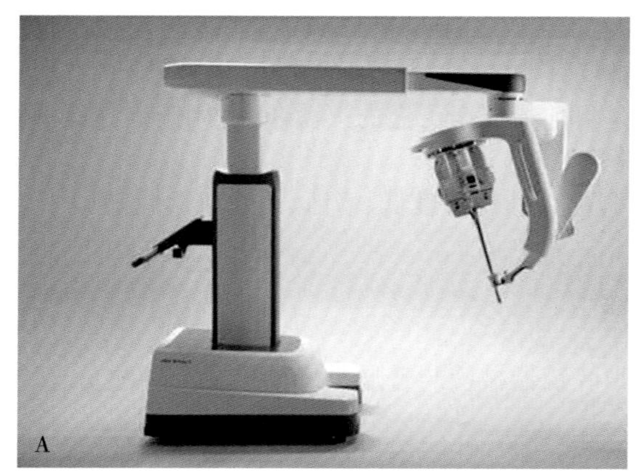
A

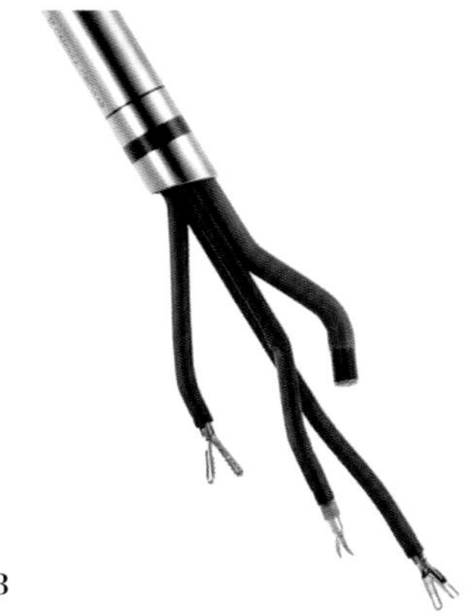
B

图 4-35　da Vinci SP 独臂机器人手术系统

手术医生通过控制 da Vinci SP 独臂机器人手术系统的全关节式操作器和微型相机，可实现灵活的端口放置和精准的内部、外部自如运动。其突出的技术特点是单臂微小切口、进入体腔的能力超强，可以辅助小儿外科医生在患儿狭窄的腔道和空间内完成复杂的微创手术。da Vinci SP 独臂机器人手术系统于 2018 年 5 月 31 日获美国 FDA 批准。

（王　勇）

第七节　腹腔镜设备器械的保养和管理

腹腔镜设备器械科技含量高、精密易损且价格昂贵，故其保养和管理有其特殊性，须严格按操作规程施行。

一、腹腔镜器械的清洗和消毒

腹腔镜手术器械的清洗和消毒有严格的操作规程。术后使用过的器械应立即进行清洗，有效的清洗可清除90%以上的病原体，并能保证消毒灭菌效果和延长器械使用寿命。清洗步骤为冲洗→浸泡→再冲洗→干燥。

具体处理方法：①用流动水彻底冲洗器械表面血液、黏液等残留物，特别要注意孔隙、管道或接缝等隐蔽处，应仔细刷洗，可拆卸者必须完全拆开，器械关节、阀门和锁扣也应打开；②将器械浸泡于稀释好的溶液中5~10分钟（常用的浸泡溶液为健之素配制的消毒液和多酶洗液）；③用小刷轻轻刷洗、高压水枪冲洗关节部位、内腔通道，彻底去除隐藏的血迹、脂肪和蛋白等有机污物；④分别用流动水和去离子水再次冲洗；⑤擦干器械后用高压氧气或压缩空气吹干；⑥将专用润滑剂喷涂于器械表面、轴节、内腔和弹簧等部位，拭去表面油迹；⑦作消毒灭菌处理或保存于专用仪器柜中。若为乙型肝炎表面抗原（HBsAg）阳性患儿，术后器械应先浸泡于0.2%~0.5%过氧乙酸中60分钟，或用2 000mg/L含氯消毒液浸泡30分钟后，再按前述步骤进行清洗处理。

目前，常用于腹腔镜器械的灭菌法有戊二醛浸泡法、环氧乙烷法、高压蒸汽灭菌法和低温等离子体灭菌法等。

(1) 戊二醛浸泡法是使用2%的戊二醛溶液，对细菌芽孢、真菌、结核杆菌及其他各种细菌有广泛的杀灭作用，效果可靠，适用于连台手术和急诊手术。但戊二醛溶液配制一次使用不能超过2周，长时间放置浓度会发生变化，需严格定期更换，且戊二醛对皮肤、黏膜有刺激，器械使用前须用无菌生理盐水冲净方可使用。

(2) 环氧乙烷在常温下可杀灭包括细菌芽孢在内的一切微生物，且不腐蚀器械，所以是目前内镜灭菌最常用的方法之一。

(3) 高压蒸汽灭菌法可以杀灭一切微生物，是目前最安全可靠的灭菌法，适用于耐高压的腹腔镜器械的灭菌，如金属Trocar、抓钳、冲洗吸引管、气腹管等。

(4) 低温等离子体灭菌法作用快，杀菌效果可靠，且作用温度低、清洁、无残留毒性，但灭菌的物品必须干燥，否则会影响其灭菌效果。

二、腹腔镜设备器械的保养和管理

1. 腹腔镜器械实行专人专柜、统一管理。腹腔镜器械应与普通手术器械分开存放管理，建立专柜和登记制度，指定经过专门培训的人员保管维护。

2. 长时间不用的腹腔镜器械需定期保养，定期擦拭除尘，涂防锈润滑油。另外，需分类放置器械，避免受压损坏，锐利器械需套上保护套，以免磨损变钝。

3. 严格执行消毒灭菌规程，定期检测和更换消毒液，消毒过的器械也应定期进行生物学检测，确保消毒灭菌的效果。

4. 导光束、高频电刀及超声刀线等各种线束使用后需用湿布擦净污迹，禁止用水直接冲洗，禁止折弯成角或悬挂在架上，应将其圈成直径15cm以上的圆圈，平放于器械盘中备用。使用前严格按无菌操作规程被覆无菌塑料套后连接，妥善固定于手术台上，避免坠落损坏。

5. 严格遵守设备操作规程，不要随意调节各功能键，如术中需要调节，手术结束后要调回原位，以免影响下次手术使用。

（王 勇）

推荐阅读资料

[1] 陈德兴 . 消化道微创外科手术学 . 北京 : 人民卫生出版社 , 2011.
[2] 潘凯 . 腹腔镜胃肠外科手术学 . 北京 : 人民卫生出版社 , 2010.
[3] 王勇 , 汤绍涛 . 达芬奇手术机器人辅助胸腔镜手术治疗小儿纵隔肿瘤 1 例 . 临床小儿外科杂志 , 2017, 16 (5): 518, 520.
[4] 张茜 , 曹国庆 , 汤绍涛等 . da Vinic 机器人腹腔镜治疗小儿先天性胆总管囊肿 . 临床小儿外科杂志 , 2016, 15 (2): 149-151.
[5] 张茜 , 汤绍涛 , 曹国庆等 . da Vinci 机器人辅助腹腔镜 Soave 拖出术治疗先天性巨结肠症 . 中国微创外科杂志 , 2016, 16 (2): 165-167.
[6] 张旭 . 泌尿外科腹腔镜与机器人手术学 . 北京 : 人民卫生出版社 , 2015.
[7] AUTORINO R, KAOUK J H, STOLZENBURG J U, et al. Current status and future directions of robotic single-site surgery: a systematic review. Eur Urol, 2013, 63 (2): 266-280.
[8] BARBASH G I, GLIED S A. New technology and health care costs—the case of robot-assisted surgery. N Engl J Med, 2010, 363 (8): 701-704.
[9] CERFOLIO R J, BRYANT A S, SKYLIZARD L, et al. Initial consecutive experience of completely portal robotic pulmonary resection with 4 arms. J Thorac Cardiovasc Surg, 2011, 142 (4): 740-746.
[10] KANG S K, JANG W S, KIM S W, et al. Robot-assisted laparoscopic single-port pyeloplasty using the da Vinci SP® system: initial experience with a pediatric patient. J Pediatr Urol, 2019, 15 (5): 576-577.
[11] SMITH J A Jr, HERRELL S D. Robotic-assisted laparoscopic prostatectomy: do minimally invasive approaches offer significant advantages? J Clin Oncol, 2005, 23 (32): 8170-8175.

第五章

先天性巨结肠症手术的麻醉管理

先天性巨结肠症(HD)是小儿常见的消化道畸形,患儿首次就诊多在新生儿期。主要是由于先天性肠壁肌间神经节细胞缺如所致的肠道发育异常,这种细胞的缺失造成了长度不等的肠段蠕动较差,引起直肠或结肠远端的肠管持续痉挛,粪便淤滞于近端结肠,导致肠管扩张、肥厚,肠管扩张到一定程度时肠道的细菌会侵入肠壁并进入血液循环,可影响其血供,造成肠穿孔及腹膜炎,引起中毒性巨结肠综合征。

HD 患儿由于病程长短、疾病进展及肠梗阻程度不同,术前存在不同程度的营养不良,加上术前灌肠和禁饮、禁食,患儿易出现水、电解质紊乱和酸碱失衡。麻醉前应该了解患儿电解质水平,及时补充血容量,纠正电解质紊乱,胃肠道充分减压,降低腹内压,防止胃内容物反流、误吸。

HD 患儿首选气管插管全身麻醉,尤其伴有肠梗阻和血流动力学明显改变的患儿,以便于气道管理和保证充分的氧供;也可以在气管插管后,实行硬膜外腔穿刺置管,便于术后镇痛。麻醉诱导可选择静脉或吸入麻醉药。因为患儿基本病变是消化道梗阻,麻醉维持期间应避免吸入氧化亚氮(N_2O),即笑气。此外,还须注意手术过程中维持患儿体温正常,尽量减少低体温造成的并发症,及时补充血容量和第三间隙的液体丢失量。

第一节　麻醉前准备

一、术前访视

HD 手术麻醉的术前访视非常有必要,有利于与患儿建立和蔼亲近的关系、取得患儿及家长的信任、理解和配合。详细询问患儿是否为足月产、出生后病史,尤其应了解患儿的进食情况、大小便情况和疾病的进程。全面体格检查,了解患儿有无高体温和低体温、有无呼吸道问题(插管困难可能)、有无心肺方面的问题。

另外,应特别注意患儿体重,并与估计体重[1~6 个月:体重(g)= 出生体重 + 月龄 ×600;7~12 个月:体重(g)= 出生体重 + 月龄 ×500;1 岁以上:体重(kg)= 年龄(岁)/2+8kg]比较,了解患儿基本发育情况、有无体重过低或超重。评估患儿是否存在术前脱水及严重程度。脱水程度可以从皮肤张力、囟门、眼球、意识、血压等方面进行评估(表 5-1)。如有脱水,应在麻醉前纠正,每脱水 1%(占体重的百分比)需补液 10ml/kg。此外,对 HD 患儿术前访视应重视其他先天性疾病的评估,以减少术中麻醉风险。

美国麻醉医师协会(American Society of Anesthesiologists,ASA)将患儿风险分为 6 级,研究认为该分级可以预测手术麻醉的风险(表 5-2)。

表 5-1　患儿脱水程度评估

体征	脱水程度（占体重百分数）
皮肤张力低、舌和唇黏膜干燥	5
前囟凹陷、心动过速、少尿	10
眼球凹陷、低血压	15
昏迷	20

表 5-2　美国麻醉医师协会手术麻醉风险分级

分级	定义
1 级	无生理功能限制的患儿
2 级	不严重损害生理功能的轻度全身性疾病，如控制良好的哮喘，2 型糖尿病，小型限制性室间隔缺损
3 级	合并其他严重影响生理功能的疾病，如显著降低峰流量的哮喘，难以控制的癫痫，合并充血症状并降低运动能力的大型室间隔缺损
4 级	合并威胁生命的疾病，如休克，心源性或低血压性休克，呼吸衰竭，合并意识改变的颅脑损伤
5 级	无论手术与否，均难以挽救生命的患儿
6 级	器官将用于移植的脑死亡患儿

根据 HD 患儿情况制订麻醉方案，并充分告知患儿家属可能出现的麻醉风险和意外，让家长理解并签字同意。

二、术前禁食

HD 患儿多伴有胃肠道梗阻并发症，因此患儿术前要做好充分的胃肠道的准备，能够预防术中发生反流误吸。目前广为接受的观点是过长时间的禁食增加了婴幼儿的痛苦，并且可能导致明显的体液丢失。2017 年 ASA 发表的麻醉禁食指南表明（表 5-3），术前进食少量清亮液体（如温水、糖水）能够刺激胃肠蠕动，患儿的胃容积和口渴饥饿感较整夜禁食患儿均减少。

表 5-3　2017 年美国麻醉医师协会麻醉禁食指南

食物种类	最短禁食时间
清饮料	2h
母乳	4h
婴儿配方奶粉	6h
牛奶等液体乳制品	6h
淀粉类固体食物	6h
油炸、脂肪及肉类食物	可能需要更长时间，一般>8h

注：上述推荐适用于择期手术的患儿，不适于急诊手术患儿。其中清饮料包括清水、糖水、无渣果汁、碳酸类饮料、清茶及黑咖啡（不加奶）。

三、术前用药

术前用药与否及药物的选择目前尚无统一意见，可依据麻醉方法和患儿的具体病情决定。6个月以下的患儿通常不给予镇静药，不配合、哭闹严重的患儿术前推荐应用镇静药，采取氯胺酮麻醉的患儿术前适当选用抗胆碱能药，以减少口腔和呼吸道分泌物，保持气道的干净，并预防气管插管操作及手术过程中牵拉可能出现的迷走神经反射。阿托品和东莨菪碱均有不同程度的增快心率的副作用，而新型抗胆碱能药长托宁则无此缺点。

四、纠正内环境

HD患儿术前常伴有便秘、呕吐、肠梗阻、感染、电解质紊乱、酸碱失衡等病理生理改变，对这些病理生理改变的持续评估和治疗纠正是围手术期手术管理的重要环节。术前常规检查血常规、肝功能、肾功能和电解质。严重的下消化道梗阻能使腹部扩张、腹压增高、膈肌上抬而影响患儿呼吸。严重的腹部扩张、贫血、低蛋白血症、水和电解质紊乱等可以导致麻醉过程中呼吸和循环的紊乱，增加患儿的麻醉风险，所以应在术前纠正。感染是胃肠道疾病中常见的并发症，胃肠道疾病可导致细菌的移位及内毒素的释放，病情加重还会进一步导致休克。因此，患儿一旦出现腹膜炎或毒血症，应使用有效的抗生素控制感染。

（陈向东　陈春秀）

第二节　麻醉诱导和维持

HD患儿腹压高，误吸的风险大，所以首选气管插管全身麻醉，麻醉诱导是使患儿从清醒状态进入可以进行手术操作的状态的麻醉过程，诱导是全身麻醉过程中风险较大的一段时间，可以出现某些并发症。麻醉的准备工作应在患儿进入手术室之前完成，包括检查麻醉机及通气管道是否通畅、麻醉药物及基本抢救药物预先配制并标注好药物浓度、准备齐全气管导管和喉镜、查看监护仪运转是否正常并预调合适的报警上限和下限。一旦患儿进入手术室，应尽快实施麻醉诱导，缩短麻醉前在手术室的时间。

一、麻醉诱导

HD患儿全身麻醉诱导可通过静脉、吸入或直肠给药等途径。

1. 静脉诱导　是最可靠的、最快速的诱导方法。因HD患儿腹部压力大，有胃反流倾向，静脉诱导可能是最好的选择，但静脉诱导的最大问题是静脉开放和通道维持困难，尤其对于年龄较小和不合作的患儿。可先肌内注射氯胺酮、咪达唑仑等药物，待患儿入睡后再开放静脉通道。静脉诱导前应充分供氧，以避免低氧血症。一旦静脉开放，则立即给予静脉麻醉药物，使患儿平静入睡。如果患儿存在心动过缓或血压较低，需静脉给予阿托品0.01~0.02mg/kg进行纠正。当患儿达到一定麻醉深度后，如果预测没有困难气道的可能，并且面罩供氧能够保证足够的通气，给予肌松药，待肌松完善后进行气管插管。

2. 面罩下吸入诱导　对于婴幼儿或焦虑紧张的患儿及希望快速诱导的患儿，可以考虑选择深吸气高浓度吸入诱导法（图5-1）。

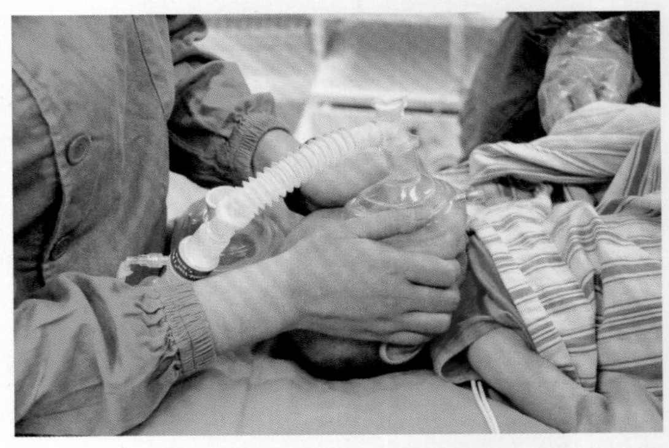

图5-1　面罩下吸入诱导

诱导时吸入麻醉药宜选择对呼吸道刺激性小、起效快的药物，如七氟烷。在面罩接触到患儿面部前，密封面罩或堵住螺纹管的接面罩端，打开 APL 活瓣，用含 6%~8% 七氟烷的大流量新鲜气流（5~8L/min）预充呼吸回路 1~2 分钟，使整个呼吸回路充满高浓度的吸入麻醉药物。患儿入室后，即将面罩放于患儿面部，一般呼吸 5~10 次或 1 分钟内可使患儿睫毛反射消失、安静入睡。待患儿入睡后，将七氟烷浓度减少至 3%~3.5%，并将氧流量调整至 0.5~1.0L/min。面罩通气时应重视呼吸的监测，如呼吸音、呼吸运动、呼气末二氧化碳波形等。患儿在进入麻醉状态的同时，也很快出现呼吸和循环的抑制，因此，必须监测患儿的各项生命体征，包括 ECG、血压、脉搏和血氧饱和度。

麻醉诱导期间如果发生心动过缓或低血压，应立即降低吸入麻醉药的浓度或关闭麻醉通道，用高流量 100% O_2 稀释呼吸环路中的药物浓度，但应注意避免过度稀释导致的麻醉过浅。

诱导完成后，开放静脉通道，判断无困难气道后静脉应用肌松药。诱导期间，患儿常有屏气，在进行加压辅助通气之前，必须明确有无气道梗阻及喉痉挛。若患儿吸入麻醉诱导期间出现了严重的呛咳和喉痉挛，可在加深麻醉或使用肌松药的同时行气管插管。

3. 直肠给药　主要应用 10% 水合氯醛以 0.5ml/kg 的剂量经肛门注入，患儿易接受，但是起效慢，且个体差异显著。主要用于患儿的一些无创操作的麻醉或当术前镇静药物使用，对于 HD 患儿麻醉诱导很少使用。

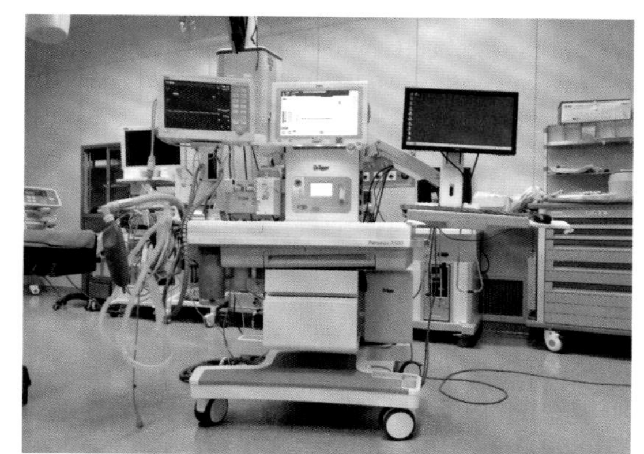

图 5-2　麻醉机工作状态

二、气管插管

气管插管的仪器准备包括麻醉机的电源连接、气源连接，且麻醉通道密闭性良好，工作正常，确认钠石灰已更换，并根据患儿的体重调整好合适的潮气量和呼吸频率；监护仪工作正常（图 5-2）。

气管插管的用具准备包括各种类型面罩、口咽通气道，普通喉镜或可视喉镜（图 5-3）；根据患儿性别、年龄、手术体位选择合适的气管导管（图 5-4）、气管导管管芯、牙垫、胶带、听诊器。

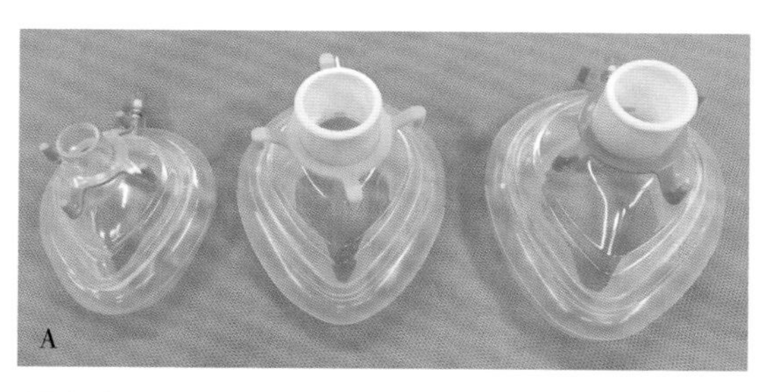

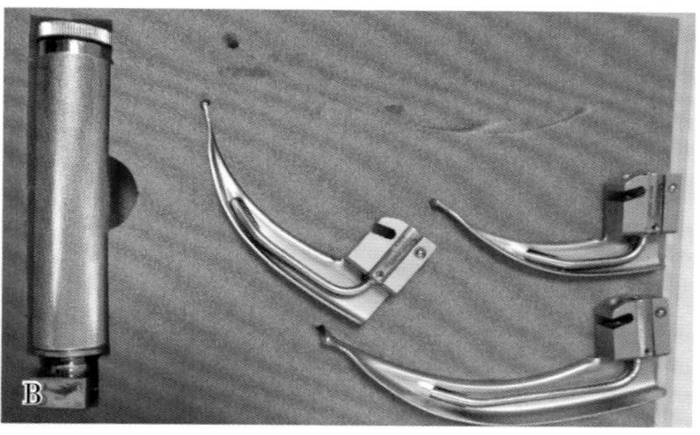

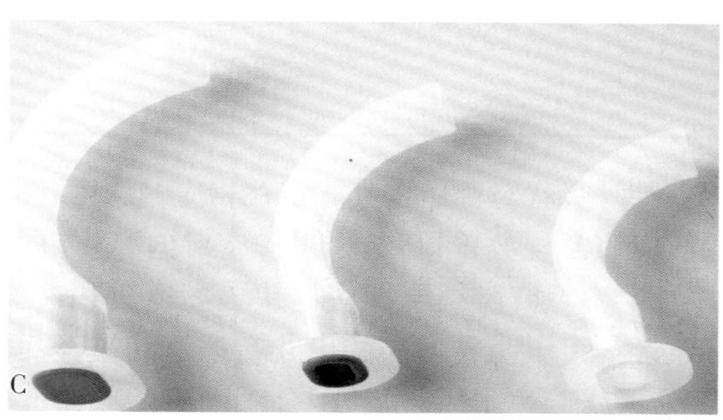

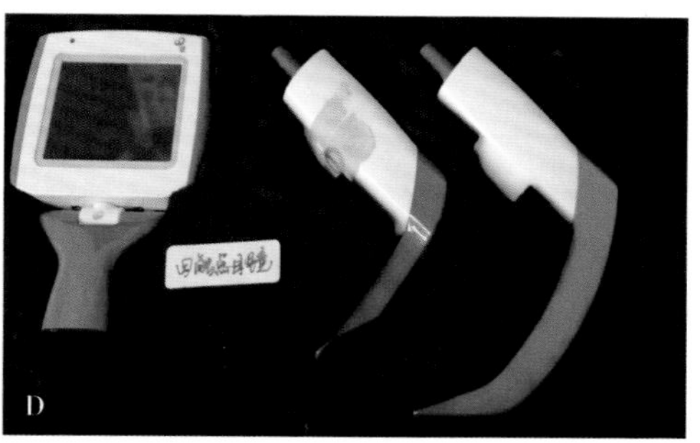

图 5-3　各类面罩（A）、普通喉镜（B）、口咽通气道（C）、可视喉镜（D）

小儿气道的解剖结构特点是口大、舌体大、喉头位置靠前、会厌较大且下垂、头大且枕部大易致头部屈曲。为方便给患儿气管插管,在其肩下垫高有助于保持头部中立位。

经口明视快速诱导插管法是小儿临床麻醉中最常用的插管方法。快速诱导是指全身麻醉诱导除了给予静脉麻醉药和/或吸入麻醉药、静脉注射麻醉性镇痛药外,还给予肌松药。

麻醉诱导时,应在插管前给予患儿面罩吸氧(100%浓度)2~5分钟,增加肺内氧储备以减少插管过程中的低氧血症。插管操作不应超过20秒,并且要连续监测心率和血氧饱和度。若患儿出现心率变慢(婴儿小于80次/min,小儿低于60次/min)或发绀,应立即停止操作,面罩正压通气给氧。

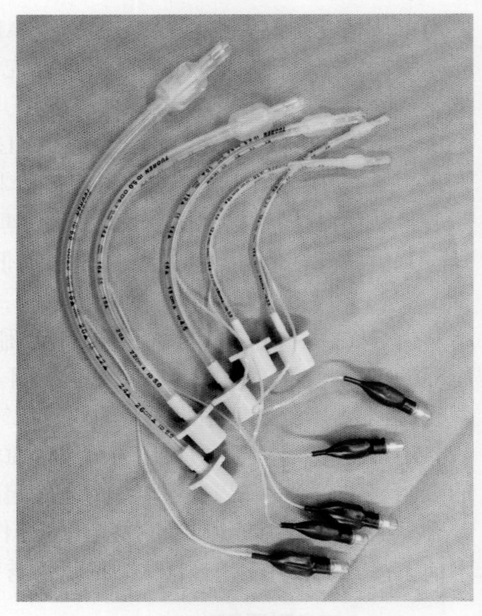

图 5-4　气管导管

气管插管前,应根据患儿的年龄、体型、插管途径等因素选择合适的管径和长度的气管导管。小儿可根据以下公式推算:气管内径(mm)=年龄(岁)/4+4;插管深度(cm)=年龄(岁)/2+12。气管导管除采用ID标号外,还可采用导管外周径(F)标号。1岁以下的患儿选用10~18F的气管导管,1岁以上的小儿用公式"F=年龄(岁)+18"进行推算。另外,经鼻插管选用导管的管径应比经口插管小0.5~1ID或2~4F,插管深度则比经口插管深1~2cm。而且插管前必须准备合适的吸痰管,以清理口腔和气道分泌物。不同年龄患儿气管导管、插管深度及吸痰管选择见表5-4。

表 5-4　不同年龄患儿气管导管、插管深度及吸痰管选择

年龄	气管导管/ID	插管深度/cm	吸痰管/F
早产儿	2.5~3.0	8~9	6
0~6个月	3.0~3.5	10~11	6
6~12个月	3.5~4.0	12	8
1~2岁	4.0	13	8
2~4岁	4.5	14	8
4~6岁	5.0	15	10
6~8岁	5.5	16	10
8~10岁	6.0~6.5	17	10~12
10~12岁	7.0~7.5	18	12

诱导完成后,喉镜暴露声门,经口气管插管,听诊双肺呼吸音对称后将其固定在相应的深度(图5-5)。

为了预防HD患儿反流、误吸的风险,麻醉诱导前应该常规放置胃管,尽量排空胃内容物;同时应用药物抑制胃酸的分泌,碱化胃液,降低吸入性肺炎的发生率。麻醉诱导期应尽快隔离气道和食管,保证气道通畅。HD患儿气管插管宜选择带套囊的气管导管。腹压明显增高的患儿在插管前需经面罩给氧去氮,可给予一定的镇静、镇痛,保留自主呼吸,尽量减少或避免正压通气,配合表面麻醉或快速短效肌松药进行气管插管,尽可能缩短小儿丧失气道保护的时间。

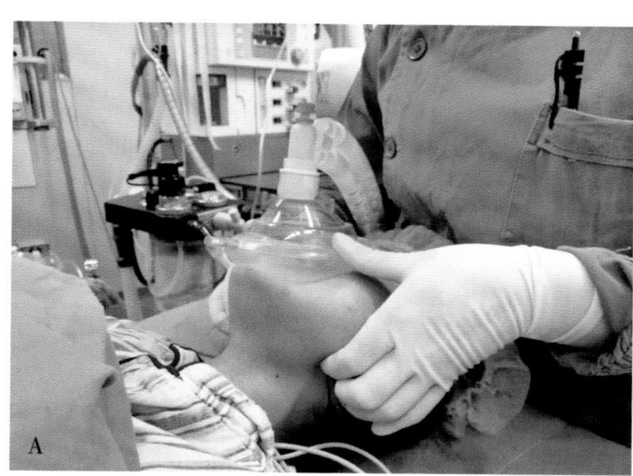
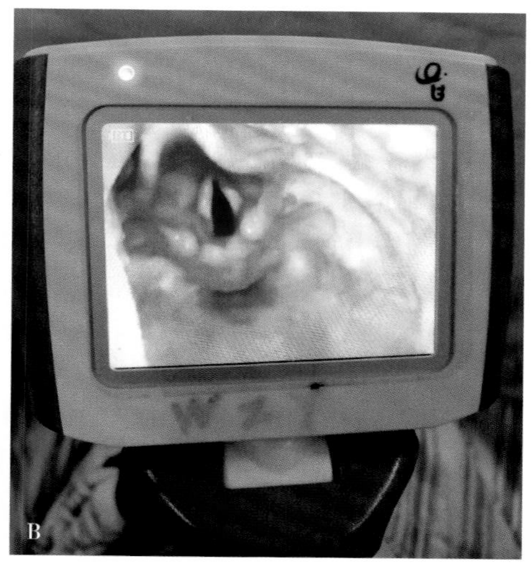
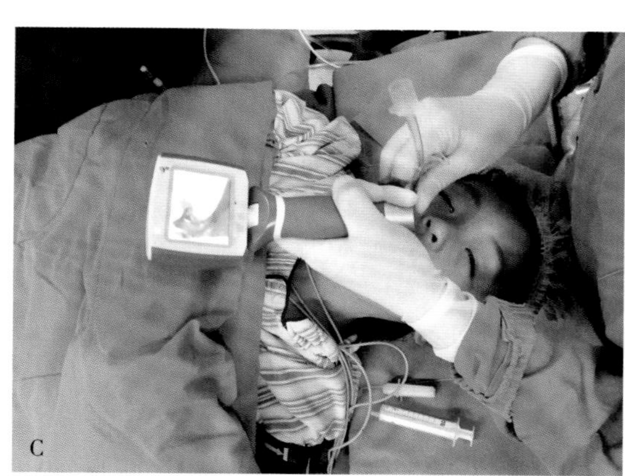
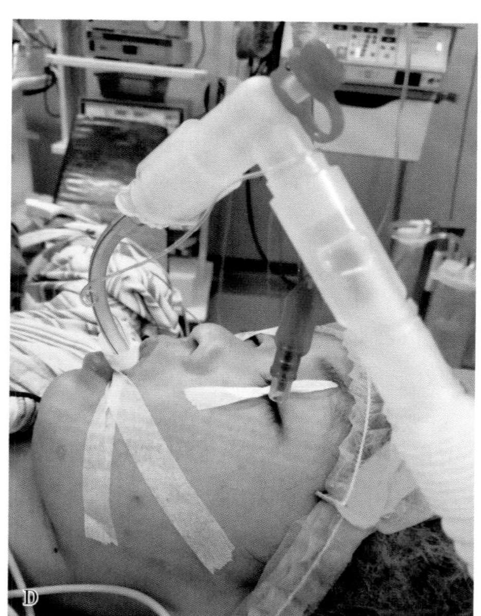

图 5-5　经口气管插管

A. 给氧去氮；B. 暴露声门；C. 气管插管；D. 固定气管导管。

三、麻醉维持

全身麻醉诱导完成后即进入麻醉维持阶段，诱导和维持这两个阶段并没有明显的界限，停用麻醉药物时维持阶段即结束。HD 患儿麻醉的维持主要有吸入麻醉维持、全凭静脉麻醉维持、静脉 - 吸入复合麻醉维持，麻醉维持必须在不严重干扰机体生理功能的前提下，且满足手术的需要，主要包括 4 个要素，分别为镇痛完善、意识消失、肌肉松弛及神经反射迟钝。

1. 麻醉用药　HD 手术绝大多数为婴幼儿，婴幼儿对药物的反应受很多因素的影响，如身体体积构成（脂肪、肌肉及水的比例）、蛋白结合、体温、心排血量、血脑屏障成熟度、肝和肾的相对大小及成熟度。婴幼儿的药物吸收和分布快于年长儿，但清除能力较低。新生儿出生时血脑屏障尚未发育完全，故许多药物在脑内的浓度比成人高。肝脏是药物代谢的主要器官，药物代谢速率取决于肝脏大小和肝微粒体酶系统的代谢能力。新生儿血液及血浆酶的活力和血浆蛋白含量低，血浆酶活力随着年龄的增长而提高，并与血浆蛋白的增加一致，1岁时达成人水平。因此，低龄儿童对地西泮、巴比妥类、酰胺类局部麻醉药和吗啡类药物的代谢能力会降低，故在临床用药中应注意预防低龄儿童的药物过量和中毒反应。大多数药物或代谢产物最终经肾脏排泄，新生儿肾小球滤过率低，影响药物排泄。随着年龄的增长，肾小球滤过率增加。小儿吸入全身麻醉诱导和苏醒迅速，是因为吸入麻醉药的肺泡分压上升和下降速度均快。其原因可能有：①小儿肺泡通气量与功能残气量的比值较大，新生儿为5∶1，而成人为1.5∶1；②小儿心排血量大部分分布到血管丰富的组织，包括脑、肾、内脏及内分泌腺体等；③小儿血/气分配系数较成人低；④小儿组织/血分配系数较成人低。

HD手术患儿常用的麻醉药如下。

(1) 吸入麻醉药：由于小儿肺泡通气量相对较大，且血管丰富，吸入麻醉药在肺泡及大脑中的浓度迅速升高，所以小儿吸入麻醉起效快。由于药物浓度的迅速升高，可能导致动脉血压及心排血量显著降低。由于吸入麻醉药在小儿的安全边界较窄，在吸入诱导气管插管时过度追求足够的麻醉深度易使小儿处于药物过量、心血管状态不稳定的危险边缘。在静脉通路开放前应密切监测小儿生命体征。

1) 七氟烷：血/气分配系数0.66，无刺激性气味，吸入时肺泡内浓度增高的速率快于其他挥发性麻醉药。用七氟烷麻醉诱导易于迅速完成，是目前HD手术麻醉和小儿麻醉的首选药物。七氟烷在新生儿最低肺泡有效浓度（minimum alveolar concentration，MAC）为3.3%，1~6个月为3.2%，6个月~1岁为2.5%，1~9岁为2.03%。七氟烷麻醉后患儿苏醒较快，恢复期恶心呕吐的发生率也低于其他挥发性麻醉药，但在苏醒的过程中躁动、谵妄的发生率高于氟烷、恩氟烷及异氟烷麻醉，往往需要早期使用其他镇痛药物。七氟烷同样也会抑制呼吸及循环，但与异氟烷相比，七氟烷对心血管系统的副作用更小，血压下降比异氟烷轻。

2) 异氟烷：血/气分配系数1.4，麻醉诱导及苏醒快，代谢降解产物仅0.17%，因此肝、肾毒性小。异氟烷对呼吸道有刺激性，可引起咳嗽、屏气，甚至出现喉或支气管痉挛，不宜单独用于小儿麻醉诱导。可先行静脉麻醉，小儿入睡后吸入0.5%~1%异氟烷，以后将吸入浓度增加至2%~3%，以1.5%~2%用于维持麻醉。异氟烷较氟烷对循环抑制轻。6个月以下的婴儿使用异氟烷可产生血管扩张、心肌抑制及心动过缓，幼儿使用异氟烷可产生血压降低但心率可无变化。

3) 地氟烷：血/气分配系数0.42，是溶解度最小的挥发性麻醉药，诱导和苏醒迅速。地氟烷有很强烈的气味，对呼吸道有较大的刺激性，单独诱导可发生呛咳、屏气、分泌物增加及喉痉挛，小儿喉痉挛的发生率可高达约50%。地氟烷脂溶性低，故麻醉效能低，MAC高，新生儿为9%，1~6个月为9.4%，7~12个月为9.9%，1~3岁为8.7%，5~12岁为8%。地氟烷对心血管的抑制作用比异氟烷小，对呼吸抑制作用不比异氟烷强。由于使用地氟烷的患儿苏醒迅速，故在停药早期应做好苏醒期镇痛。

4) 恩氟烷：恩氟烷麻醉可使脑电图出现癫痫波，并在麻醉恢复期出现谵妄、躁动和抽搐。恩氟烷价格便宜，诱导时发生喉痉挛机会较少，恢复不如其他吸入麻醉药快。

(2) 静脉麻醉药

1) 氯胺酮：是国内小儿麻醉常用的药物，具有起效快、镇痛强、作用时间短、对呼吸循环影响小、不抑制咽喉反射的优点。近年来对其的深入研究发现，氯胺酮除麻醉性镇痛作用外还有抗炎、脑保护、促进细胞凋亡、解除支气管痉挛和对抗由阿片类药物引起的痛觉过敏等作用。氯胺酮静脉注射2mg/kg，患儿2分钟内可入睡，维持10~15分钟，肌内注射5~6mg/kg，患儿2~8分钟可入睡，维持20分钟。氯胺酮能使呼吸道分泌物增加，麻醉前应预防性使用抗胆碱能药物及充分清理呼吸道，以免呼吸道梗阻和误吸。

2) 丙泊酚：是一种短效的静脉麻醉药，脂溶性高，静脉注射后快速分布至血管丰富的器官，麻醉起效快而平稳，呛咳、呃逆的发生率低，半衰期短。丙泊酚不仅用于麻醉的诱导，还可以在连续输注时用于麻醉维持。由于小儿的中央室分布容积大，且清除率快，故小儿丙泊酚剂量按千克（kg）体重较成人高，需

2.5~3mg/kg 才能达到麻醉诱导效果。

与成人相似，静脉注射丙泊酚后患儿可出现低血压及心动过缓，若与阿片类药物同时应用会使这些反应更加明显，联合使用抗胆碱能药如阿托品会使此类反应减轻。丙泊酚有呼吸抑制作用，其发生和持续时间与剂量有关，2.5mg/kg 静脉注射时 20% 患儿可出现呼吸暂停，故麻醉时需吸氧和加强呼吸道管理。丙泊酚注射时疼痛发生率高达 33%~50%，静脉诱导时同时给予利多卡因 0.2mg/kg、氯胺酮或瑞芬太尼可以减轻或消除注射丙泊酚引起的疼痛。中长链丙泊酚脂肪乳注射液可明显减轻传统丙泊酚的注射痛，也可降低高脂血症的发生，适应证扩展到 1 个月以上的婴幼儿。

丙泊酚具有恢复迅速、不引起躁动和定向力障碍、术后恶心呕吐发生率较低的优点。麻醉维持可分次给药 1~3mg/kg，连续输注剂量为 6~12mg/(kg·h)。

3）硫喷妥钠：以 1.25%~2.5% 的硫喷妥钠 5~6mg/kg 分次小量静脉注射可对大多数患儿产生麻醉作用。当硫喷妥钠再分布到脂肪中时，其麻醉效果开始减退，对于脂肪储备较少如新生儿及营养不良者，硫喷妥钠应慎用，减少其使用剂量可避免术后恢复延迟的危险。目前，小儿麻醉使用硫喷妥钠逐渐减少。

(3) 阿片类镇痛药

1）芬太尼：是婴幼儿最常用的镇痛药物，是一种亲脂性阿片类药物，作用时间相对短，为 1~2 小时，是短时麻醉和镇痛的理想用药。患儿单次静脉注射小剂量芬太尼(1~4μg/kg)，气管插管过程中血流动力学稳定，持续输注平均剂量 0.5~2.5μg/kg 的芬太尼可用于机械通气的患儿，减少应激反应。麻醉剂量的芬太尼心血管反应小；大剂量的芬太尼麻醉时可引起心动过缓和胸壁强直。

2）舒芬太尼：是一种强效的合成类阿片类药物，主要用于心脏麻醉，具有脂溶性高、起效快、心血管系统功能稳定、无组胺释放等优点。其镇痛效果比芬太尼强 5~10 倍，镇痛时间为芬太尼的 1~2 倍。舒芬太尼静脉诱导剂量为 0.1~2μg/kg，可以维持麻醉时间为 2~3 小时。舒芬太尼在儿童中的消除速度比婴儿和成人快。舒芬太尼可能会引起严重心动过缓，因此应用时需慎重，需同时应用抗胆碱能药物。

3）瑞芬太尼：是超短效的阿片类药物，清除半衰期只有芬太尼的 1/6。静脉给药后，1 分钟可达有效血浆浓度，持续时间 5~10 分钟，停药后血浆浓度消除半衰期为 3~5 分钟。瑞芬太尼被非特异性酯酶水解代谢，不受肝、肾功能的影响。长期输注或反复输注其代谢速度不变，不会发生体内蓄积，所以适用于婴儿和儿童手术的术中镇痛，但在患儿苏醒及麻醉恢复时通常需要辅助其他镇痛药。瑞芬太尼经静脉给药，推荐负荷剂量 0.5~1μg/kg，随后以 0.2~0.5μg/(kg·min) 的速度静脉滴注。在静脉滴注大于 0.5μg/(kg·min) 时可能发生低血压和心动过缓。

4）阿芬太尼：是一种理化性质与芬太尼相似的短效镇痛药，与芬太尼比较，阿芬太尼的优势在于作用持续时间短，复苏迅速，单次给药后无药物蓄积。阿芬太尼在患儿之间存在较大的个体差异，术后恶心呕吐发生率较高。

(4) 镇静催眠类药物

1）苯二氮䓬类：通常作为术前和麻醉诱导用药，可使患儿产生遗忘并可防止患儿在苏醒期出现躁动。小儿口服地西泮起效快，0.1~0.3mg/kg 的剂量即可提供良好的镇静，地西泮经静脉给药可对血管产生刺激性疼痛。地西泮在新生儿体内清除时间较长，不能用于 6 个月以下的婴儿，肝脏疾病患儿应慎用。咪达唑仑为水溶性，静脉给药无疼痛，血浆半衰期较短，对循环和呼吸影响少，适合用于小儿镇静。

2）右旋美托咪定：是一种新型的高选择性的 α_2 肾上腺素受体激动剂。右旋美托咪定有剂量依赖性的镇静、镇痛、抗焦虑、神经保护等作用，且副作用少，在很多临床领域中显示出很好的安全性和应用价值，但其在小儿的应用需要得到更多临床研究支持。

2. 肌松药 常用的肌松药有琥珀胆碱、泮库溴铵、阿曲库铵、顺阿曲库铵、维库溴铵、罗库溴铵和泮库溴铵等。新生儿对非去极化类肌松药敏感，对肌松药的反应性也有很大的个体差异。

(1) 琥珀胆碱：是目前临床上唯一应用的去极化类肌松药。婴幼儿琥珀胆碱的分布容积较大，所需的剂量较成人大，约 3mg/kg。这可能是既往报道的婴儿对琥珀胆碱耐药的原因。琥珀胆碱静脉注射后可能引起心动过缓，给药前需用阿托品。

(2) 阿曲库铵：是一种中等时效的非去极化类肌松药，通过非特异性酯酶代谢及 Hofmann 降解消除。两条途径均易受 pH 和温度变化的影响。静脉注射 0.3~0.6mg/kg 阿曲库铵，起效迅速，可维持肌肉松弛约 30 分钟以上，适用于大多数儿科手术。阿曲库铵应用时患儿心血管系统稳定，大剂量及快速注射时有组胺释放及过敏反应的报道。阿曲库铵亦适用于肝、肾功能不全及心脏病患儿。阿曲库铵是 HD 手术麻醉的重要肌松药之一。

(3) 顺阿曲库铵：与阿曲库铵相似，顺阿曲库铵也是一种中等时效的肌松药，在体内依赖 pH 和温度进行自主降解。顺阿曲库铵的麻醉效能比阿曲库铵强约 3 倍，且组胺释放较顺阿曲库铵弱。但顺阿曲库铵起效时间延长，需要相对较大的剂量(0.15mg/kg)，才能在 2 分钟取得满意的插管条件。进一步加大药物剂量并不会显著缩短起效时间。该药物的效能在婴儿、儿童和成人相似。

(4) 维库溴铵：是泮库溴铵的衍生物，肌松强度是泮库溴铵的 1.5 倍，麻醉效能仅为泮库溴铵的 1/3~1/2。维库溴铵插管剂量为 0.1mg/kg 时，起效时间和作用时间与阿曲库铵类似，无明显的心血管作用，尤其适用于 20~30 分钟的手术，过敏反应较少见。维库溴铵主要经肝脏代谢，可用于肾功能不全患儿。

(5) 罗库溴铵：为短效非去极化类肌松药，起效快，恢复也快。七氟烷能够显著增加罗库溴铵的效能。罗库溴铵适用于小儿麻醉诱导及短小的手术，心血管副作用及组胺释放反应罕见。

(6) 泮库溴铵：为长效非去极化类肌松药，推荐剂量为 0.1mg/kg。泮库溴铵很少引起组胺释放，副作用为给药后引起的心动过速，特别适合与芬太尼配合使用，可解除芬太尼所致的心率减慢作用，不适用于心率快的小儿。

(陈向东　陈春秀)

第三节　麻醉监测和管理

HD 手术麻醉期间情况变化很快，如腹腔压力和体位变化，应严密监测患儿病情。监测项目根据患儿一般情况及手术大小、方式而有区别。使用监护仪的目的是及时发现潜在的问题，但是并不能取代麻醉医生对患儿的密切观察。

一、一般情况监测

麻醉过程中，麻醉医生必须时刻注意患儿的一般情况，包括患儿皮肤和黏膜的颜色、呼吸幅度和节律及脉搏的强弱等。听诊器是最简单的检测仪，根据呼吸音的改变可以判断气管导管的位置及是否有分泌物堵塞等情况。另外，心前区放听诊器可听诊心率、心律及呼吸音。有经验的麻醉医生可通过心音强度的改变判断心血管功能的改变(图 5-6)。不同年龄的小儿呼吸、脉搏正常值见表 5-5。

表 5-5　各年龄阶段小儿呼吸、脉搏正常值　　单位：次 /min

年龄	呼吸	脉搏
新生儿	40~45	120~140
<1 岁	30~40	110~130
1~3 岁	25~30	100~120
4~7 岁	20~25	80~100
8~14 岁	18~20	70~90

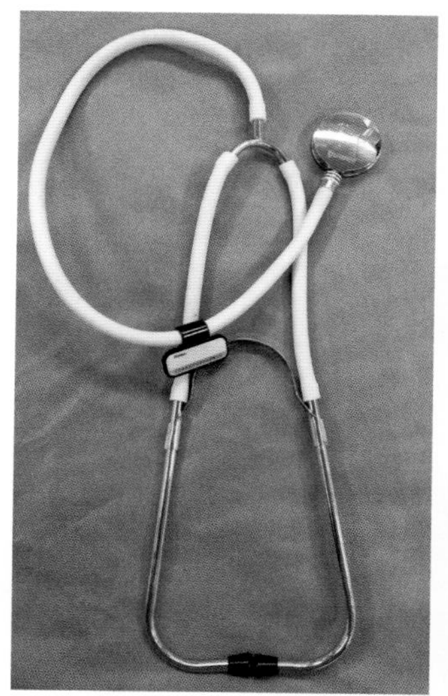
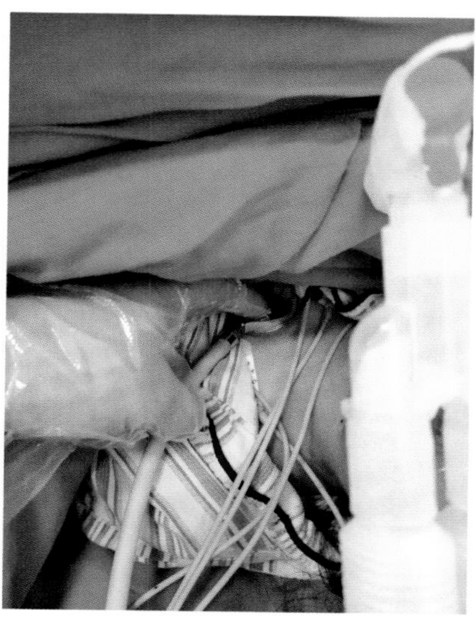

图 5-6 患儿术中听诊

二、循环功能监测

脉搏、血压、心电图是麻醉中最常用的循环功能监测手段。

1. 脉搏 最简单的方法是通过触摸患儿桡动脉、股动脉、颈动脉的搏动来了解脉搏的频率、强度和节律。随着多功能仪器的普及和使用，目前多通过脉搏血氧仪、心电图监护仪来监测。

2. 血压 血压受心肌收缩力、血容量及外周血管状态等因素影响，监测方法主要有间接法（无创血压）和直接法（有创血压），间接法在血压监测中最常用。

（1）间接法：测量血压应根据患儿年龄大小选择不同宽度的袖带（图 5-7），袖带的宽度通常应为上臂长度的 1/2~2/3。间接法测血压时，血压计袖套大小对测定数值的正确性有重要影响，袖带过宽时测得值较实际值偏低，过窄测得值较实际值偏高。年龄越小，血压越低，不同年龄的小儿血压推算公式：收缩压（mmHg）=80+（年龄 ×2）；舒张压应为收缩压的 2/3。任何小儿手术均应测定血压，尤其是出血多的手术，血压测定对输血、输液有重要的指导意义。

（2）直接法：在 HD 手术患儿麻醉中不是必需的，采用有创动脉穿刺置管的适应证包括循环不稳定的小儿，以及可引起大量失血［失血总量超过估测血容量（EBV）50%、急性血液丢失 >10%EBV、大量体液转移（第三间隙损失量 >10%EBV）］的重大手术。在小儿，桡动脉由于表浅及易于置管是首选，其他常用的位置包括尺动脉、足背动脉、胫后动脉及股动脉（图 5-8）。

3. 心电图 心电图可以持续有效地监测患儿心率的变化，并且可以反映有无心律失常、传导阻滞及心肌缺血，是麻醉中不可或缺的监测项目（图 5-9）。

三、呼吸功能监测

呼吸功能监测的内容包括呼吸频率、潮气量、每分钟通气量、气道压力及峰值压、吸入氧浓度、脉搏血氧饱和度（SpO_2）、呼气末二氧化碳浓度（fractional con-centration of end-tidal carbon dioxide，$PetCO_2$）（图 5-10）。

1. 呼吸参数 婴幼儿的潮气量较小，生理无效腔约占潮气量的 30%，任何导致机械性无效腔增加对小儿呼吸的影响都很大。麻醉期间，应尽量避免增加机械通气无效腔量和气道阻力。人工呼吸时潮气量不宜过大，以免气道过度扩张或产生气压伤。小儿的气道相对狭窄，导致气道阻力增大。婴幼儿的肺泡表面积为成人的 1/3，但其基础代谢率高，组织氧耗量高，呼吸功能储备有限，因此，围手术期容易发生低氧血症。各年龄阶段的小儿呼吸参数见表 5-6。

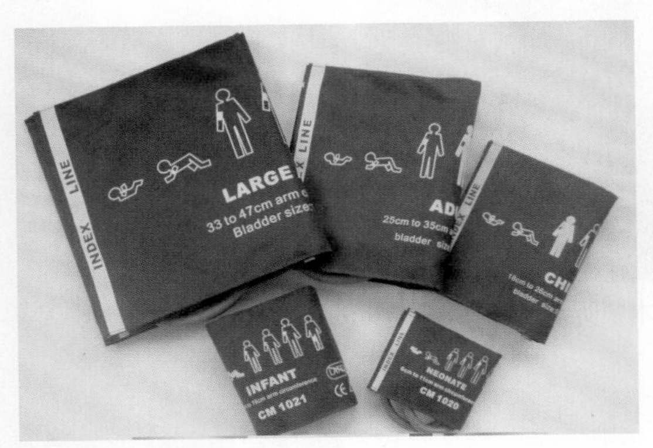

图 5-7 不同宽度的袖带

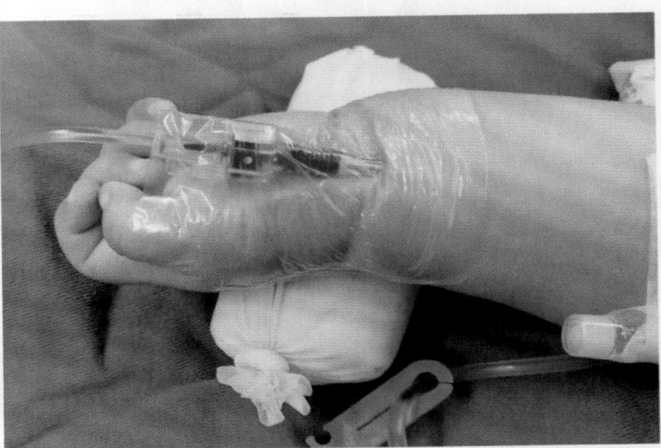

图 5-8 动脉压监测

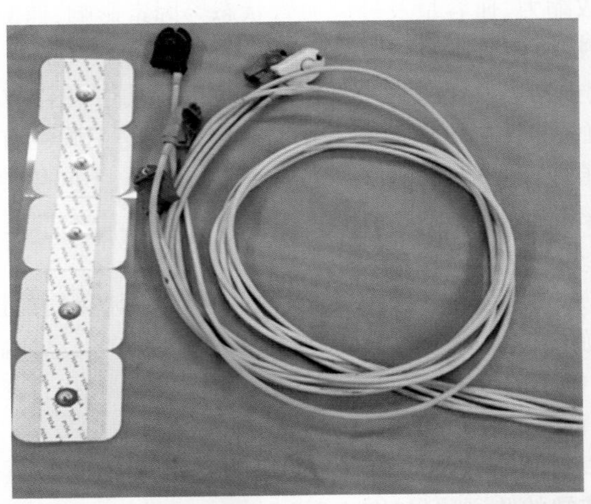

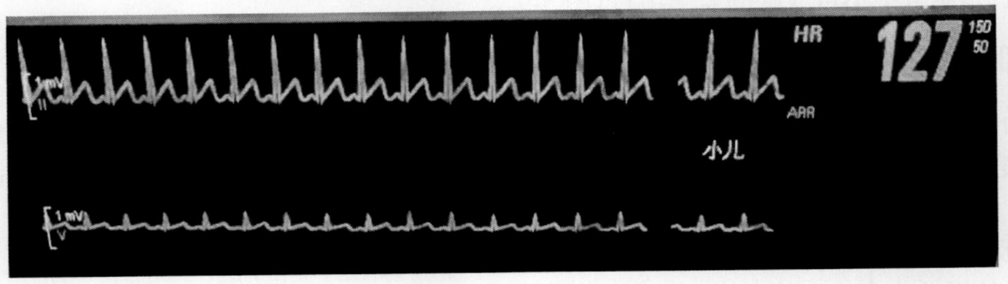

图 5-9 心电图监测

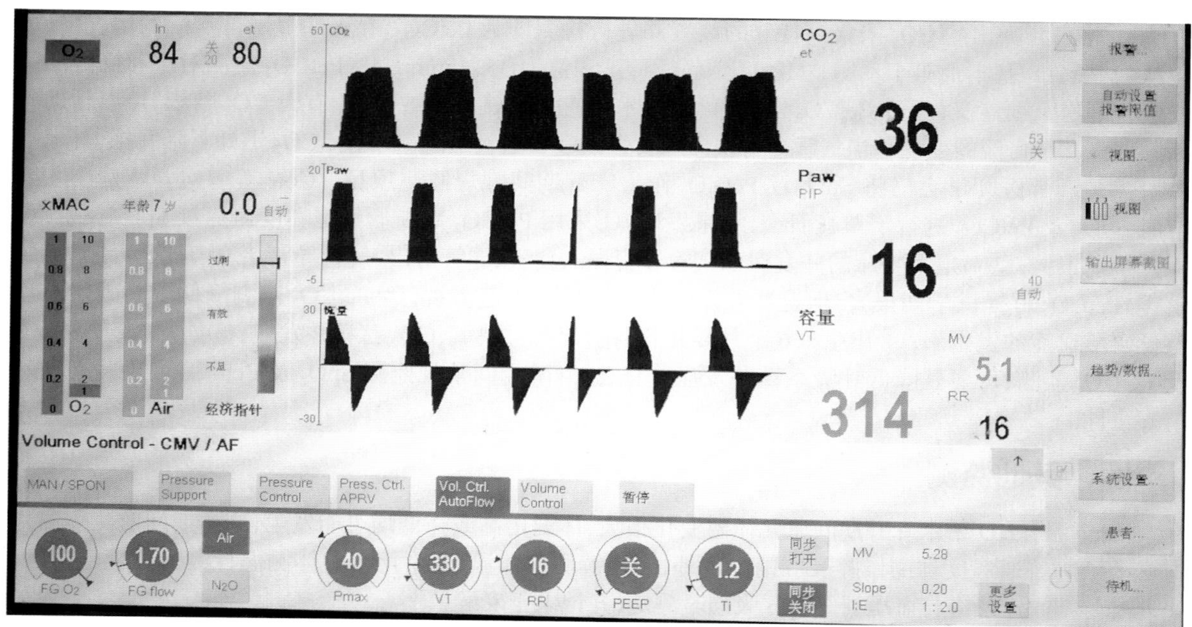

图 5-10　麻醉机呼吸功能监测

表 5-6　各年龄阶段的小儿呼吸参数

年龄	功能残气量 /ml	每分钟通气量 /(ml^{-1})	潮气量 /ml	无效腔量 /ml	气道阻力 / [cmH_2O·Lyc^{-1}]
1 周	75	550	17	75	29
1 岁	263	1 775	78	21	13
3 岁	532	2 460	112	37	10
5 岁	660	2 600	130	49	8
8 岁	1 174	3 240	180	75	6
12 岁	1 855	4 150	260	105	5

2. SpO_2 和 $PetCO_2$　脉搏血氧饱和度仪是小儿麻醉监测中最大的进展，由于该方法无创，连续测定，应用方便，数据可靠，可为早期发现低氧血症提供可靠的监测手段，提高了小儿麻醉的安全性（图 5-11）。早期低氧血症患儿往往不出现心率、心肌收缩力和呼吸变化，也无发绀或心电图改变，仅依靠临床体征难以诊断，而 SpO_2 监测可早期发现低氧血症并报警，有助于早期诊断。除麻醉期间监测外，SpO_2 还可用于监测全身麻醉无通气期的氧合程度，提高了气管插管时的安全性。对全身麻醉期间应用呼吸机可监测其氧合效果，用 SpO_2 还可指导吸氧浓度及气管拔管时机。目前，SpO_2 监测已广泛应用于麻醉监测、诊断和检查术中麻醉、术后转送途中、重症监护病房、呼吸机治疗等。

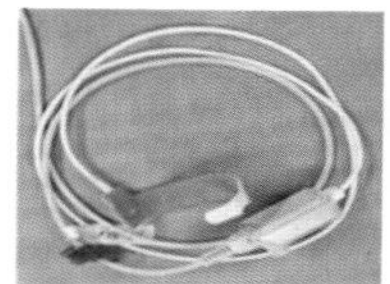
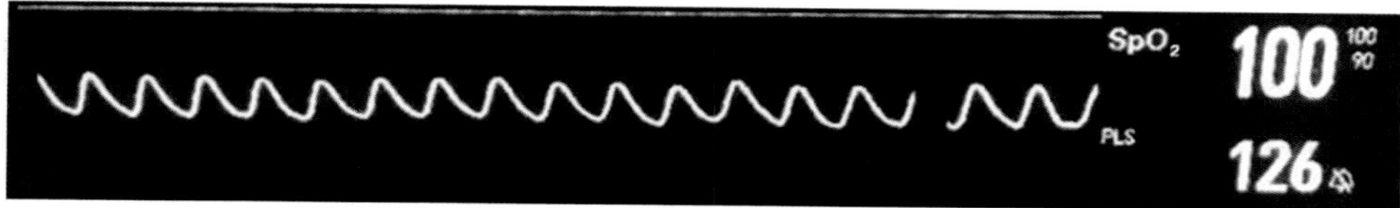

图 5-11　脉搏血氧饱和度监测

3. 将患儿呼出的 CO_2 采集到特殊的装置并进行检测即为 $PetCO_2$，在无明显肺部疾病的情况下，可以认为 $PetCO_2$ 基本上等于动脉血二氧化碳分压，正常值为 35~45mmHg。$PetCO_2$ 监测对小儿麻醉期间呼吸管理有重要意义，通过 $PetCO_2$ 监测，可了解术中有无通气不足或过度，有无 CO_2 蓄积，可以帮助判断肺通气和肺血流的变化。当气管导管误插入食管或呼吸道管道脱落时，$PetCO_2$ 迅即下降并报警。

美国麻醉医师学会已将 SpO_2 及 $PetCO_2$ 作为麻醉期间常规监测项目。Cotè 等曾对 402 例小儿麻醉时 SpO_2 及 $PetCO_2$ 进行了单盲研究，结果发现：①采用 $PetCO_2$ 判断低氧饱和度血症较 SpO_2 灵敏，可提供早期报警；②对危及生命的并发症如气管导管误入食管、导管滑出，气管导管堵塞、呼吸环路管道脱落等，$PetCO_2$ 可提供早期报警，但这些并发症常因缺氧而引起重视；③ $PetCO_2$ 监测降低了高碳酸血症及低碳酸血症的发生率；④出生≤6 个月婴儿容易引起严重缺氧、CO_2 蓄积并发症；⑤如同时应用 SpO_2 及 $PetCO_2$ 监测，可显著降低呼吸系统并发症。总之，麻醉期间常规监测 SpO_2 及 $PetCO_2$ 可显著提高麻醉安全性。

四、其他监测

1. 体温 HD 手术麻醉期间患儿体温变化很大，体温增高或降低均可能发生，麻醉期间监测体温很有必要。除普通温度计测口腔及肛门温度外，为连续测定体温，现常用半导体测温计测量。现已明确，小儿麻醉期间体温应与血压、脉搏、呼吸同时测定，并记录于麻醉单上。

2. 尿量 尿量的测定很有临床意义。大手术应放置导尿管，测定每小时尿量，正常尿量为每小时 1~2ml/kg。小儿尿量>20ml/h，婴儿>10ml/h，提示肾功能无异常。

3. 呼吸环路内及吸入、呼出麻醉药浓度 麻醉期间吸入及呼出气中麻醉气体浓度的监测使麻醉的安全性提高。低流量紧闭麻醉时，必须监测吸入及呼出气中氧及麻醉药浓度，以确保麻醉期间的安全。

4. 肌松监测 随着麻醉期间肌松药的应用日益广泛，肌松监测在小儿麻醉中也得到推广。通过刺激尺神经拇内收肌的收缩反应，有助于正确指导肌松药剂量、是否需要追加剂量，手术完毕后根据 4 个成串刺激（TOF）的比值决定是否可以拔除气管导管。

5. 麻醉深度监测 目前 HD 手术小儿麻醉大部分采用多种药物的复合麻醉，给判断麻醉深度带来一定困难。而麻醉深度是对镇静水平、镇痛水平、刺激反应程度等指标的综合反映，而这些指标的中枢反应区域又不尽相同，所以麻醉深度必须是多指标、多方法综合监测的结果。

在近几十年，出现了脑电双频指数（BIS）、听觉诱发电位指数（AAI）、Narcotrend、频谱熵等多种麻醉深度监测方法。BIS 监测研究最多、应用最广。对于成人而言，BIS 为 85~100 代表正常状态，65~85 代表镇静状态，40~65 代表手术麻醉状态，<40 可能呈现暴发抑制。虽然对于小儿目前尚无统一标准。但 BIS 作为一种能持续和可靠地测定镇静、催眠药物作用的方法，已被广泛应用，它可以同步、定量地反映患儿的镇静程度，BIS 监测与目前临床常用的镇静评分方法有良好的相关性，BIS 也可作为小儿镇静程度的监测指标。

（陈向东 陈春秀）

第四节 麻醉期间输血输液

HD 患儿手术麻醉期间输血输液是保证手术安全的重要措施。婴幼儿的液体管理与成人明显不同，儿童的液体需求与他们的高代谢率有关。在很多外科手术中，液体的需求变化迅速，有必要根据手术类型、失血量、第三间隙丢失及温度和代谢情况的变化，随时评估和调整输液方案。麻醉和手术期间的液体治疗虽然历经了 50 多年的发展，取得了很多共识，但是在如“开放性输液或限制性输液策略”“胶体液或晶体液”及“血容量监测和判断”等方面仍然存在较大的分歧，而关于小儿围手术期最佳液体治疗方案至今也尚无定论。

一、先天性巨结肠症手术麻醉期间液体需要量

液体需要量应包括5个方面：①每日正常生理需要量；②术前禁食所致的液体缺失量或术前累计缺失量；③麻醉手术期间的液体再分布；④麻醉导致的血管扩张；⑤术中失血量。

（一）正常生理需要量

1957年，Houiday和Segar提出的液体正常生理需要量与能量消耗有关，他们推荐能量需求：体重3~10kg为418.68kJ/(kg·d)；体重10~20kg为4 186.8kJ+209.34kJ/(kg·d)×(kg−10)；体重>20kg为6 280.2kJ+83.72kJ/(kg·d)×(体重−10)。

正常情况下，每消耗418.68kJ能量，因氧化而产生17ml液体，同时需要67ml液体以排出代谢产物，另有50ml液体自皮肤及呼吸道丧失(不显性失水)，故每消耗418.68kJ能量需补液100ml。而1988年，Lindahl发现术中麻醉小儿的能量消耗要低于Holliday和Segar计算的50%，但认为在麻醉状态下每代谢418.68kJ能量需要166ml的水。两个研究在液体需求量方面的观点是一致的。因此，小儿的补液原则可以参考每小时维持量(4/2/1原则)和/或日维持量(表5-7)。

表5-7　小儿液体生理需要量估算

体重	每小时液体需要量	每日液体需要量
<10kg	4ml/kg	100ml/kg
10~20kg	40ml+2ml/kg×(体重−10)	1 000ml+50ml/kg×(体重−10)
>20kg	60ml+1ml/kg×(体重−20)	1 500ml+25ml/kg×(体重−20)

同时，Holliday和Segar根据人乳中分离出的电解质量计算电解质的维持量。小儿每日钠和钾的需求量分别是3mmol/kg和2mmol/kg，这种组合成分的电解质液是低张性的。但目前认为，围手术期液体治疗的一个关键点是维持适当的血管内液体容积而不引发低钠血症。围手术期多种原因可导致低钠血症，包括输注低渗液体、恶心呕吐、疼痛、术中和术后应激诱发的非低血容量性刺激引发抗利尿激素释放，但最主要的原因是使用低张性液体。急性低钠血症导致神经元水含量过多(脑水肿)，可引起头痛、恶心呕吐、肌无力等亚临床症状。小儿由于脑组织体积与脑腔容量的比值更大，更易患严重的低钠性脑病。因此，围手术期液体输注应以等张性液体为主。

HD手术术中生理需要量的计算应从患儿进入手术室开始计算，直至手术结束送返病房，即每小时维持量×在手术室停留的小时数。

（二）术前禁食所致的液体缺失量或术前累计缺失量

术前液体缺失量和脱水状况的评估各有不同，择期手术患儿无或只有慢性进行性的液体丢失。择期手术的术前液体缺失通常由术前禁食所致。禁食缺失量的计算方法是每小时维持量×液体限制小时数。根据1975年Furman等提出的方案，禁食缺失量的50%应在第1个小时内补充，剩余50%在随后的2个小时内补充。而1986年Berry根据小儿的年龄和创伤严重程度修订了液体治疗指南，考虑到儿童丢失的细胞外液较多，因此，婴幼儿在麻醉后第1个小时的补液量比儿童的量多。≤3岁小儿，术中第1小时补液量为25ml/kg；而≥4岁小儿第1个小时补液量为15ml/kg。

需注意的是，以上两种补充术前缺失量的方案都是基于过去的“午夜后禁食”，即禁食达6~8小时的患儿。根据新的禁食禁饮指南，如果患儿在术前禁食时间较短，或术前已接受静脉输液，则第1个小时的补液量可以减少，临床上应视具体情况进行适当调整。

（三）麻醉手术期间的液体再分布

术中体液的分布与转移涉及第三间隙的概念。手术创伤可以使细胞外液(extracellular fluid，ECF)

转移分布到损伤区域,引起局部水肿;或因疾病致体液淤滞于腔体内(如肠麻痹、肠梗阻时大量体液积聚于胃肠道内),这部分液体虽均衍生于细胞外液,但功能上却不再与第一间隙(组织间液)和第二间隙(血浆)有直接的联系,故称这部分被隔绝的体液所在的区域为第三间隙。

术中第三间隙缺失量取决于手术操作范围。小手术约为 1ml/(kg·h)(如腹股沟斜疝修补),腹部大手术为 15~20ml/(kg·h),早产儿的坏死性小肠结肠炎可达 50ml/(kg·h)。一般建议对手术创伤失液小手术可按 2ml/(kg·h)补液,中等手术按 4ml/(kg·h)补液,大手术按 6ml/(kg·h)补液(表 5-8)。这些数字只是指导原则,还要依据患儿的反应做适当调整。第三间隙体液损失量应用晶体液(生理盐水或乳酸林格液)补充。

表 5-8 第三间隙体液损失额外需要量 单位:ml/(kg·h)

手术创伤	额外液体需要量
轻度(如腹股沟疝修补)	1~2
中度(如输尿管再植术)	2~4
重度(如先天性巨结肠症、肠梗阻)	4~8

(四) 麻醉导致的血管扩张

麻醉药和麻醉方法均会引起血管扩张,使循环血容量相对减少,通常在麻醉开始即应遵循个体化的原则及时输注晶体液或胶体液,以维持有效循环血容量。全身麻醉时血管扩张所致的缺失量一般为 5~7ml/kg。

(五) 术中失血量

手术失血主要包括红细胞和凝血因子丢失及血容量减少,须进行针对性的处理。HD 手术术中需要根据失血量的评估决定输血输液。适量地输注红细胞悬液有利于增加携氧能力以避免患儿出现携氧能力受损。手术患儿创伤导致的急性失血,最重要的是控制出血,并用晶体液和 / 或胶体液来恢复组织灌注。1996 年,ASA 的指南认为:小儿输注红细胞悬液的明确指征是血红蛋白<60g/L,特别是急性发生的贫血;血红蛋白>100g/L 的小儿不应输注红细胞;而血红蛋白 60~100g/L 的小儿应结合临床是否有氧合不良的风险综合考虑;简单地用血红蛋白指标作为是否输血的唯一标准并不合适。传统上也有专家建议:术中失血量<10% 血容量,可不输血而仅输平衡液;失血量>14% 血容量,应输注红细胞悬液,同时补充平衡液;失血量为 10%~14% 血容量,应根据患儿情况决定是否输注血液制品。

无论遵循何种输血标准,临床医生应该认识到输注红细胞的目的是确保组织充足的氧供,小儿的临床征象与血红蛋白水平对判断是否需输血同样重要,如需要积极观察患儿是否存在心动过速、呼吸急促、尿量减少、四肢冰凉等表现。有条件者可以进行酸碱平衡及乳酸水平的监测,甚至可监测混合静脉血氧饱和度。而新生儿(<4 个月)由于促红细胞生成素对机体低氧供的反应不同于大龄儿,且体液系统排除异源性红细胞抗体的反应不足,输血时更应慎重,权衡其效益 - 风险比。

二、术中输注葡萄糖液的情况

在过去的 20 年中,对于是否使用含糖液作为小儿术中维持液体一直是争论的焦点。众所周知,特别是在新生儿,低血糖可引起脑损伤。为避免小儿在围手术期出现低血糖,过去提倡在术中常规应用激素,但当时却低估了高血糖的风险。大量研究已证实,尽管术前禁食,由于对麻醉和手术的应激反应使血糖升高,但多数患儿的血糖水平仍属正常。即使延长禁食时间,在术前发生低血糖的风险也很低(1%~2%)。因此,对大多数患儿没必要在 HD 围手术期使用含糖液,也没必要监测血糖。

围手术期高血糖也是临床广泛关注的问题。高血糖可引起渗透性利尿、继发性脱水和电解质紊乱,还可增加缺氧 / 缺血性脑病或脊髓损伤的风险。临床通常使用的 5% 葡萄糖液,其含糖浓度约为正常人血糖的 50 倍，其能量供应对能量需求较高的早产儿或新生儿可能较为合适，但对较大小儿可造成高血糖的概率为 0.5%~2%。

因此，有学者提出，可用低浓度的含糖液在术中维持正常的血糖水平。一般来说，>4 岁的患儿在术中常规使用无糖等张性液体。对于婴幼儿可以输入含有 1%~2% 葡萄糖的乳酸林格液，葡萄糖以 120~300mg/(kg·h)的速度输注，既可以维持可接受的血糖水平，又可以抑制脂肪代谢。

新生儿和早产儿对葡萄糖有特殊需要，可能是由于葡萄糖储备不足和胰岛素经胎盘从母体转移至胎儿所致。对这些患儿至少应输入 5% 葡萄糖液，而母亲患糖尿病的新生儿应接受 10% 葡萄糖液。对这些患儿应测定术前血糖水平，并通过经常测定血糖水平以指导葡萄糖的输注。

除糖以外，液体中还应含有足量的电解质，可应用 1/4~1/2 浓度的生理盐水。新生儿可通过增加尿量排出多余的水，因此，对稍微超负荷容量的调节能力强于对低钠溶液的耐受。由于新生儿的远曲肾小管对醛固酮缺乏足够的反应力，尿中极易丢失钠，所以新生儿手术中应予补充。如使用不含电解质的 5% 葡萄糖溶液，容易引起低钠血症，尤其当血钠低至 120mmol/L 时，可引起水中毒并导致脑水肿和抽搐。

三、胶体液在小儿的使用

目前，可用的胶体液主要分为天然的蛋白质胶体（白蛋白）和合成胶体（羟乙基淀粉、右旋糖酐类和明胶）。

白蛋白是天然血液制品，5% 白蛋白的渗透压为 2.67kPa（20mmHg），接近生理性胶体渗透压，能够维持血压和血浆胶体渗透压，因此是小婴儿比较理想的胶体液。已证实，未足月儿在低血压时使用 4.5% 的白蛋白比 20% 的白蛋白更加有效，这说明白蛋白的容量治疗在维持或重建心血管稳定性方面比浓度更重要。虽然白蛋白是新生儿和小婴儿的扩容治疗时使用的标准胶体液，但其价格昂贵。

羟乙基淀粉（hydroxyethyl starch，HES）溶液是将玉米淀粉加入等张性盐溶液中制备而成的。有多种 HES 溶液，其物理及化学特性与溶液浓度、平均分子量、取代级及 C2/C6 的比值有关。高分子量（如 450kD）、高取代级（如 0.7）的 HES 溶液可以有明显的蓄积作用及副作用，包括容量超负荷、干扰凝血功能及皮肤瘙痒。在脓毒症或脓毒症休克患儿中应用 HES（200/0.6）作为血浆扩容剂，是导致急性肾衰竭的一项独立危险因素。

目前，尚无证据表明在围手术期选择胶体液还是晶体液会影响病死率或发病率，也尚未发现病死率与某种液体的使用有关。在这种情况下，HD 手术如何选择液体并无通用的原则。综合考虑术中体液丢失的性质（水或血浆），替代的胶体对于血管内容积、凝血的连锁效应、微循环和可能导致的过敏反应及费用，小儿术中的液体治疗应先选用晶体液（生理盐水或乳酸林格液）。其优点包括经济、对凝血功能影响小、无过敏、无输血引起的传染性疾病的风险。通常，乳酸林格液 15~20ml/kg 在 15~20 分钟输注可重建心血管稳定。输注总量为 30~50ml/kg 的晶体液后，为维持血管内渗透压稳定应使用胶体液（白蛋白或合成胶体）。

（陈向东　陈春秀）

第五节　麻醉并发症及其处理

HD 患儿通常体质差，对麻醉的代偿能力有限，易发生各种麻醉并发症，主要和下列因素有关。

（1）麻醉前准备不足：术前未认真地询问病史，未进行必要的体格检查和生化检查，对术前高热、上呼吸道感染、严重水和电解质紊乱（脱水、低血钾、低血钙）、低血糖等未进行适当处理，情况未改善即进行手术，导致麻醉期间并发症明显增多。目前认为即使急诊手术也应作适当的术前准备后再进行手术。

（2）麻醉器械准备不足：小儿不论施行何种麻醉方法，均应准备氧、吸引器、小儿适用的面罩加压吸氧装置、麻醉机、螺纹管、咽喉镜、小儿气管导管，以便随时使用。不要待麻醉过程中病情发生剧变时才临时寻找麻醉抢救器械，以免延误病情。

(3) 麻醉方法选择不当或药物过量：应根据HD手术小儿不同病情及手术而选择合适的麻醉方法，不应过分信赖一种麻醉方法来配合手术。HD手术患儿多腹腔压力增大，为预防麻醉期间呕吐误吸，应及时施行气管插管，以免术中呕吐物误入呼吸道，造成严重后果。

(4) 麻醉期间观察及监测不够：HD手术小儿麻醉期间机体生理状况改变很快，如麻醉医生对麻醉期间出现的危象如呼吸费力、呼吸抑制、皮肤苍白或发绀、脉搏细弱、血压下降、心率变慢、体温过高或过低等未能及时发现和处理，可造成严重后果。

(5) 输血输液不当：小儿细胞外液在体液中所占比重较成人显著增加，细胞外液的转换率也大，术中如未及时补充丢失的细胞外液和血液，可造成血容量不足、休克、少尿等并发症。小儿血容量绝对值小，如输液过多，可引起心力衰竭、肺水肿，也应避免。临床上因输血输液过量引起的并发症较输液不足更多见。

总之，只要术前做好充分准备，配备必要的小儿麻醉器械，麻醉期间使用监测仪器（特别是脉搏血氧饱和度和呼气末 CO_2 监测）并严密观察，及时发现及处理各种异常情况。

一、呼吸系统并发症

随着麻醉技术和监测设备的发展、新的全身麻醉药和控制呼吸技术的应用，严重呼吸系统并发症已较以往减少，但呼吸系统并发症仍是HD手术小儿麻醉最常见的并发症，主要由于腹内压过高导致气道阻力过大、呼吸抑制、呼吸道阻塞及氧供应不足所致，可发生于围手术期任何时候。

1. 低氧血症 与成人相比，小儿（尤其新生儿）代谢率高，使之在呼吸暂停或上呼吸道失去控制时发生快速的缺氧导致低氧血症。引起小儿低氧血症的原因很多，若无导管脱出或支气管痉挛等问题，健康小儿最常见的导致血氧饱和度逐渐降低的原因是由肺不张引起的右向左分流。小儿气道失去控制也是常见的原因。患儿苏醒期间经常出现屏气，会导致腹内压和胸腔内压升高及声门关闭，也可能引起血氧快速大幅度地下降。

气道失去控制最容易发生在麻醉诱导中和诱导后。麻醉诱导时，解剖上较窄的上气道直径会进一步减小；肿大的扁桃体和腺样体会增加小儿气道梗阻的概率。如果气道出现阻塞（观察到三凹征和膈肌过度运动），可以闻及由于声门部分关闭引起的吸气音异常（喘鸣音）。随着气道关闭的加重逐渐出现无声。为了纠正这种恶化的情况，应紧扣面罩，呼吸回路预充纯氧（和七氟烷），呼吸回路加压，维持5~10cmH_2O的压力。必要时，可使用口咽通气道、鼻咽通气道、提下颌和持续正压通气。屏气的最佳治疗方法是吸入纯氧和持续正压通气。

2. 喉痉挛 喉痉挛是由于各种原因致甲状舌骨肌缩短，声带合拢，假声带及声门上皱襞的软组织堵塞声门口所致，使吸气及呼气受阻。喉痉挛的主要触发因素是喉部、胸腔、腹腔或盆腔的内脏神经受刺激。此外，上呼吸道感染、浅麻醉也是常见的易发因素，喉头的异物刺激，如分泌物、血液、口咽通气道、拔管过程是主要的诱发因素。发生在拔管后即刻的喉痉挛常是由于浅麻醉下拔除气管导管或异物（血液、胃液或黏液）刺激喉部所致。

不管何种类型的喉痉挛，首先应用双手托下颌，同时用纯氧面罩加压通气。如果小儿存在微弱的自主呼吸，纯氧面罩加压通气应与小儿自主呼吸同步以增强呼吸作用。

如果喉痉挛持续不缓解，患儿有胸部呼吸运动而依旧无声带发声，则给予阿托品20μg/kg和丙泊酚1~2mg/kg。使用阿托品应宁早勿晚。阿托品可维持心脏搏动、延缓或防止心动过缓。预防性静脉注射丙泊酚可以防止喉痉挛，而治疗性给药则可以起到缓解作用。

如果上述操作仍无法有效通气，则可能发生完全性喉痉挛，或是喉远端的气道发生梗阻。对于完全性喉痉挛，应迅速给予琥珀胆碱，静脉注射1.0~2.0mg/kg或肌内注射4.0mg/kg。勿待心动过缓发生后才给予这些药物。对于应用琥珀胆碱为禁忌的患儿（如大面积烧伤患儿等），可以给予维库溴铵或罗库溴铵。

3. 术后呼吸暂停　所有婴儿特别是早产儿，容易出现术后呼吸暂停。呼吸暂停是指不能解释的呼吸停止时间超过15~20秒，或呼吸停止时间未超过15秒，但伴有心动过缓（心率<80次/min）、发绀、苍白或明显的肌张力下降。婴儿特别是早产儿中枢神经系统发育不全，对CO_2反应能力下降、对缺氧反应异常，不引起高通气反应即可导致呼吸暂停。对于HD手术术后呼吸暂停的高危患儿，必须在麻醉后严密监测心肺功能。

二、循环系统并发症

HD手术小儿麻醉期间，心率、心律及血流动力学改变较呼吸系统少见。正常婴儿应用阿托品后心率可增快达180次/min，一般情况下并无不良后果。麻醉期间心率减慢可因低氧血症、迷走神经刺激或心肌抑制所致。心动过缓在小儿麻醉时提示有危险性因素存在。婴儿依靠心率维持心排血量，当心率减慢时，心排血量随之降低。术前阿托品剂量不足，静脉注射琥珀胆碱可引起心动过缓。小儿对缺氧、失血等代偿能力差，如未及时治疗，可导致心搏骤停。

在HD手术麻醉期间需加强心电图监测，可早期发现各种心律异常，及时诊断心搏骤停。发现心搏骤停时应立即停止麻醉，进行胸外按压，静脉注射肾上腺素，立即行气管插管，并用纯氧进行过度通气。小儿胸壁弹性较好，胸外按压效果满意。

三、反流、呕吐和误吸

反流、误吸是HD手术小儿麻醉期间死亡的重要原因之一。呕吐主要发生在诱导期及苏醒期，小儿由于贲门括约肌发育不全，胃排空时间较长，故麻醉时呕吐可能性较大。出生6个月内的婴儿由于食管腹腔段发育不全，食管下端括约肌收缩力不足，进食后发生反流是正常的。30%的婴幼儿直至4岁仍存在这种反流现象。麻醉时面罩下加压供氧常使胃充气，致胃内压增高造成反流。大多数麻醉药具有降低食管下端括约肌收缩力的作用，可增加胃-食管反流的可能性。

麻醉期间引起呕吐的原因较多。饱胃、术前禁食时间不足、麻醉药物的影响、麻醉及手术操作刺激、术后疼痛及缺氧和低血压，均可触发呕吐。围麻醉期发生呕吐、反流的严重后果在于胃内容物的误吸。误吸可发生在麻醉诱导时、术中及术后的任何阶段，清醒患儿由于存在咳嗽反射，呕吐时很少发生误吸。婴幼儿误吸的发生率高，可能与婴儿神经系统发育不完善、保护性反射能力较弱、腹部膨隆、胃液相对量较多及呼吸管理难度大有关。

对于误吸应以预防为主。氯胺酮麻醉后喉反射受到抑制，饱胃患儿易致呕吐、误吸。腹胀明显者应行有效的胃肠减压，麻醉前先用吸引器抽吸胃内容物后，再开始麻醉。诱导过程应尽量减少咽喉刺激。一旦发生呕吐或反流，应立即将患儿头偏向一侧，并置于头低位，充分吸引口腔、咽喉部位的反流物，防止误吸。对发生严重误吸者，应迅速行气管插管控制呼吸道，并立即行气管内冲洗。必要时应用呼气末正压通气（PEEP）纠正低氧血症，避免和/或减轻肺部损害所致的并发症。可适当应用抗生素预防和治疗误吸后的肺部感染。

四、体温异常

小儿年龄越小，基础代谢率越高，体温中枢发育不完善，极易受外界环境的影响而发生体温异常。与成人相比，小儿体表面积相对较大，热量丢失快。另外，婴幼儿代谢产热功能尚不健全，主要是通过棕色脂肪产热，而非寒战方式产热。麻醉和交感神经阻滞可抑制这种产热方式。输入冷的库存血，也会引起低体温。如果不采取保温措施，大多数HD手术患儿围手术期都会出现体温过低。低体温可导致多种并发症，包括苏醒延迟、肌松恢复延迟、凝血功能障碍、苏醒期氧耗增加和感染率增高等。

围手术期往往需要使用多种方法来维持患儿的体温：①增加手术室室温；②尽量减少患儿暴露的

时间；③在身体暴露部位覆盖毯子；④静脉液体加温；⑤加热灯、红外加热器及预热输注液体；⑥使用循环加温毛毯；⑦使用空气加温毯。

很多麻醉医生为了防止患儿体温降低过度使用保温设备，结果导致体温过高，术中需要注意。

五、神经系统并发症

中枢神经缺氧可因麻醉期间缺氧所致，由于麻醉技术的进展，目前已很少发生。一旦发生脑缺氧，患儿术后昏迷，甚至抽搐，必须及时低温、脱水治疗，并加强氧疗，有抽搐者可应用地西泮或硫喷妥钠治疗。

六、其他

肝、肾功能改变与麻醉期间缺氧及低血压有关。小儿氟烷肝炎虽极少见，但已有肝病的小儿以不用该类麻醉药为宜。婴儿尤其新生儿吸氧时间长、浓度高，可引起氧中毒，表现为眼晶状体后纤维增生，应引起注意。

（陈向东　陈春秀）

第六节　术后镇痛和管理

一、术后管理

1. 一般处理　对于全身麻醉 HD 患儿，手术结束后，应仔细清除呼吸道及口咽部分泌物后再拔除气管导管，待呼吸道通畅，通气良好，病情稳定后送麻醉苏醒室。自手术室转送至苏醒室途中应将患儿头转向一侧，转送途中应吸氧，并作脉搏血氧饱和度监测。

HD 患儿术后要特别注意呼吸系统护理，苏醒期由于全身麻醉药、麻醉性镇痛药及肌松药的残余作用，可引起呼吸抑制而导致通气不足；术后切口疼痛、腹胀可引起通气不足。以上均导致低氧血症。早期低氧血症的临床症状常不明显，需监测脉搏血氧饱和度才能发现，苏醒期应常规吸氧。

麻醉后循环系统的管理是尽量维持血容量和心排血量正常，纠正低血压，适当输液和补充电解质。

术后要注意体温变化，新生儿术后要保温，应将新生儿置于暖箱内观察及护理，幼儿及儿童要防止体温升高。

小儿全身麻醉苏醒期常可发生寒战，可能与血管扩张、散热增加有关。寒战使氧耗量增高，对寒战患儿应面罩给氧。虽然新的强效全身麻醉药已用于临床，但全身麻醉后恶心呕吐仍时有发生，苏醒期应严密观察。

HD 手术小儿离开苏醒室前应确保符合以下条件：①小儿完全清醒或很容易就能唤醒；②气道通畅，保护性反射存在；③呼吸室内空气时血氧饱和度 ≥ 95%，吸氧 / 不吸氧时血氧饱和度能维持于术前水平；④无低体温，如有体温升高已控制；⑤疼痛、恶心呕吐已控制；⑥无活动性出血；⑦生命体征平稳。

2. 苏醒期躁动　儿童发生麻醉后躁动的概率较成人高，随着七氟烷、地氟烷等较为新型的全身麻醉药在临床上广泛使用，小儿全身麻醉苏醒期躁动又重新引起了人们的关注。

目前，对苏醒期躁动并没有统一定义，其临床表现多种多样，此类患儿易激惹、执拗、不合作、语无伦次、无法抚慰、持续哭吵、踢或打人。一般在麻醉后苏醒的最初 30 分钟内发生，具有自限性（5~15 分钟），一般自行缓解。也有报道躁动不安及逆行性回归行为可持续 2 日。

HD 手术患儿苏醒期躁动的发生与麻醉可能的相关因素有快速苏醒、疼痛、年龄、药物和焦虑等。麻醉后躁动更多地发生在使用新型的溶解度较低的吸入麻醉气体后，如地氟烷、七氟烷，使用其他的麻醉气体发生较少。据此推测，使用挥发性麻醉气体后快速苏醒时，可能因为患儿突然清醒发现自己处于一个陌生的环境而加剧了患儿潜在的恐惧感，从而诱发躁动。

镇痛不足可以是躁动的原因。有研究显示，预先给予镇痛药的方法成功降低了躁动的发生率，提示疼痛可能是其主要原因；但另一方面，即使在有效镇痛或无痛的情况下仍有麻醉后躁动发生。因此苏醒期的疼痛与躁动相关，但并不是导致躁动发生的唯一因素。而年龄因素与小儿麻醉后躁动相关，氟烷麻醉在3~5岁的学龄前儿童较学龄儿童更易发生苏醒期躁动，这可能与大脑成熟度在此现象发生中的作用有关。小儿及其家长在术前严重焦虑也同样增加了麻醉苏醒时躁动的可能性，有研究显示，小儿的焦虑评分每提高10分，他们出现明显的术后躁动症状的可能性提高10%。

由于术后躁动病因尚不明确，至今没有拟定过清晰的预防策略。通常还是以镇痛镇静药进行预防和处理。目前推荐多种预先镇痛方式，包括骶管阻滞、芬太尼、可乐定及右美托咪定来消除疼痛可能产生的不适及烦躁。常用的药物剂量：芬太尼1~2g/kg静脉注射，或丙泊酚0.5~1mg/kg静脉注射，或咪达唑仑0.02~0.1mg/kg静脉注射均可用于治疗术后躁动。单次静脉注射右美托咪定0.5μg/kg对于治疗苏醒室内术后躁动也有效。

二、术后镇痛

过去的传统观念认为小儿不会感受像成人一样的疼痛，这一观点已被证实是错误的。事实上，在胎儿24周时，疼痛的传导和感受的神经通路即已存在并有完善的功能。而传统上，医务人员及家长往往低估或错误地判断小儿术后的疼痛程度，并对治疗疼痛的药物（如阿片类或非甾体镇痛药）的副作用过度忧虑或夸大，导致小儿术后镇痛不全。事实上，完善而安全的术后小儿镇痛不仅有赖于应用先进的技术方法，更需要准确的疼痛评估、严密的观察和及时有效的处理。

小儿在生理及心理上尚未成熟，治疗计划更应个体化和多途径。术后儿童疼痛的程度因手术部位和手术大小而有所不同。腹部手术术后疼痛分为两种类型：一种是持续的伴有恶心呕吐的钝痛，这种疼痛对阿片类药物敏感；另一种是由于咳嗽、活动所致的锐痛，这种疼痛对吗啡不敏感而对神经阻滞及非甾体抗炎药（NSAIDs）敏感。

近年来，超前镇痛的观念已被广泛接受。对于HD患儿的术后疼痛，在术前即开始计划，并与患儿及其父母或监护人和围手术期相关医护人员共同制订疼痛治疗方案。在术前、术中和术后制订多模式或平衡的镇痛方案，包括联合应用小剂量的阿片类药物作用于脊髓或脊髓以上中枢的阿片受体及外周伤害性感受器，或非阿片类药物，如NSAIDs作用于外周伤害性感受器降低其对伤害性刺激的敏感性、局部麻醉药在外周硬膜外腔或蛛网膜下腔作用于传入神经通路、NMDA拮抗剂和α_2肾上腺素受体激动剂，最大限度地控制疼痛并使副作用最小化。

在证实镇痛方案安全有效后患儿才可离开PACU。小儿疼痛在术后24~72小时最严重，个别患儿可能持续数日或数周。术后早期可定时给药，随后可以根据疼痛评估结果按需给药。对镇痛药物的副作用和手术的其他不良反应如术后恶心呕吐，应积极治疗。同时应反复评估患儿术后疼痛，根据患儿对镇痛药物的反应和所需的镇痛药物剂量，加以个体化应用。

HD术后常用镇痛方法如下。

1. 持续静脉注射阿片类镇痛药 是小儿术后镇痛的主要方法，可以对多种原因引起的疼痛进行治疗，并提供较为恒定的镇痛水平。吗啡是最常用的阿片类镇痛药，对大于1个月的婴儿，10~30μg/(kg·h)吗啡可以提供充分的镇痛作用，而且副作用小。而新生儿吗啡的消除半衰期明显延长（6.8小时，早产儿可达10小时），因而输注的速度也应有所降低，一般降至5μg/(kg·h)。如果出现呼吸抑制，应先停止用药直到副作用消除再重新设置一个较低的剂量，通常改为原剂量的一半。芬太尼镇痛效果确切，血流动力学稳定，是控制小儿短时疼痛的良好镇痛药，已证实其呼吸抑制并发症发生率较成人低。新生儿、早产儿芬太尼清除半衰期延长，持续输注半衰期更长。当出现阿片类药物导致的呼吸抑制时，可采用纳洛酮0.5~2μg/kg静脉注射。

2. 患儿自控镇痛(PCA)和护士或家长控制镇痛(NCA) 近年来临床上对大于7岁儿童的术后镇痛普遍采用PCA技术。PCA在一定程度上解决了患儿镇痛药需求的个体化,在保证镇痛效果的同时,又降低了疼痛治疗用药过量引起的呼吸抑制及其他副作用。如果使用PCA,术前必须对患儿进行充分的宣教和鼓励,教会患儿使用镇痛泵按钮。同时设置锁定时间,保证每小时有最大剂量限制。同时,适当联合应用一些非阿片类镇痛药如NSAIDs,以增强镇痛效果,减少阿片类药物用量。术后在进行可能引起疼痛的操作前,如更换敷料,应追加一次自控量的阿片类药物。

对于年龄小于7岁及不能合作的小儿,因无法自己控制镇痛泵,可以采取护士或家长控制镇痛的方法,即NCA。因可能会出现药物使用过量和呼吸抑制,这一技术在临床的应用仍存在争议。常用镇痛药物剂量见表5-9。

表5-9 自控镇痛常用药物及剂量

药物	负荷剂量 /(μg·kg^{-1})	首次冲击剂量 /(μg·kg^{-1})	锁定时间 /min	持续输注 / [μg·(kg·h)$^{-1}$]
吗啡	50	10~20	5~15	0.4
芬太尼	0.5	0.1~0.2	5~10	0.3~0.8
舒芬太尼	0.05	0.01~0.02	5~10	0.02~0.05
曲马多	500	100~200	5~10	100~400

3. NSAIDs NSAIDs现已广泛用于儿童各种手术的术后镇痛,是平衡镇痛中最常用的药物。NSAIDs用于小儿时,胃肠道症状较成人少见,且安全剂量范围大,故在儿童镇痛时应首先考虑。目前常用对乙酰氨基酚、酮咯酸、布洛芬。NSAIDs与阿片类药物具有协同作用,合用时可以减少阿片类药物的用量,加快撤药过程,从而降低副作用的发生。

4. 骶管阻滞和硬膜外镇痛 HD手术部位主要涉及下腹部,因此,术后区域阻滞可以做骶管阻滞和硬膜外镇痛。儿童骶管裂孔体表标志明显,便于穿刺,因此骶管给药镇痛比成人常用。持续硬膜外镇痛尤其适于儿童腹部大手术,只要硬膜外导管的尖端位于合适的体表节段,少量低浓度的局部麻醉药即可产生良好的镇痛效果,而且降低了局部麻醉药中毒的危险及运动阻滞的程度。儿童硬膜外阻滞具有良好的血流动力学稳定性,尤其是7岁以下的小儿,即使高位胸段硬膜外阻滞也很少发生低血压。但是考虑到儿童硬膜外穿刺的安全性,通常选用的穿刺点为$L_{3\text{-}4}$。

婴儿和成人对局部麻醉药的代谢也不相同,容易发生局部麻醉药毒性反应。小儿最常用的连续硬膜外阻滞镇痛的局部麻醉药是较低浓度的布比卡因和罗哌卡因,浓度为0.062 5%~0.125%,浓度超过0.125%时因其毒性反应及副作用较大,已很少用于硬膜外自控镇痛(PCEA)。最常用的浓度是0.1%,由于其浓度较低,镇痛效果往往不确切,常需要辅以小剂量的阿片类药物,但会出现一系列的副作用,如呼吸抑制、恶心呕吐、皮肤瘙痒及尿潴留。目前认为新生儿硬膜外持续应用布比卡因的时间应限制在24~36小时。小于4个月的婴儿使用布比卡因推荐剂量不超过0.2~0.25mg/(kg·h),较大的婴儿和儿童不超过0.4~0.5mg/(kg·h)。

5. 非药物疗法 HD手术术后患儿镇痛除了前述药物治疗外,情感支持、精神安慰、心理干预等非药物疗法也有很好的治疗作用。这些方法可以通过调节思想、行为和感受达到减轻疼痛及相关应激程度的作用,其中分散注意力和催眠最有效。对新生儿或小婴儿,还可通过哺乳或吸吮蔗糖溶液而产生一定的镇痛作用,这可能与激活人体自然保护机制和内源性阿片系统、促进5-HT的释放有关。

（陈向东　陈春秀）

第七节　加速康复外科理念

1997年，Kehlet首次提出加速康复外科（enhanced recovery after surgery，ERAS）的概念，并且很快被我国医护人员接受并且应用于临床。2015年7月第一届中国ERAS学术年会在南京举行。目前，ERAS在国内外诸多外科领域均获得了很好的研究进展与推广。ERAS以患者为中心，以循证医学为依据，由外科、麻醉、护理、营养、理疗等多学科的专家参与，完成术前、术中、术后诸多流程的优化；可以减缓外科应激、减少并发症、减少治疗费用、缩短住院时间，并且提高了患者的满意度，包括多模式镇痛；患者术后可早期下床活动，术后早期进食，避免和减少使用胃肠减压管，控制性合理输液等。

HD患儿ERAS的顺利进行，需要多学科的参与和密切配合，同时对麻醉学的发展也提出新的挑战。ERAS贯彻于HD患儿入院到出院的各个环节，对于麻醉的实施，需要关注如下内容。

（1）良好的宣传教育：术前主要常规访视患儿，评估患儿麻醉ASA分级，并且与家属通过面对面交流、书面（展板、宣传册）或多媒体方式，告知患儿及家属围手术期各项相关事宜，包括告知麻醉和手术大概流程，减轻患儿及家属对麻醉和手术的恐惧和焦虑，鼓励术后早期进食、术后早期活动、宣传疼痛控制及呼吸理疗等相关知识，增加ERAS方案施行的依从性。宣传教育应贯穿于围手术期的整个过程直至出院。

（2）术前禁食时间：传统禁食方案提倡术前禁食12小时、禁水6小时，认为可降低术后吸入性肺炎的发生率。但是，长时间的禁食、禁水不仅会引起患儿的不适，也增加了家属的焦虑，并且有研究表明禁食过夜可引起胰岛素抵抗和术后不适。一项纳入了22项随机对照研究的荟萃分析结果表明，术前2小时进流质食物并未增加并发症发生率。此外，术前避免长时间禁食可减轻术前不适。基于此，对HD手术患儿推荐术前禁食6小时、禁水和清流质食物2小时。

（3）术前是否肠道准备：HD患儿是否常规行术前肠道准备应该由麻醉医生和手术医生沟通后根据患儿具体情况共同决定。传统术前肠道准备包括机械性肠道准备和口服抗菌药物清除肠道细菌，有研究结果显示机械性肠道准备可导致患者脱水、电解质紊乱，还有可能增加术后吻合口瘘的风险。目前，多个领域的ERAS方案均不建议术前行肠道准备。

（4）术前是否应用抗焦虑药物：麻醉前焦虑会增加患儿术后疼痛不适，因此，传统上术前常规使用抗焦虑药物。但并无证据表明麻醉前使用抗焦虑药物能使术后疼痛减轻，反而使麻醉复苏困难或复苏后处于嗜睡状态。因此，不主张在术前应用抗焦虑药物。

（5）术中预防低体温：多项荟萃分析和临床随机对照研究结果表明，避免术中低体温能降低切口感染、心脏并发症、出血和输血等发生率。此外，术中低体温会影响药理及药代动力学，影响麻醉复苏。因此，术中应积极避免低体温发生，保持体温≥36℃。

（6）围手术期液体管理：限制液体及钠盐的入量，以目标导向为基础的限制性容量治疗策略有助于减少围手术期液体过负荷、心肺过负荷，加速肠功能恢复。另外，使用硬膜外麻醉可能引起血管扩张导致低血压，处理方法是使用血管收缩药而不是大量输液。

（7）术后镇痛：术后良好的镇痛有利于缓解患儿的紧张和焦虑，且提高早期进食、早期活动等依从性，加快机体机能恢复。相反，术后镇痛不足可导致患儿的免疫抑制及其不良后果，如延缓伤口愈合、延长恢复时间、增加术后感染风险等；增加焦虑和抑郁风险；影响早期活动，延迟下床时间；影响肠功能恢复；延长住院时间等。因此，术后镇痛是ERAS的重要环节，而“手术无痛”被视作ERAS的目标之一。术后镇痛主张预防、按时、多模式的镇痛策略。预防镇痛，即在疼痛出现前采取镇痛措施以减缓术后疼痛的发生，其始于外科手术前，覆盖整个手术中和手术后，并按时有规律地给予镇痛药物。对于镇痛药物的选择，阿片类药物的不良反应较大，如影响胃肠功能恢复、呼吸抑制、恶心呕吐等，应尽量减少使用。

近年来，联合应用阿片类与非阿片类药物能够减少药物的不良反应。NSAIDs被美国及欧洲多个国家的指南推荐为基础用药，建议若无禁忌证，首选 NSAIDs，其针剂可与弱阿片类药物联合应用，片剂作为口服序贯镇痛药物。在 NSAIDs 针剂的选择上，因非选择性 NSAIDs 可能增加出血风险和应激性溃疡发生率，推荐使用选择性环氧化酶 -2（cyclooxygenase-2，COX-2）抑制剂。多模式镇痛采用硬膜外阻滞麻醉、患儿自控镇痛泵（PCA）和切口自控镇痛泵、腹直肌后鞘和 / 或腹横筋膜平面（transversus abdominis plane，TAP）阻滞等。

ERAS 没有固定的模式或方案，亦非一成不变，在 HD 患儿手术中进一步推广应用时还需要不断调整，并且坚持个体化原则，以利于患儿的预后及最大获益。

（陈向东　陈春秀）

推荐阅读资料

［1］邓小明，姚尚龙．现代麻醉学．北京：人民卫生出版社，2014.

［2］BARCELONA S L, THOMPSON A A, COTE C J. Intraoperative pediatric b1ood transfusion therapy: a review of common issues. Part Ⅰ: hemato1ogic and physiologic differences from adults; metabolic and infectious risks. Pediatr Anaesth, 2005, 15 (9): 716-726.

［3］BARCELONA S L, THOMPSON A A, COTE C J. Intraoperative pediatric blood transfusion therapy: a review of common issues. Part Ⅱ: transfusion therapy, special considerations, and reduction of allogenic blood transfusions. Paediatr Anaesth, 2005, 15 (10): 814-830.

［4］DELEO J A. Basic science of pain. Bone Joint Surg Am, 2006, 88 (Suppl) 2: 58-62.

［5］KEHLET H. Multimodal approach to control postoperative pathophysiology and rehabilitation. Br J Anaesth, 1997, 78 (5): 606-617.

［6］KEHLET H, DAHL J B. Anaesthesia, surgery, and challenges in postoperative recovery. Lancet, 2003, 362 (9399): 1921-1928.

［7］DALA P G, MURRAY D, MESSNER A H, et al. Pediatliclaryngeal imensions: an age-based analysis. Anesth Analg, 2009, 108 (5): 1475-1479.

［8］EIKERMANN M, HUNKEMOLLER I, PEINE L, et al. Optima1 rocuronium dose for intubation during inhalation induction with sevoflurane in children. Br J Anaesth, 2002, 89 (2): 277-281.

［9］GHAI B, MAKKAR JK. BHARDWAJ N, et al. Laryngeal mask airway insertion in children: comparison between rotational. lateral and standard technique. Paediatr Anaesth, 2008, 18 (4): 308-312.

［10］JOHNSON T N, THOMSON M. Intestinal metabolism and transport of drugs in children: the effects of age and disease. J Pediatr Gastroenterol Nutr, 2008, 47 (1): 3-10.

［11］KURATANI N, OI Y. Greater incidence of emergence agitation in children after sevoflurane anesthesia as compared with halothane: a meta-analysis of randomized controlled trials. Anesthesiology, 2008, 109 (2): 225-232.

［12］Lacroix J, Hébert P C, Hutchison J S, et al. Transfusion strategies for patients in pediatric intensive care units. N Engl J Med, 2007, 356 (16): 1609-1619.

［13］LEJUS C, BAZIN V, FEMANDEZ M, et al. Inhalation induction using sevoflurane in children: the single-beath vital capacity technique compared to the tidal volume technique. Anaesthesia, 2006, 61 (6): 535-540.

［14］MONCLUS E, GARCLIS A, DE JOSE MARIA B, et al. Study of the adjustment of the Ambu laryngeal mask under magnetic resonance imaging. Paediatr Anaesth, 2007, 17 (12): 1182-1186.

［15］MOTOYAMA E K. The shape of the pediatric larynx: cylindrical or funnel shaped?Anesth Analg, 2009, 108 (5): 1379-1381.

［16］DAVIS P J, CLADIS F P, MOTOYAMA E K. Smith's anesthesia for infants and children. 8th ed. Philadelphia: Elsevier, 2011.

［17］GROPPER M A, ERIKSSON L I, FLEISHER L A. Miller's anesthesia. 9th ed. Philadelphia: Elsevier, 2019.

［18］RACHEL H J, ELWOOD T, PETERSON D, et al. Risk factors for adverse events in children with colds emerging from anesthesia: alogistic regression. Paediatr Anaesth, 2007, 17 (2): 154-161.

[19] WEISS M, DULLENKOPF A, FISCHER J E, et al. Prospective randomized controlled multi-centre trial of cuffed or uncuffed endotracheal tubes in small children. Br J Anaesth, 2009, 103 (6): 867-873.

[20] WHEELER M. ProSeal laryngea1 mask airway in 120 pediatric surgical patients: a prospective evaluation of characteristics and performance. Paediatr Anaesth, 2006, 16 (3): 297-301.

第六章

腹腔镜先天性巨结肠症围手术期管理与护理

手术是治疗先天性巨结肠症（HD）最有效的手段。围手术期（perioperative period）是指从确定手术治疗时起，至与本次手术有关的治疗基本结束为止的一段时间，包括术前、术中、术后 3 个阶段。围手术期处理（perioperative management）是指以手术为中心而进行的各项处理措施，包括患儿的准备、手术方案的选择、特殊情况的处理、术中的监护、术后并发症的预防与处理等，即术前准备、术中保障、术后处理 3 大部分。对于 HD，合适、完备的围手术期处理是手术成功的重要保障。针对不同患儿的不同情况，选择最适合患儿病情的围手术期处理方案，做到个体化的精准治疗，同时也需要各级医生、护士、家属及患儿的良好配合。

第一节　腹腔镜先天性巨结肠症围手术期处理

一、术前准备

对新生儿 HD 手术时机的选择目前尚无统一标准，有部分学者认为应推迟手术年龄至 3 个月以后，部分认为至少需要新生儿体重再次达到出生体重方可手术，但总体倾向于早期行腹腔镜手术。笔者认为一旦确诊即为手术时机。

(1) 若患儿诊断明确，一般情况良好，医院设施及管理条件完备，麻醉及外科医生技术熟练，则可直接行一期腹腔镜根治术。

(2) 若患儿表现不典型，诊断有困难，可先行保守治疗，3~6 个月明确诊断后再行腹腔镜手术。

(3) 怀疑或确诊为先天性巨结肠同源病者，应评估便秘严重程度，先行保守治疗，对各种保守治疗无效且便秘严重的患儿可行腹腔镜 HD 根治术。

(4) 合并轻中度小肠结肠炎者，应先应用结肠灌洗及抗生素，病情稳定后行一期根治术。

(5) 绝大多数短段型和长段型 HD 可行一期腹腔镜根治术，一些特殊情况下需要先行肠造瘘术，之后再手术。

(6) 一般情况较差，梗阻症状严重，伴发肠穿孔、严重小肠结肠炎或合并严重先天性畸形，以及洗肠效果不佳者，宜先行移行段近端结肠造瘘术，3~6 个月后再行腹腔镜手术。

(7) 对全结肠型 HD，目前尚无统一的治疗标准，先行末端回肠造瘘术，3~6 个月后再行腹腔镜根治术为常用方案，一期手术目前仍处于探索阶段，经验丰富的医生可考虑进行。

腹部切口及手术方式的选择应结合患儿年龄、病变肠管长度、预期达到的治疗效果等各种因素综合考虑后确定，笔者推荐的使用方案详见表 6-1。研究表明，对于年龄 <1 岁的短段型 HD 患儿，使用脐部单切口腹腔镜手术在不增加手术时间的同时，可以达到最好的美容效果；而对于大龄患儿及长段型 HD

患儿，采用杂交单切口腹腔镜手术也可以达到比传统切口巨结肠手术更好的美容效果。图 6-1 所示即为传统腹腔镜手术（图 6-1A）、脐部单切口腹腔镜手术（图 6-1B）、杂交单切口腹腔镜手术（图 6-1C）的术后腹壁外观。对复发性 HD 手术时机及方案的选择详见第十六章。

表 6-1　先天性巨结肠症手术方式选择推荐

先天性巨结肠症	手术方式
短段型	
新生儿、婴幼儿	脐部单切口腹腔镜 Soave/Swenson 手术
大龄患儿	Hybrid 单切口腹腔镜 Soave/Swenson 手术
长段型	
左半结肠切除	腹腔镜 Soave/Swenson 手术
大部分结肠切除	腹腔镜 Duhamel 拖出术
全结肠型	一期造瘘，腹腔镜 Duhamel 拖出术
患儿一般情况差	分期手术，二期及三期可选腹腔镜 Duhamel 拖出术

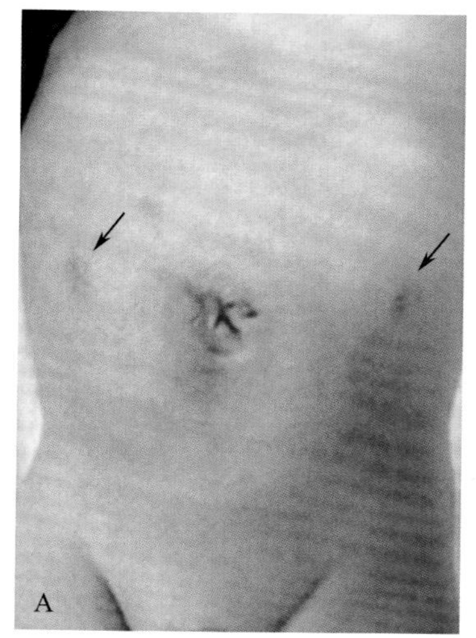

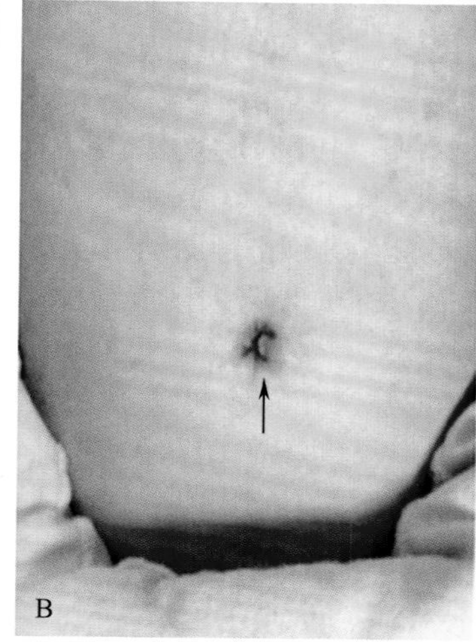

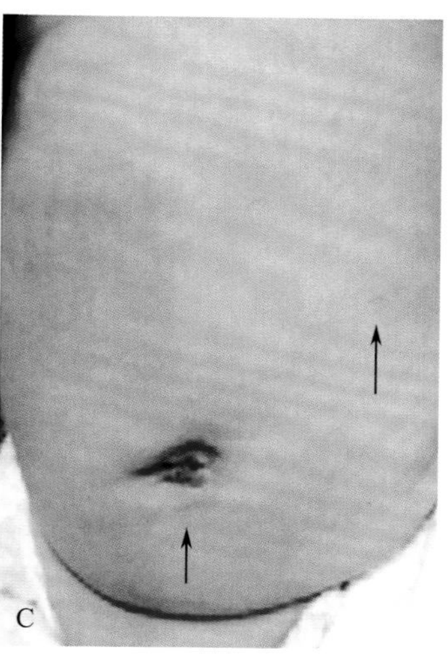

图 6-1　3 种不同切口术后腹壁美容效果对比

A. 传统腹腔镜手术；B. 脐部单切口腹腔镜手术；C. 杂交单切口腹腔镜手术；箭头所指为手术切口。

二、术前检查及评估

（一）病史及体格检查

术前应详细了解患儿的现病史，包括是否有典型 HD 症状，即胎粪排出时间，便秘及腹胀的严重程度，肠梗阻的程度等；是否存在小肠结肠炎及其严重程度等；病程的长短及病情的变化；是否采取过保守治疗或其他治疗等；是否合并其他系统的症状等。遗传为 HD 的重要发病因素，可向患儿家属详细了解其家族史。

体格检查主要包括腹部体征的检查及肛门指诊，典型 HD 患儿可在肛门指诊后出现爆破样排便、排气。另外，5%~20% 的患儿合并有其他先天性疾病，主要包括唐氏综合征、神经嵴病，以及其他先天畸形如先天性泌尿道畸形、先天性直肠肛门畸形、先天性心血管畸形等。亦有罕见相关综合征的报道，如

Waardenburg 综合征（巨结肠合并蓝眼睛及听力损害）、Shprintzen 综合征（喉软骨发育不良伴脐疝）、Smith-Lemli-Opitz 综合征（身体及智力发育迟缓、面部畸形、尿道下裂）等。体格检查时应注意患儿有无相关改变，如眼距增宽、心肺异常听诊音等。

（二）先天性巨结肠症相关检查

1. 腹部立位平片 平片上可观察到低位肠梗阻表现，扩张胀气的肠管及气液平面，部分患儿可有明显的“截断征”（图 6-2）。怀疑 HD 时，腹部立位平片并不是必需及首选的检查，其仅可作为参考。对于新生儿，其诊断及评估意义较年长儿差。

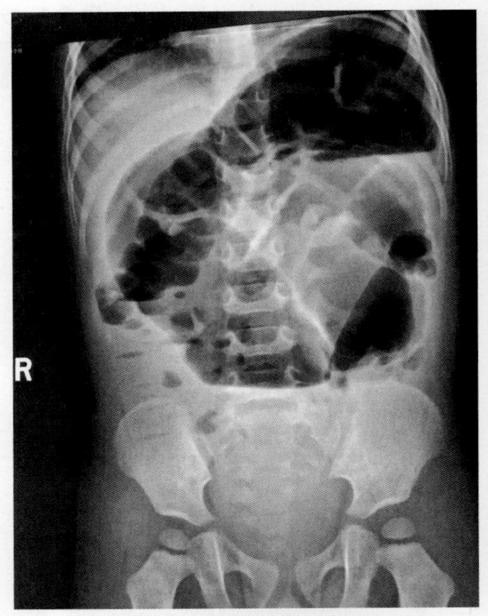

图 6-2 截断征

2. X 线钡剂灌肠 钡剂灌肠可明确狭窄段、移行段、扩张段的位置及相应肠管的病变程度，是术前必须进行的最有价值的检查项目。对已行肠造瘘的患儿，术前钡剂灌肠的意义更在于明确造瘘口远端肠管是否通畅、造口远端肠管的发育水平。

钡剂灌肠的注意事项：①钡剂灌肠前不应洗肠，以免由于结肠灌洗后肠内容物排出，扩大肠段瘪萎，进而影响病情的评估；②应用细导尿管灌钡剂，以免粗大肛管扩张狭窄段，导管不宜插入过深；③钡剂不宜推注过多，推注应缓慢，钡剂应一直灌至回盲部，观察整段结肠的扩张情况；④注意多方位采集影像，正位片及侧位片都不可少；⑤ 24 小时后重复透视，观察钡剂的滞留情况，若 24 小时残留多，可于 48 小时后再行透视，进一步观察钡剂残留情况；⑥新生儿钡剂灌肠结果误差较大，参考价值较年长儿低，必要时需多次复查；⑦术前准备时间较长的患儿，手术日期与钡剂灌肠检查相隔较远的患儿，应于术前几日再次行钡剂灌肠复查。

3. 直肠肛管测压 直肠肛管测压的意义在于诊断，其敏感度可达 94%。行该检查时，患儿的抵抗会影响检查结果，必要时可予以镇静。对高度怀疑 HD 的新生儿，如首次检查为阴性，可在 7~14 日后再次检查以肯定诊断。为提高检测的准确性，应使用性能高、灵敏度高的测压装置，注意检测方法和标准。

4. 直肠活检 目前主要的活检方法包括全层活检及黏膜活检。全层活检更可靠，但需要在全身麻醉下进行手术。直肠黏膜活检中最常用的方法是直肠黏膜吸引活检，该方法简便、安全、不需要麻醉。

直肠活检注意事项：①取活检前应行结肠灌洗，避免粪便残留于肛管影响活检的进行；②常规应于直肠距肛门 3cm 及 6cm 处各取一小块黏膜组织，黏膜块不能过小以免影响检查准确性；③仔细操作，小心谨慎，防止肠穿孔。

对标本的检查方法包括组织学、组织化学及免疫组化，推荐使用免疫组化，虽然其操作复杂，试剂昂贵，但准确率高。若检查结果与临床症状及诊断考虑不符，必要时应复查。新生儿乙酰胆碱酯酶活性较低，易出现假阴性结果，必要时应复查。儿童及成年人黏膜层较厚，吸取标本时有时不能达到黏膜下层，容易出现假阴性，必要时可行全层直肠活检。亦有文献报道，对于复发性巨结肠，直肠黏膜活检的准确率不如全层活检。

（三）全面检查及评估

术前应进行全面检查，包括生长发育、体重及营养状况、体温、脉搏、呼吸、血压等。应检查重要脏器如心、肺、肝、肾功能和四肢，检查神经系统有无异常。实验室检查应包括血常规、尿常规、血型、凝血功能、甲状腺功能等，必要时进行血气分析、电解质测定等。常规还应检查心电图与胸片。如前所述，HD

常合并其他疾病，应行心脏超声，肝、胆、胰、脾超声，泌尿系超声明确有无器质性改变，怀疑合并唐氏综合征者，可建议行染色体检查。

1. 一般处理　应根据病史、体格检查、辅助检查及实验室检查结果，对患儿术前情况作出全面评估后，进一步进行相应处理，注意尽量保证患儿以合适的生理状态进行手术。有营养不良者，应予以 1~2 周营养支持改善营养状况后再行手术；有贫血者，必要时可予以输血；对新生儿应注意维持水、电解质平衡，注意保温，吸氧，常规补充维生素 K 等；对所有患儿，补充维生素 C 有助于吻合口及伤口的愈合，补充维生素 A、维生素 D 有助于预防喉痉挛、惊厥，补充维生素 B 可降低发生心力衰竭的风险，预防肠麻痹，改善酸碱平衡；对合并其他系统疾病的 HD 患儿，必要时应请相关科室进行术前会诊。

2. 心理准备与家属沟通　对年长儿应注意以亲切关怀的态度酌情告知病情，消除其紧张、焦虑、恐惧心理，争取信任及合作。尽量创造温馨、安静的环境。可以通过插画、图片、与已行手术的同龄儿接触等方式，向将要手术的患儿进行相关术前教育，向其传递一些有用的信息如疼痛的期望值，减少其术前焦虑。对 ≥6 岁的患儿，应在术前 5 日进行相关教育，<6 岁的患儿这个时间可以稍推迟。

应详细地、实事求是地告知家属相关病情，可能出现的并发症、预后及采取的治疗措施。HD 患儿术后并发症发生率较高，术后存在复发的可能，术后患儿恢复是一个以月、年计算的过程，需要家属对患儿严格、长期的管理及支持。同时也应向家长进行相关教育，减少家长的焦虑，以减少患儿的共情。

3. 消化道准备　HD 患儿术前饮食应为高热量少渣流质饮食。对新生儿及婴幼儿应更加注意保证能量的供应。婴幼儿及新生儿可于术前禁食 4 小时，儿童应至少禁食 6 小时。

结肠灌洗是术前最重要的准备，是手术成功的重要保障。洗肠的目的是清理肠腔内积粪、积气，防止粪便对手术的污染，减轻患儿腹胀和减少毒素的吸收，减轻炎症对肠黏膜的刺激及水肿，促进肠蠕动，减少术后并发症。一般采用温生理盐水 100~300ml/kg，每日洗肠 1 次，必要时可酌情增加每日洗肠次数。

洗肠注意事项：①灌洗过程中注意保暖，预防感冒。②对新生儿及有小肠结肠炎的患儿，应注意预防肠穿孔的发生。③应根据患儿的年龄及肠管扩张的情况来决定洗肠的周期，对新生儿、婴儿肠管扩张不重者，洗肠 2~5 日即可手术；大龄患儿及肠管扩张严重者，需进行 7~14 日或更久的洗肠准备；也可指导家属术前在家进行数日或数周的结肠灌洗，以缩短住院准备时间。对有造口的患儿，术前结肠灌洗准备时间不需太久，术前一晚及手术当日晨经造瘘口及肛门行结肠灌洗即可。④除温生理盐水外，亦可选用其他灌洗剂，如聚乙二醇及 50% 硫酸镁，前者有更好的短期肠道清洁效果，后者对粪石有更好的清除效果。⑤除结肠灌洗外，可予以口服缓泻剂等辅助排空肠道，可明显缩短洗肠时间。

术前 3 日应予以口服广谱抗菌药物。常用抗生素包括庆大霉素、新霉素、甲硝唑等。

4. 手术日准备　在术前 1 日应备血，提前联系好术中快速冰冻切片活检，提前准备好特殊手术器械。术前一晚及手术当日晨应再次行结肠灌洗，保证消化道清洁，无粪染。必要时术前一晚可行镇静。禁食时间长的患儿可予以静脉滴注 10% 葡萄糖，术前 1 小时应预防性静脉使用抗生素，进手术室麻醉后再放置胃管和导尿管。

三、术后处理

（一）一般处理

1. 麻醉复苏　术后患儿麻醉未清醒前应及时吸出口腔分泌物，以防误吸，应每隔 1 小时检测呼吸、脉搏、血压、体温，有条件的医院都应使患儿术后于麻醉苏醒室监护，直至患儿麻醉苏醒，一般情况正常后再返回病房。

2. 监护及维持　术后 24 小时内应常规予患儿以心电监护，随时记录患儿生命体征变化及血氧饱和度、心脏电活动等。另外，还需注意患儿皮肤颜色、四肢温度、周围脉搏、心率、心音、末梢循环、出入量，尤其应注意患儿腹部体征、有无腹胀、肠鸣音的恢复情况等。一般患儿术后 24 小时可闻及肠鸣音。

应注意使患儿保持安静状态，尽量减少哭闹，过度哭闹会吞入大量空气，造成腹胀，还会引起患儿静脉压的改变，影响静脉液体滴注的速度。对新生儿及婴幼儿，可予以安抚奶嘴，必要时可予以镇静；年长儿可予以棒棒糖安抚。

术后应注意保暖，尤其对新生儿，其体温调节功能不全，相对体表面积大，易散热，而皮下脂肪少，汗腺发育不全，每分通气量高，保温能力差，应放入温度可控的温箱内，预防寒冷损伤综合征的发生。足月儿温箱温度应调至 30~32℃，未成熟儿调至 32~34℃，相对湿度维持在 60%~70%。

3. 体位及活动 患儿一般采取平卧，头侧位即可，采取类似截石位的双腿屈曲分开体位，有利于会阴部的护理(图 6-3)。术后早期活动有利于患儿的恢复，但在术后活动时，应注意避免伤口及会阴部用力，以免造成伤口及吻合口裂开。对小婴儿，应嘱其家属术后早期不可采取分开患儿双腿并端着患儿下肢的“把便”行为，对较年长患儿，应避免蹲便的方式，以免肛周张力增大，撕裂愈合尚不牢固的吻合口。

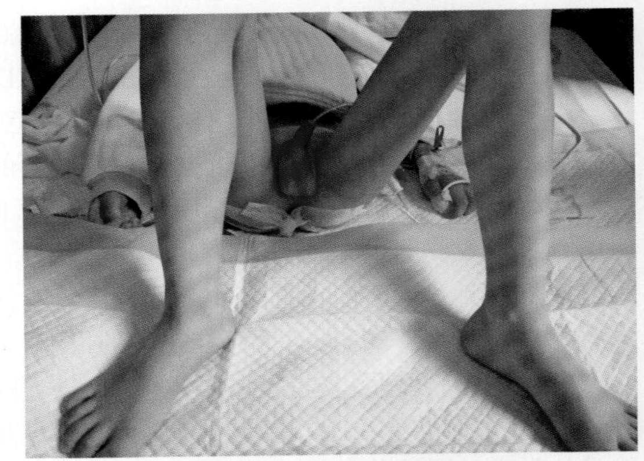

图 6-3 术后患儿体位

4. 补液、营养及饮食 腹腔镜 HD 术后，患儿禁食，加之手术对机体的消耗，术后患儿可能会出现负氮平衡、低蛋白血症、电解质紊乱等。应于术后第 2 日予以复查血常规、肝功能、肾功能、电解质等，根据检查结果及病情，及时予以补液、维持电解质平衡。有适应证时应用全血、血浆及其代用品、人血白蛋白或免疫球蛋白作为支持治疗。补液量包括生理需要量、术中损失量及继续损失量 3 个方面，应根据患儿病情、年龄和体重等进行综合评估。目前快速康复外科的理念认为，无论术中还是术后均不应过度补液。

一般患儿术后第 2 日肠蠕动恢复后，可试饮少量水，如无腹胀、呕吐，可予以口服营养素，并逐渐增加用量，最终过渡至流质、半流质饮食。长期不能进食者(如巨结肠重症肠炎造瘘术后)，可考虑全肠外营养或部分肠外营养。患儿每日能量供应不少于 251kJ/kg，其中蛋白质不少于 1g/kg。

5. 术后用药 HD 术后常规用药包括抗生素、维生素、止血药、镇静药等。抗生素为预防性使用，一般选用一种广谱抗生素即可；维生素应包含水溶性维生素和脂溶性维生素。若患儿哭闹不安，可予以镇静药，如苯巴比妥肌内注射；镇痛的选择推荐非阿片类镇痛药，如双氯芬酸钠、对乙酰氨基酚、咪达唑仑、加巴喷丁等。必要时可以使用抗焦虑药。益生菌的使用目前尚无统一观念，有文献报道使用益生菌并不能降低术后肠炎的发生率，但使用益生菌有助于改善大便性状。

6. 引流管 腹腔镜 HD 术后引流管主要包括胃肠减压管、尿管、肛管、腹腔引流管。各类引流管需妥善固定、记录深度、保持通畅、防止脱落和扭曲受压。需定时观察引流管引流情况，并记录引流物的量及性质。应警惕患儿自行拔管，可适当制动以防止其自行拔管。各种引流管应定时挤捏，或于换药时适当松动，保证其引流通畅。

胃管在患儿胃肠功能恢复，见肛管有粪汁排出后即可拔除，一般为术后 1~2 日。术后第 1 日即可拔除尿管，罕见情况需要锻炼患儿膀胱舒缩功能，最长 2~3 周方可排小便，其间不需要其他辅助治疗。年长儿应在其有尿意后拔除尿管，保证在拔除后患儿能自解小便，对大龄女性患儿，可适当延长尿管保留时间，避免拔除尿管后患儿蹲便等。由于尿道与肛门位置较近，在拔除尿管后应更加注意肛周清洁。

术后保留肛管有助于患儿肛周的护理，同时可减少术后腹胀的发生。研究表明，术后留置肛管还有助于减少术后近期小肠结肠炎的发生率。肛管应选择软质橡胶管，保留时间 3~5 日，肛管固定需牢固，推荐采用蝶形固定方法(图 6-4)。若肛管粪染、浸湿等，应及时更换，不推荐采用缝合于肛门的固定方法，否则会增加患儿术后疼痛。夜间因环境、家长及护理人员的关注下降，是患儿自行蹬脱或排出肛管的好发时间，应格外予以注意；当肛管提前脱出时，不可强行将肛管重新塞入患儿肛门，应及时清洁，保持肛周清洁干燥。

对短段型 HD 患儿，若手术顺利，手术时间短，术中损伤小，可不放置腹腔引流管。对长段型 HD 行结肠大部分切除或全结肠型 HD 患儿，应常规于盆腔放置引流管，引流管放置时应与吻合口保持一定距离，避免对吻合口造成机械性损伤，有条件者可将引流管接负压以达到更好的引流效果(图 6-5)。若发生吻合口瘘，大多可从引流管中观察到典型的脓便混合物(图 6-6)。拔管时间视腹腔引流管引流物的量而定，一般放置 5~7 日。对新生儿及小婴儿，术后拔除引流管时，需缓慢旋转拔出，防止带出大网膜。

7. 伤口及造瘘口管理 腹腔镜 HD 术后，患儿腹部伤口较小，伤口并发症发生率低，不需特殊处理，保持其干燥清洁，定期伤口换药即可。对有造瘘的患儿，需定时更换造瘘袋，防止伤口粪染。对新生儿及小婴儿，造瘘口一般情况稳定后，应予以定期扩张造瘘口。

8. 肛周管理 术后近期由于患儿大便次数多，若护理不当，极易发生肛周皮炎(图 6-7)。对大便为稀水便且次数多的患儿，可预防性使用隔离霜。5 岁以下患儿应用蒙脱石散及益生菌辅助改善大便性状，大龄患儿可口服洛哌丁胺。平时若有大便流出应及时清洁肛周并用电吹风吹干肛周皮肤，保持肛周的干净和干燥。

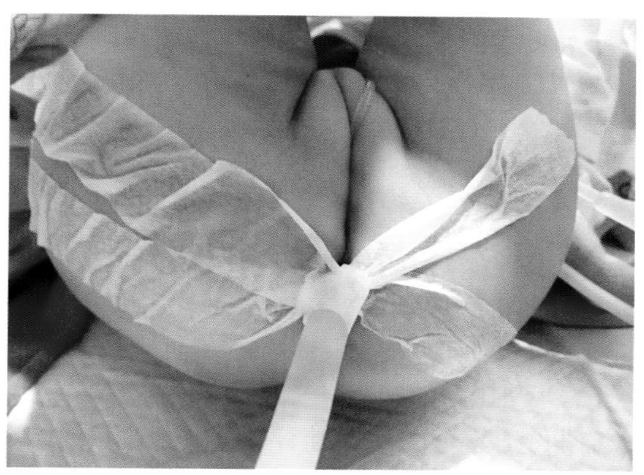

图 6-4 蝶形固定

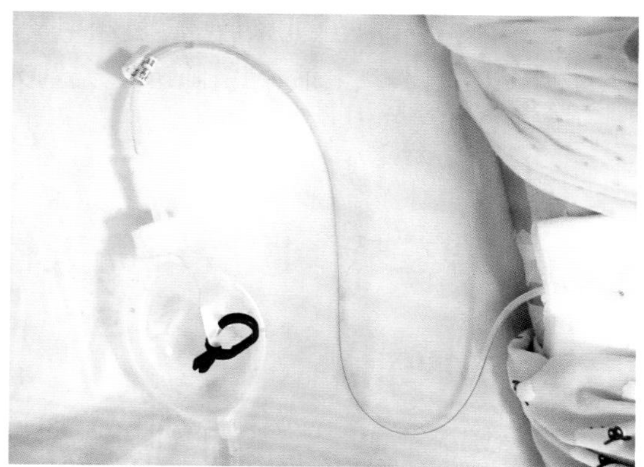

图 6-5 负压引流

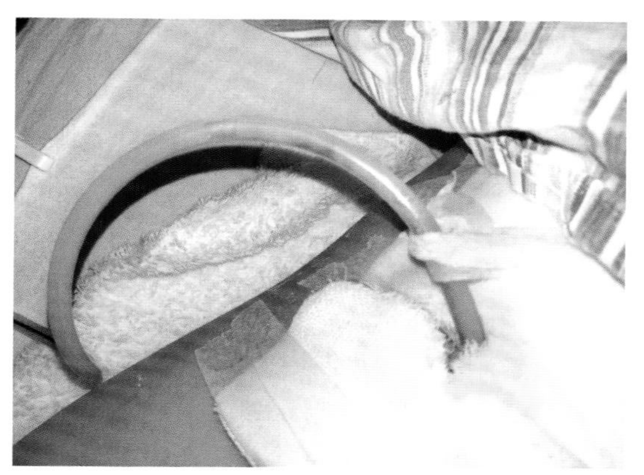

图 6-6 吻合口瘘引流脓便混合物

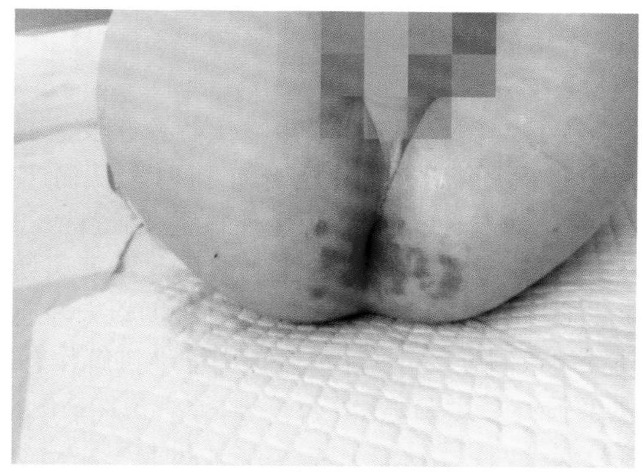

图 6-7 肛周皮炎

9. 扩肛 术后扩肛目的是防止吻合口狭窄的发生，也有促进排便、减轻腹胀的作用。腹腔镜巨结肠术后 14 日，在门诊行直肠指诊了解吻合口愈合情况，有无吻合口狭窄等，可据此决定给予患儿扩肛的频率及时间。若患儿吻合口恢复良好，无狭窄感，可以不扩肛。若有吻合口狭窄，根据程度采用每日或隔日扩肛，一般2~3周。研究表明术后每周2次扩肛与每日扩肛，患儿术后吻合口狭窄及肠炎的发生率无差异。一般来讲，Duhamel拖出术由于吻合方式为侧侧吻合，吻合口狭窄发生率较Soave手术小，需要扩肛患儿明显减少。扩肛以每次5分钟为宜，扩肛时患儿可有少量出血，为正常现象，不需特殊处理。

（二）术后早期并发症的处理

详见第十七章。

（三）术后长期随访管理

对于大多数手术而言，即使是术后数年出现的并发症也应归因于手术本身。如拖出手术是由经验丰富并且受过良好训练的腔镜外科医生完成，大部分HD患儿术后远期结果一般会令人满意或非常好。但即使是完美的手术，在许多患儿中也可能存在问题。因此，需要对这些患儿进行密切和长期的随访。腹腔镜HD手术取得成功后，恢复期内仍会发生肠炎、污便、吻合口狭窄等并发症，因此术后的长期延伸服务尤为重要，且主要通过随访完成。

随访应长期连续进行，病变类型不同，术后随访时间亦有差异，常见型HD至少随访2年，长段型HD至少3年，全结肠型HD需要更久时间，建议对所有类型HD，在排便频率稳定且正常后，再继续随访1年。随访内容应包括患儿术后排便的频率及性状、术后并发症发生情况、饮食等。笔者所在科室通过排便手册、微信、门诊、电话、网络随访等方式，充分与患儿家属沟通，了解每例患儿术后恢复情况，帮助家属了解HD相关知识并进行相关管理，取得了良好效果。

（刘 源 池水清）

第二节 腹腔镜先天性巨结肠症围手术期护理

一、术前护理

从患儿入院决定手术开始至进入手术室称为手术前期，充分全面地术前评估和干预，不仅能缓解术前患儿及家属的紧张、焦虑的心理反应，为手术的顺利进行提供很好的保证，而且能提高患儿的手术耐受力及手术的安全性，减少术后并发症的发生，增加患儿术后的舒适度，为疾病的康复提供良好的基础。

（一）术前一般护理

1. 入院介绍

(1) 人员介绍：责任护士热情接待患儿及家属，进行自我介绍，介绍科主任、护士长、管床教授与医生，使患儿及家属对医护人员有初步了解，从而产生安全、信任感；责任护士护送患儿及家属到床旁，介绍同病室的病友，使其消除陌生孤独感，创造良好的气氛。

(2) 环境介绍：责任护士主动向患儿及家属详细介绍病区环境、卫生间、开水房、医生办公室、护士站、换药室、灌肠室、电梯、食堂、各种辅助检查等地方，指导正确使用呼叫器。

(3) 规章制度的介绍：责任护士详细讲解作息、探视时间、留陪制度，并告知患儿入院后不可离开医院，便于医护人员及时治疗及护理，如有特殊情况，应征得医生的同意，以免耽误治疗。

(4) 安全知识介绍：患儿床上活动时将床栏拉起，防止坠床；病区内活动时不可奔跑嬉闹，注意预防跌倒；开水瓶、热水杯置于患儿不可触及的位置，防止烫伤；注意保管好自身财物，贵重物品随身携带，避免丢失；病区内禁止吸烟、饮酒、赌博，不可使用大功率电器，以免引起火灾。

(5) 佩戴腕带：正确打印填写腕带信息，经过双人核对无误后给予佩戴，告知腕带作用是在护理治疗过程中便于核对身份信息的，不可随意摘取，如遗失或字迹模糊应及时告知护士给予更换。

2. 病情评估及护理

(1)一般情况

1)测量体重:入院后首先应测量体重,体重为各器官、组织及体液的总重量。因体脂和体液变化较大,体重在体格生长指标中最易波动,是反映小儿体格生长,尤其是营养状况的最易获得的敏感指标,也是儿科临床计算药量、输液量等的重要依据,住院期间应每周监测体重。正常体重公式如下。

1~6 个月:体重(kg)= 出生时体重(kg)+ 月龄 ×0.7

7~12 个月:体重(kg)=6+ 月龄 ×0.25

2 岁至青春期前:体重(kg)= 年龄 ×2+7(或 8)

2)监测腹围:观察腹部体征、腹胀情况,监测患儿腹围。HD 患儿由于长期便秘,会出现不同程度的腹胀,应注意观察患儿腹部外形并测量腹围。测量方法为:取平卧位,暴露腹部,使用软尺经脐部水平绕腹 1 周的长度,松紧适中,一般小婴儿为通过剑突与脐连线的中点绕腹 1 周的长度。正常小儿 2 岁前腹围与胸围大约相等,2 岁后腹围较胸围小。在患儿入院时和巨结肠灌洗前后需测量腹围,了解腹胀程度及灌肠效果,巨结肠灌洗后腹围应小于灌洗前。

3)观察有无脱水现象及脱水程度:观察患儿的精神状态、皮肤颜色及弹性、眼窝及前囟、尿量等情况。根据临床表现综合分析、判断,将脱水分为轻、中、重三度(表 6-2)。

表 6-2　脱水的分度

指标	轻度	中度	重度
失水量占体重比例	5%(50ml/kg)	5%~10%(50~100ml/kg)	>10%(100~120ml/kg)
精神状态	稍差,略烦躁	萎靡或烦躁	呈重病面容,甚至昏迷
皮肤	稍干燥、弹性稍差	苍白、干燥、弹性差	发灰、干燥、弹性极差
眼窝和前囟	稍凹陷	明显凹陷	深凹陷,眼不能闭合
眼泪	有	少	无
口腔黏膜	略干燥	干燥	极干燥
尿量	稍减少	明显减少	少尿或无尿
休克	无	无	有

发现患儿出现脱水现象时及时给予液体疗法,纠正水、电解质和酸碱平衡紊乱,以保证正常的生理功能。在静脉补液过程中需做到三定(定量、定性、定速)三先(先盐后糖、先浓后淡、先快后慢)及两补(见尿补钾,惊跳补钙),静脉补液时严格掌握输液速度,注意观察患儿病情变化,必要时记录 24 小时出入量。

4)观察有无肠梗阻的表现:患儿出现腹胀、腹痛、呕吐、肛门停止排便和排气等症状应考虑出现肠梗阻。新生儿期 HD 多表现为急性完全性肠梗阻,伴有腹胀、呕吐和不排胎粪或胎粪排出延迟的症状,发病急、症状重,随着病情的进展,症状会逐渐加重。

肠梗阻处理措施如下。

①立即禁饮食,避免腹胀加重。

②呕吐时应坐起或头偏向一侧,及时清除口腔内呕吐物,以免误吸引起吸入性肺炎或窒息,呕吐后给予漱口或口腔护理,保持口腔清洁,并观察记录呕吐物性质及量。

③胃肠减压,通过留置胃管吸出胃肠内的气体和液体,预防呕吐,减轻腹胀,降低肠腔内压力,减少肠腔内的细菌和毒素,改善肠壁血液循环,有利于改善局部病变和全身情况。注意妥善固定胃管,防止

患儿抓脱，保持引流通畅，注意观察引流液的色泽、性质和量，并正确记录。

④腹部给予热敷或按摩，取半坐卧位，减轻因膈肌上升压迫心、肺而导致的呼吸困难。

⑤抽血检查生化指标，及时纠正水、电解质和酸碱平衡紊乱。在输液过程中应严密观察和准确记录出入量，必要时留置导尿，监测尿量。

⑥及时应用抗生素治疗，以防止感染，减少毒素的产生。

⑦评估腹部疼痛的程度，必要时遵医嘱使用解痉剂，但不可随意使用止痛剂，以免影响病情观察。

⑧密切观察病情变化，注意腹痛、腹胀及呕吐等情况，如症状持续加重不见好转需紧急手术治疗，应积极做好术前准备。

5）观察并记录排便情况：了解患儿住院前的排便情况，如大便的次数、性状、量，有无排便困难及使用辅助排便的方法，住院后观察患儿巨结肠灌洗后的大便情况，如大便次数、颜色、性状、量及有无出血、有无食物残渣等现象。

（2）严重并发症

1）小肠结肠炎：小肠结肠炎是最常见和最严重的并发症，既可发生在术前，也可发生在术后。有文献报道，术前小肠结肠炎发生率为 5.7%~50%，HD 死亡原因中 60% 为小肠结肠炎。小肠结肠炎患儿的临床表现为腹胀、腹泻、呕吐、发热、精神萎靡，晚期重症则可能导致感染脓毒症休克。小肠结肠炎的分度如下。

轻度：体温 38℃，腹泻不超过 10 次 /d，轻到中度腹胀，无明显全身症状，结肠黏膜水肿、充血，有隐窝脓肿，炎性细胞浸润。

中度：体温 38~40℃，突发腹泻，中到重度腹胀，心率增快、脱水等。结肠镜检见黏膜局灶性破坏和小型溃疡形成。

重度：高热或体温不升，暴发性水泻，达 10 次 /d，高度腹胀，精神萎靡，严重脱水，濒临休克或休克。结肠镜检见黏膜有大面积溃疡，有的突破肌层和浆膜层，甚至肠穿孔，需要立即抢救。以往称为巨结肠危象。

2）巨结肠危象：当患儿长期进行性排便困难，粪便淤积在扩张的肠管内，导致高度腹胀，小肠结肠极度充气扩张引发呼吸窘迫，粪便中有害物质被吸收，引发呕吐、水和电解质紊乱，高热等中毒症状，会导致休克甚至死亡，临床称为先天性巨结肠症危象。

3）出现严重并发症的处理方法

治疗方法：①禁饮食、胃肠减压，缓解腹胀程度；②抗生素抗感染治疗；③肠道益生菌治疗；④急查血电解质，给予补液、纠正酸碱失衡和电解质紊乱；⑤每日用 0.9% 温生理盐水灌肠加甲硝唑溶液保留灌肠；⑥发热时给予降温处理；⑦肠外营养支持；⑧支持疗法，根据病情输注血浆、丙种球蛋白，贫血严重者输血；⑨密切监测生命体征及病情变化。

护理措施：迅速建立静脉通路，遵医嘱急查血和输液对症支持治疗，纠正脱水、电解质紊乱及酸中毒、低蛋白血症、贫血等情况，及时应用抗生素抗感染。禁饮食期间给予完全胃肠外营养（total parenteral nutrition，TPN）支持治疗，24 小时输液泵匀速输入，输液过程中加强巡视及观察，防止药物不良反应及药物外渗。

禁饮食、胃肠减压：妥善固定胃管，防止胃管扭曲、脱落，保持通畅，观察引流液的颜色、量、性质并记录。如患儿仍呕吐，应检查胃管的位置、深浅度是否合适，引流管是否堵塞。高度腹胀无法缓解者可给予留置肛管，协助排便排气，缓解腹胀，并取半坐卧位，以利于呼吸。

回流灌肠：目的是帮助排便，解除梗阻，减轻腹胀，缓解肠管压力，改善血液循环，促进肠道炎症吸收。使用 0.9% 温盐水灌肠，灌肠后保留甲硝唑，灌肠前后应测量腹围，灌肠过程中注意观察患儿面色、腹部体征。

高热处理：患儿出现高热时应警惕小儿惊厥的发生，应立即给予降温措施，优先选择物理降温，包括温水擦浴、冰敷，冷盐水灌肠，如物理降温无效，必要时遵医嘱给予药物降温。

合理给予益生菌治疗：可以改善或纠正紊乱的消化道菌群，增强肠道黏膜屏障功能、调节肠道免疫反应而发挥抗炎作用。

病情观察：密切观察生命体征及意识状态，监测尿量及24小时出入量并准确记录。如高度腹胀压迫肺部，出现呼吸窘迫影响患儿呼吸时，应给予氧气吸入，严重者给予呼吸机辅助呼吸。如出现脉搏细速、血压下降、末梢循环衰竭等脓毒症休克时，立即通知医生准备抢救。

心理护理：安抚患儿，减少哭闹，以免哭闹加重腹胀程度。新生儿及婴儿可给予安抚奶嘴安抚，幼儿、学龄前期及学龄期患儿可采用玩具、游戏、音乐等方式尽量分散其注意力，减轻不适感。

（二）辅助检查

1. 一般常规检查

（1）血液检查：检查项目包括血常规、生化、凝血功能、血型及抗体筛查、输血前全套检查，了解患儿血液基本情况，采血部位可根据患儿年龄及难易程度选择颈外静脉、肘部静脉，股静脉、其他四肢浅静脉和头皮静脉等。

（2）心电图：常规心电图检查，了解心脏的基本情况，检查时应尽量放松，在患儿安静时进行，当患儿哭闹、四肢乱动时，均会影响心电图结果。

（3）胸部X线检查：主要观察心脏大小和形态，肺野有无阴影或透亮、有无钙化点，支气管纹理有无增粗紊乱等。检查前应脱去检查部位衣服及影响X线穿透的物品，如饰品、发卡、膏药、敷料等，以免影像受到干扰。

2. 钡剂灌肠　X线下钡剂灌肠是诊断HD最常用的方法之一，可了解痉挛段和扩张段，以及排钡功能，是判断病变范围和选择手术方式的重要依据。钡剂灌肠是自肛门处插管注入钡剂，常规在24小时及48小时后行X线摄片。为提高钡剂灌肠检查的准确性，应注意以下几点。

（1）钡剂灌肠前及过程中不可灌肠或使用泻药，以免肠内容物被辅助排出，影响检查结果。

（2）注入钡剂的肛管宜用细导管，粗大导管可将狭窄部扩大，影响狭窄肠管直径对比。

（3）钡剂压力切勿过高，不宜使用灌肠流筒，可用50ml注射器，缓慢推注稀钡。钡剂灌肠X线摄片结束后给予清洁灌肠，以免形成钡石加重患儿的腹胀及便秘。

3. 直肠肛管测压　直肠肛管测压（图6-8）是利用压力测定装置并将其置入直肠，在肛门收缩与放松的状态下，检查肛门内外括约肌、盆底、直肠功能与协调情况，对诊断便秘的类型提供帮助的一种检查方法。

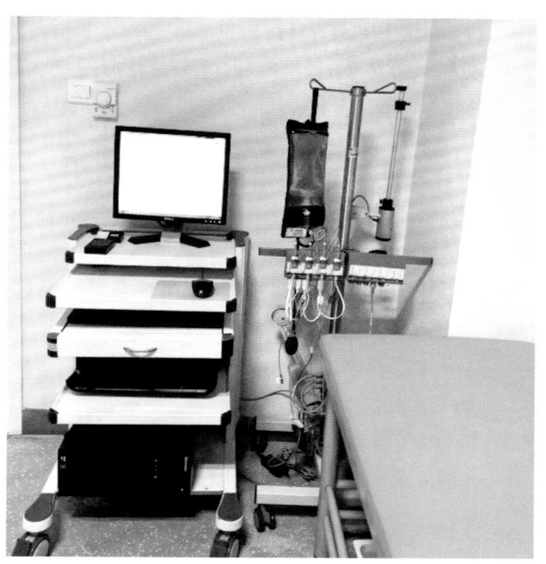

图6-8　直肠肛管测压

（1）目的

1）协助诊断HD。

2）对术前病情及手术前后肛管直肠括约肌功能评价、临床疗效判断提供客观指标。

（2）操作步骤（表6-3）

表 6-3 直肠肛管测压操作步骤

操作步骤	操作要点
1 操作前准备	
(1)患儿准备：核对患儿信息，评估病情。向患儿及家属解释操作目的，取得配合	• 评估患儿病情及配合程度 • 不配合患儿给予镇静处理，常用 10% 水合氯醛 0.5~1ml/kg 口服或直肠给药 • 严重便秘患儿检查前 1 日清洁灌肠
(2)环境准备：测压室安静、整洁，温度和湿度适宜	• 注意保暖及保护患儿隐私
(3)用物准备：测压仪器及测压导管、治疗盘、清洁手套、棉签、液状石蜡、弯盘、一次性中单、卫生纸	• 必要时备好吸痰器
(4)护士准备：衣帽整洁、洗手及修剪指甲	• 遵守医院感染控制要求
2 操作过程	
(1)核对医嘱	• 经双人核对无误
(2)核对患儿信息；评估患儿病情、病史、治疗史；向患儿及家属解释操作的目的	• 评估患儿病情及配合程度 • 评估患儿病史，包括症状（便秘、大小便失禁、会阴痛或腹痛）、治疗史（肛门手术）、骨盆创伤史等
(3)备齐各项用物至测压室，室温调至 25℃，关门窗	
(4)将患儿及家属带入测压室，再次核对患儿信息，向患儿及家属解释操作目的，以取得合作	• 与患儿进行有效沟通
(5)洗手、戴口罩	
(6)检查仪器，连接测压管，打开灌注系统，排气，检查是否通畅，校正零点，抬高测压管 30cm，查看压力情况，确认传感器良好	
(7)确认患儿安静后，协助其平卧，臀下垫一次性中单，脱去一侧裤腿，外展双腿，充分暴露肛门	• 注意保暖 • 年长者取左侧卧位，婴幼儿取仰卧位
(8)戴手套，液状石蜡润滑测压导管，经肛门缓慢插入	• 不同规格导管放置位置不同，小气囊测压导管以上端气囊刚进入肛管为准。灌入式或固态导管则应插入肛门 4~6cm
(9)确认导管安放位置正确后以直肠或肛管内压做基线进行检测，按每次 10ml 增量（新生儿为 3ml）向直肠气囊反复充气，然后迅速抽出，观察有无直肠肛管抑制反射（RAIR）出现	• 检测前应让患儿休息 5~10 分钟，以便适应导管 • 新生儿充气量不应超过 50ml
(10)根据检测内容依次进行检测、记录	
(11)检测完毕，擦净患儿臀部，脱手套，协助患儿穿好衣裤，再次核对患儿信息	
(12)准确记录检查中所见并打印报告	
(13)将患儿送回病房，整理床单位，询问患儿需要，指导患儿卧床休息	
(14)对患儿和家属进行健康指导	• 使用镇静剂者需密切监护 12 小时，勿让患儿独自活动，以防意外发生
(15)处理用物	• 按照医疗废物处理原则处理
(16)洗手，取口罩；记录护理单	• 护理记录准确及时，反映专科特点

(3) 注意事项

1) 患儿服用镇静剂时，防止呕吐，需备好吸痰器。

常用小儿镇静剂为 10% 水合氯醛，给药途径分为口服、鼻饲管注药或直肠保留灌肠，给药剂量 0.5~1ml/kg，给药时间为检查前 30 分钟执行。

口服水合氯醛溶液前 0.5~1 小时禁饮食，服药后暂不能进食，以避免检查时刺激肠道，患儿因胃肠不适而出现呕吐、呛咳、误吸；保留灌肠前嘱患儿尽量排空大便，药物注入后捏紧臀部，避免药物溢出。

用药前要详细询问用药史和过敏史，确定无该药物禁忌证，给药时争取一次成功，如用药后患儿因呕吐或经肛门将药物排出导致未达到用药量而无法入睡，但再次给药不易掌握准确的药物剂量，为避免过量则需改日再给药，服药后需密切观察用药后的反应，发现异常及时采取措施，避免发生不良反应。

使用水合氯醛溶液可能引起呼吸抑制和血压下降，测压过程中应密切观察患儿反应、面色等情况，如有异常立即停止测压，并积极给予抢救。测压室需配备抢救器材和药品。

检查结束后可呼叫患儿名字，轻拍身体使其苏醒，年龄较大的患儿能正确回答问题，待患儿醒后 10~30 分钟无不适，方可离开。离开后需家长密切监护患儿 12 小时，勿让患儿独自活动，以防意外发生。

2) 测压导管为重复使用器械，用后应严格按要求进行清洗、消毒，干燥后放于清洁、通风处保存备用。

4. 直肠黏膜活检　直肠黏膜活检（图 6-9）为微创性检查，是在距肛门 3cm、6cm 处各取一小块黏膜组织检查是否存在神经节细胞。直肠黏膜活检前应禁食 2 小时，必要时行清洁灌肠，确保取出的活检组织为直肠黏膜。取活检时患儿取截石位或侧卧位，哭闹躁动的患儿给予约束，将活检钳插入肛门时动作轻柔，防止损伤肠管。直肠黏膜活检术后可有少量出血现象，需要密切观察出血情况，如出血较多可使用止血药物治疗，活检组织取出后 24 小时内禁止灌肠，以免引起或加重出血。

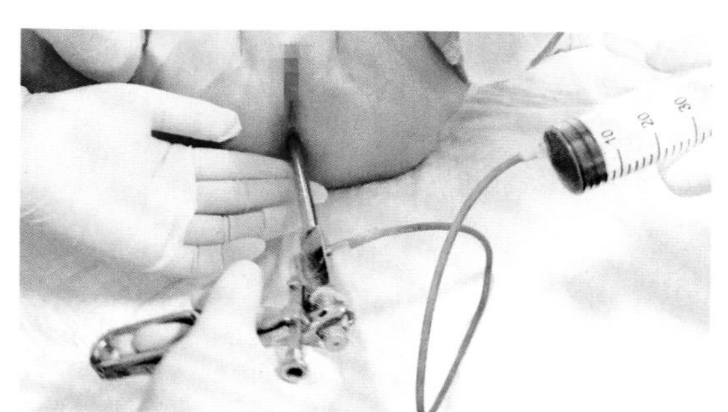

图 6-9　直肠黏膜活检

（三）肠道准备

1. 口服乳果糖　乳果糖是对人体无毒无害的一种糖类替代品，成品为淡黄色澄明黏稠体，味甜，带有清凉醇和的感觉，黏度低。乳果糖可以作为渗透性泻药，有效调节结肠生理节律，安全性高，稳定性好。乳果糖作为益生元也可促进双歧杆菌等有益菌生长，恢复肠道菌群稳态，从而改善肠道运动功能。婴儿每日口服 5ml；1~6 岁儿童每日口服 5~10ml；7~14 岁儿童每日口服 15ml。一般宜在早餐时一次性服用。如果连续 2 日效果不明显，可以考虑加量。

2. 素乾（12.6% 的麦芽糊精果糖饮品）　术前补充碳水化合物液体被 ERAS 协会推荐作为综合治疗方案的一部分。素乾口服液为柠檬口味，患儿易于接受。素乾每瓶 200ml 提供 418.585kJ 热量，可保证患儿空腹状态下的能量储存和保持碳水化合物的代谢，减少患儿在控制饮食进行肠道准备情况下的体重丢失。

3. 巨结肠灌肠　HD 是较常见的肠道发育畸形，其基本病理变化是结肠远端及直肠由于肌层的神经节细胞缺如，导致小儿排便功能障碍出现便秘、腹胀及营养不良。HD 灌肠是保守治疗中解除患儿腹胀、排便困难的主要治疗手段，也是 HD 根治手术治疗前的重要准备环节，关系着手术的成败及患儿预后。

根据 ERAS 理念，术前机械性肠道准备对于患儿是应激因素，不推荐术前进行机械性灌肠，以减少患儿液体及电解质的丢失，并降低吻合口瘘及感染的发生率，但根据情况可选择性进行短程的肠道准备。根据 HD 患儿便秘情况缩短灌肠时间，3~6 个月患儿术前 2~3 日灌洗准备；2 岁以上患儿术前 5~7 日灌洗准备。

(1)目的

1)灌洗结肠,排出粪便,促进肠蠕动,减轻腹胀,增进食欲,改善全身营养状况。

2)清除结肠内积存粪便及软化粪石,有利于手术操作,防止术中粪便污染,减少术后并发症。

3)缓解结肠炎症,减轻肠壁炎症和水肿,改善血液循环。

(2)操作步骤:见表 6-4。

表 6-4 灌肠的操作步骤

操作步骤	操作要点
1 操作前准备	
(1)患儿准备:排空小便	
(2)环境准备:关门窗,将灌肠室温度调至 25℃,在治疗床上铺好一次性中单,合理放置用物	• 保护患儿隐私,避免患儿着凉
(3)用物准备:治疗车、治疗盘、灌肠注射器、肛管、生理盐水、水温计、便盆、灌肠桶、清洁手套、棉签、液状石蜡、一次性中单、浴巾、卫生纸、防护衣	• 灌入总量理论值每次按 100~300ml/kg 计算,具体根据患儿病情而定 • 根据年龄选择适宜肛管 <18 个月:10~12Fr 18 个月 ~5 岁:14~16Fr 5~12 岁:16~18Fr >12 岁:18~22Fr
(4)护士准备:衣帽整洁、戴口罩,洗手及修剪指甲	• 遵守医院感染控制要求
2 操作过程	
(1)打印治疗卡,经双人核对医嘱	• 灌肠前查看钡剂灌肠报告,了解病变肠管位置的高低及狭窄段的长短,估计肛管插入的深度
(2)携治疗单至患儿床旁,核对患儿身份信息,评估患儿,病情、排便情况、心理状况、配合程度等	• 向患儿及家属解释说明灌肠的目的、方法、注意事项及配合要点
(3)至灌肠室备齐各项用物,加热生理盐水倒入灌肠桶,水温保持在 39~41℃,室温保持 25℃,关门窗	• 在灌肠过程中应注意灌肠液的保温
(4)将患儿及家属带入灌肠室,再次核对患儿身份信息,洗手、戴口罩、戴手套、穿防护衣	
(5)在治疗床中间铺一次性中单,协助患儿脱去右裤腿覆盖于左腿,将浴巾盖好右腿	• 注意保暖
(6)协助患儿取屈膝仰卧位(图 6-10),臀部位于床边,上身抬高 15°~20°,家属位于患儿左侧协助固定其体位,便盆置于床边臀下 30cm 处	• 年长儿可配合者取屈膝左侧卧位(图 6-11),哭闹不配合的婴幼儿取抱持截石位(图 6-12)
(7)将肛管接于灌肠注射器,用液状石蜡润滑肛管前端 10cm,站于患儿右侧用左手分开臀部,暴露肛门,用手指按摩肛门括约肌,进行肛门指诊,了解狭窄段位置或有无粪石,然后将肛管轻轻插入肛门,直至穿过狭窄段,到达扩张段	• 如估计患儿肠道有很多气体时,可不接灌肠注射器 • 插入时如遇到阻力,应轻轻旋转向内移动或拔出,切勿强行插入,必要时可边注入灌洗液边缓慢插入肛管
(8)左手固定肛管的位置,右手用灌肠注射器将 20~50ml 的生理盐水缓慢注入(图 6-13),然后将稀释的大便抽出或分离肛管与灌肠注射器使其自然排出	• 排出同时辅以轻柔的腹部按摩(图 6-14),沿结肠走行方向从近端向远端按摩腹部,以使结肠内积粪和气体尽量排出

续表

操作步骤	操作要点
(9)反复灌入生理盐水,使粪便排出,患儿腹部膨胀变柔软,至无大便及液体排出	• 灌肠过程中,随时注意患儿情况,如面色异常、腹痛、出血等应停止操作并报告医生
(10)灌肠毕,用卫生纸包住肛管并反折拔出放入弯盘,为患儿擦净臀部,脱手套,穿好衣裤,将患儿送回病房休息,再次核对患儿身份信息	• 及时更换汗湿衣物,防止感冒
(11)准确测量灌入量和排出量,注意排出粪便的颜色、量	• 出入量基本相等或出量大于注入量
(12)处理用物,整理灌肠室,开窗通风,并消毒	
(13)脱防护衣,洗手,取口罩,签字,记录	

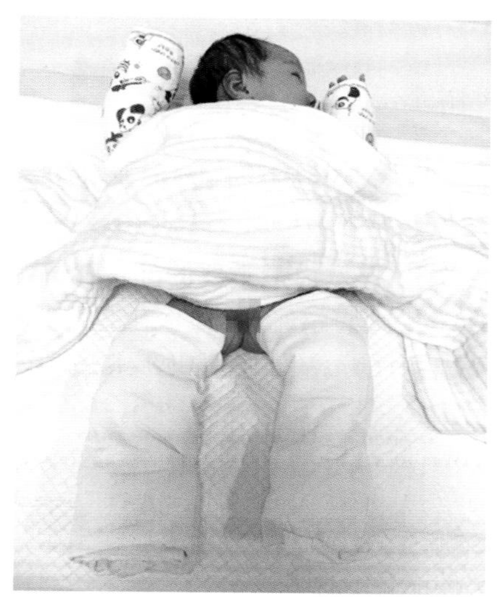

图 6-10 屈膝仰卧位

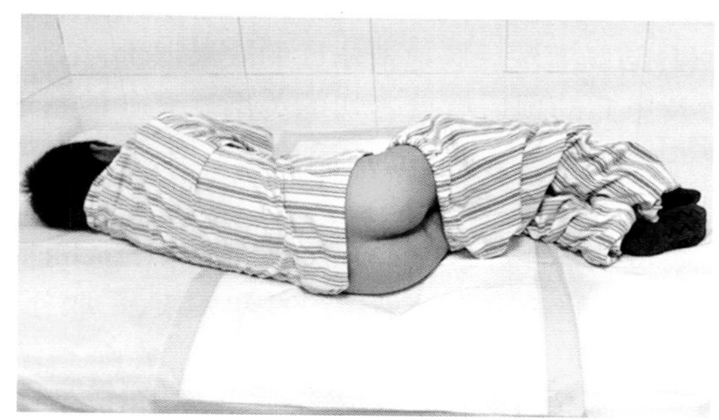

图 6-11 屈膝左侧卧位

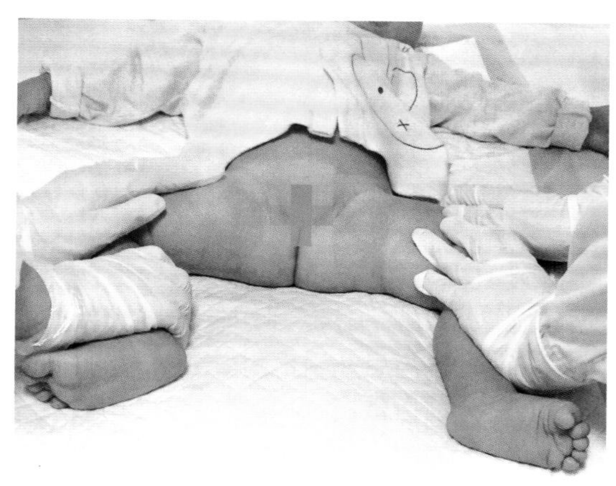

图 6-12 抱持截石位

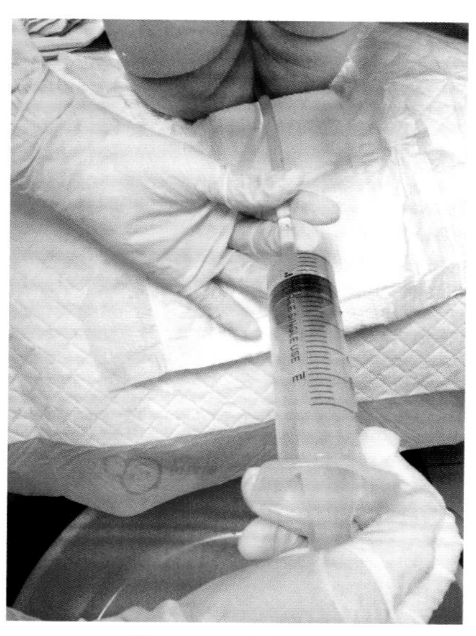

图 6-13 注水方法

(3)注意事项

1)选择软硬粗细适宜的肛管,反复插管易刺激黏膜使其充血,甚至出血和穿孔,插肛管、揉腹动作均应轻柔,尤其是新生儿及合并结肠炎者,每次插管前应充分润滑肛管。

2)灌肠中若患儿哭闹剧烈,应及时安抚患儿,分散其注意力,以降低腹内压,注意面色、脉搏、呼吸等。

3)钡剂灌肠检查后应立即将钡剂排出,以免形成钡石造成灌肠困难。合并肠炎者,灌肠后可给予甲硝唑溶液保留灌肠。

4)如遇长期便秘形成粪石者,可注入适量硫酸镁保留灌肠;并给予聚乙二醇制剂(一种等渗配方)口服,聚乙二醇是婴幼儿肠道准备的首选药物。药物能使肠道内的液体保存量增多,迅速溶解肠道内的粪石,提高灌肠效率。根据医嘱给予 80~100ml/(kg·d)的剂量,25ml/(kg·h)分次口服,3~4 小时内服完。

5)严格掌握液体温度、速度和液体量,婴幼儿应严格控制灌肠液量。

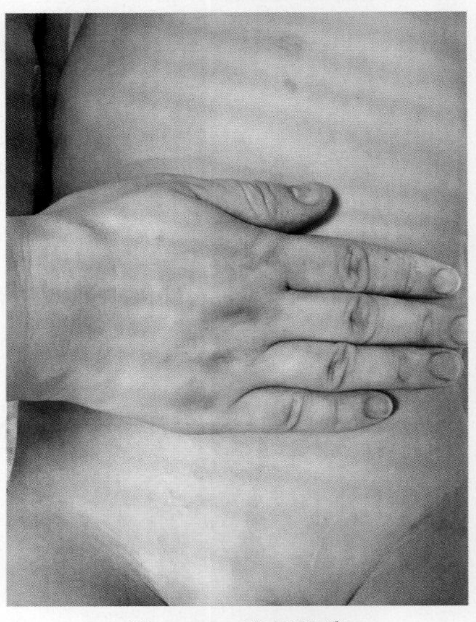
图 6-14 腹部按摩

6)灌肠治疗期间,指导患儿进食无渣半流质、易消化饮食,避免进食水果及蔬菜等粗纤维食物,以免影响灌肠效果。

(4)结肠灌洗后肠道清洁度的效果评价:结肠灌洗的效果是 HD 术前最重要的准备环节,与手术的成败及患儿的预后有着密切的关系。充分的肠道准备可使术中视野清晰,方便医生操作,减少污染,提高手术质量,为患儿的预后奠定基础。对肠道清洁程度进行评分,更加直观地反映了肠道准备的情况。

肠道准备评分量表有 Boston 量表、Aronchick 量表、Ottawa 量表和 Harefield 量表,各有优点及局限性。Boston 量表由 Lai 等于 2009 年发表,采取分段评分,简单易学,是目前使用最方便、最广泛的肠道准备评分量表。该量表将结肠分为右侧结肠、横结肠、左侧结肠 3 段,肠道准备完成后在术中进行评分。每段结肠评分均为 0~3 分,总分 0~9 分;每段结肠评分 ≥2 分提示肠道准备充分;总分<6 分或任意一段结肠得分<2 分为肠道准备不充分。Boston 量表评分方法见表 6-5。

表 6-5 Boston 量表评分

评分	右侧结肠、横结肠、左侧结肠分段独立评分
0 分	有大量固体残留,黏膜不可见
1 分	有固体或液体残留,黏膜部分可见
2 分	有棕色液体、可移动半固体残留,黏膜全部可见
3 分	清洁,黏膜全部可见

(四)术前营养支持

HD 患儿存在顽固性便秘、腹胀、呕吐等现象,随着年龄增长,表现出不同程度的营养不良、发育迟缓。营养不良对手术、失血的代偿功能较差,容易发生循环血容量减少和休克,切口愈合能力差,易发生伤口裂开、伤口感染等并发症。术前补充营养,可纠正营养不良、提高患儿手术耐受力。入院时可通过测量患儿身高、体重、肱三头肌皮肤皱襞厚度、上臂周径、白蛋白、前白蛋白、血红蛋白等,初步了解患儿营养情况,再通过儿童筛查工具对患儿进行全面的营养评估及筛查,针对不同的营养状况进行营养干预和营养管理,以增强患儿体质,提高手术耐受力。

1. 常用儿童风险筛查工具 目前临床上使用的住院患儿营养风险筛查工具包括主观全面营养风险评价（SGNA）、简易儿科营养风险评分（PNRS）、儿科营养不良评估筛查工具（STAMP）、营养状况和生长障碍筛查工具（STRONGkids）、约克郡儿科营养不良筛查（PYMS）、儿科营养筛查工具（PNST）、数字测量营养不良风险筛查工具（PeDiSMART）等。国内住院患儿营养风险筛查的研究较少，使用 STAMP 和 STRONGkids 居多。

（1）儿科营养不良评估筛查工具（STAMP）：由 McCarthy 等于 2008 年提出，并于 2012 年修正，有 3 部分内容，包括疾病因素、营养摄入情况和生长情况。营养摄入情况在膳食摄入调查后确定。生长情况评估采用 2 个年龄段的固定标准：<5 岁患儿生长发育评分参照 2006 年 WHO 0~5 岁儿童生长标准 Weight-for-age Z-score（WAZ）分值确定，–2<WAZ<+2 时营养风险评分为 0 分，–3<WAZ ≤ –2 或 +2 ≤ WAZ<+3 时营养风险评分为 1 分，WAZ ≤ –3 或 WAZ ≥ +3 时营养风险评分为 3 分。≥ 5 岁的患儿参照 2007 年 WHO 5~19 岁儿童青少年生长标准 BIM-for-ageZ-score（BAZ）分值确定，–2<BAZ<+2 时营养风险评分为 0 分，–3<BAZ ≤ –2 或 +2 ≤ BAZ<+3 时营养风险评分为 1 分，BAZ ≤ –3 或 BAZ ≥ +3 时营养风险评分为 3 分。体重的测量精确到 0.01kg，身高精确到 0.1cm。三部分评分之和为 STAMP 总评分，0~1 分为低度风险，2~3 分为中度风险，4~5 分为高度风险。

（2）营养状况和生长障碍筛查工具（STRONGkids）：儿童营养风险筛查工具由 Hulst 编制，包括主观临床评价（皮下脂肪和 / 或肌肉的减少和 / 或瘦瘦的脸，差为 1 分，好为 0 分）、高风险疾病（包括神经性厌食、烧伤、支气管肺发育不良等 20 种疾病，有其中 1 种及以上为 2 分，无为 0 分）、营养摄取与丢失（包括入院前几日主动摄食减少等 4 种情况，存在其中之一为 1 分，无为 0 分）、体重减轻 / 体重增长过缓（包括在近几周 / 月内是否存在体重减轻、1 岁以内儿童存在体重增长过缓，有为 1 分，无为 0 分）4 个方面。其中前 2 项由医生进行评估，后 2 项通过询问患儿父母或监护人获得。不清楚的问题，答案视为“否”。总分 0 分为低营养风险；1~3 分为中等营养风险；4~5 分为高营养风险。使用人群年龄为 1 个月 ~18 岁，首次评估中平诊 4 小时内完成，急诊 6 小时完成，在出现病情转为病重（危）、发生消化道瘘、专科三级以上术后第 1 日、Braden 评分 ≤ 18 分时进行复评，每周至少进行阶段性评估一次，并监测体重：低风险每周测体重 1 次，中高风险每周测体重 2 次。

2. 肠内营养（enteral nutrition） 是指经口或管饲的方法通过肠道提供代谢所需热量及营养物质的方法。与肠外营养比较，肠内营养具有符合生理状态、维护肠道屏障功能、减少代谢并发症、改善临床结局（如降低医疗费用）等优点，但不能替代肠外营养。

随着特殊医学用途配方食品（food for special medical purpose）的规范和推广，口服营养补充（oral nutritional supplements，ONS）在营养治疗中的优势和作用被越来越多地认识，特殊医学用途配方食品是为了满足进食受限、消化吸收障碍、代谢紊乱或特定疾病状态人群对营养素或膳食的特殊需要，专门加工配制而成的配方食品。须在医生或临床营养师指导下，单独食用或与其他食品配合食用。补充性经口摄入特殊医学用途配方食品且已经成为加速康复外科实践中改善营养状况、促进康复非常重要的一种治疗手段。相对于管饲营养和肠外营养，ONS 操作简单，易于管理，价格便宜，并发症较少，能节省医疗费用，缩短住院时间。

（1）肠内营养制剂：HD 患儿术前为了减少肠道内粪便潴留，除常规采用结肠灌洗外，在患儿无呕吐时可根据不同的年龄阶段提供适当饮食，鼓励家属提供患儿喜爱的食物。原则上给予高蛋白、高热量、高维生素、易消化吸收、少渣饮食，尽量避免易引起肠胀气食物，少食多餐，禁食水果、蔬菜等粗纤维食物，以免影响灌肠效果。临床可采用 STRONGkids 儿童营养风险筛查工具对 HD 患儿进行风险筛查，对于低营养风险患儿术前 3 日进流质饮食，如牛奶、米汤、蛋羹等，对于中营养风险的 HD 患儿术前 3 日给予小儿口服营养补充，高风险患儿应通知医生和营养师进行全面的诊断，制订个体化的营养建议和随访，入院后给予口服小儿肠内营养制剂，逐步开始小口喂养直至进一步的诊断。

肠内营养制剂包括自然食物中的各种营养物质，小儿建议选择 100% 乳清蛋白水解的肽类配方，标准冲调能量 418.585kJ/100ml，能够满足患儿的高能量需求。其优点是摄入后不需消化而直接由肠道吸收，不仅可提供足够的营养，且对肠道刺激性小，减少消化液的分泌和肠道细菌的繁殖，同时不留残渣，使患儿排便量减少，减轻肠道负担。术前进食肠内营养制剂时根据患儿需求进食，不必控制进食量，只需遵循配比方法即可。

(2) 肠内营养相关性并发症及防治：肠内营养的有效性取决于肠内营养合理配方的选择、供给途径和方法的选择。如应用不当，也会产生严重的并发症，可分为机械性、胃肠道性和代谢性三种类型。

1) 机械性并发症：鼻、咽、食管和胃的损伤，喂养管堵塞，严重者可造成气胸、纵隔气肿、肺炎、肺脓肿等。

2) 胃肠道性并发症：吸入性肺炎、腹泻、便秘、恶心呕吐。

3) 代谢性并发症：高血糖、低血糖、高钠血症、低钠血症、高钾血症和低钾血症。

HD 患儿术前经口进食食物及肠内营养制剂，应注意胃肠道性并发症的发生，对于新生儿及婴幼儿注意正确喂养方法及喂养姿势，防止呕吐、呛咳引起吸入性肺炎及窒息，配制肠内营养制剂时注意配制的温度及配制方法，注意手卫生，避免污染。

3. 肠外营养（parenteral nutrition，PN） 是通过静脉途径提供人体所必需的营养素的方法，为不能经胃肠道摄取营养素的患儿提供营养支持。对于中风险患儿术前 1 日给予 PN，高风险患儿术前 3 日给予 PN。为了合理保护血管，减少反复静脉穿刺，可经外周静脉穿刺的中心静脉导管（peripherally inserted central venous catheter，PICC）给予 PN。

(1) 肠外营养的配制：将脂肪乳、氨基酸、糖类、电解质、微量元素及维生素混合配制于营养袋中，称为全营养混合液（total parenteral nutrition，TPN）。

1) 配制时必须在无菌操作下进行，有条件者应在层流台进行，由药房或制剂室完成或在病房内设有专门的配置室。

2) TPN 为各种物质的混合液，容易产生各种物理或化学变化而使营养液不稳定。TPN 配制时，避免电解质与脂肪乳剂直接接触，钙和磷直接相遇，以免产生磷酸钙沉淀，掌握配制顺序，即先将电解质、微量元素、水溶性维生素加入葡萄糖注射液，磷酸盐加入氨基酸溶液，脂溶性维生素加入脂肪乳，然后用 3L 静脉营养袋按葡萄糖、氨基酸、脂肪乳剂的顺序进行混合摇动，并排出袋中的空气。

3) TPN 现配现用，应在 12~18 小时内匀速输注完成，最多不得超过 24 小时。

4) 小儿正处于生长发育时期，心、肺等器官尚未发育成熟，其负荷功能较差，一旦短时间内输入过量液体导致心肺负荷过重可能会发生急性心力衰竭或肺水肿，在输入 TPN 过程中要严格控制速度，必要时可使用输液泵。

(2) 超声引导下改良塞丁格穿刺护理操作技术　超声导引下行改良型塞丁格穿刺置入中心静脉导管（PICC）有操作简单、创伤小、使用安全、维护简单、血管定位准确、留置时间长等优点，弥补了常规盲穿法对血管的条件要求，已被临床广泛应用，常用于长期输液或输入外周静脉刺激较大的药物（如化疗药、大剂量补钾、全胃肠外营养等），是一种为患儿提供长期治疗和营养的良好途径。

1) 穿刺时机：在患儿需要 PN 前 1 日进行穿刺。

2) 优点：①保护了患儿的外周静脉；②减少了反复经外周静脉穿刺输液的痛苦；③抢救危重患儿的重要输液途径；④可保留 7 日 ~1 年；⑤并发症少；⑥患儿活动方便，有利于提高生活质量。

3) 目的：①能解决血管条件不佳患儿的 PICC 置管；②减少导管并发症，增加导管留置时间，降低 PICC 导管使用风险。

4) 操作步骤：见表 6-6。

表 6-6　肠外营养操作步骤

操作步骤	操作要点
1　操作前准备	
(1)患儿准备：核对患儿的身份，评估患儿年龄、病情、合作能力；向患儿及家属解释操作目的，签知情同意书	• 评估患儿病情及配合程度
(2)环境准备：安静、整洁、温湿度适宜	• 注意保暖及保护患儿隐私
(3)用物准备(图 6-15)：①超声引导系统；②三向瓣膜 PICC 导管；③ PICC 专用穿刺包；④塞丁格穿刺套件，超声导引导针器，耦合剂；⑤其他用物，包括 2% 利多卡因，1ml、20ml 注射器，无菌生理盐水，止血带，记号笔，75% 酒精，1% 活力碘	
(4)护士准备：衣帽整洁，洗手及修剪指甲	• 遵守医院感染控制要求
2　操作过程	
(1)核对医嘱	• 经双人核对无误
(2)核对患儿信息、评估患儿病情及配合操作程度	• 评估患儿病情及配合程度
(3)携用物至手术室或换药室，再次核对患儿信息，向患儿解释操作目的，以取得合作	• 与患儿进行有效沟通
(4)超声导引系统准备(图 6-16)：患儿处于舒适体位，超声设备摆放在合适的位置。扎止血带，超声探头探查肘上血管。评估选择血管：①选择肘上血管，先右手再左手；②首选贵要静脉	• 了解肘上血管的状态、大致走行和血管深度。选择使用合适的导针套件 • 完全压瘪且不见搏动的即为靶血管 • 沿静脉走行查探各静脉是否有分支或变小、变异的情况
(5)测量：①测量双侧臂围并记录；②测量导管预留长度	• 患儿的手臂外展伸直，与身体成 90°，测量长度为从穿刺点至右侧胸锁关节(图 6-17)，按年龄及身高酌情增加 0~5cm 并记录 • 测量臂围(图 6-18)
(6)建立无菌区：①操作者洗手、戴口罩；②打开 PICC 专用穿刺包，建立第一无菌区；③戴第一对无菌手套，由助手将 75% 酒精、1% 活力碘倒入三格弯盘；④助手协助患儿抬高手臂，在手臂下垫无菌棉垫；⑤消毒，在患儿手臂下铺无菌治疗巾，放置无菌止血带，脱手套，手消毒，穿无菌手术衣，戴第二双无菌手套；⑥生理盐水冲洗操作者无菌手套上的滑石粉	• 注意无菌原则 消毒原则：用镊子夹消毒剂棉球以穿刺点为中心，顺时针、逆时针、再顺时针 3 种方向交替螺旋式擦拭，先用 75% 酒精擦拭 3 次，然后用 1% 活力碘擦拭 3 次待干，消毒范围上至腋窝，下至手腕，左右至整个手臂
(7)导针器、塞丁格穿刺套件和 PICC 导管准备 1)操作者取出各种无菌物品在第一无菌区摆放好 2)20ml 注射器抽吸好生理盐水，1ml 注射器抽吸好利多卡因 3)铺巾，暴露穿刺点，建立第二无菌区	• 助手以无菌方式分别打开导针器、塞丁格穿刺套件和 PICC 导管包的外包装 • 让助手以无菌方式打开 20ml、1ml 注射器 • 注意无菌原则
(8)探头无菌准备 1)操作者扩开无菌探头保护套，包裹好超声探头，将无菌探头放入无菌区第二无菌区 2)操作者扎止血带，用无菌探头再次进行评估血管	• 将无菌探头保护套用无菌手法套在探头上，排尽探头与无菌套之间的空气气泡

续表

操作步骤	操作要点
(9)超声导引下静脉穿刺和置管(图 6-19) 1)持无菌探头的手法:探头与皮肤垂直成角度 90° 2)操作者移动探头寻找肘上预穿刺静脉的横切面图像 3)安装导针器,将穿刺针插入导针器沟槽,右手持针沿着导针器沟槽进行进针穿刺 4)超声引导下穿刺,见回血 5)移开探头,降低进针角度,松止血带,送导丝 10~15cm 6)操作者沿着导丝撤出穿刺针,保留导丝在血管中(图 6-20)	• 探查至穿刺操作全程必须一直保持 90° • 操作者通过显示屏显示进行穿刺,此时左手一定要继续保持探头位置不能移动 • 显示屏可见钢针进入血管的影像 • 小心地分离探头与穿刺针,穿刺针尽可能地不动,避免穿透或划伤血管 • 推送导丝时如遇阻力,一定要将导丝和穿刺针一起拔出 • 一定要始终在体外看见导丝的末端 • 注意动作轻柔
(10)三向瓣膜 PICC 导管准备:预冲导管、减压套筒、肝素帽,生理盐水浸泡湿润导管各部件	• 注意检查导管完整性
(11)扩皮及置入带扩张器的置管鞘 1)利多卡因局部浸润麻醉(图 6-21) 2)钝性扩皮 0.2cm(图 6-22) 3)沿导丝置入带扩张器的置管鞘(图 6-23),将扩张器和导丝一同撤出,按压置管鞘尖端处静脉止血	• 要有回抽意识,不能将利多卡因注入至静脉血液中 • 扩皮时避免损伤或切断导丝 • 在置入带扩张器的插管鞘的过程中保持尾端外露导丝 10~15cm,避免导丝滑入体内
(12)自置管鞘处送入 PICC 导管(图 6-24),送管 10~15cm 至腋静脉时,嘱患儿向静脉穿刺侧偏头方向用下颌贴紧肩头,以防止导管误入颈静脉	• 过瘦或无意识患儿请助手在对侧用掌侧沿穿刺侧锁骨内侧压迫
(13)插管至预定深度后,退出插管鞘	
(14)撤出导管内支撑导丝	
(15)体外保留导管 5cm,垂直剪断导管,连接减压套筒(图 6-25)	• 剪刀不要在导管上滑移,以免造成其表面损伤
(16)抽回血,脉冲式冲管正压封管	• 在连接器透明延长管部分见回血即可
(17)用藻酸盐敷料按压穿刺点,无张力粘贴透明敷料(图 6-26),标注置管日期、时间、操作者签名。弹力绷带加压包扎	• 排尽贴膜下的空气 • 排放位置可按需要确定
(18)清理用物,脱手套、手术衣	
(19)整理床单位,询问患儿需要,向患儿及家属交代有关注意事项,行健康指导。X 线检查确定导管尖端位置	
(20)处理用物	• 按医疗废物处理原则处理
(21)洗手,取口罩;记录护理单	• 护理记录准确及时,反映专科特点 • 如有异常及时告知医生,配合处理,并记录在护理记录单上

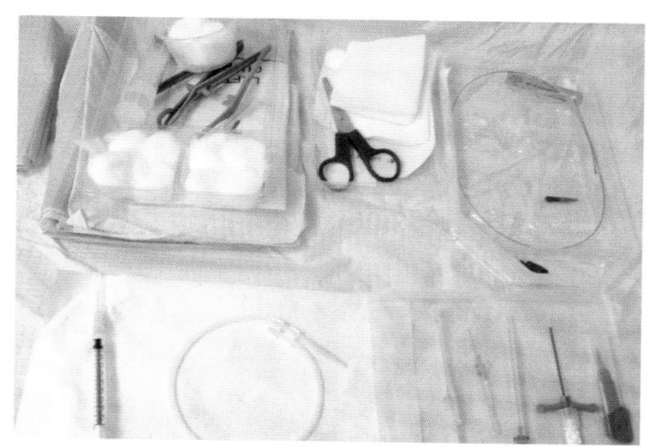
图 6-15 穿刺用物

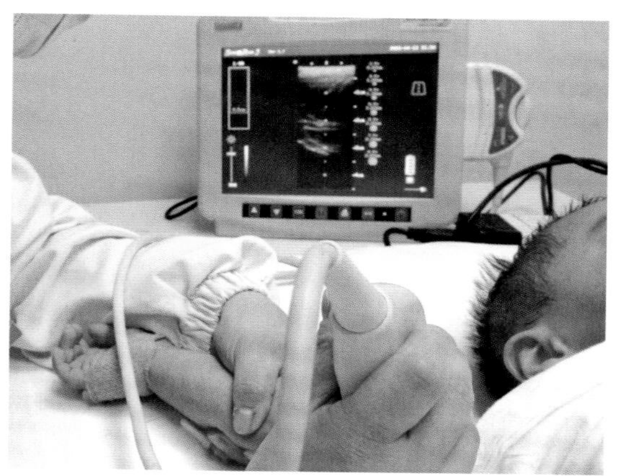
图 6-16 超声探测评估血管状况

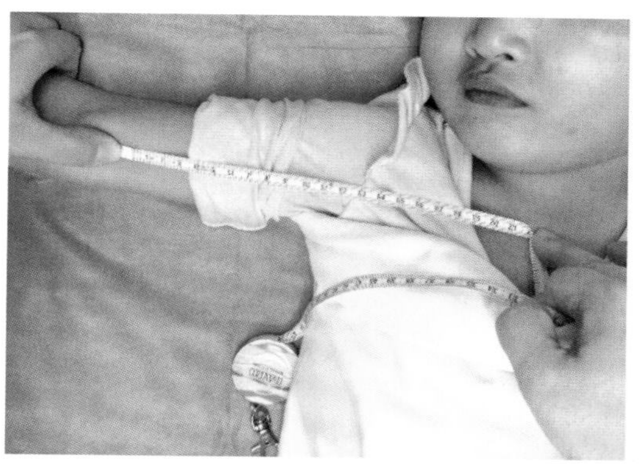
图 6-17 测量预插管长度

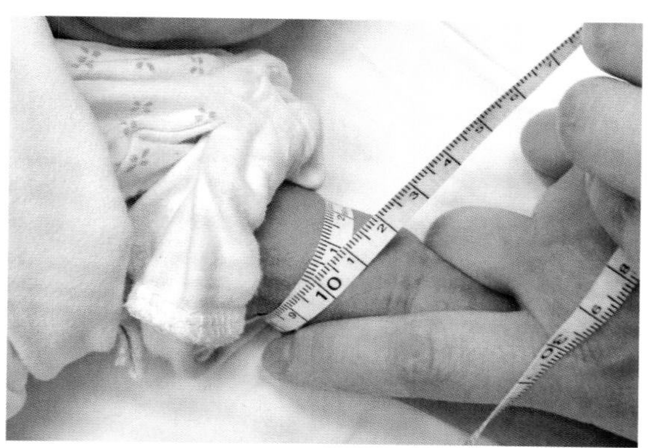
图 6-18 测量臂围

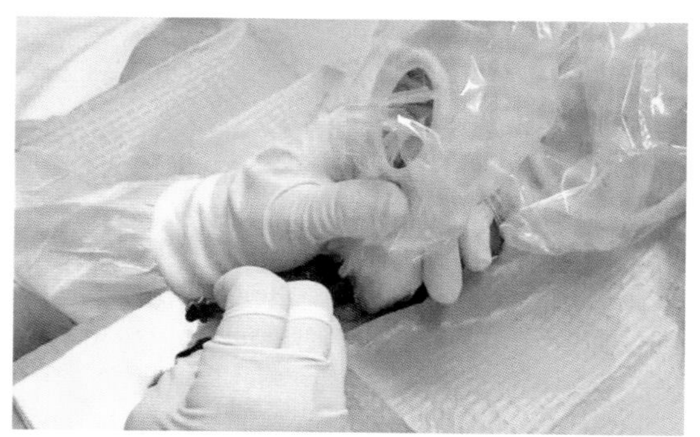
图 6-19 超声引导下穿刺

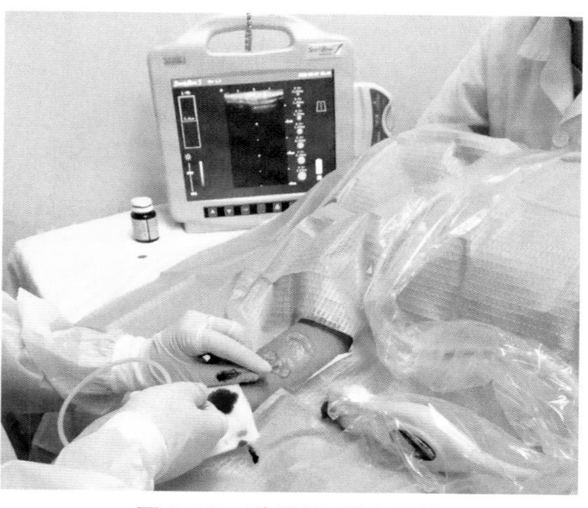
图 6-20 送导丝、撤穿刺针

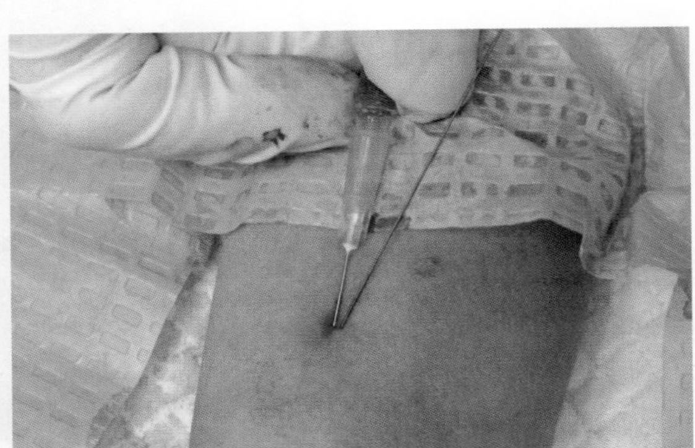

图 6-21　局部浸润麻醉

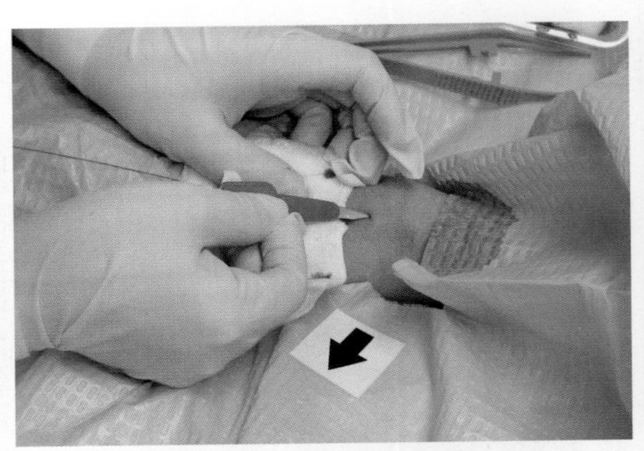

图 6-22　沿导丝钝性扩皮

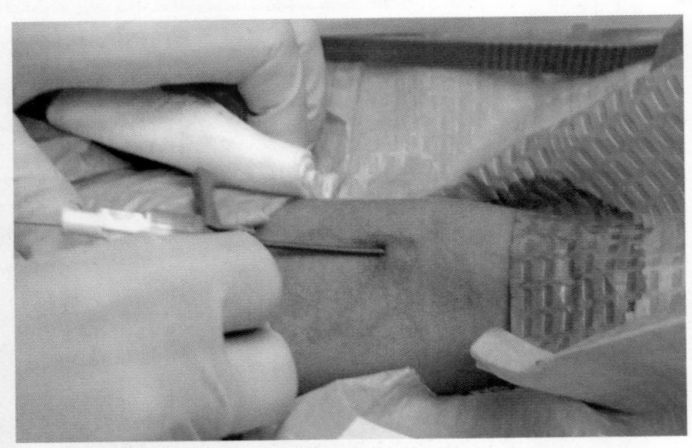

图 6-23　送置管鞘

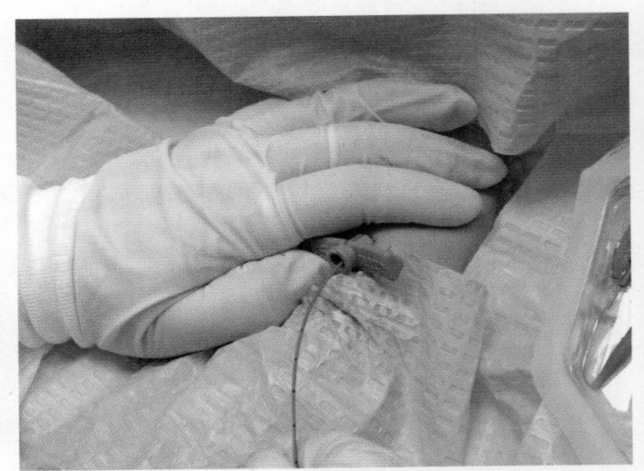

图 6-24　送导管

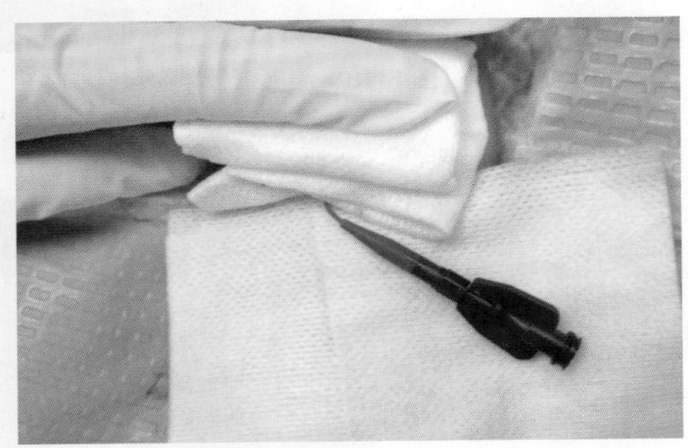

图 6-25　锁定连接器与减压套筒

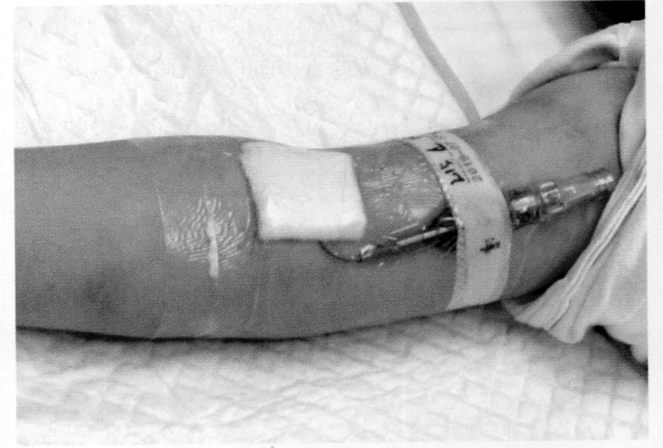

图 6-26　贴膜记录

5）注意事项：①测量长度要准确，因导管尖端进入右心房可引起心律失常、心肌损伤、心脏填塞；②赛丁格穿刺套件中导丝只有一端可置入血管，以免误入后损伤血管；③扩皮时避免切口过大，以免出血过多；④置入置管鞘时要旋转摆动式进入，不要强推；⑤轻柔、匀速、短距离送入导丝和导管；⑥禁止使用小于 10ml 的注射器；⑦导丝送入血管遇阻力时，一定要将导丝与穿刺针一起退出以免伤及导丝或拉毛导丝。

6）PICC 护理相关注意事项：①置管前评估，选择好患儿血管（首选贵要静脉）。穿刺前 1 小时涂抹复方利多卡因软膏，在专用置管室由 PICC 专科护士进行穿刺。②置管过程中严格无菌操作，穿刺成功后给予妥善固定，行 PICC 定位摄片检查导管尖端位置。③敷贴在第一个 24~48 小时内更换一次，以后每周更换一次，如发现敷贴松脱、潮湿、局部渗血等随时更换，正压接头应每周更换一次。④每次更换敷料前测量穿刺肢体周长，更换后记录导管置入深度及外露长度。⑤更换敷料时，严格无菌操作，注意不要损伤导管。⑥为保证管道通畅，在输液过程中及时给予冲管（严禁使用小于 10ml 的注射器冲管）。⑦注意观察穿刺部位的情况，及早发现并发症并及时处理。

（五）术前常规准备

1. 禁饮禁食

(1) 美国麻醉医师协会推荐儿童择期手术前禁食禁饮方案：术前禁食固体食物 6~8 小时，禁食母乳 4 小时，禁食无渣液体 2 小时，术前 2 小时可饮用清液体，如糖水、不含果肉的果汁、清茶等。2014 年中华医学会麻醉学分会发布《中国成人与小儿手术麻醉前禁食指南》，首次提到术前 2 小时口服碳水化合物可降低术后胰岛素抵抗发生，意味着国内麻醉领域开始认可术前口服碳水化合物理念。

(2) 禁饮禁食时间过长的危害：胃排空后，随着时间的延长，饥饿、口渴感逐渐出现并加剧。若未能及时给予处理措施，最终会导致低血糖、脱水等一系列症状。同时，当禁饮禁食引发患儿的口渴、饥饿不适后，饥饿可直接引起交感神经兴奋从而加重烦躁、焦虑、紧张情绪。另外，过度的术前禁饮禁食会起到负面作用，由于饥饿、低血糖、焦虑，在麻醉过程中胃肠道迷走神经系统兴奋，从内脏传入的刺激会激活呕吐中枢，引发术中或术后恶心呕吐。

2. 气道管理　气道管理作为儿童加速康复外科的重要环节，受到广泛的重视。气道管理不良会增加手术和麻醉并发症的发生，延迟患儿康复；良好的气道管理有利于减少围手术期的心、肺并发症，加速患儿康复并减轻家庭和社会负担。

儿童的呼吸系统脆弱，尤其是新生儿与婴幼儿，其呼吸道（鼻咽腔、气管、支气管）相对成年人更狭窄，而且黏膜下组织也较疏松，受刺激时更容易出现喉痉挛甚至水肿。婴幼儿呼吸系统发育不完善，呼吸储备功能差，如上呼吸道感染，呼吸道分泌物多，在麻醉诱导期间易发生喉头和气管痉挛。由于小儿气管插管细小易发生分泌物阻塞气管，易出现低氧血症，使全身各个器官供氧不足，且儿童非特异性免疫功能较差，呼吸肌肌力弱，容易疲劳，易发生呼吸衰竭，如术前未做好气道危险因素的评估，会加重术中麻醉的风险；同时腹腔镜手术需建立气腹，而气腹对患儿的呼吸影响较大，易出现呼吸加快、肺顺应性下降、气体交换减少，严重时可产生高碳酸血症。

因此，术前应对危险因素进行有效评估，做好术前防治措施，如物理治疗（协助有效咳嗽、体位引流、手工背部叩击等）、药物治疗、麻醉前的准备、选择合适的麻醉方案及与家属进行充分沟通等工作。保持呼吸道通畅、积极治疗呼吸道感染，是手术成功的重要条件。呼吸道感染治愈 2 周后再手术安全性较高。

3. 用物准备　术前需取下患儿身上所佩戴的饰物，如眼镜、发夹、项链、手链等，准备好各项辅助检查的结果。家属需为患儿准备好术后所需的用物，如毛巾若干、一次性护理垫、尿壶、便盆、吹风机、两套全棉开衫内衣裤、护臀霜，婴幼儿准备安抚奶嘴、奶瓶、纸尿裤等。

4. 休息　充分的休息对患儿康复起着不容忽视的作用。术前应正确评估患儿的睡眠形态、时间及质量，积极采取有效措施保障良好的睡眠。促进睡眠的有效措施包括消除引起不良睡眠的诱因，创造良好的休息环境，做好陪护管理，保持病室安静、避免强光刺激，定时通风，保持空气新鲜，温度、湿度适宜；提供放松技术，消除患儿紧张、恐惧等不良心理。

5. 皮肤准备　小儿因皮肤娇嫩，术前只需要清洗、更衣即可，不需剃毛，以免损伤皮肤增加感染机会。术前 1 日协助患儿做好“三短九洁”，术前充分清洗手术区皮肤，特别是腹腔镜手术的入路部位脐部。必要时给予备皮，若手术区域皮肤有感染、破损、皮疹等，应及时通知医生处理，并考虑延期手术。

6. 手术部位标识

(1) 手术部位标识方法：术前在征得患儿及家属同意后用不褪色记号笔正确做好标识，并且告知患儿及家属不可自行抹去或洗除。

(2)手术部位标识要求:标识时间为术前1日,标识者为本院管床医生,标识应清晰、正确。

7. 术日晨留置胃管、尿管

(1)根据ERAS理念不推荐常规放置鼻胃管减压,对于放置者应在麻醉清醒后及时拔除,在麻醉状态下置入的胃管可帮助排出胃内气体、胃液和逆流入胃的消化液。

(2)留置尿管,便于观察记录尿量,但也应尽早拔除。

8. 护士准备

(1)检查术前准备工作是否完善,如皮肤情况,禁饮禁食时间是否足够,尿管、胃管是否均处于功能状态。

(2)遵医嘱给予术前用药。预防性使用抗生素有助于降低择期腹部手术术后感染的发生率,预防性使用抗生素应同时包括针对需氧菌及厌氧菌,在切开皮肤前30分钟~1小时输注完毕,可以在手术室进行输注。

(3)患儿入手术室后,准备好麻醉床、心电监护仪、中心吸氧装置、吸痰装置等,新生儿备好温箱。

9. 与手术室护士进行交接

(1)病房护士与手术室护士共同在患儿床旁询问家属患儿的全名,并双人核对病历、手术患儿交接单是否与腕带信息相符。

(2)核对手术部位,询问患儿及家属患儿不舒适部位和手术部位,检查手术标识是否与主述一致,如不一致暂停接收患儿,待管床医生确认后再进行,如一致则可接收。

(3)病房护士与手术室护士根据手术患儿交接单逐条进行核对和交接,包括腕带、病历、静脉通道、血制品、药品、皮肤情况、禁饮禁食时间、手术部位、管道、固定假牙、患服、影像学资料等,准确无误后方可接入手术室,同时携带所需用物。

(史雯嘉 黄燕)

二、不同手术方式的手术配合

在HD的治疗中,有多种手术方式。常用的手术方式有三种,分别为Swenson和Bill提出的直肠乙状结肠切除术、Duhamel提出的经直肠后路手术及Soave提出的直肠内拖出手术。这些手术的基本原则是将无神经节细胞肠管切除,再将正常神经节细胞的肠管拖下并与肛门吻合。本部分将分别介绍开腹手术、腹腔镜手术和机器人辅助腹腔镜手术的手术配合。

(一)开腹手术的手术配合

1. 手术体位与麻醉方式

(1)手术体位:平卧位。

(2)麻醉方式:全身麻醉。

2. 术前准备

(1)患儿准备

1)易消化、少渣、高蛋白、高热量饮食,增强营养。

2)纠正水、电解质紊乱,严重营养不良可少量多次输血及输注白蛋白。

3)术前结肠灌洗:每日1~2次,使用39~41℃生理盐水多次反复冲洗,使排出量≥灌洗量,总灌洗量不超过100~300ml/kg,清除排尽结肠内积粪积气。术前1日晚和术日晨各行清洁灌肠1次,洗肠后保留甲硝唑30ml以清洁肠道。

4)术前3日改为流质饮食,口服肠道抗生素,如甲硝唑15~30mg/(kg·d),分3~4次口服,做好肠道准备。术前禁饮禁食,具体时间根据小儿具体情况而定。

5)缓解小儿恐惧不安的情绪,避免哭闹。

(2)物品准备

1)手术器械类：小儿腹器械包、超声刀、高频电刀及专用针形电灼头。

2)手术布类：包括手术衣、大孔、夹大。

3)手术台上基础用物：包括3+6显影棉球、显影纱布、11号刀片、吸引管、无菌腔镜保护套、10ml注射器、液状石蜡、18号细血浆引流管、4×10圆针、4-0或5-0慕丝线。

4)特殊手术用物：2-0、3-0、4-0、5-0可吸收缝线，以及几丁糖、皮肤胶、止血材料。

(3)仪器设备准备：包括超声刀主机、高频电刀主机、小儿专用暖风机。

(二)腹腔镜不同手术方式的手术配合

1. 手术体位与麻醉方式

(1)手术体位：婴幼儿多采用平卧位，将其横行放于手术床的尾端，术中调整为自助截石位；儿童平卧纵行放置，双腿自然下垂于床尾，术中调整为自助截石位。

(2)麻醉方式：全身麻醉。

2. 术前准备

(1)患儿准备

1)皮肤准备，特别注意脐部的清洁。

2)补充水、电解质、维生素和白蛋白等，纠正水、电解质紊乱，增强营养。

3)术前灌洗2周，新生儿可适当缩短洗肠时间。灌洗要求同HD开腹手术。

4)术前3日口服肠道抗生素，术前禁饮禁食，具体时间根据小儿具体情况而定。

5)缓解小儿恐惧不安的情绪，避免哭闹。

(2)物品准备

1)手术器械类：包括小儿腹器械包、腹腔镜器械、气腹管、肛门牵拉器、巨结肠小件、超声刀、高频电刀及专用针形电灼头。

2)手术布类：包括手术衣、大孔、夹大。

3)手术台上基础用物：包括3+6棉球、显影纱布、11号刀片、吸引管、无菌腔镜保护套、无菌腔镜敷贴、10ml注射器、液状石蜡、26号粗血浆引流管及18号细血浆引流管、6号或8号小儿专用无菌导尿管、引流袋、无菌绷带、输液器、4×10圆针、4-0或5-0慕丝线。

4)特殊手术用物：2-0、3-0、4-0、5-0可吸收缝线，以及几丁糖、皮肤胶、止血材料、5mm Trocar和10mm Trocar。

(3)仪器设备：包括腹腔镜摄像系统、气腹机、超声刀主机、高频电刀主机、小儿专用暖风机。

3. 不同手术方式的手术步骤及手术配合　见表6-7、表6-8。

表6-7　腹腔镜辅助Soave手术的步骤及手术配合

手术步骤	手术配合
1. 麻醉	全身麻醉
2. 体位	根据患儿体长，去除手术床的床头及腿板。将保温毯铺于患儿身体下方，便于术中保暖。新生儿、婴幼儿横放在手术台末端，即患儿身体的纵轴与手术床床尾横断面平行，患儿头部在手术床的右侧，仰卧蛙状位，患儿臀部置于手术床左侧边缘，双腿自然摆放。对于较大体长的患儿，其身体的纵轴与手术床的纵轴平行，头部在手术床的头侧，臀部置于手术床床尾边缘，双腿自然下垂，双手自然放置于身体两侧，妥善固定。根据患儿体重选择适合的高频电刀导电极板，选其背部皮肤情况完好处进行正确粘贴

续表

手术步骤	手术配合
3. 手术切口	腹腔镜切口(单孔、三孔或四孔)+ 直肠内齿状线环形切口
4. 术前清点手术器械	巡回护士铺置无菌器械台;器械护士提前 20 分钟进行外科手消毒,穿无菌手术衣、戴无菌手套后整理器械,检查器械的完整性及性能,按操作规范正确摆放手术器械,清点手术用物时,与巡回护士共同清点并逐项做好记录,清点完毕由巡回护士复述一次,准备无误后方可进行手术
5. 留置胃管	麻醉成功后,根据患儿年龄大小,选择合适的胃管,经鼻腔插入,确定在胃内后,妥善固定在鼻翼两侧
6. 手术野皮肤消毒、铺巾	消毒区域分为 2 个。用 0.5% 活力碘消毒皮肤 3 次,从剑突至耻骨联合,两侧经腋中线至臀部;再用 0.5% 活力碘消毒皮肤 3 次,从耻骨联合、会阴、肛门周围及臀至踝关节。若患儿年龄太小,则应使用温热的 0.5% 活力碘消毒液(1% 活力碘 + 等量热盐水),防止患儿体内热量过度丢失。待消毒液完全干燥后进行手术铺巾,患儿臀下塞入夹大,下肢用无菌治疗巾及无菌绷带包裹,其他按常规外科铺巾法铺巾
7. 留置导尿管	选用 6 号或 8 号小儿无菌导尿管,按无菌操作方法留置导尿,尿管用组织钳妥善固定在手术巾上
8. 连接各种仪器设备,妥善放置腔镜仪器,腔镜镜头于体外调节至功能状态	用无菌腔镜保护套将光源线、转换线套入,与腔镜镜头连接,调整白平衡及焦距,连接气腹管、吸引管、单极电刀。巡回护士将显示器、摄像系统、光源机置于手术床尾左侧,打开床头处显示屏,增加手术观察屏,方便游离不同部位
9. 建立气腹(压力 6~10mmHg)。在脐孔处置入 5mm Trocar,建立镜头观察通道	用 2 把蚊式血管钳提起脐孔,显影棉球消毒,11 号刀片切开,用蚊式血管钳横行拉开切口,用单极电刀和蚊式血管钳向两侧游离脐部皮下组织后,将 5mm Trocar 置入腹腔,取出 Trocar 管芯。用 2-0 或 3-0 可吸收缝线经皮固定 Trocar,防止操作过程中 Trocar 进入腹腔太深而损伤肠管,同时也防止术中 Trocar 从腹腔内脱出。置入腹腔镜镜头,打开气腹机,建立人工气腹。儿童多用 10mm Trocar 建立观察孔,可使视野更广
10. 建立操作孔 (1) 常规多孔腹腔镜手术(CLP):在右上腹及左右下腹各切开小口并分别置入 Trocar (2) 经脐单切口腹腔镜巨结肠拖出术(SILEP):先在中央区置入 Trocar 放入镜头,另 2 个 Trocar 在脐部两侧角穿透筋膜入腹腔 (3) 混合 - 经脐单切口腹腔镜巨结肠拖出术(H- SILEP):先在脐部中央区置入 Trocar 放入镜头,另 1 个 Trocar 穿透筋膜入腹腔放于镜头孔右侧。在脐部左侧 3~4cm 平脐或稍上位置切开小口直接置入 3mm 分离钳	(1) CLP:用 11 号刀片切开皮肤,在腹腔镜直视下将 3 个 5mm Trocar 分别置入右上腹切口及左右下腹切口,到达腹腔后,拔出管芯,用 2-0 或 3-0 可吸收缝线经皮固定 Trocar (2) SILEP:11 号刀片切开皮肤,用蚊式血管钳撑开脐部皮下组织,扩大脐部切口,将 2 个 5mm Trocar 以观察孔为中心分别置于左右两侧,穿透腹膜后,拔出管芯,同上法固定 Trocar (3) H-SILEP:11 号刀片切开皮肤,用蚊式血管钳撑开脐部右侧皮下组织,扩大脐部切口,在腹腔镜直视下将 1 个 5mm Trocar 置于观察孔右侧,穿透腹膜后,拔出管芯,同上法固定 Trocar。用 11 号刀片在脐部左侧平脐或稍上位置做 2mm 切口,在腹腔镜直视引导下将 3mm 分离钳直接置入腹腔。操作时力度适中,防止损伤肠管

续表

手术步骤	手术配合
11. 探查腹腔明确病变部位，找到狭窄肠段与扩张肠段的移行区，于移行区近端肠管取肠壁浆肌层或全层组织查找神经节细胞，确保切除全部无神经节细胞肠段	将手术台调整为头低足高位，在腹腔镜直视下辨清双侧输尿管、髂血管、卵巢或睾丸血管，用 5mm 分离钳或肠钳检查肠管，确定移行区。用剪刀取部分肠壁组织，术中送快速冰冻切片检查
12. 游离病变肠管	
(1) 分离移行段远端，从腹膜反折上方 5~10cm 直肠乙状结肠交界处开始解剖，游离直肠系膜直达盆腔底部，切开盆底直肠周围腹膜反折	(1) 用分离钳或肠钳向上提起结肠，绷紧系膜，使其形成一定张力，用超声刀靠近肠管壁分离系膜。先将系膜切开一小孔，沿此孔靠近肠管壁向下切割系膜，紧靠直肠游离直肠系膜至腹膜反折，用分离钳、肠钳，抓住乙状结肠移行段的近端，超声刀进行分离，吸引器吸净腹腔内积血积液
(2) 游离乙状结肠、降结肠系膜，直至预计切除水平	(2) 用超声刀沿血管弓外游离乙状结肠、降结肠系膜，见切除系膜明显缺血的肠管后，用分离钳将移行区肠管下拖至盆腔检查游离肠管的长度
	(3) 撤出腹腔镜器械妥善放好，排出腹腔内 CO_2，用纱布垫将切口覆盖，暂时关闭腹腔镜光源和气腹机
13. 更换体位，拟行肛门成形术	将患儿整体向床尾平移，利用无菌治疗巾将患儿臀部垫高 30°，将双下肢分开向上贴近腹部托起，充分暴露会阴部，用活力碘棉球数个消毒肛门，棉球不宜过湿。若为婴幼儿，应选用较小的显影消毒棉球
14. 牵开肛门，环形切开直肠黏膜，建立黏膜下层和肌层之间的平面，用电刀向近端分离直肠黏膜	用肛门牵拉器暴露肛门，保护齿状线。调小高频电刀功率，在齿状线上方 0.5cm 处用针形电刀环形切开黏膜。用单齿镊，4×10 圆针 4-0 慕丝线沿近端黏膜缝 12~16 根牵引线，用针形电灼头在四周建立黏膜下层和肌层之间的平面，暴露内括约肌边缘
15. 向上分离直肠肌鞘 4~5cm 至腹腔内直肠游离处翻转，切断直肠肌鞘。从前方切开直肠浆肌层并环行切开直肠肌鞘进入腹腔，处理直肠系膜，使肠管完全游离	用尖头蚊式血管钳引导，针形电灼头切断直肠肌鞘，小直角钳向上分离直肠黏膜，必要时 4-0 慕丝线结扎，使直肠完全游离
16. 将黏膜管末端消毒送入腹腔，留出空间暴露肌鞘，将肌鞘后壁“V”形部分切除，尖端到达齿状线，环形剪短肌鞘，保留 1cm 左右。拖出结肠，注意保持正确方向，以免肠管扭转	蚊式血管钳牵开肌鞘周围组织，针形电灼头切除。用中弯血管钳夹住肠管，沿肠管方向拖出结肠，电刀切除，弯盘接标本，活力碘棉球消毒肠管断面，用 10ml 注射器抽活力碘盐水冲洗肛门。若不确定肠管方向，应在腹腔镜直视下，用分离钳、肠钳辅助，肛门处用无齿敷料钳夹病变肠段
17. 将近端正常结肠断端与直肠吻合	用 5-0 可吸收缝线两层间断缝合或一层连续缝合间断加针，必要时 4-0 可吸收缝线间断缝合直肠肌层切口边缘与牵出的结肠肠壁肌层。吻合完成后，剪线，吻合处缩回肛门内
18. 放置肛管，清点手术用物	用液状石蜡棉球润滑粗血浆引流管，于撤去牵拉器前放入，作为肛管，留置 3~5 日。整理器械台，清点手术用物
19. 再次检查腹腔	更换手套，重新建立气腹，开光源，检查腹腔内有无肠扭转及腹腔出血，放置腹腔引流管，用 2-0 可吸收缝线固定，连接引流袋。用输液管打入防肠粘连材料
20. 清点手术用物，缝合腹壁切口	再次清点手术用物，3 次清点完全一致方可关闭切口。用 3-0 或 4-0 可吸收缝线缝合脐部切口，皮肤胶粘合皮肤，待干后，小敷贴覆盖伤口

表 6-8 腹腔镜辅助 Duhamel 拖出术的步骤及手术配合

手术步骤	手术配合
1. 麻醉	全身麻醉
2. 体位	根据患儿体长，去除手术床的床头及腿板将保温毯铺于患儿身体下方，便于术中保暖。患儿身体的纵轴与手术床的纵轴平行，患儿头部在手术床的头侧，臀部置于手术床床尾边缘，双腿自然下垂，双手自然放置于身体两侧，妥善固定。根据患儿体重选择适合的高频电刀导电极板，选择患儿背部皮肤情况完好处进行正确粘贴
3. 手术切口	腹腔镜切口 + 肛门内齿状线环形切口
4. 术前清点手术器械	巡回护士铺置无菌器械台；器械护士提前 20 分钟进行外科手消毒，穿无菌手术衣、戴无菌手套后整理器械，检查器械的完整性及性能，按操作规范正确摆放手术器械，清点手术用物时，与巡回护士共同清点并逐项做好记录，清点完毕由巡回护士复述一遍，准备无误后方可进行手术
5. 留置胃管	麻醉后，根据患儿年龄大小，选择合适的胃管，经鼻腔插入，确定在胃内后，妥善固定在鼻翼两侧
6. 手术野皮肤消毒、铺巾	消毒区域和方法同腹腔镜辅助 Soave 手术
7. 留置导尿管	选用 6 号或 8 号小儿无菌导尿管，手术台上按无菌操作方法留置导尿，尿管用组织钳妥善固定在手术巾上
8. 连接各种仪器设备，妥善放置腔镜仪器，腔镜镜头于体外调节至功能状态	用无菌腔镜保护套将光源线、转换线套入，与腔镜镜头连接，调整白平衡及焦距，连接气腹管、吸引管、单极电刀。巡回护士将显示器、摄像系统、光源机置于手术床尾左侧，打开床头处显示屏，增加手术观察屏，方便游离不同部位
9. 建立气腹（压力 6~10mmHg）。在脐孔处置入 5~10mm Trocar，建立镜头观察通道	用 2 把蚊式血管钳提起脐孔，活力碘棉球消毒，11 号刀片切开，用蚊式血管钳横行拉开切口，用单极电刀和蚊式血管钳向两侧游离脐部皮下组织后，根据患儿年龄选择合适的 Trocar 作为观察孔，一般选用小儿专用 5mm Trocar 或 10mm Trocar。将 Trocar 置入腹腔，取出管芯，用 2-0 或 3-0 可吸收缝线经皮固定 Trocar，防止操作过程中 Trocar 进入腹腔太深而损伤肠管，同时也防止术中 Trocar 从腹腔内脱出。置入腹腔镜镜头，打开气腹机，建立人工气腹
10. 常规多孔腹腔镜手术（CLP）建立操作孔：在左右上腹及左下腹各切开小口并分别置入 Trocar	用 11 号刀片切开皮肤，在镜头直视下将 2 个 5mm Trocar 分别置入左右上腹切口，再将 1 个 5mm Trocar 置入左下腹，做辅助孔使用，到达腹腔后，拔出管芯，用 2-0 或 3-0 可吸收缝线经皮固定 Trocar
11. 探查腹腔明确病变部位，找到狭窄肠段与扩张肠段的移行区	在腹腔镜直视下辨清双侧输尿管、髂血管、卵巢或睾丸血管，用 5mm 分离钳或肠钳检查肠管，确定移行区
12. 游离结肠脾曲、肝曲至回盲部肠管	(1)将手术台调整为头高足低位，经辅助孔用肠钳向上提起结肠，绷紧系膜，使其形成一定张力，主操作孔用分离钳和超声刀分别游离横结肠、降结肠系膜及升结肠侧腹膜直至回盲部 (2)沿肠管方向找到阑尾，用 5mm Hem-o-lock 夹夹闭阑尾后用超声刀切断，取出阑尾

续表

手术步骤	手术配合
13. 更换体位	将手术台调整为头低足高位，扶镜手从主刀医生右侧调换至左侧，调整体位时器械护士注意保护无菌手术区域和手术器械
14. 游离下段病变肠管 (1)从腹膜反折上方 5 ~10cm 直肠乙状结肠交界处开始解剖，分离直肠系膜直达盆腔底部，切开盆底直肠周围腹膜反折 (2)游离乙状结肠、降结肠系膜，直至前方已游离	(1)用分离钳或肠钳向上提起结肠，绷紧系膜，使其形成一定张力，用超声刀靠近肠管壁分离系膜。先将系膜切开一小孔，沿此孔靠近肠管壁向下切割系膜，紧靠直肠游离直肠系膜至腹膜反折，用分离钳、肠钳，抓住乙状结肠近端，超声刀进行分离，吸引器吸出腹腔内积血积液 (2)用超声刀沿血管弓外游离乙状结肠、降结肠系膜，可见切除系膜明显缺血的肠管 (3)撤出腹腔镜器械，妥善放好，排出腹腔内 CO_2，用纱布垫覆盖切口
15. 再次更换体位，拟行肛门成形术	将患儿整体向床尾平移，利用无菌治疗巾将患儿臀部垫高 30°，将双下肢分开向上贴近腹部托起，呈膀胱截石位。充分暴露会阴部，用活力碘棉球消毒肛门，棉球不宜过湿。若为婴幼儿，应选用较小的显影消毒棉球
16. 牵开肛门，半环形切开直肠后壁全层，建立直肠和肛门外括约肌之间的平面，向近端分离直肠全层	用肛门牵拉器暴露肛门，保护齿状线。调小高频电刀功率，在齿状线上方 0.5cm 处直肠后壁 2~3cm，用单齿镊，4 × 10 圆针 4-0 慕丝线缝合近端直肠作牵引，用分离钳向近端方向分离至盆腔
17. 向上分离直肠后间隙到盆腔	用中弯血管钳向上分离直肠全层，新生儿、婴幼儿层次清楚，较大患儿有粘连可用电刀分离
18. 腹腔镜监视下经肛门直肠后拖出结肠	主刀医生用卵圆钳经肛门、直肠后间隙、骶前进入盆腔，助手在腹腔镜监视下用分离钳或肠钳将直肠、乙状结肠牵直，暴露直肠后壁，主刀医生用卵圆钳夹住直肠上段后壁，将直肠翻转拖出肛门外
19. 肛门外横断直肠	主刀医生将翻转的直肠尽量向外拖出，直肠侧韧带可以稍作分离。助手用内镜下切缝器(Endo-Cutting 60)紧贴肛门切断直肠
20. 将正常肠管拖下完成端侧吻合	逆时针方向旋转下拖肠管，同时在腹腔镜监视下完成 Deloyers 升结肠翻转。用 5-0 可吸收缝线或慕丝线间断缝合前壁，用 5-0 可吸收缝线连续缝合后壁
21. 切断结肠直肠间隔	主刀医生将内镜下切缝器(Endo-Cutting 60)分别放入直肠和拖下结肠，前端顶住直肠顶部，助手将前壁缝合线向外拉紧，完成间隔的切除，即“紧顶技术”
22. 放置肛管，清点手术用物	用液状石蜡棉球润滑粗血浆引流管，于撤离牵拉器前放入，作为肛管，留置 3~5 日。整理器械台，清点手术用物
23. 再次检查腹腔	更换手套，重新建立气腹，开光源，检查腹腔内有无肠扭转及腹腔出血，放置腹腔引流管，用 2-0 可吸收缝线固定，连接引流袋。用输液管打入防肠粘连材料
24. 清点手术用物，缝合腹壁切口	再次清点手术用物，3 次清点完全一致方可关闭切口。用 2-0 或 3-0 可吸收缝线缝合脐部切口，皮肤胶粘合皮肤，待干后，小敷贴覆盖伤口

(三) 机器人辅助腹腔镜下 Soave 手术的手术配合

1. 手术体位与麻醉方式

(1)手术体位：婴幼儿多采用平卧位，术中调整为自主截石位；儿童平卧，双腿自然下垂于床尾，术中调整为自主截石位。

(2)麻醉方式：全身麻醉。

2. 术前准备

(1)患儿准备

1)皮肤准备，特别注意脐部的清洁。

2)补充水、电解质、维生素和白蛋白等，纠正水、电解质紊乱，增强营养。

3)术前灌洗时间和要求同 HD 开腹手术，新生儿可适当缩短洗肠时间。

4)术前 3 日口服肠道抗生素。术前禁饮禁食，具体时间根据小儿具体情况而定。

5)缓解小儿恐惧不安的情绪，避免哭闹。

(2)物品准备

1)手术器械类：包括小儿腹器械包、腹腔镜器械、气腹管、肛门牵拉器、巨结肠小件、高频电刀及专用针形电灼头、保温杯。

2)机器人相关器械：包括 30° 镜头和单双极线、机器人校对器和 Trocar、器械臂保护套、摄像臂保护套、镜头保护套。

3)器械臂器械：根据术中需求选择相应的器械臂器械，包括双极抓钳、超声刀、电钩、单极电剪等。

4)手术布类：包括手术衣、截石孔、夹大。

5)手术台上基础用物：包括 3+6 棉球、显影纱布、11 号刀片、吸引管两根、无菌腔镜敷贴、10ml 注射器、液状石蜡、26 号粗血浆引流管及 18 号细血浆引流管、6 号或 8 号小儿专用无菌导尿管、引流袋、无菌绷带、输液器、4×10 圆针、4-0 或 5-0 慕丝线。

6)特殊手术用物：2-0、3-0、4-0、5-0 可吸收缝线，2-0 或 3-0 安捷泰免结缝线、几丁糖、皮肤胶、止血材料、小儿 5mm Trocar 和 12mm Trocar。

3. 手术步骤及手术配合 见表 6-9。

表 6-9 机器人辅助腹腔镜下 Soave 手术的步骤及手术配合

手术步骤	手术配合
1. 麻醉	全身麻醉
2. 体位	根据患儿体长，去除手术床的床头及腿板。将保温毯铺于患儿身体下方，便于术中保暖。患儿身体的纵轴与手术床的纵轴平行，头部在手术床的头侧，臀部置于手术床床尾边缘，双腿自然下垂，双手自然放置于身体两侧，妥善固定。根据患儿体重选择合适的高频电刀导电极板，选择其背部皮肤情况完好处进行正确粘贴
3. 手术切口	腹腔镜切口和直肠内齿状线环形切口
4. 术前清点手术器械	铺置无菌器械台，巡回护士协助洗手护士将机器人床旁机械臂系统及镜头线套上无菌保护套，调试好后置于备用状态。整理器械，检查器械的完整性及性能，清点手术用物并逐项做好记录
5. 留置胃管	麻醉成功后，根据患儿年龄，选择合适的胃管，经鼻插入，确定在胃内后，妥善固定于鼻翼两侧
6. 手术野皮肤消毒、铺巾	消毒区域分为 2 个。用 0.5% 活力碘消毒皮肤 3 次，从剑突至耻骨联合，两侧经腋中线至臀部；再用 0.5% 活力碘消毒皮肤 3 次，从耻骨联合、会阴、肛门周围及臀至踝关节。若患儿年龄太小，则应使用温热的 0.5% 活力碘消毒液(1% 活力碘和等量热盐水)，防止患儿体内热量过度丢失。待消毒液完全干燥后进行手术铺巾，患儿臀下塞入夹大，下肢用无菌治疗巾及无菌绷带包裹，其他按常规外科铺巾法铺巾

续表

手术步骤	手术配合
7. 留置导尿管	选用6号或8号小儿导尿管，手术台上按无菌操作方法留置导尿，尿管用组织钳妥善固定于手术巾
8. 连接各种仪器设备	与巡回护士连接好单极线、双极线、超声刀、单极电刀、气腹管，并妥善固定
9. 建立气腹(压力6~10mmHg)。在脐孔处置入12mm Trocar，建立镜头观察通道	用2把蚊式血管钳提起脐孔，活力碘棉球消毒，11号刀片切开，用蚊式血管钳横行拉开切口，用单极电刀和蚊式血管钳向两侧游离脐部皮下组织后，将12mm Trocar置入腹腔，取出Trocar管芯。用2-0或3-0可吸收缝线经皮固定Trocar，Trocar外周用剪短的长约2cm的吸引管包裹，防止操作过程中Trocar进入腹腔太深而损伤肠管，同时也防止术中Trocar从腹腔内脱出。置入机器人镜头，打开气腹机，建立气腹
10. 建立操作孔：机器人手术均采用常规多孔腹腔镜手术(CLP)，即在左右上腹及左下腹各切开小口并分别置入Trocar	用11号刀片切开皮肤，在镜头直视下将2个8mm机器人专用Trocar分别置入左右上腹切口中，再将1个小儿专用5mm Trocar置入左下腹，做辅助孔使用，到达腹腔后，拔出Trocar管芯，用2-0或3-0可吸收缝线及2cm左右吸引管剪短，经皮固定Trocar
11. 安装机器人床旁机械臂系统	将手术台调整为头低足高位，然后协助手术医生将机械臂及摄像臂连接于Trocar，安置好机械臂器械，一般1号臂使用超声刀或者单极电钩，2号臂使用双极抓钳。在镜头直视下将机械臂器械调整至手术野
12. 探查腹腔明确病变部位，找到狭窄肠段与扩张肠段的移行区，于移行区近端肠管取肠壁浆肌层或全层组织查找神经节细胞，确保无神经节细胞肠段全部切除	在机器人镜头下辨清双侧输尿管、髂血管、卵巢或睾丸血管，用双极抓钳及超声刀检查肠管，确定移行区。用超声刀取部分肠壁组织，术中送快速冰冻切片检查
13. 游离病变肠管 (1)分离移行段远端，从腹膜反折上方5~10cm直肠乙状结肠交界处开始解剖，游离直肠系膜直达盆腔底部，切开盆底直肠周围腹膜反折 (2)游离乙状结肠、降结肠系膜，直至预计切除水平	(1)用双极抓钳向上提起结肠，绷紧系膜，使其形成一定张力，用超声刀靠近肠管壁分离系膜。先将系膜切开1个小孔，沿此孔靠近肠管壁向下切割系膜，紧靠直肠游离直肠系膜至腹膜反折，用双极圆孔抓钳抓住乙状结肠移行段的近端，超声刀进行分离，使用吸引器于辅助孔吸出腹腔内积血、积液 (2)用超声刀沿血管弓外游离乙状结肠、降结肠系膜，见切除系膜明显缺血的肠管后，用双极抓钳将移行区肠管下拖至盆腔检查游离肠管的长度 (3)撤出机器人器械及镜头，妥善放置，排出腹腔内CO_2，用纱布垫将切口覆盖
14. 更换体位，拟行肛门成形术	将患儿整体向床尾平移，利用无菌治疗巾将患儿臀部垫高30°，将双下肢分开向上贴近腹部托起，呈膀胱截石位，充分暴露会阴部，用活力碘棉球消毒肛门，棉球不宜过湿。若为婴幼儿，应选用较小的显影消毒棉球
15. 牵开肛门，环形切开直肠黏膜，建立黏膜下层和肌层之间的平面，用电刀向近端分离直肠黏膜	用肛门牵拉器暴露肛门，保护齿状线。调小高频电刀功率，在齿状线上方0.5cm处用针形电灼头环形切开黏膜。用单齿镊，4×10圆针4-0慕丝线沿近端黏膜缝12~16根牵引线，用针形电灼头在四周建立黏膜下层和肌层之间的平面，暴露内括约肌边缘

续表

手术步骤	手术配合
16. 向上分离直肠肌鞘 4~5cm 至腹腔内直肠游离处翻转，切断直肠肌鞘。从前方切开直肠浆肌层并环行切开直肠肌鞘进入腹腔，处理直肠系膜，使肠管完全游离	用尖头蚊式血管钳引导，针形电灼头切断直肠肌鞘，巨结肠小件内的小直角钳向上分离直肠黏膜，必要时 4-0 慕丝线结扎，使直肠完全游离
17. 将直肠末端消毒送入腹腔，留出空间暴露肌套，将肌鞘后壁“V”形部分切除，尖端到达齿状线，环形剪短肌鞘，保留 1cm 左右。拖出结肠，注意保持正确方向，以免肠管扭转	用蚊式血管钳牵开肌鞘周围组织，针形电灼头切除。用中弯血管钳夹住肠管，沿肠管方向拖出结肠，电刀切除，弯盘接标本，活力碘棉球消毒肠管断面，用 10ml 注射器抽活力碘盐水冲洗肛门。若不确定肠管方向，应在镜头直视下，用分离钳、肠钳辅助，肛门处用无齿敷料钳夹住病变肠段
18. 将近端正常结肠断端与直肠吻合	用 5-0 可吸收缝线两层间断缝合或一层连续缝合间断加针，必要时 4-0 吸收缝线间断缝合直肠肌层切口边缘与牵出的结肠肠壁肌层。吻合完成后，剪线，吻合处缩回肛门内
19. 放置肛管，清点手术用物	用液状石蜡棉球润滑粗血浆引流管，于撤离牵拉器前放入，作为肛管，留置 3~5 日。整理器械台，清点手术用物
20. 再次检查腹腔	更换手套，重新建立气腹，打开光源，检查腹腔内有无肠扭转及腹腔出血，放置腹腔引流管，用 2-0 可吸收缝线固定，连接引流袋。用输液管注入防粘连材料
21. 清点手术用物，缝合腹壁切口	再次清点手术用物，3 次清点完全一致方可关闭切口。用 2-0 或 3-0 可吸收缝线缝合脐部切口，皮肤胶粘合皮肤，待干后，小敷贴覆盖伤口

(四) 机器人辅助腹腔镜下 Duhamel 拖出术的手术配合

1. 手术体位与麻醉方式

(1) 手术体位：婴幼儿多采用平卧位，术中调整为自主截石位；儿童平卧，双腿自然下垂于床尾，术中调整为自主截石位。

(2) 麻醉方式：全身麻醉。

2. 术前准备

(1) 患儿准备

1) 皮肤准备，特别注意脐部的清洁。

2) 补充水、电解质、维生素和白蛋白等，纠正水、电解质紊乱，增强营养。

3) 术前灌洗 2 周，新生儿可适当缩短洗肠时间。灌洗要求同 HD 开腹手术。

4) 术前 3 日口服肠道抗生素。术前禁饮禁食，具体时间根据小儿具体情况而定。

5) 缓解小儿恐惧不安的情绪，避免哭闹。

(2) 物品准备

1) 手术器械类：包括小儿腹器械包、腹腔镜器械、气腹管、肛门牵拉器、巨结肠小件、高频电刀及专用针形电灼头、保温杯。

2) 机器人相关器械：包括 30° 镜头和单双极线、机器人校对器和 Trocar、器械臂保护套、摄像臂保护套、镜头保护套。

3) 器械臂器械：根据术中需求选择相应的器械臂器械，包括双极抓钳、超声刀、电钩、单极电剪等。

4) 手术布类：包括手术衣、截石孔、夹大。

5）手术台上基础用物：包括3+6棉球、显影纱布、11号刀片、吸引管、无菌腔镜敷贴、10ml注射器、液状石蜡、26号粗血浆引流管及18号细血浆引流管、6号或8号小儿专用无菌导尿管、引流袋、无菌绷带两卷、输液器、4×10圆针、4-0或5-0慕丝线。

6）特殊手术用物：2-0、3-0、4-0、5-0可吸收缝线，以及儿丁糖、皮肤胶、止血材料、小儿5mm Trocar和12mmTrocar、内镜下切缝器及钉仓。

3. 手术步骤及手术配合 见表6-10。

表6-10 机器人辅助腹腔镜下Duhamel拖出术的步骤及手术配合

手术步骤	手术配合
1. 麻醉	全身麻醉
2. 体位	根据患儿体长，去除手术床的床头及腿板。将保温毯铺于患儿身体下方，便于术中保暖。患儿身体的纵轴与手术床的纵轴平行，头部在手术床的头侧，臀部置于手术床床尾边缘，双腿自然下垂，双手自然放置于身体两侧，妥善固定。根据患儿体重选择适合的高频电刀导电极板，选择其背部皮肤情况完好处进行正确粘贴
3. 手术切口	腹腔镜切口和肛门内齿状线环形切口
4. 术前清点手术器械	铺置无菌器械台，巡回护士协助洗手护士将机器人床旁机械臂系统及镜头线套上无菌保护套，调试好后置于备用状态。整理器械，检查器械的完整性及性能，清点手术用物并逐项做好记录
5. 留置胃管	麻醉成功后，根据患儿年龄大小，选择合适的胃管，经鼻腔插入，确定在胃内后，妥善固定在鼻翼两侧
6. 手术野皮肤消毒、铺巾	消毒区域分为2个。用0.5%活力碘消毒皮肤3次，从剑突至耻骨联合，两侧经腋中线至臀部；再用0.5%活力碘消毒皮肤3次，从耻骨联合、会阴、肛门周围及臀至踝关节。若患儿年龄太小，则应使用温热的0.5%活力碘消毒液，防止患儿体内热量过度丢失。待消毒液完全干燥后进行手术铺巾，患儿臀下塞入夹大，下肢用无菌治疗巾及无菌绷带包裹，其他按常规外科铺巾法铺巾
7. 留置导尿管	选用6号或8号小儿导尿管，手术台上按无菌操作方法进行留置导尿，尿管用组织钳妥善固定于手术巾上
8. 连接各种仪器设备	与巡回护士共同连接好单极线、双极线、超声刀、单极电刀、气腹管并妥善固定
9. 建立气腹（压力6~10mmHg）。在脐孔处置入12mm Trocar，建立镜头观察通道	用2把蚊式血管钳提起肚脐孔，活力碘显影棉球消毒，11号刀片切开，用蚊式血管钳横行拉开切口，用单极电刀和蚊式血管钳向两侧游离脐部皮下组织后，将12mm Trocar置入腹腔，取出Trocar管芯。用2-0或3-0可吸收缝线经皮固定Trocar，Trocar外周用剪短的长约2cm的吸引管包裹，防止操作过程中Trocar进入腹腔太深而损伤肠管，同时也防止术中Trocar从腹腔内脱出。置入机器人镜头，打开气腹机，建立气腹
10. 建立操作孔。机器人手术均采用常规多孔腹腔镜手术（CLP），即在左右上腹及左下腹各切开小口并分别置入Trocar	采用11号刀片切开皮肤，在镜头直视下将2个8mm机器人专用Trocar分别置入左右上腹切口，再将1个小儿专用5mm Trocar置入左下腹，做辅助孔使用，到达腹腔后，拔出Trocar管芯，用2-0或3-0可吸收缝线及2cm左右吸引管剪短小段，经皮固定Trocar

续表

手术步骤	手术配合
11. 安装机器人床旁机械臂系统	将手术台调整为头高足低位，机械臂系统从患儿头侧进，然后协助手术医生将机械臂及摄像臂连接于 Trocar，安置好机械臂器械，一般 1 号臂使用超声刀或者单极电钩，2 号臂使用双极抓钳。在镜头直视下将机械臂器械调整至手术野
12. 游离结肠脾曲、肝曲至回盲部肠管	(1) 用双极抓钳向上提起结肠，绷紧系膜，使其形成一定张力，用超声刀靠近肠管壁分别游离横结肠、降结肠系膜及升结肠侧腹膜直至回盲部 (2) 找到阑尾，用 5mm Hem-o-lock 夹夹闭阑尾后用超声刀切断，取出阑尾
13. 更换体位，再次安装机器人床旁机械臂系统	撤去机械臂器械及镜头，分离机械臂系统与 Trocar，将手术台调整为头低足高位，机械臂系统从患儿腿侧进，然后协助手术医生将机械臂及摄像臂连接于 Trocar，安置好机械臂器械
14. 游离下段病变肠管 (1) 从腹膜反折上方 5~10cm 直肠乙状结肠交界处开始解剖，分离直肠系膜直达盆腔底部，切开盆底直肠周围腹膜反折 (2) 游离乙状结肠、降结肠系膜，直至前面已游离	(1) 用双极抓钳向上提起结肠，绷紧系膜，使其形成一定张力，用超声刀靠近肠管壁分离。先将系膜切开一小孔，沿此孔靠近肠管壁向下切割系膜，紧靠直肠游离直肠系膜至腹膜反折，用双极抓钳抓住乙状结肠移行段的近端，超声刀进行分离，辅助孔使用吸引器吸出腹腔内积血、积液 (2) 用超声刀沿血管弓外游离乙状结肠、降结肠系膜，见切除系膜明显缺血的肠管后，用双极抓钳将移行区肠管下拖至盆腔检查游离肠管的长度 (3) 撤出机器人器械及镜头，妥善放好，排出腹腔内 CO_2，用纱布垫将切口覆盖
15. 再次更换体位，拟行肛门成形术	将患儿整体向床尾平移，利用无菌治疗巾将患儿臀部垫高 30°，将双下肢分开向上贴近腹部托起，呈膀胱截石位。充分暴露会阴部，用活力碘棉球消毒肛门，棉球不宜过湿。若为婴幼儿，应选用较小的显影消毒棉球
16. 牵开肛门，半环形切开直肠后壁全层，建立直肠和外括约肌之间的平面，向近端分离直肠全层	用肛门牵拉器暴露肛门，保护齿状线。调小高频电刀功率，在齿状线上方 0.5cm 处直肠后壁 2~3cm，用针形电灼头环形切开黏膜。用单齿镊，4 × 10 圆针 4-0 慕丝线缝合近端直肠作牵引，用针形电灼头在四周建立黏膜下层和肌层之间的平面，暴露内括约肌边缘
17. 向上分离直肠肌鞘 4~5cm 至腹腔内直肠游离处翻转，切断直肠肌鞘。从前方切开直肠浆肌层并环行切开直肠肌鞘进入盆腔，处理直肠系膜，使肠管完全游离	用中弯血管钳向上分离直肠全层，新生儿、婴幼儿层次清楚，较大患儿有粘连时用电刀分离
18. 将黏膜管末端消毒送入腹腔，留出空间暴露肌套，将肌鞘后壁 “V” 形部分切除，尖端到达齿状线，环形剪短肌鞘，保留 1cm 左右。拖出结肠，注意保持正确方向，以免肠管扭转	主刀医生用卵圆钳经肛门、直肠后间隙、骶前进入盆腔，助手在腹腔镜监视下用分离钳或肠钳将直肠、乙状结肠牵直，暴露直肠后壁，主刀医生用卵圆钳夹住直肠上段后壁，将直肠翻转拖出肛门外
19. 肛门外横断直肠	主刀医生将翻转的直肠尽量向外拖出，直肠侧韧带可以稍作分离。助手用内镜下切缝器（Endo-Cutting 60）紧贴肛门切断直肠

续表

手术步骤	手术配合
20. 将正常肠管拖下完成端侧吻合	向逆时针方向旋转下拖肠管，同时在腹腔镜监视下完成 Deloyers 升结肠翻转。用 5-0 可吸收缝线或慕丝线间断缝合前壁，用 5-0 可吸收缝线连续缝合后壁
21. 切断结肠直肠间隔	主刀医生将内镜下切缝器（Endo-Cutting 60）分别放入直肠和拖下结肠，前端顶住直肠顶部，助手将前壁缝合线向外拉紧，完成间隔的切除，即"紧顶技术"
22. 放置肛管，清点手术用物	用液状石蜡棉球润滑粗血浆引流管，于撤离牵拉器前放入，作为肛管，留置 3~5 日。整理器械台，清点手术用物
23. 再次检查腹腔	更换手套，重新建立气腹，开光源，检查腹腔内有无肠扭转及腹腔出血，放置腹腔引流管，用 2-0 可吸收缝线固定，连接引流袋。用输液管打入几丁糖防止肠粘连
24. 清点手术用物，缝合腹壁切口	再次清点手术用物，3 次清点完全一致方可关闭切口。用 2-0 或 3-0 可吸收线缝合脐部切口，皮肤胶粘合皮肤，待干后，小敷贴覆盖伤口
25. 撤除机器人操作系统	洗手护士协助手术医生及时撤出器械臂器械，巡回护士及时将床旁机械臂系统退至合适位置。撤下无菌保护套，收拢机械臂系统，放于手术间合适位置

（余文静　简小贞　高兴莲　吕锡蓉　张晓芳）

三、手术室的围手术期护理

手术室围手术期护理也称手术室全期（包括术前、术中及术后）护理，是指手术室护理人员从接患儿进入手术室到患儿回病房或 ICU 这段时期给患儿提供护理操作的总称。手术室护士在围手术期的重要职责是术前全面评估患儿的身心状况，采取措施使患儿具备良好的耐受手术的身心条件，术中确保患儿安全和手术的顺利进行，术后帮助患儿尽快地恢复生理功能，防止各种并发症的发生。

现代护理从传统的生物医学模式转化为生物 - 心理 - 社会护理模式，服务对象是包括生物、心理和社会等各方面整体的人。疾病易受生物、心理和社会等多种因素影响，护理需更注重服务对象的整体性及预防疾病和促进健康的措施。

围手术期的护理工作内涵，从限于手术室内护理，逐渐扩展和延伸到术前护理、手术护理过程和术后康复。在此期间，护士与外科医疗团队、麻醉团队、围手术期相关辅助人员持续给患儿、家属提供高质量、优质的服务。围手术期护理内涵是手术全过程的不同时期所包含的护理内容，并可将其分为三个阶段、四个部分。

（一）术前期护理

术前期护理是指从患儿决定接受手术治疗、医生安排好手术到将患儿安置在手术台上的阶段实施的护理。术前期护理中主要实施的是术前访视评估与健康宣教、术前接待、术前安全核查等工作。在此之前，明确专科手术间的选择和专科护理人员的配置要求至关重要。

1. 小儿外科手术间的选择　外科手术的发展依赖于医院洁净手术部的建设。小儿外科手术种类繁多，手术周转较快，涉及学科范围广泛，故对该科手术间内的布局及其在整个洁净手术部中的位置进行了限定，因此选择适合临床学科特点的手术间尤为重要。

（1）基本设施

1）净化空调系统：净化空调系统要求整个手术过程中始终处于受控状态。在手术过程中，手术间应始终维持正压风量运行，采用分散式空调系统和定风量装置可以保持系统的稳定，同时因小儿患者的特殊性，手术间温度要维持在 22~26℃、湿度为 50%~60%（图 6-27），风速等指标应由层流维护工程师每日进行监控。

2）医用气体装置：小儿外科手术多采用微创腔镜，医用气体装置的布局应方便临床使用。《医用气体工程技术规范》（GB 50751—2012）中针对医用气源种类、装置及双路供给、自动切换、终端接头不互换性做了具体要求。两路气体装置中，悬吊式、暗装壁式的位置很重要（墙壁位置与吊塔不可太远），如一组装在吊塔上，另一组安装在床头处墙壁上，以防某气体出现故障，调换不便，延误抢救。

3）手术间壁柜：小儿外科患者年龄范围广，体型差异大，手术用物因人而异，不同规格的手术用物需要有足够面积的壁柜进行存放。《医院洁净手术部建筑技术规范》（GB 50333—2013）中对嵌入式的药品柜、器械柜、麻醉柜都有安装要求，虽然未规定面积大小，但应满足使用需求。

4）地面装饰材料：洁净部地面要求平整，又因小儿患者生长发育不完善，易发生跌倒，须采用耐磨、防滑、耐腐蚀、易清洗、不易起尘和不开裂的材料制作，目前多采用现浇嵌钢条的小磨石地面，以浅底色居多。

5）电动悬挂式自动门：洁净手术部的净高宜为 2.8~3.0m，洁净手术室的门净宽不宜小于 1.4m，采用设有自动延时关闭装置的电动悬挂式自动门。自动门门口安装有正压监测装置（图 6-28），保持手术间正压状态，降低术后感染率。

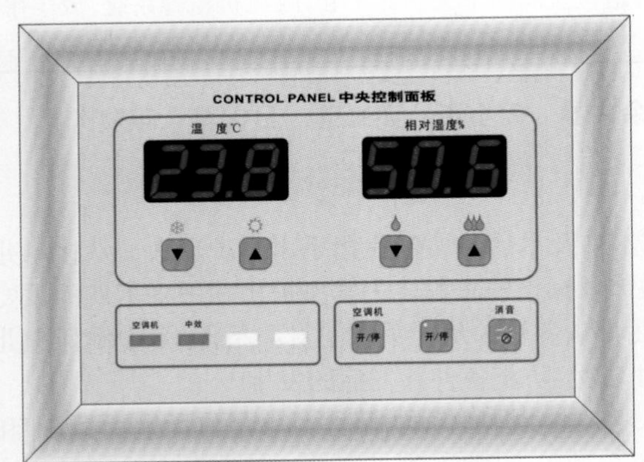

图 6-27　手术间控制面板

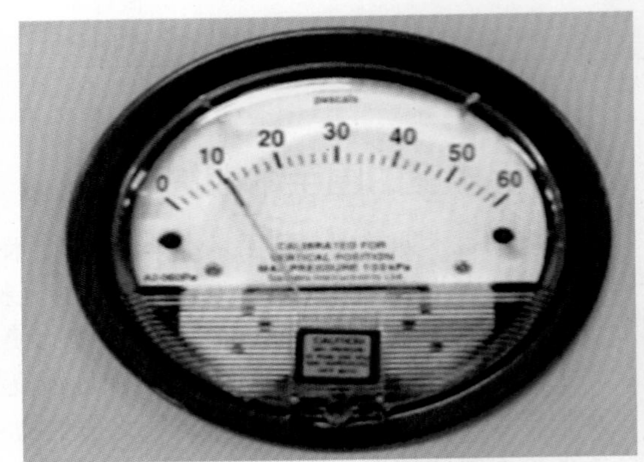

图 6-28　正压监测装置

（2）净化技术：手术室感染控制是一切工作的重中之重，将空气净化技术应用于手术中，可以使空气中的细菌数量明显减少。小儿外科患者免疫系统在发育阶段，有感染的风险，所以在空气过滤器选择上有一定要求。小儿外科手术间洁净度为万级，≥ 0.5μm 的尘粒数应小于 350 粒 /L。

（3）手术间管理

1）严格控制各类人员进出：小儿外科手术种类繁多，手术方式多样化，前来学习和参观的人员较多，对手术感染控制方面有一定影响，因此手术间巡回护士需对人员进行管理。具体来说，每日手术人员按“手术通知单”上的名单核对后方可进入手术室，参观专科手术的人员在“手术通知单”上注明姓名，每台不超过 2 人。当小儿外科开展特殊手术或学术交流演示手术时，参观人员应在手术观摩厅观看。外来参观手术者，凭医务处证明，征得手术室同意后方可参观。正在施行手术的手术间禁止外来参观。

2）严格按要求进行着装：按规定穿戴手术室专用衣裤、鞋帽、口罩，确保头发和自己的衣服不外露（图 6-29）。进入手术间等限制区后必须按照限制区着装要求穿戴整齐，不合要求者不允许进入手术间。

3）严格管理层流净化：每日巡回护士将净化空调的开关调至低速运行状态，术前 30 分钟将开关调至高速运行，术毕再调回低速运行状态，以进行室内空气的自净工作，自净时间不少于 30 分钟。随时观察手术间层流的运行状态，发现问题及时解决。

4）严格做好卫生清洁：空气洁净技术强调的是手术间环境的清洁，是保障手术间空气质量的前提。在净化空调组系统运行的同时，必须对手术间进行湿拭清扫。具体来说，手术间无影灯、手术床、器械车、壁柜表面及地面应每日于手术前后用清水和含氯消毒液各擦拭1次。每周进行彻底清扫1次，刷地1次，每个月再进行卫生大扫除1次，包括手术间的墙壁擦洗。

5）禁止频繁开启手术间门：手术过程中保持前门、后门关闭，以避免频繁开关门时空气流动造成污染。

2. 小儿外科手术护士的配置　手术室是通过外科手术进行疾病诊断、治疗的重要场所，手术室护理是手术室工作的重要组成部分，手术室护士不仅要为患儿服务，还要与手术医生、麻醉医生默契协作，共同高质量地完成手术。小儿外科手术发展迅速，新技术、新设备不断出现，为确保患儿得到优质的手术护理服务，手术室护士因具备特殊的职业素质。

（1）手术室护士准入资质标准

1）注册护士经过6个月岗位准入培训，包括理论72学时和操作培训，熟悉手术室工作流程，认真执行各项规章制度和操作流程，理论考核分值在80分以上。

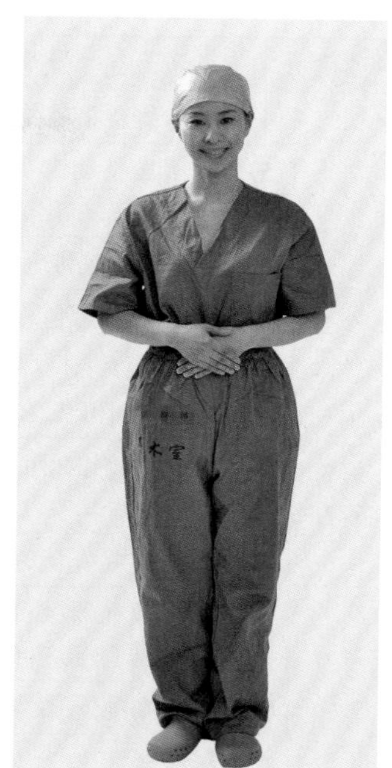

图6-29　规范着装

2）进入临床实践1年，内容包括无菌操作技术、常见仪器的操作与保养、手术患儿的安全核查、手术器械的清点摆放、手术标本的管理、常见手术的配合技能等（表6-11），操作技能考核分值必须在90分以上。

表6-11　铺置无菌器械台操作考核表

姓名：　　　　　　　　　　日期：　　　　　　　　　　分数：

项目	项目内容	分值	扣分
目的	将无菌器械包铺置在干燥的器械台上，形成无菌区，供手术治疗使用。	3	
操作程序	**（一）评估**　操作环境是否符合要求，备清洁干燥的器械桌和治疗台。	2	
	（二）实施 **1. 仪表**		
	（1）着装整洁，规范。	2	
	（2）指甲平短、清洁，不涂指甲油。	1	
	（3）不戴耳环、手镯和戒指	1	
	（4）口罩、帽子佩戴规范。	1	
	2. 操作用物　器械桌、无菌器械包、干燥无菌持物钳、储物盘。	5	
	3. 操作程序		
	（1）洗手、戴口罩。	3	
	（2）放置器械桌于合适位置。	4	
	（3）检查器械包的名称、有效期并签名。注意器械包有无松动；包布有无潮湿、破损；化学指示胶带变色状态。	6	

续表

项目	项目内容	分值	扣分
操作程序	(4)检查干燥无菌持物钳有效期，包装无潮湿、破损；化学指示胶带变色状态。	8	
	(5)打开无菌持物钳 ①撕开外包装，取出无菌持物钳，检查化学指示卡变色情况。	8	
	②在化学指示胶带上注明开启日期、时间并签名。	5	
	(6)打开无菌器械包 ①撕开无菌包外十字捆绑化学指示胶带，扫码后将器械包标签贴于手术器械清点单的反面。	8	
	②用手依次打开无菌器械包外层包布的外、左、右角。	6	
	③取无菌持物钳，用手打开外层包布内角，用无菌持物钳依次打开内层包布的左、右、对侧、近侧。	6	
	④检查化学指示卡变色状态。	6	
	⑤将弯盘放在器械台面上右下角，将药杯按大小依次摆放在储物盘内合适位置；500ml 治疗碗放在右上角，3 000ml 治疗盆放在左上角。	6	
	(7)将持物钳放入罐内，在 100ml 药杯内倒入适量皮肤消毒液。	5	
	4. 服务态度		
	(1)按护理程序进行操作。	2	
	(2)讲普通话，语言规范，情感表达适当。	2	
注意事项	1. 铺无菌器械台的区域必须宽敞、明亮，器械桌要清洁干燥。	1	
	2. 避免无菌区域潮湿，污染。	1	
	3. 手及其他有菌物品不可触及或跨越无菌区域。	1	
	4. 注明无菌持物钳开启日期和时间，有效期在 4 小时内。	1	
	5. 无菌巾须下垂无菌器械台缘下 30cm。	1	
综合质量	A. 5 分；B. 4 分；C. 3 分；D. 2 分；E. 1 分；F. 0 分	5	
评分标准	1. 缺一项或不符合要求扣 1 分。		
	2. 仪表、着装一项不符合要求扣 2 分。		
	3. 操作程序颠倒一处扣 1 分。		
	4. 操作程序错误或遗漏一处扣 2 分。		
	5. 一般违反操作原则扣 5 分。		
	6. 严重违反操作原则不给分。		
	7. 10 分钟内完成，操作时间每超过规定时限 20% 扣 1 分。		

3)有良好的职业规划，能按照学习曲线完成各阶段的临床手术配合，能妥善处理急危重症的手术患儿，参与手术室感染的预防、监测与控制工作。

(2)小儿外科手术室护士的素质要求

1)身体素质：小儿外科手术周转快，患儿配合差，工作繁忙且需要细致，在临床的手术室护士，如果身体状态不佳，难以完成良好的手术配合，严重者还会发生医疗差错事故。所以，要有良好的身体素质。

2)思想素质：手术室护士应具备良好的医德和奉献精神，有实事求是的工作态度，特别是面对小儿患儿时要耐心、细心和有爱心，有慎独精神，始终坚持自己的道德理念，自觉遵守道德准则，能以患儿为中心，以高度责任心使患儿及其家属信任。

3）心理素质：手术室工作任务性质特殊，护理人员在手术配合中需要保持精力高度集中、头脑灵活、忙而不乱，面对随时出现的意外情况，应沉着稳定，有较强的控制和应变能力。小儿血管穿刺困难，当小儿入手术间后，需要迅速建立静脉通道利于麻醉医生给药，如小儿哭闹不配合，需要手术室护士有过硬的心理素质，有条不紊地完成术前准备工作。

4）法律素质：掌握必备的法律知识，树立法律理念，拥有必要的使用法律的能力，这些构成了法律素质的基本要素，是防止发生医疗纠纷的重要保障。小儿患者往往在入院期间有很多家属陪护，家属处于焦虑紧张状态，在进行操作前，要充分向家属说明操作的目的、注意事项及拒绝治疗护理可能对生命和健康造成的损害情况，取得患儿家属的配合。这既有利于建立和谐的护患关系，又能减少护患纠纷的发生。

5）业务素质：由于小儿外科手术学发展迅速，新技术、新仪器设备不断出现，所以小儿外科的手术护理人员除应掌握无菌操作技能等基础知识外，还须掌握各种小儿专科器械的消毒和使用方法，有较强的接受能力，能正确操作各种仪器设备，精通各种手术的准备工作，能熟练配合小儿外科各种类型的手术，操作过程稳、准、轻、快，医护配合默契。另外，还要求手术护理人员不断更新专业知识，掌握与小儿患者及其家属进行良好沟通的技巧，掌握患儿在术前、术中和术后的心理状态、情绪变化，满足患儿及家属的需求，提供专业的小儿外科专科护理。

3. 术前访视 小儿外科手术间巡回护士术前 1 日下午到病房对手术患儿进行访视（表 6-12），包括对患儿基本病情、既往病史、过敏史、手术史、全身情况（皮肤情况、血管情况、生命体征、身高、体重、营养状况、体内有无金属植入物等）及患儿家属的心理状况、配合程度、对疾病和手术认知状况的评估，询问患儿及其家属是否有特殊需求。

HD 手术对患儿肠道的要求高，术前 7~10 日患儿就要开始进行肠道准备，每日用盐水进行灌肠，有粪石的患儿可用硫酸镁进行灌肠，根据患儿具体情况，必要时可增加至 1 日 2 次，行肠道准备的患儿要进流食或尽量减少进食，术前访视时要再次向家属强调肠道准备的重要性，避免家属给患儿随意喂食，进而影响次日的正常手术。对患儿家属提出的问题耐心解答，与病情相关的问题，避免回答，请其与手术医生直接沟通。访视完毕，巡回护士根据掌握的患儿基本情况和特殊需求，制订围手术期护理计划，以便实施正确的护理。

4. 手术日手术间内准备

（1）手术床的准备：手术床的准备要兼顾麻醉和手术医生两者的需要。HD 手术婴幼儿采用双腿下垂式的仰卧位，巡回护士需先卸下床的腿板，手术床头板卸下与否则根据患儿的身长来决定。如果患儿身长较短，为方便麻醉医生术中从床头侧观察患儿的口咽插管，需卸下手术床的头板。现今大多数为充电式的多功能手术床，为保证手术床的随时正常使用，术前一定要保证手术床电量充足。必要时，直接将手术床的充电线连接电源进行充电。

（2）仪器设备的准备：术中要用到的仪器设备有腹腔镜系统、超声刀、高频电刀、镜像视频同步显示器和吸引器。连接相应仪器的电源和气源，根据患儿的年龄及身体状况调节好气腹压力值和高频电刀的电切及电凝的参数值。

通常情况下小儿腹腔镜手术 CO_2 气腹压力设定为 6~10mmHg 较为安全，小儿患者行腹腔镜手术最好选用可以升温的气腹机。CO_2 吸收率低，气腹后生命体征指标略有升高，但解除气腹后很快恢复正常，不影响小儿的呼吸、循环和生理功能，能达到最佳手术操作空间和最佳视野。

高频电刀电切输出功率值和电凝输出功率值要根据患儿的身体情况决定。吸引器装置应连接好吸引管和吸痰管，并处于备用状态，患儿气管插管过程中清除分泌物备用。镜像视频同步显示器连接电源，置于手术床头侧，方便医生观看。腹腔镜仪器根据手术患儿的体位进行摆放。体长较小的患儿显示器放于手术床的左上角，体长较大的患儿显示器放于手术床的左下角。

表 6-12 手术前后访视记录单

手术前后访视
一、术前访视
尊敬的病友，您好！
1. 感谢您选择 ×× 医院，我们来自手术室，对您进行术前访视，请您核对您的基本信息
姓名______ 性别______ 年龄______ 科别______ 床号______ 病历号______
手术诊断______ 拟行手术名称______
2. 为了能够为您提供更好的护理，请您务必如实填写下面的问题：
(1)请问您以前患过什么疾病吗？ □无 □有______
(2)请问您以前做过什么手术吗？ □无 □有______
(3)请问您对什么东西(或药物)过敏吗？ □无 □有______
(4)请问全身皮肤是否有异常 □无 异常：压红□ 压疮(Ⅰ□ Ⅱ□ Ⅲ□ Ⅳ□ Ⅴ□ Ⅵ□ Ⅶ□)
观察结果 部位______ 面积____cm×____cm 其他______
3. 温馨提示：
(1)请您根据手术需要，做好术前禁饮禁食，具体时间请咨询医生。
(2)请您将手术中需要的 X 线片、CT、MRI、药品等带入手术室。
(3)请勿将贵重物品(如假牙、首饰、金钱、手机等)带入手术室。
(4)进入手术室前请更换病患服、不化妆。
4. 请您对以上信息仔细阅读，有问题可咨询手术室护士。
5. 为了能够为您提供个性化的护理，请您在签字后将此单带入手术室，谢谢！
备注： □转科 □外出 □检查 □未入院 □出院 □临时添加
手术患者签字______ 巡回护士签字______ 访视日期______
二、术后回访
尊敬的病友，您好！
我们是手术室护士，到病房来看望您，主要是想了解以下情况：
1. 电刀负极板粘贴皮肤是否有破损灼伤：□无 □有______
2. 手术体位处皮肤是否异常：□无 □异常：压红
观察结果 部位______ 面积____cm×____cm 其他______
3. 静脉穿刺部位红肿情况：□无 □有______
4. 患儿及家属对手术室护理工作的评价：
□很满意 □满意 □一般 □不太满意 □不满意
三、祝您早日康复！
回访护士签字______ 回访日期______

(3)输液准备：对于手术依从性较差的婴幼儿，麻醉医生大多先采用吸入麻醉使患儿暂时处于麻醉状态，然后巡回护士对患儿进行静脉留置针穿刺，静脉穿刺成功后再由静脉加药行经口气管插管。HD 手术的患儿术中双腿均要用无菌绷带包裹，行静脉穿刺时只能使用上肢静脉或颈部静脉。为缩短吸入麻醉的时间，巡回护士在麻醉前应准备好输液液体(0.9% 氯化钠注射液 100ml)、22G 或 24G 留置针和敷贴。

(4)手术器械及物品准备：手术当日洗手护士将手术要用的器械、一次性用物及布类拿到手术间，包括一般器械和腔镜类器械加专科小件，并检查有效期及外包装是否完整。

5. 接患儿入手术室 术日晨，具有资质的服务中心人员或手术室护士在手术室护理管理系统中点击护理电子病历一栏，选择患儿住院号，将弹出的患儿基本信息，与手术医生提交的手术通知单上患儿的信息进行核对，无误后打印手术患儿交接单(表 6-13)，然后携手术患儿交接单到病房与病房护士、患儿家属核对患儿的基本信息（包括姓名、性别、年龄、床号、住院号、手术诊断、手术名称、手术部位、手术标识、麻醉方式、血型、过敏史、手术同意书、麻醉同意书等），检查患儿术前准备的相关事宜，三方共同确认患儿信息、携带物品无误后在患儿交接单上签字，完成交接。

将患儿安全移至功能完好的手术室对外转运床上，注意保暖，拉上床挡。在接送途中密切关注患儿，保证安全。到达手术室门口后，将患儿安全移至手术室对内转运床上，在做好家属入室准备后，将患儿及其家属安排在手术室护士站等候区，专人看护。并通知小儿外科手术间巡回护士，巡回护士检查手术仪器设备，调节手术间的温度和湿度至合适状态，再次检查手术所需物品是否备齐。在此期间，可以在手术室等候区放置玩具、画图册等物品，转移患儿注意力，缓解患儿术前的恐惧紧张心理。

表 6-13 手术患儿交接单

年 月 日

姓名______ 住院号______ 科别______ 床号______ 性别______ 年龄______ 手术间______
手术名称______________________ 麻醉方式______________

入手术室

手术标识 无☐ 有☐ 胃管 无☐ 有☐____件
腕带 无☐ 有☐ 引流管 无☐ 有☐____根
病历 无☐ 有☐ 导尿管 无☐ 有☐
静脉通道 无☐ 有☐____条 固定假牙 无☐ 有☐____颗
自体血 无☐ 有☐____袋 病患服 无☐ 有☐____件
药品 无☐ 有☐____支 影像资料 无☐ 有☐____张
皮肤情况 完整☐ 异常☐ 部位__________ 面积____cm × ____cm
手术室人员到病房时间______ 患儿到手术室时间______ 患儿入手术间时间______
麻醉完成时间__________ 医生切皮时间__________
病房护士签字______ 手术室人员签字______ 巡回护士签字______ 麻醉医生签字______

出手术室

患儿去向 病房☐ PACU☐ ICU☐ 其他______
病历 无☐ 有☐ 导尿管 无☐ 有☐
静脉通道 无☐ 有☐____条 影像资料 无☐ 有☐____张
血制品 无☐ 有☐____袋 病患服 无☐ 有☐____件
引流管 无☐ 有☐____根 特殊物品 无☐ 有☐______
胃管 无☐ 有☐
皮肤情况 完整☐ 异常☐ 部位__________ 面积____cm × ____cm
备注__________________________________
恢复室（ICU）护士签字______ 病房护士签字______ 巡回护士签字______

注：患儿意识、生命体征和镇疼泵由麻醉医生与病房护士交接！

6. 麻醉实施前手术安全核查 巡回护士在手术室护理管理系统中点击护理电子病历一栏，选择患儿 ID，将弹出的患儿基本信息，与手术医生提交的手术通知单上患儿的信息进行核对，无误后打印患儿手术安全核查表（表 6-14）。巡回护士携手术安全核查表，与麻醉医生、手术医生三方到手术等待区和患儿及其家属进行麻醉实施前的手术安全核查。由麻醉医生主持，巡回护士与手术医生进行配合。再次确定患儿禁饮禁食的时间，手术安全核查表上全部内容核对无误后，三方签字，巡回护士将患儿手术转运床推至小儿外科手术间，将患儿安全移到手术床上，盖好盖被，做好约束。同时巡回护士要做好患儿看护，不能随意离开，以防患儿坠床，安抚患儿家属的紧张情绪，嘱其在手术室外等候。家属在休息等候区可以在手术进展信息显示屏上了解手术进展。

表 6-14　手术安全核查表

姓名：________ 年龄：________ 性别：________ 科别：________ 床号：________
病区：________ 住院号：________ 麻醉方式：________
手术部位：________ 手术日期：________ 手术医生：________
手术名称：

麻醉实施前	手术开始前	患者离开手术室前
患者姓名、性别、年龄、病历号： 是□ 否□ 手术方式：　是□ 否□ 手术部位与标识：　是□ 否□ 手术知情同意：　是□ 否□ 麻醉知情同意：　是□ 否□ 麻醉方式确认：　是□ 否□ 麻醉设备安全检查：　是□ 否□ 皮肤是否完整：　是□ 否□ 术野皮肤准备：　是□ 否□ 静脉通道建立：　是□ 否□ 患者过敏史：　是□ 否□ 抗菌药物皮试结果：　是□ 否□ 术前备血：　是□ 否□ 假体：　是□ 否□ 体内植入物：　是□ 否□ 影像学资料：　是□ 否□ 三方核查时间： 麻醉医生签字： 手术医生签字： 手术室护士签字：	患者姓名、性别、年龄、病历号： 是□ 否□ 手术方式：　是□ 否□ 手术部位与标识：　是□ 否□ **手术、麻醉风险预警：** 手术医生陈述： 预计手术时间：　是□ 否□ 预计失血量：　是□ 否□ 手术关注点：　是□ 否□ 其他： 麻醉医生陈述： 麻醉医生关注点：是□　否□ 其他： 手术护理陈述： 物品灭菌合格：　是□ 否□ 仪器设备正常：　是□ 否□ 术前术中特殊用药情况：　是□ 否□ 三方核查时间： 麻醉医生签字： 手术医生签字： 手术室护士签字：	患者姓名、性别、年龄、病历号： 是□ 否□ 实际手术方式：　是□ 否□ 手术用药、输血的核查：　是□ 否□ 手术用物清点：　是□ 否□ 手术标本：　是□ 否□ 皮肤完整：　是□ 否□ **各种管路：** 中心静脉通路：　是□ 否□ 动脉通路：　是□ 否□ 气管插管：　是□ 否□ 伤口引流：　是□ 否□ 胃管：　是□ 否□ 尿管：　是□ 否□ 其他： **患者去向：** 恢复室：□ 病房：□ ICU 病房：□ 急诊：□ 其他：□ 三方核查时间： 麻醉医生签字： 手术医生签字： 手术室护士签字：

注：手术安全核查是由具有职业资质的手术医生、麻醉医生和手术室护士共同执行。

（二）术中护理

术中护理是指从患儿被安置在手术台到手术结束、患儿被转移离开手术台的阶段实施的护理。器械护士和巡回护士分别担任不同角色，运用所学的知识与技能，针对手术患儿存在的健康问题和需要，提供术前、术中、术后的各项专业及持续性护理。

1. 小儿静脉输液通道护理　输液前脱去患儿上衣，根据患儿基本情况选择液体。10 岁以下患儿多选用 0.9% 氯化钠注射液 100ml。根据手术需要选择合适的静脉留置针，因患儿极易哭闹，可能导致留置针管脱出，故穿刺完毕后，应妥善固定。保持输液通畅，观察患儿的输液反应，利用输液泵控制输液速度（图 6-30），准确记录输入量。

2. 麻醉诱导期护理 麻醉诱导前，巡回护士准备好吸引器和抢救药品，保持室内安静，在麻醉医生进行气管插管过程中，守护在患儿身旁，防止其发生跌倒。密切观察患儿的生命体征，直至气管套管固定，接上呼吸机。若出现麻醉意外，应立即协助麻醉医生进行抢救。

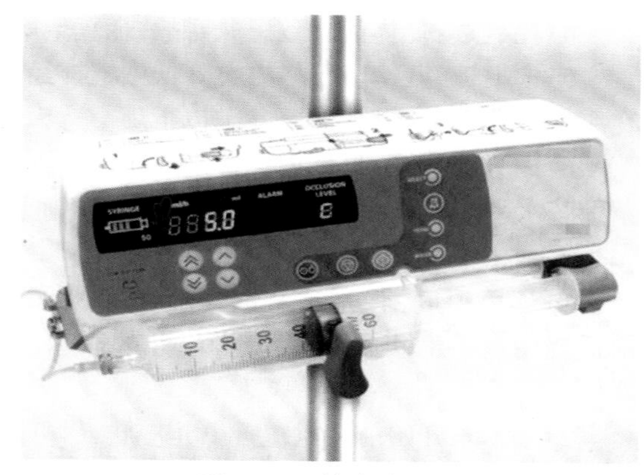

图 6-30 静脉输液泵

3. 体位摆放的护理 根据手术体位的摆放原则，巡回护士与麻醉医生、手术医生共同摆放手术体位，小儿 HD 手术体位摆放稍显特殊，术中需调整体位。

根据患儿的体长，去除手术床的床头及腿板，选择不同的摆放方法。新生儿、婴幼儿横放于手术台末端，即患儿身体的纵轴与手术床床尾横断面平行，患儿头部在手术床的右侧，呈仰卧蛙状位，患儿臀部置于手术床左侧边缘，双腿自然下垂。对于较大体长的患儿，其身体的纵轴与手术床的纵轴平行，头部在手术床的头侧，臀部置于手术床床尾边缘，双腿自然下垂，双手自然放置于身体两侧，妥善固定。

注意保护患儿皮肤。患儿头部不易固定，尽量使用啫喱头圈垫，注意保护眼和耳，切勿受压。当术中手术部位从腹部转向肛门处时，巡回护士应在麻醉医生、台上的手术医生协作下调整患儿体位。手术医生将患儿臀部垫高，双腿外展时，应提醒手术医生不可过度外展患儿双腿，以免损伤神经。观察患儿眼睑部皮肤情况，防止因头低足高体位造成眼睑水肿。

4. 体温管理

(1) 目的：指导手术室护士为手术患儿进行体温护理管理，维持患儿的正常体温，防止围手术期（尤其是术中）低体温（hypothermia）的发生。

(2) 定义：低体温又称低温症、始温症，是生物体温降到正常新陈代谢和生理机能所需温度以下的症状。核心体温<36.0℃即定义为低体温，是最常见的手术并发症之一。

(3) 低体温的影响因素

1) 麻醉药物导致体温调节障碍：麻醉药物抑制血管收缩，抑制了机体对温度改变的调节能力，患儿只能通过自主防御反应调节温度的变化。小儿患者体温调节中枢系统还没有发育完善，对外界温度变化适应能力差，皮下脂肪较薄容易散热，体温调节更加困难，易导致术中低体温。

2) 手术操作导致的固有热量流失：手术过程中，患儿体腔与冷环境接触时间延长，手术野皮肤暴露在空气中，机体辐射散热增加。

3) 手术间的低温环境：手术间内的温度要求控制在 22~26℃，手术间内环境温度低，患儿长时间暴露在低温环境中，增加了术中低体温的发生率。

4) 静脉输注未加温的液体、血制品。

5) 术中使用未加温的冲洗液。

6) 术前禁饮禁食、皮肤消毒：HD 手术对患儿肠道的要求高，术前 3~10 日患儿就要开始进行肠道准备，进流食或尽量减少进食，术前 1 日禁饮禁食，患儿抵抗力下降，热量补充不足，体温易下降。

(4) 低体温对机体的影响

1) 手术部位感染风险：低体温会降低机体的免疫力，引起外周血管收缩，导致血流量减少，从而增加外科手术部位感染的风险，导致住院时间延长，手术床利用率降低。

2) 凝血功能：低体温使患儿的循环血流减慢，血小板数量和功能减弱，凝血物质活性降低，抑制凝血功能，增加手术的出血量。

3) 改变药物代谢周期：低体温会增加肌松药的活性周期，延长麻醉后苏醒时间。

4) 耗氧量：低体温导致患儿寒战，耗氧量增加。

5) 中枢神经系统：低体温会降低中枢神经系统的氧耗和氧需，减少脑血流量，降低颅内压，核心温度在33℃以上不影响脑功能，28℃以下就会意识丧失。

6) 内分泌系统：低体温会抑制胰岛素分泌，甲状腺素和促甲状腺素分泌增加，肾上腺素、多巴胺等儿茶酚胺水平随低温而增加，麻醉中易发生高血糖。

(5) 防止低体温的方法

1) 环境温度：设定适宜的环境温度，维持手术间温度为22~26℃，根据患儿的病情可在手术开始前适当调高手术间内温度，减少患儿的散热，手术开始后可以兼顾手术医生的要求将手术间室温酌情降低。

2) 手术未开始前注意覆盖患儿皮肤，尽可能地减少暴露时间。

3) 运用体温管理系统，采用加温设备，使用充气式加温仪(图6-31)、加温毯等维持患儿正常体温。体温管理系统(total temperature management system)是应用于医疗环境中(包含手术室)的一种体温管理解决方案，由加温设备和配套使用的加温毯等组成，用于预防和治疗低体温及为患儿提供舒适的温度，对成人和儿童均实用。HD手术的患儿身体表面要消毒铺巾，术前可将加温毯置于患儿身下，接患儿入手术间前就将加温毯铺好并进行预热。应使用安全的加温设备，并按照书面说明书进行操作，尽量减少对患儿的伤害。使用加温毯的同时要及时观察，以防患儿大汗淋漓，体液丢失过多。

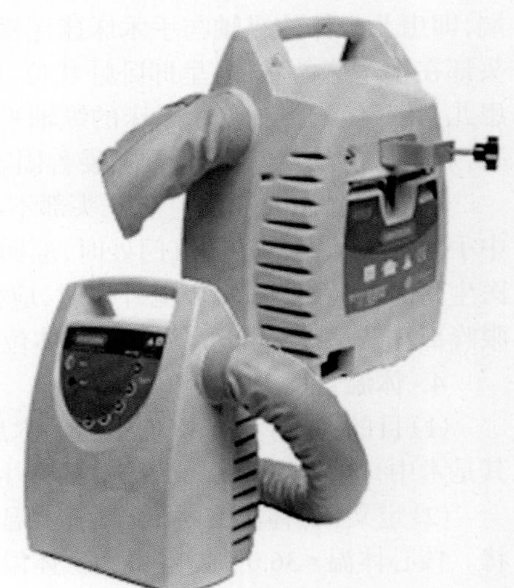

图6-31 充气式加温仪

4) 对术中使用的静脉输注液体予以加温；待血液复温后再行输血；对体腔冲洗的液体予以加温。

5) 加强术中对患儿体温的监控，巡回护士可常规使用鼻温探头对患儿的体温进行实时监控。

5. 皮肤管理

(1) 目的：指导手术室护士为手术患儿进行皮肤护理，保护患儿的正常皮肤，预防术中压疮、电灼伤等并发症的发生。

(2) 定义

1) 压疮(pressure sore)：是指局部组织长时间受压，血液循环障碍，持续缺血缺氧，营养不良而导致的软组织溃烂和坏死。

2) 单极电刀(monopolar electrotome)：是在一个回路中利用频率大于200kHz的高频电流作用于人体所产生的热能和放电，对组织进行切割、止血的电外科设备。

(3) 皮肤管理措施

1) 压疮评估表：对于HD患儿术前可运用压疮评估表(表6-15)对其皮肤和全身情况进行初步评估，从而指导手术室护士对患儿皮肤采取相应的保护措施，如压疮贴和啫喱垫的使用。

2) 体位垫的准备：根据患儿的年龄及体重条件和手术要求，准备相应的肩枕、啫喱垫。同时要准备垫高骶尾部的体位垫，可用手术间内的手术包布叠成。使用体位垫时注意保护好患儿皮肤，棉布叠成的体位垫要确保没有褶皱，以免手术时间过长而引起皮肤损伤。

3) 导电负极板的护理：由于HD根治术的手术体位特殊，患儿能够粘贴负极板的位置有限，负极板又需粘贴在距离手术切口近、易于观察、干燥无瘢痕、肌肉丰富且无骨骼突出的部位。体重15kg以下小儿必须选择婴幼儿极板，儿童极板的有效导电面积要达到65cm^2，所以巡回护士大多选择患儿背部为负极板粘贴区。这样不仅保证了足够的导电面积，又可以远离心电监护的电极，降低电外科损伤的危险。

但是由于医生在对患儿进行皮肤消毒时，尤其是骶尾部的皮肤消毒，患儿被动式双下肢上抬中，活力碘难免会流至负极板区，为避免浸湿负极板，可在皮肤消毒时将一纱布块挡在负极板四周，待铺置无菌手术巾前将负极板四周擦拭干爽后将纱布拿出，或对负极板粘贴一次性手术贴膜，防止浸湿或打折，但是如果使用此法，在术毕撕开贴膜时一定要手法轻柔，以免损伤患儿皮肤，造成皮肤撕脱伤。对于婴幼儿，尤其是新生儿及体重过低患儿，最好使用电容负极板回路垫，既保证患儿安全又可防止皮肤压疮。

表 6-15　压疮评估表

姓名________　年龄________　性别________　科别________　床号________　住院号________

手术名称____

麻醉方式________________　手术体位________________　带入性压疮　□无　□有

术前压疮高危因素评估（在□内打√，总分：　）带入性压疮患者直接进行此项评估，糖尿病患者高危评分加 4 分。				
项目及评估	1 分	2 分	3 分	4 分
空腹时间	<6h □	6~12h □	12~24h □	>24h □
体重指数（BMI）	18.5~23.9 □	24.0~27.9 □	≥28 □	<18.5 □
全身皮肤情况	好 □	轻度水肿 □	中度水肿 □	重度水肿 □
术中受压部位皮肤	完好 □	红斑、潮湿 □	瘀斑、水疱 □	破损 □
术前肢体活动	不受限 □	轻度受限 □	部分受限 □	完全受限 □
预估皮肤持续受压时间	<2h □	2~3h □	3~4h □	>4h □
预估术中额外压力	无 □	轻度压力 □	中度压力 □	重度压力 □
预估压力剪切力改变	无 □	轻度增加 □	中度增加 □	重度增加 □
术前评分>24 分为高风险患者；术前评分 14~24 分为中风险患者；术前评估<14 分为低风险患者。				
术中压疮高危因素动态评估（在□内打√，　总分：　）				
项目及评估	1 分	2 分	3 分	4 分
体温丢失因素	浅部组织冷稀释 □	深部组织冷稀释 □	体腔 / 器官冷稀释 □	低体温 / 降温治疗 □
手术出血量	<200ml □	200~400ml □	400~800ml □	>800ml □
皮肤持续受压时间：术中动态评估时，受压时间≤4h，4 分，纳入术前评估；受压时间>4h 为基础测算分值，测算公式：4 分 +2.64 分 ×［实际受压时间（h）−4h］=2.64 分 × 实际受压时间（h）−6.56 分				
术中动态评分>12 分为高风险患者；术中动态评分 8~12 分为中风险患者；术中动态评估<8 分为低风险患者。				
术后受压部位皮肤结果评估（在□内打√）				
正常□　带入压疮□　部位：　面积：____cm ×____cm 术中皮肤压力性损伤：压红□　Ⅰ度压疮□　Ⅱ度压疮□　Ⅲ度压疮□　Ⅳ度压疮□　深部组织损伤□　不可分期□ 器械性压疮□　黏膜压疮□　部位：____　面积：____cm×____cm　皮肤受压时间____h 备注：				
术中防预措施：记忆海绵手术床垫□　硅胶床垫□　啫喱 / 海绵体位垫□　多层泡沫敷料压疮贴□　软枕□　其他				

巡回护士签字：________________　时间：______年______月______日

电容负极板回路垫是近几年手术室电外科领域中出现的较新的电外科回路解决方案。它由外层绝缘高分子凝胶包裹内层导电布共同构成，比一次性粘贴式负极板更加安全、方便、经济、高效。

电容负极板回路垫的优点如下。①非接触式回路：该回路垫不需要与人体皮肤接触，其表面就是绝缘体状态；②平行板电容式回路：具有一个均强电场，可将电刀笔传到人体内的电流通过电场均匀地传导至负极板回路垫，解决了体内有金属携带物患儿的灼伤风险；③安全方便的负极回路：负极板回路垫平铺在手术床上即可工作，尤其适用于不方便粘贴负极板的手术（如 HD 手术）；④操作流程方便：选择合适的导线，连接高频电刀面端接头及负极板回路垫界面即可使用；⑤经济、环保，可重复使用，一次性投入长时间收益。

6. 手术开始前手术安全核查 具有执业资质的手术医生、麻醉医生与巡回护士三方按照手术安全核查单上的全部内容再次对麻醉后的患儿进行核对，主要内容包括手术部位、手术方式、手术关注点等，手术用物灭菌效果的查对由巡回护士进行陈述，三方确定无误后签字，方可进行手术。

7. 做好术中护理记录 器械护士与巡回护士双方均需严格执行手术物品清点查对制度，防止异物残留在患儿体腔内。器械护士提前上台，协助手术医生消毒、铺巾，仔细检查器械包内物品的数目、完整性及性能，按照手术器械清点规范与巡回护士进行清点，严格执行手术开始前、关闭体腔前、关闭体腔后 3 次清点。术中临时添加物品必须由巡回护士完成并记录。

8. 严格无菌操作 参与手术人员在经过外科手消毒后，按规范穿无菌手术衣，戴无菌手套，明确无菌概念，建立无菌区域。器械护士要保持无菌物品的无菌状态，若有或疑似被污染时应按污染处理。当手术部位由腹部转到肛门处时要建立隔离区域，明确隔离开始时机，进行隔离操作。用于肛门处的手术器械、手术敷料应放在隔离区内，注意避免污染其他物品，禁止在腹部切口上使用。术中吸引器要保持通畅，随时吸除肛门处外流物，吸引头不可污染其他部位，待病变肠段从肛门处脱出吻合完毕后，参与手术的人员均需更换无菌手套，再进行腹部腔镜的操作。巡回护士要限制手术间内的参观人数，降低感染风险。

(1) 目的：明确术中的无菌操作原则、手术隔离原则，为手术室护士在小儿外科护理操作中提供统一规范的指导建议，防止或减少手术部位病原微生物的感染、散播，为患儿提供更加安全、可靠的手术保障。

(2) 定义

1) 手术隔离技术（the operation isolation technique）：指在无菌操作原则的基础上，外科手术过程中采取一系列隔离措施，将肿瘤细胞、种植细胞、污染源、感染源等与正常组织隔离，以防止或减少肿瘤细胞、种植细胞、污染源、感染源的脱落、种植和播散的技术。

2) 无菌区域（sterile area）：指经过灭菌处理，而未被污染的区域范围。

3) 隔离区域（isolation area）：是指在外科手术时，凡接触空腔脏器、肿瘤组织、内膜异位组织和感染组织等的器械、敷料均视为污染，这些被污染的器械和敷料所放置的区域即为隔离区域。

4) 手术部位感染（surgical site infection，SSI）：是指外科手术部位感染，分为切口浅部组织感染、切口深部组织感染、器官或腔隙感染。

(3) 小儿外科手术的隔离技术

1) 明确无菌概念、建立无菌区域：手术室护士要分清无菌区域、相对无菌区域、相对污染区域的概念。无菌区域内的无菌物品必须灭菌合格，无菌操作台边缘平面以上属于无菌区，无菌操作台面以下的桌单不可触及也不可再上提使用。任何无菌操作台或容器的边缘，以及手术台上穿着无菌手术衣者的背部、腰部以下和肩部均视为相对无菌区域，取用无菌物品时不可触及上述部位。若无菌包破损、潮湿、可疑污染时均视为污染。

小儿 HD 手术进行肛门处操作时，主刀医生会坐着进行，洗手护士的无菌操作台会移至主刀医生的左侧或右侧后方。此时主刀医生整个身体的无菌平面下降，操作过程中也有某些背对无菌操作台的情况，因此手术过程中洗手护士和巡回护士要加强对手术无菌操作的关注，监督手术台上的医生，绝对不可触及穿无菌手术衣者的背部和肩部等相对无菌区域，保证手术无菌区域的无菌状态，避免手术部位感染。

2)保持无菌物品的无菌状态:术中若手套破损或接触带到其他污染物品,应立即更换无菌手套;无菌区域的铺单若被浸湿,应加盖无菌巾或更换无菌单;严禁跨域无菌区域;若有或疑似被污染的无菌物品应按污染处理。小儿 HD 的手术是腹部和会阴部联合切口的操作,手术过程中要注意建立隔离区域,严格执行隔离技术操作。

①建立隔离区域,明确有瘤、污染、感染、种植的概念;在无菌区域建立明确的隔离区域;隔离器械、敷料放置在隔离区域分区使用、不得混淆。会阴部操作开始时洗手护士要在手术台上划分出隔离区域。

②被污染的器械、敷料应放在隔离区域内,注意避免污染其他物品,禁止再用于正常组织。会阴部操作使用后的器械、敷料要放于隔离区域内,不能再用于腹部切口,分开放置。

③擦拭器械的湿纱布垫只能用于擦拭隔离器械。会阴部操作时擦拭器械的纱布垫待会阴部操作结束后须进行更换,不能再用来擦拭腹部切口使用的器械。

④术中要保持吸引器的通畅,随时吸除外流物,吸引器头不可污染其他部位,根据需要随时更换吸引器头。

⑤洗手护士的手不得直接接触污染隔离"源"。预防切口种植或污染,即取出标本建议用取物袋,防止标本与切口接触,取下的标本放入专用容器。HD 术中洗手护士用弯盘接切除的肠段,洗手护士和手术医生均不得再接触切除的标本,如若手术医生需要查看手术标本,接触肠段后必须更换手套。

⑥隔离后的操作。会阴部手术操作结束后,洗手护士要立即撤下隔离区域内的物品,包括擦拭器械的湿纱布垫;用未被污染的容器盛装冲洗液彻底清洗手术野,更换被污染的手套、器械、敷料等。由于巨结肠患儿手术创面小,手术医生会要求使用注射器抽取冲洗液来清洗手术野,最后在切口周围加盖无菌单重置无菌区。

3)切口保护:皮肤消毒后贴皮肤保护膜,保护切口不被污染。切开皮肤和皮下脂肪层后,边缘应以盐水纱布遮盖并固定,条件允许者建议使用切口保护套,暴露手术切口。凡与皮肤接触的刀片和器械不应再用,延长切口或缝合前再次消毒皮肤;术中途因故暂停时,切口应使用无菌巾覆盖。对于小儿 HD 的手术,患儿术前均会进行肠道准备,但是进行会阴部的操作前仍需要多次消毒。由于患儿年龄小,肛门和肠道发育未完全,消毒前洗手护士需备好足够的小号棉球,便于手术医生充分消毒好手术野,避免吻合口的感染。准备的小棉球要与巡回护士对点清楚个数,防止异物残留。

4)减少空气污染,保持洁净效果:手术间的门随时保持关闭状态;控制人员数量、减少人员流动、保持手术间内安静;手术床应在净化手术间的层流手术区域内,回风口无遮挡。小儿结肠次全切除术术中需变换手术体位,尤其是在机器人辅助手术时,手术床也会进行相应的移动,在移动手术床的过程中要保证手术区域始终位于层流手术间出风口的下方,减少手术野附近的尘埃粒子,避免手术切口的感染。

9. 术中静脉输血管理 根据患儿病情,手术医生提前备血。术中巡回护士在接到手术医生下达的手术患儿静脉输血的口头医嘱后,复述 1 次,手术医生确认无误后,巡回护士在患儿病历中查阅输血治疗同意书,确认患儿家属签字,将临床用血通知单与麻醉医生共同核对无误后交与手术室具有资质的取血人员。取回的血液经复温后巡回护士与麻醉医生双方在护理管理系统中输血管理一栏认真做好"三查十一对"(查血袋标签是否完整清晰、血袋有无缺损渗漏、血液有无凝块等质量异常情况;核对患儿的姓名、性别、床号、住院号、血袋号、血液成分码、血型、交叉配血试验结果、血液种类、血量及有效期),核对无误后签字,用符合国家标准的一次性输血器经 0.9% 氯化钠注射液冲管后进行输血,小儿输血尽量使用可以控制输注速度和输注量的静脉输液泵。

输血过程中巡回护士密切关注患儿的生命体征和皮肤情况,注意有无输血反应,如有异常,立即停止输血,报告手术医生及时配合处理,并配合麻醉医生做好抢救准备,事后查明发生输血反应的原因,将原袋剩余血液置于 4℃冰箱内妥善保存，以便备查。术中需再次输血时，需采集交叉配血标本，在采集前巡回护士必须仔细查对医嘱、输血申请单、血标本标签，确认无误后方可采集。

输血结束后，巡回护士认真检查患儿穿刺部位有无血肿或渗血现象并进行相应处理，并将与输血有关的化验单存入病历，尤其是交叉配血报告单及输血同意书放入病历进行永久保存。巡回护士在护理管理系统中详细记录输血的时间、种类、量、血型、血袋号及有无输血反应等。

10. 术中标本管理 小儿 HD 手术标本可分为快速冷冻切片标本和常规手术标本两种。

(1) 快速冷冻切片标本的管理：当手术医生利用腔镜探查腹腔明确病变部位，找到狭窄肠段与扩张肠段的移行区后，会用腔镜剪于移行区近端肠管取肠壁浆肌层或全层组织以查找神经节细胞，确保全部切除无神经节细胞肠段。器械护士与手术医生核对后将标本组织交给巡回护士。巡回护士将标本装入大小合适的标本袋内，正确粘贴患儿基本信息标签，与手术医生核对后填写标本名称。巡回护士携标本到家属等候区，请家属看手术标本。在填写术中快速冷冻切片标本登记本后将标本交给标本送检员，送往病理科，不加固定。

(2) 常规手术标本的管理：HD 手术标本一般为病变肠管，须由手术医生切开处理。器械护士在手术台上妥善保管手术医生切除的任何组织，不同部位、不同类别的组织区别放置，妥善保管。巡回护士根据标本的大小、数量选择合适的标本袋，检查标本袋是否破损、是否密封。与手术医生共同核对标本袋标签，包括患儿姓名、年龄、住院号、科别、床号、标本名称及日期，准备无误后粘贴在标本袋上，每个标本袋只装一个标本。巡回护士与手术医生一起携已装好的标本到家属等候区，请家属看手术标本。在标本间填写病理申请单后，双人核对无误后在标本登记本上签字。

手术医生应该在标本离体 30 分钟内固定标本，即于标本袋中缓慢倒入标本固定液，防止固定液飞溅，保证液面完全浸过肠管，密封标本袋开口处，将标本袋放入相应小儿外科手术间的标本存放盒内，巡回护士注意标本存放冰箱的温度是否为 8℃，及时进行调整。

(三) 手术后期护理

1. 麻醉复苏期护理 体重在 11kg 及以上的婴幼儿术毕可以送往麻醉恢复室进行麻醉苏醒，而体重在 11kg 以下的婴幼儿则要在手术间内行麻醉苏醒，在此期间移动患儿时必须由手术医生、麻醉医生和巡回护士三方共同完成，以防肛管、尿管、麻醉气管插管及静脉输液管的脱落。麻醉苏醒期间巡回护士、手术医生和麻醉医生都要守候在患儿身旁，加强固定约束，防止患儿坠床。注意及时给患儿保暖，以便患儿及早苏醒。

麻醉复苏期患儿易哭闹挣扎，由于小儿静脉穿刺困难，巡回护士要做好静脉输液管道的保护，防止针管脱出。同时加强患儿呼吸道的管理，负压吸引器应始终保持备用状态，保持呼吸道通畅，注意观察患儿呼吸的频率、幅度、口唇颜色等，常规检测血氧饱和度，如果出现缺氧或呼吸困难等情况，及时报告麻醉医生处理。

注意术后有无继发性出血，观察患儿手术部位的敷料情况。撤除患儿背部导电负极板，与手术医生一起观察粘贴部位的皮肤情况，做好登记。仔细检查患儿皮肤情况，搬动体位时动作要轻巧。保持各种管道通畅，HD 手术需要留置的管道较多，巡回护士协助手术医生固定胃管、导尿管、肛管及腹腔引流管，密切观察引流量的变化，保证引流管无打折，引流袋低于引流平面。

2. 患儿出手术间护理 手术完成后，擦净患儿伤口周围血迹，为其穿好病员服，带好影像学检查资料和特殊物品，再与手术医生、麻醉医生进行手术安全核查，确保手术部位正确，手术标本已送检、手术物品清点无误、患儿管道已妥善处理后，三方签字，将患儿移至手术患儿转运床中间，拉起两侧护栏并三方一起护送患儿离开手术间，确保各种管道通畅。

3. 手术间整理 按照手术间整理规范，还原手术间物品，还原手术床，在安装头板和腿板后，拧紧螺丝，保证床单位处于功能状态，处理床单上的血迹，更换床面铺巾和负压吸引装置，让清洁人员按要求处理手术地面，保证手术间自净 30 分钟，并准备好接台手术或次日手术所需用物，使手术间处于备用状态。

4. 术后回访　术后1~3日回访手术患儿，巡回护士和器械护士均可，主要询问患儿恢复情况，特别是切口情况，有无感染；观察导电负极板粘贴部位的皮肤情况；观察静脉穿刺部位的情况。

5. 术后满意度调查　对手术后的患儿及其家属给予问卷调查，主要针对手术室护理人员的护理工作作出评价和提出可行性建议，手术室人员在收集后进行整理分析，总结共性问题，提出改进措施。

（四）危急重症患儿护理

危急重症患儿是指患儿发病急骤，病情危重，变化迅速，稍有不慎常造成不可弥补的后果。对于手术患儿，手术室护士必须在短时间做好评估、分诊、准备、手术、抢救等措施。

1. 病情评估

(1) 预见性评估：接电话时须了解病情，做好接诊准备。

(2) 入室后评估

1) 评估患儿的意识和病情。

2) 评估患儿的临床指征：①血压，观察血压是否正常；②脉搏，观察脉搏的快慢、强弱，判断病情轻重；③呼吸，观察呼吸的次数、节律，判断病情的危重；④体温，若体温低，提示机体血容量不足；若体温高，提示有感染性休克。

3) 评估瞳孔：观察瞳孔的大小，对光反应及双侧是否对称。

4) 评估皮肤、黏膜：温度、湿度、颜色、弹性及完整性。

(3) 参与手术配合的护士应具备专科手术配合的资质与能力，同时需要有一定的应急处理能力。

(4) 评估手术相关问题，如手术方式、手术部位、手术相关护理并发症的发生。

(5) 评估手术物品器械和抢救物品的准备完善率，以及无菌物品的灭菌效果。

2. 巨结肠危重症患儿急救护理

(1) 严格执行患儿抢救程序：参与抢救人员要严谨，明确分工，紧密配合，积极救治，严密观察，详细记录。以专科手术间为标准，备齐仪器设备、器械及抢救物品，随时做好应急抢救准备。

(2) 及时实施救治，维持呼吸、循环系统稳定

1) 快速建立2~3条静脉通道，标示清楚，以利于输液、输血和给药，尽量少用下肢静脉，因为下肢静脉距心脏较远，当患儿腹腔大量出血时，腹压升高，压迫下腔静脉可影响输液、输血速度。

2) 做好备血和自体血回输准备，严格执行术中输血管理制度。

3) 严格执行查对制度、交接班制度和各项操作规程，特殊抢救情况执行口头医嘱时，护士要复述2次，口头医嘱要准确、清楚，尤其是药名、剂量、给药途径与时间等，避免有误，及时补充记录。

4) 保持尿管通畅，术中连续监测尿液颜色、速度和量，观察并记录。

5) 术中动态监测患儿出入量并详细、准确记录和统计每小时出入量。

6) 严格执行安全核查制度：做好术中用药、输液和输血的查对制度，做好术中物品的更换，添加记录。

7) 术中发生大出血的处理：①巡回护士在配合麻醉医生紧急抢救的同时，还要配合手术台上各种物品的供应；②巡回护士在紧急扩容的同时要密切观察患儿的生命体征、尿量、四肢末梢循环、颈静脉充盈度、皮肤颜色和温度，并注意是否有寒战和荨麻疹等并发症的发生。

8) 保留急救药物的安瓿、输液空瓶、输血空袋等至抢救结束，以便急救后统计与查对补开医嘱，避免医疗差错。

9) 严密观察患儿病情变化并进行生命体征的监测，特别是四肢末梢循环状态、黏膜颜色、皮肤温度等；详细、客观书写抢救护理记录，补记抢救记录应在6小时内完成，并注明补记时间。

(3) 预防术中患儿低体温发生：术中注意保暖，因危重患儿末梢循环不良，机体调节功能减弱，术中应调节好合适的温度、湿度，术中输血、输液应注意加温。术中肢体温暖，鼻温或腋温应维持在36~37℃，保持温度的稳定。

(4)及时处理组织器官创伤

1)快速做好术前器械和抢救物品准备。

2)根据手术需求,请专科护士配合手术,缩短患儿救治时间。

(5)减轻患儿疼痛

1)及时实施麻醉,减少患儿疼痛。

2)术后镇痛,持续降低患儿痛苦。

(6)预防术后感染

1)严格执行术中各项无菌操作原则,防止感染的发生。

2)术前0.5~2小时预防性使用抗生素。

3)创伤患儿及时清理伤口,切除腐烂组织。

4)防止术中低体温也是预防术后感染的重要措施。

5)特殊感染手术患儿,安排在专用手术间内实施。

(余文静　简小贞　高兴莲　吕锡蓉　张晓芳)

四、手术器械应用与管理

手术器械是手术医生为患者进行手术治疗的重要工具,器械的性能直接影响手术操作的准确性甚至手术的成败。良好的手术器械不仅能够缩短手术时间,减少患者的痛苦,同时也可促进手术医生提高技术操作水平。小儿外科手术种类繁多,且大多需要使用微创腔镜,为确保手术器械的好用、耐用、够用,充分利用手术器械的功能,必须加强器械的管理。

(一)专科贵重器械的管理

小儿外科专科器械包括腔镜类小件和普通器械小件两种。腔镜类小件包括腔镜分离钳、腔镜电钩、腔镜吸引器、腔镜针持、腹腔镜镜头、Hem-o-lock夹、银夹钳。腔镜分离钳有3mm和5mm两种型号,根据患儿大小和Trocar通道选择合适的直径,手术时用于钳夹、分离组织,辅助牵拉暴露手术野。腔镜电钩用于烧灼肠系膜,分离组织,电凝止血;腔镜吸引器用于术中吸引血液、体液,保持手术野的清晰,还可以辅助暴露手术野。腔镜针持有5mm和3mm两种型号,根据Trocar通道的大小选择合适的针持,术中缝合使用;腹腔镜镜头有5mm和10mm两种,根据患儿情况选择合适的大小;Hem-o-lock夹、银夹钳用于夹闭血管和组织。

普通器械小件包括HD专用高压小件、肛门牵拉器及扩肛器、小儿专用尖电灼头等。HD专用高压小件包含有1个3mm吸头、2个瓦氏勾、1个12.5mm血管钳、1个12.5mm胆囊钳,进行肛门处操作时使用。肛门牵拉器包含1个牵引盘和8根带钩的牵引绳,使用时先将牵引盘置于患儿肛门外周,再将8根牵引绳将患儿的肛周皮肤拉开,牵引绳尾端卡在牵引盘上,充分暴露患儿肛门。

1. 专科器械专业人员清洗　小儿外科器械种类繁多,管腔较小,组成部件细小,脆弱,极易损坏,在实际清洗保养过程中,应做到轻拿、轻放,器械使用后立即收回,以免掉落。使用完毕以后,经双人清点检查完毕后,由具有资质的内镜清洗护理人员严格按照卫医发〔2004〕100号文《内镜清洗消毒技术操作规范(2004年版)》处理器械。腔镜类器械清洗严格按照手术室腔镜器械管理制度执行。

(1)手术室负责腔镜器械的清洗、保养、包装、消毒及灭菌。

(2)手术室内配备有相应的基本清洗消毒设备,包括超声清洗机、高压水枪、高压气枪、干燥设备、无孔纱布或软布、专用清洗刷、专用多酶清洗剂、低温灭菌设备等。

(3)严格遵循清洗、酶浸泡、超声清洗、软化水充分冲洗、润滑油润滑的原则清洗腔镜器械。

(4)清洗、消毒分室进行,清洗室内配有酶、超声清洗器、高压水枪、高压气枪、干燥枪、试管刷、润滑油及清洗程序。

(5)按规范清洗器械,将所有器械拆卸至最小单位,流水冲刷两头3次见毛刷(初洗)→酶超声清洗

(5~10 分钟)→流水冲洗(漂洗)→消毒(灌洗 75% 酒精)→流水冲洗(终末洗)→润滑。器械清洗完毕,充分干燥后,双人核对器械的数目及完整性,扫描器械上的二维码,打印标签,打包器械。打包时器械要拆卸至最小状态,以保证过氧化氢低温等离子的灭菌效果。

(6)腔镜器械清洗后应进行检查,保证器械清洁和功能的完好。

(7)管道类器械应先进行高压水枪、加酶清洗,蒸馏水充分冲洗,管道类干燥后采用生产厂家建议的灭菌方法进行灭菌。

(8)腔镜清洗槽及酶槽等每日用 500mg/L 含氯制剂擦拭,消毒室内每日早晚各一次空气消毒。普通高温高压灭菌专科器械严格按照《医院消毒供应中心第 2 部分:清洗消毒及灭菌技术操作规范》(WS 310.2—2016)进行清洗、消毒、打包、灭菌,灭菌后的无菌物品存放于手术室限制区的无菌室内。

2. 专科器械专人管理　由专科组长建立专科器械使用登记本,做到“四有两严”,“四有”即有专人保养、有操作规程、有维修保养记录、有使用登记,“两严”即严格操作规程、严格交接班制度。专科组长安排专人每周检查清点专科器械 1 次,必要时可每日清点 1 次,发现数目不对或有器械遗失及时查找处理,防止专科贵重器械的损耗。同时器械应于无菌室定架放置,小儿外科器械护士在接到择期手术通知单的前 1 日,对全部择期手术所需的特殊器械进行检查并准备完善,包括是否在有效期内,包装是否完好等。

目前,在器械管理方面,手术室建立了手术器械计算机追溯系统(图 6-32),每个器械包和小件都有固定的二维码,从器械包的使用到回收、清洗、打包、灭菌、入库都有计算机化的程序,手术室护士在日常工作中严格按照追溯系统的流程进行操作,每一步在追溯系统中都可查询到该器械目前所处的位置和状态。因此,大大方便了手术室护士的日常工作,同时也能够有效地避免专科器械的遗失,降低了医院的经济成本和科室管理难度。

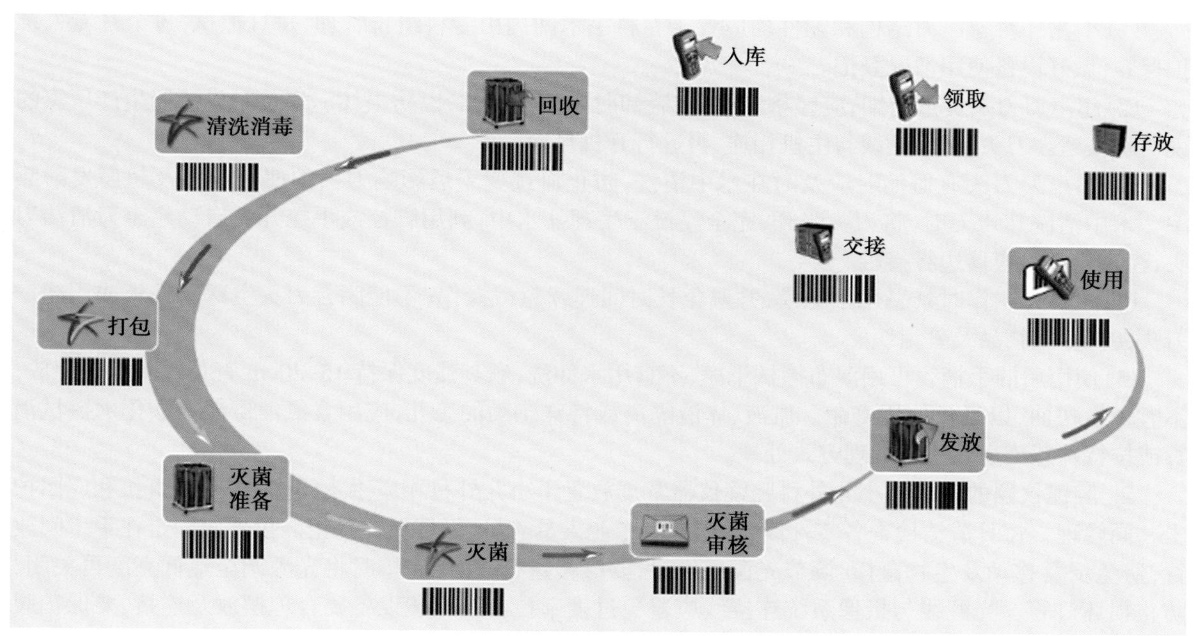

图 6-32　手术器械计算机追溯系统

一般情况下手术室内器械不允许外借。如遇到特殊情况,专科医生急需借用时,需取得专科组长和分管护士长的同意，签署借条后方可借出。借物时注明所借器械明细，归还时由手术室护士与责任医生双人对点，准确无误，器械无损后，方能归还借条。收回器械后及时告知专科组长及护士长，以便跟进查包和清点的工作。

3. 加强专科器械知识的培训 手术室应定期组织全体护理人员学习新的医疗器械知识，使参与手术的器械护士能够准确掌握新技术，了解器械的使用性能，能够正确地对器械进行安装、拆卸，以便更好地配合医生开展新技术。

小儿外科使用的腔镜器械与成人的腔镜器械相比有所不同。如3mm的分离钳，拆卸时比成人用5mm分离钳更需谨慎，不能强行拆卸，以免造成器械的损坏。肛门牵开器亦是专科独有。手术室的护士应加强学习，定期了解新业务、新技术，提升个人的业务素质，更好地完成手术配合。

（二）机器人器械的管理

机器人器械精细、昂贵，科室应成立专门的机器人专科小组，对机器人相关物品及手术进行系统的管理。

（1）机器人器械使用结束由供应室专人清洗、打包、灭菌。机械臂器械、镜头校对器和Trocar采用高温、高压方式灭菌。机器人镜头由洗手护士清洗打包，采用低温等离子方式灭菌。

（2）机器人专用机械臂器械（图6-33~图6-38）价格昂贵，且限次数使用，一般次数为10次，次数使用完后，机器人系统将不予识别。因此每台手术结束后需与电脑核对机器人器械剩余次数并做好各项登记记录，拆除机器人系统的保护套，将机械臂收至最小范围。有器械报废时及时补充新的同种器械，并在出入库登记表上记录出库产品及编码。

（3）机器人专科护士要定期清理库存，评估剩余耗材数量，及时与专科医师沟通，提交相关物品采购计划，以满足机器人手术的临床需要。

（三）小儿外科专用仪器设备的管理

1. 超声刀的管理

（1）小儿外科超声刀结构和配件均应置于专科手术间内由专科组长管理，每日擦拭，每个月专人维护保养，做好设备使用情况登记。

（2）超声刀刀头贵重精细，应轻拿轻放，在装卸时要动作轻柔，以防损坏。安装时先按照生产厂家的说明安装超声刀头，将手柄线与主机相连，再进行开机自检。

（3）超声刀刀头有血痂时应及时在术中清洗，防止血迹变干后影响刀头的使用频率及超声发射频率。术中清洗超声刀时，将刀头张开，完全浸没于生理盐水中，利用脚控或手控开关启动超声刀清洁刀头，注意避免与容器边缘接触。

（4）超声刀工作时禁忌用手触摸，并避免长时间连续超载操作；不能闭合刀头空踩脚踏板或用超声刀头夹持金属物品及骨组织。

（5）使用后的手柄线可用湿布擦拭干净，不宜用水冲洗，顺其弧度保持15~20cm直径线圈盘绕存放，不宜过度扭曲，以延长使用寿命。血液、体液隔离或特殊感染的患儿，应用含氯消毒液或酸化水擦拭消毒或按特殊感染患儿术后处理方式处理。

2. 腔镜仪器的管理 小儿外科腔镜仪器常规放置于小儿外科相应手术间内，由专科组长和巡回护士共同管理。每日清洁检查各零件线路，定期由专业人员养护，做好保养登记。仪器应固定在手术间放置，避免反复移动及生物碰撞，调节光源亮度时，要缓慢进行，使用完毕时将光源调至最低亮度再关闭，防止损坏灯管。光源线与摄像系统连接线应避免过度牵拉。腹腔镜设备要合理摆放及连接，要保护腹腔镜的各种导线，特别是应防止成像、传导光束线打折，避免被锐器穿破损坏。应熟悉各种仪器的性能、工作原理、技术操作、使用范围。提供清晰的显像，对术中可能发生的意外进行充分估计，做好各方面的准备，保证手术顺利进行。

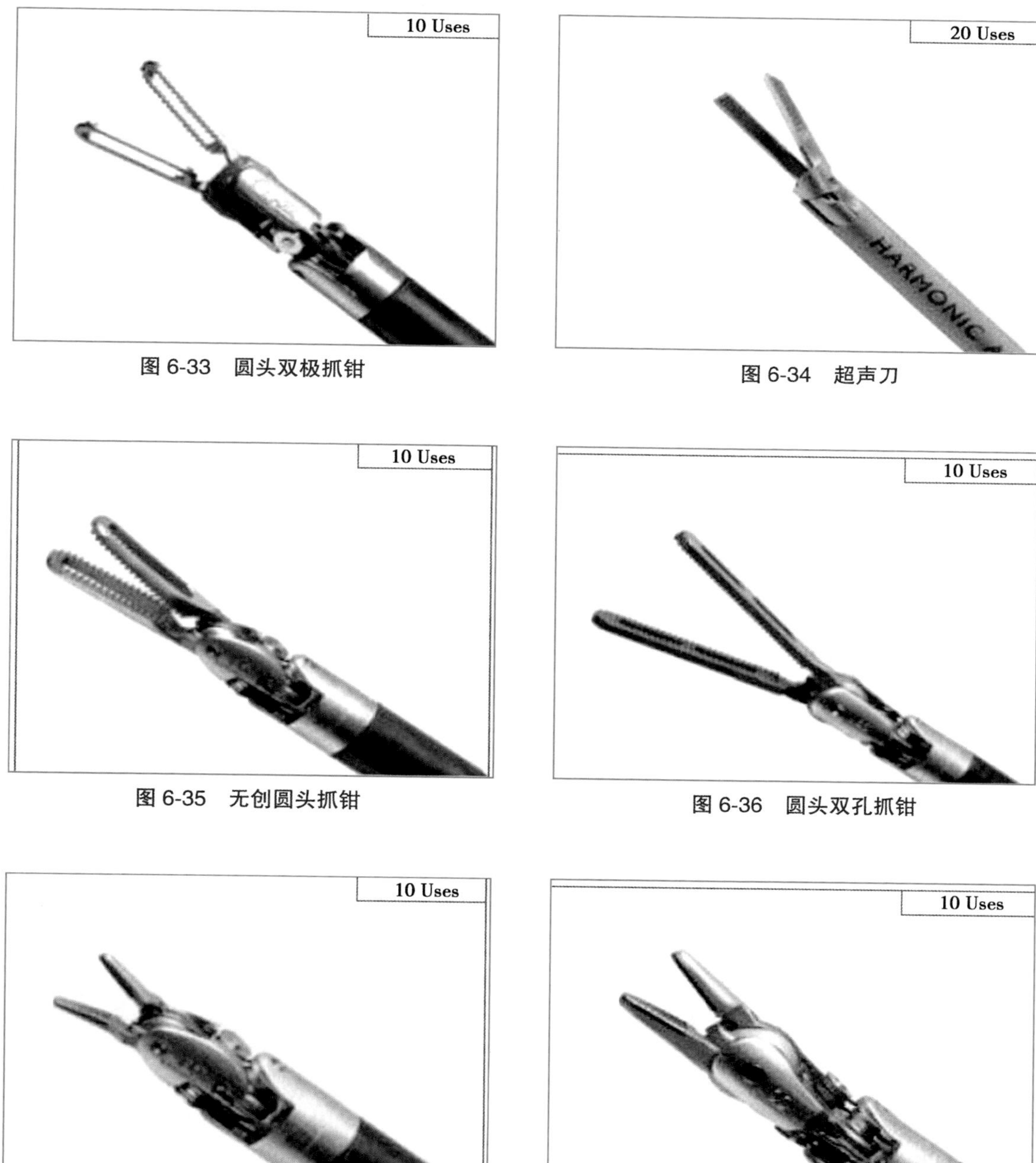

图 6-33　圆头双极抓钳

图 6-34　超声刀

图 6-35　无创圆头抓钳

图 6-36　圆头双孔抓钳

图 6-37　大号持针器

图 6-38　强力持针器

（余文静　简小贞　高兴莲　吕锡蓉　张晓芳）

五、术后护理

手术是治疗 HD 的第一步，手术结束并不等于 HD 的治疗结束，术后由于麻醉、手术创伤、从肠道的结构重建到肠道功能和肛门排便功能的重建还需要很长的时间，术后仍然存在各种并发症。全面、规范的术后护理有利于降低患儿的不适感觉，预防各种并发症的发生，促进术后机体的康复及肠道功能的恢复。

（一）术后一般护理

1. 病情交接 手术结束患儿麻醉苏醒待意识清楚、生命体征平稳符合转运指征后由麻醉医生、巡回护士、手术医生将患儿护送回病房，并与病房护士进行床旁交接，便于病房护士了解病情，有效地进行术后护理。交接内容包括患儿身份信息、麻醉方式、手术方式、手术过程是否顺利、术中出血量、术中输液种类及量、输血量、尿量、引流管道、皮肤、离手术室时意识、生命体征、呼吸道情况及有无特殊情况的发生、有可能出现的问题及并发症。交接完毕后麻醉医生、巡回护士方可离开。对于患儿生命体征不稳定、血氧饱和度低于 90%、未完全清醒、极度烦躁的患儿请麻醉医生协助抢救，至患儿病情稳定、生命体征平稳。必要时将患儿转至 ICU 治疗。

2. 病情观察与护理

⑴生命体征：术后持续心电监护监测生命体征 48~72 小时，出现病情变化时及时观察记录。

1）循环功能的监测与护理

①心率、心律监测：心率、心律是反映心脏功能状态的主要指标。术后正确安装心电监护仪的电极片，连续监测心率及心律的变化。如发现心动过速、心动过缓、心律不齐、异位心律，应立即报告医生。

②血压监测：对于术中失血、失液量多的患儿术后需密切监测血压，测量血压时注意选择宽度合适的袖带（袖带宽度为患儿上臂的 2/3），避免血压的误差。袖带过宽会使血压偏低，反之偏高。测血压充气过程中避免患儿哭闹和躁动，否则也会影响血压的准确性。

2）呼吸功能监测及护理：术后常规给予鼻导管持续低流量吸氧，同时监测血氧饱和度及呼吸频率，观察呼吸节律、幅度及方式，有无缺氧体征（鼻翼扇动、三凹征、发绀等）。全身麻醉术后呼吸道分泌物较多时，需及时吸痰清除，保持呼吸道通畅，防止发生误吸和呛咳。分泌物黏稠不易排出时可遵医嘱雾化吸入，每日 2 次，雾化吸入后鼓励并协助患儿翻身、拍背、咳嗽、咳痰。疼痛也会限制其呼吸运动，增加肺不张及肺部感染发生率，患儿术后的疼痛可予以对乙酰氨基酚栓或右美托咪定等镇痛镇静处理，也可应用镇痛泵。对新生儿可采取一些非药物性干预措施来缓解术后疼痛，如口服蔗糖水、非营养性吸吮、婴儿抚触、袋鼠式护理、音乐疗法等。

3）体温的监测与护理：由于术中暴露过久，麻醉抑制了机体反应，术后麻醉恢复期会有体温不升、寒战、末梢循环差的表现。特别是新生儿及婴幼儿体温调节中枢发育不成熟，低体温易导致硬肿症的发生，应加强保暖措施。一般可通过调节室温（22~24℃）、增加衣物及被褥保暖，新生儿可置于温箱内保暖，注意根据体温及体重调节适宜的温度和湿度，密切监测体温变化及全身反应。另外术后由于机体对术后组织损伤的分解产物、渗血渗液的吸收，患儿体温可出现升高，为术后吸收热，一般 38℃左右，多于术后 2~3 日逐渐恢复正常，属正常反应，不需要特殊的处理。若体温升高幅度过大，时间超过 3 日，或恢复后又再次升高需严密监测，积极采取物理和药物降温的措施，防止高热惊厥。物理降温相对安全，主要采用冰敷、温水擦浴等。药物降温容易发生虚脱，降温的同时需要纠正水、电解质紊乱。

⑵伤口的观察与护理

1）腹部伤口：腹腔镜 HD 术后，腹腔镜伤口使用皮肤胶粘合后再覆盖自粘性外科敷料，腹腔引流管管口处伤口使用无菌纱布包扎。注意观察伤口敷料有无渗血、渗液，保持伤口及周围皮肤清洁干燥，每 3 日更换敷料，换药时观察伤口有无红肿、出血、分泌物。

2）直肠内吻合口：直肠内吻合口无法直接观察，可通过观察肛周渗液及肛管引流液的颜色、性状、量来判断吻合口情况。正常情况下肛管引流出粪汁，若肛管引流出血性液体，说明吻合口有出血；若引流出脓血便伴腥臭味，考虑吻合口瘘，需密切观察，准确记录引流液颜色、形状、量，并及时通知医生处理。

3）腹部体征、肠功能的观察与护理：术后需密切观察患儿腹部体征及胃肠道功能恢复情况，注意有无呕吐、腹胀、腹痛、腹肌紧张等症状，以及肠道排便、排气的情况，及时发现和处理术后并发症。若患儿术后腹胀缓解不明显、排气排便次数少，及时报告医生，查找原因。

4）准确记录出入量：小儿对水、电解质、酸碱平衡的调节能力不成熟，加上术中失血、失液，以及术后不能正常进食，容易导致脱水、电解质紊乱和酸碱失衡。术后须准确记录每24小时出入量，监测水、电解质、酸碱平衡状态，并注意观察皮肤弹性、囟门凹陷或饱胀、意识状态等情况，为补液支持治疗提供依据。入量包括经口、鼻胃管摄入的液体及静脉输液量、输血量；出量包括大小便（肛管、尿管）、呕吐物、痰液、伤口渗液、引流液（腹腔引流液、胃液）等。

3. 术后体位　全身麻醉术后未清醒前采取去枕平卧，头偏向一侧，避免因呕吐物引起的窒息，双下肢应外展，以充分暴露会阴部。同时用支被架支撑盖被，以利通风和保持会阴部干燥。新生儿患者术后肩部垫高2~3cm，使头稍后仰，保持呼吸道通畅。麻醉清醒后应采取低半坐卧位，降低腹部伤口的张力，减轻伤口疼痛，使腹腔内渗血、渗液或脓液局限于盆腔，减少对细菌、毒素的吸收，避免感染扩散，有利于引流及伤口的早日愈合。

4. 术后活动　术后早期活动可增加肺活量，有利于肺的扩张和分泌物的排出，预防肺部并发症；同时也可促进胃肠道蠕动，防止腹胀及肠粘连。腹腔镜HD术后当日患儿应卧床休息，4~6小时清醒可在床上适量活动，但避免剧烈活动，躁动的患儿需进行适当约束，防止抓扯伤口及管道。术后第1日患儿可取半坐卧位、协助翻身、拍背、活动四肢、深呼吸、咳嗽等，活动时必须妥善固定各管道，防止管道脱落。病情稳定恢复良好者，会走路的患儿术后5~7日可逐步开始下床活动，先床旁站立，稍作走动，再根据患儿情况逐渐增加活动范围和时间；婴幼儿可由父母抱起活动。活动时注意保暖和安全，随时观察患儿的情况。但需要注意的是较大年龄患儿术后早期避免下蹲如厕，避免因外力引起吻合口出血。

5. 基础护理

（1）皮肤护理：小儿皮肤娇嫩，加上术后早期卧床活动受限，皮肤易受到不良刺激，应穿着棉质透气的衣衫。患儿发热出汗时应及时更换潮湿的衣裤。大小便污染衣物、被单后及时更换，保持皮肤的清洁干燥。营养不良极度消瘦的患儿卧床期间在受压的骨突出处预防性使用减压贴，防止发生压疮。

（2）口腔护理：早期禁食留置胃管期间因减少了口腔活动、唾液的吞咽和排出、进食等物理及化学刺激，易造成口唇干燥不适甚至口腔感染，因此禁食期间应做好口腔护理，可用无菌生理盐水棉球擦拭牙齿各面、口腔黏膜及舌，每日2次。新生儿、婴幼儿及不配合的患儿，可用湿棉签清洁，并注意观察有无口腔溃疡和鹅口疮。口腔护理时棉签、棉球不可过湿，防止患儿误吸。擦洗后口唇部涂小儿润唇膏防止干裂不适。

（二）术后营养支持

HD患儿术前由于长期便秘、腹胀，存在不同程度的营养不良、发育迟缓，手术治疗后由于手术创伤、禁食，增加了术后的营养风险程度，加重营养不良，会使机体抵抗力、修复力受到显著的破坏，导致伤口愈合延迟、并发症增多、病情恶化。因此，需加强术后营养支持治疗，纠正营养不良所致的机体变化，促进术后康复。

1. 营养评估

（1）营养风险筛查：采用儿童营养风险筛查工具（STRONGkids）、儿科营养不良评估筛查工具（STAMP）对术后患儿进行营养风险评估（具体测评方法见本节“一、术前准备”中“（四）术前营养支持”相关内容）。

（2）营养状况测定

1）体格测定：准确的体格测定可较好地反映小儿营养状态，常用指标有身长、体重、头围、上臂肌围、三头肌皮褶厚度。

2）实验室检查：血液中一些营养素及其代谢产物可以反映机体营养状态，通过检测血液内一些蛋白质量，可了解小儿营养状态。常检测的指标有白蛋白、转铁蛋白、前蛋白及视黄醇结合蛋白。

2. 营养支持

（1）肠外营养支持治疗：腹腔镜HD术后禁食期间应给予完全胃肠外营养支持治疗。可通过静脉途径提供患儿机体所必需的营养素，能够迅速提高血清白蛋白和血浆渗透压，减轻组织水肿，改善机体状态，促进恢复。

1）肠外营养液的配制（见本章第二节相关内容）。

2）肠外营养的护理

①肠外营养液持续24小时匀速输注，应严格控制输液速度，婴幼儿使用输液泵控制每小时输入量。

②输注途径首选经外周静脉置入中心静脉导管（PICC），治疗期间加强导管的护理。输注含有脂肪乳剂的高浓度肠外营养液时需每4小时行脉冲式冲管1次，防止管道堵塞。

③准确记录出入量，出入量可最简单、直接地反映机体代谢状况。

④营养监测：每周测定体格指标1次，每3日监测1次实验室指标，包括电解质、血糖、血常规、尿常规、肾功能（尿素氮、肌酐）、肝功能（谷丙转氨酶、谷草转氨酶；总胆红素、间接胆红素、直接胆红素）、血脂、总蛋白（白蛋白、球蛋白）。另外，还需密切观察临床症状如伤口愈合、感染的控制等情况。

（2）肠内营养支持：腹腔镜HD术后2小时可开始间断给予少量饮用糖水，每次5ml/h左右。1岁以上患儿可舔吮棒棒糖，每4小时1次，每次20~30分钟，能有效缓解婴幼儿术后疼痛，并通过酸味、甜味刺激味觉，增加唾液分泌，促进肠蠕动，注意观察患儿有无腹胀、恶心、呕吐等不良反应。术后24小时可经口进行肠内营养支持，采用间歇性喂养，可产生自然饥饿-饱胀效果。每日5~8次，从每次20~30ml开始，3~4小时1次。喂养后注意监测胃肠道耐受性，观察有无恶心、呕吐、上腹胀痛、腹泻等不耐受的表现。患儿如排气、排便正常，且腹部平软，则可每日由少至多，少量多餐，循序渐进，逐次加量至正常营养量。当肠内营养摄入量>50ml/（kg·d）时，可停用肠外营养支持。肠内外营养交替过程至少需要1周时间，须密切监测营养状态及患儿胃肠道耐受性。

肠内营养支持采用小儿肠内营养制剂，根据配方成分分为整蛋白制剂、短肽制剂及氨基酸制剂，根据年龄又分为早产儿配方、婴儿配方、儿童配方。肠内营养制剂具有易消化吸收、营养全面，低渗易耐受，修复和改善胃肠功能等特点。

（三）疼痛护理

腹腔镜HD术后患儿会出现不同程度的疼痛，麻醉清醒后的2~4小时最剧烈，24~72小时逐渐减轻。术后疼痛会对机体产生一系列不利影响：神经内分泌应激反应，炎性介质的异常释放可使手术切口缺血、缺氧和水肿，不利于伤口愈合，引起患儿哭闹致腹胀，腹压增高，切口裂开、出血等并发症。

因此，术后应及时观察患儿的表现，准确评估疼痛的存在和程度，采取有效的镇痛方法，缓解疼痛，减轻患儿的痛苦，减少术后并发症的发生，促进术后康复。

1. 疼痛评估 根据患儿年龄阶段选择合适的疼痛评估量表正确评估小儿疼痛的程度。

（1）新生儿CRIES评分法：CRIES评分法（表6-16）是由哭闹（crying）、呼吸（respiration）（脉搏血氧饱和度>95%所需的氧浓度）、生命体征（心率、血压）升高（increased vital signs）、表情（expression）和睡眠（sleep）5项英文的首位字母合成。该方法主要对患儿的各项生理指标进行评估，从而了解患儿目前的疼痛程度。各项的分值为0~2分，总分为10分。评分>3分应进行镇痛治疗，1~3分为轻度疼痛，4~6分为中度疼痛，7~10分为重度疼痛。

（2）FLACC评分法：FLACC评分法（表6-17）也称婴儿行为观察法，主要适用于0~3岁儿童，包括面部表情（facial expression）、腿的动作（leg movement）、活动（activity）、哭闹（crying）、可安抚性（consolability）5项内容，每一项内容按0~2分评分，最低评分为0分，最高为10分，评分越高，不适和疼痛越明显。

婴幼儿由于缺乏必要的认知和表达能力，只能通过行为和生理反应进行评估。同样，在临床应用该项指标进行婴幼儿疼痛评估时，需要排除其他正常的生理活动和反射。

表 6-16 CRIES 评分法

指标	0分	1分	2分
哭闹	无	高声哭、可安抚	高声哭、不可安抚
呼吸维持(SpO_2>95%,是否需要吸氧)	否	FiO_2<30%	FiO_2≥30%
心率、血压	无变化	上升<20%	上升≥20%
表情	无	表情痛苦	表情非常痛苦
睡眠	安静入睡	间断苏醒	经常苏醒

注:SpO_2,脉搏血氧饱和度;FiO_2,吸入氧浓度。

表 6-17 FLACC 评分法

指标	0分	1分	2分
面部表情	表情自然或微笑	偶尔出现痛苦表情、表情淡漠	经常下颌颤抖或咬牙切齿
腿的动作	自然体位、放松	不自然、紧张	踢腿和腿部屈曲
活动	静卧、活动自如	不安静	身体屈曲、僵直或抖动
哭闹	不哭	呻吟、呜咽、偶尔说疼痛	持续大声哭、经常说疼痛
可安抚性	无须安抚	轻拍可安抚	很难安抚

(3)Wong-Baker 面部表情量表:Wong-Baker 面部表情量表(图 6-39)包括从快乐到悲伤及哭泣的 6 个不同表现的面容,适用面相对较广,尤其适用于 3 岁以上儿童。

评估前首先向患儿解释每种表情代表的意义,然后让患儿从中选择一种表情代表自己的疼痛感受。

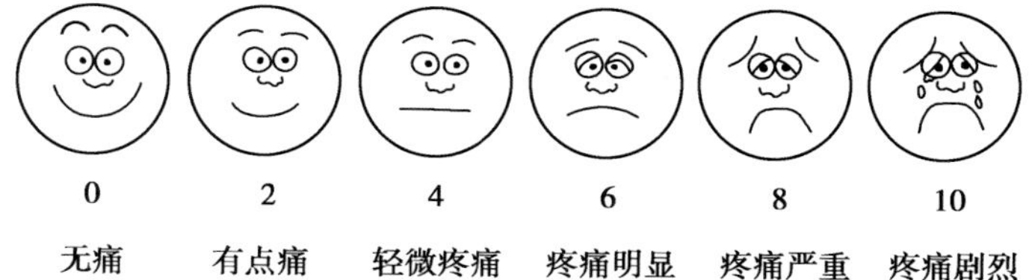

图 6-39 Wong-Baker 面部表情量表

2. 疼痛护理 ERAS 推荐多模式镇痛,是联合多种机制、多种途径和多种镇痛药物,在获得最佳镇痛效果的同时尽量不用或少用阿片类药物,降低了由于药物使用所带来的相关不良反应,特别是减轻了胃肠道及呼吸道反应。

(1)非药物疗法:轻度疼痛首选方法。

1)安抚患儿:婴幼儿使用安抚奶嘴使其平静。

2)促进患儿舒适:提供安静舒适的环境,帮助患儿处于舒适体位,如半坐卧位可降低腹部切口的张力,减轻伤口疼痛。

3)转移患儿对疼痛的注意力:在病情允许的情况下,为患儿提供适合卧床时的娱乐活动,包括合适的玩具、听音乐、拼拼图、看图书和动画片等,以分散患儿对疼痛的注意。

4）指导患儿减轻疼痛的方法：当疼痛出现时，尽量放松全身肌肉和松开拳头，进行有规律的深呼吸，减轻疼痛的刺激。

5）激励或鼓励患儿，增强战胜疾病和对抗疼痛的勇气和信心。

⑵药物治疗：当出现中、重度疼痛，非药物疗法无法缓解时可遵医嘱准确应用镇痛药物。常用镇痛药物如下。

1）非甾体抗炎药（NSAIDs）：常用于小儿的中、重度疼痛，胃肠道副作用较成人少见，且安全剂量范围大，故小儿镇痛时应首先考虑本药。常用的有对乙酰氨基酚、酮咯酸。

2）弱阿片类镇痛药：单用 NSAIDs 不足以止痛时，可用弱阿片类药物增强止痛效果，如可卡因、曲马多。

3）阿片类药：对中、重度疼痛有效镇痛，常用的有吗啡、芬太尼。

⑶镇痛效果观察：镇痛后需加强巡视，密切观察生命体征变化及精神状态，采用镇痛前的评估方法及 Ramsay 镇静评分评估疼痛程度是否减轻。

⑷药物副作用的观察及护理

1）观察呼吸变化：同等治疗量镇痛药的吸收和代谢速度因人而异。有的患儿血药浓度过高，引起呼吸抑制、过度镇静等反应，呼吸频率减慢、潮气量降低，一般呼吸减慢的危险存在于中断给药 6~24 小时。有的血药浓度过低，镇痛无效，患儿烦躁不安、吵闹不停。所以必须连续监测患儿呼吸，当患儿出现呼吸减慢或增快、烦躁不安等情况时应立即通知医生并配合处理。

2）观察脉搏及血压变化：麻醉镇痛药可抑制交感神经兴奋引起的去甲肾上腺素释放，使血浆中去甲肾上腺素浓度下降，机体的痛阈提高，同时也使脉搏减慢，血压下降，因此，镇痛期间常规每 1~2 小时测血压、脉搏 1 次，48~72 小时后可适当延长监测时间。

3）观察有无恶心、呕吐：使患儿侧卧位或平卧位头偏向一侧，保持呼吸道通畅，床旁备吸痰器。

4）观察有无皮肤瘙痒：注意皮肤是否有皮疹、红斑，每日晨和晚间可用温水擦浴，保持皮肤清洁。

5）观察有无尿潴留：术后常规留置尿管可解决尿潴留问题，做好尿管的护理保持尿管通畅。

（四）管道护理

ERAS 不推荐对腹部择期手术常规放置腹腔引流管，HD 术后如留置胃管、肛管、腹腔引流管等管道也需要尽早拔除。留置期间各管道需做好标识，妥善固定，保持通畅有效引流，移动、翻身时防止牵拉、扭曲、滑脱。如患儿烦躁不配合，应用约束带等器具适当固定患儿四肢，避免拉扯导致管道脱落。一次性引流装置需每日更换，更换时严格无菌操作。同时密切观察和记录引流液的颜色、性质和量，及时发现病情变化。

1. 胃管的护理 根据 ERAS 理念，不推荐常规放置鼻胃管减压，如放置也应在麻醉清醒后及时拔除，经鼻腔留置胃管连接负压吸引装置持续胃肠减压，以免由于麻醉反应引起呕吐造成呛咳窒息，同时降低胃肠道内压力，改善胃肠壁血供，促进胃肠蠕动功能恢复。

⑴妥善固定：胃管采用“人字形”固定于鼻部（图 6-40），中间段采用高举平台法固定于面部（图 6-41），胃管末端接负压吸引装置固定于床边（图 6-42），应低于头部。

⑵观察并记录引流液：正常胃液为无色透明液体，不含胆汁、血液，无食物残渣。如引流液呈浑浊灰白色，是由于混有大量黏液所致；如引流液呈黄绿色，为胆汁反流混有胆汁；如引流液呈棕褐色咖啡渣样，为应激性胃溃疡所致；如引流液呈鲜红色，说明有出血，

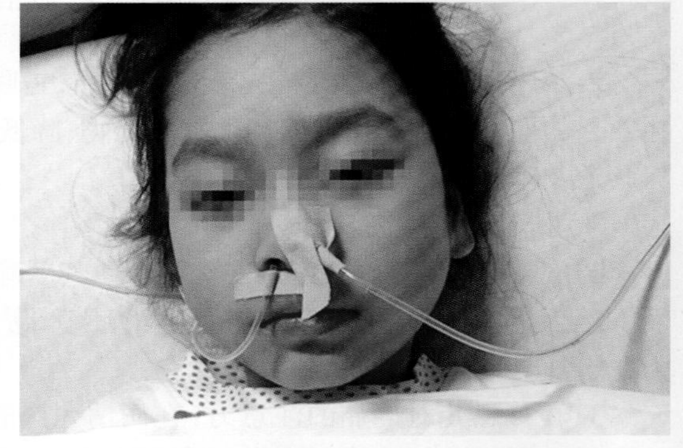

图 6-40 胃管“人字形”固定于鼻部

应立即停止胃肠减压,并及时报告医生。

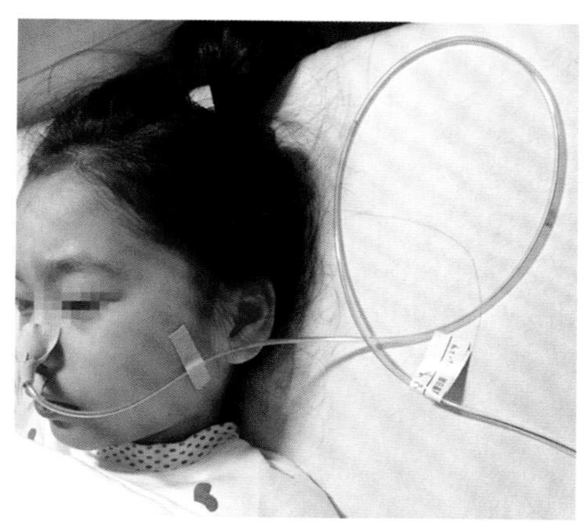

图 6-41　胃管外露段高举平台法固定于面部

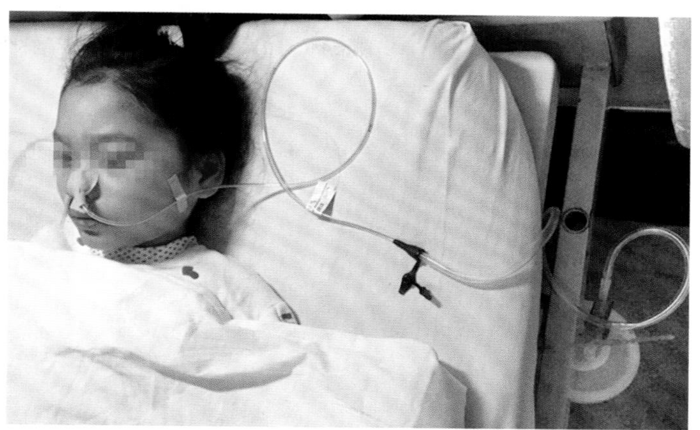

图 6-42　负压吸引装置固定于床边

(3)拔管时机:全身麻醉清醒后可拔除胃管。拔管时先将胃管与负压吸引装置分离,关闭胃管末端,撤除固定胶带。指导患儿深呼吸,呼气时拔管,拔管至咽喉部时宜迅速拔出,以减少刺激,防止患儿呕吐误吸。

2. 尿管　术后尿管引流尿液便于观察和记录尿量,为补液提供依据,并有利于保持肛门清洁干燥,但也应尽早拔除,一般时间为术后第 1 日。

(1)妥善固定:采用双高举平台法将尿管固定于大腿(图 6-43),患儿翻身活动时应注意防止尿管扭曲、打折、受压。为保证患儿活动时尿管与尿道的位置关系不变或不受影响,连接管必须留出足够的长度,防止翻身活动时拉扯尿管。

(2)预防感染:尿袋应放置在低于耻骨联合的位置,防止尿液反流引起逆行感染。一次性尿袋每日更换,严格无菌操作。禁食期间通过静脉补充足够的液体量,达到足够的尿量冲洗尿路的目的。

(3)观察并记录尿液:尿量是术后衡量液体量的重要指标,须准确记录患儿术后每小时及 24 小时尿量,发现尿少时及时报告医生。另外,尿液的颜色和性状也需要密切观察,正常尿液为淡黄色透明液体,若出现尿液浑浊、沉淀、有结晶,应进行膀胱冲洗。

3. 肛管　术中于结肠肛门内保留肛管,为橡胶材质,较柔软,对肛门刺激性小。肛管引流可保证术后气体、粪便及分泌物排出畅通,减轻腹胀,促进吻合口愈合,防止大便污染伤口。

(1)妥善固定:采用胶带十字交叉法将肛管固定于臀部(图 6-44),臀下放置一次性看护垫,防止粪便污染床单位,肛管上放置一中单将患儿下肢与肛管隔离,防止患儿下肢活动时不慎蹬脱肛管。肛管周围粪水溢出导致胶带松动时须及时更换并重新固定,并注意肛管位置是否正常,如肛管脱出,应及时报告医生。婴幼儿及躁动不配合的患儿须适当约束其双下肢,防止肛管脱落。

(2)保持引流通畅:肛管末端接一次性引流袋,每 1~2 小时由近端向远端挤捏肛管,防止粪便堵塞。肛管排气多导致引流袋膨胀时应及时开放引流袋排出气体。

(3)观察引流情况:术后密切观察肛管内有无大便排出,及大便的颜色、性状、量,并注意观察腹胀、呕吐、肠蠕动恢复情况。正常肛管可引流出黄绿色粪水或墨绿色粪汁。如肛管引流出血性液体,考虑为吻合口出血。如肛管内大便排出量减少或不排便且腹胀明显伴呕吐,应考虑肠吻合口狭窄。

(4)皮肤护理:肛管周围粪汁溢出易腐蚀肛周皮肤,应及时使用生理盐水棉球清理流出的粪便,并使用低功率电吹风吹干保持肛门周围清洁干燥。可涂抹护肤粉或皮肤保护膜预防肛周皮肤出现发红、糜烂。

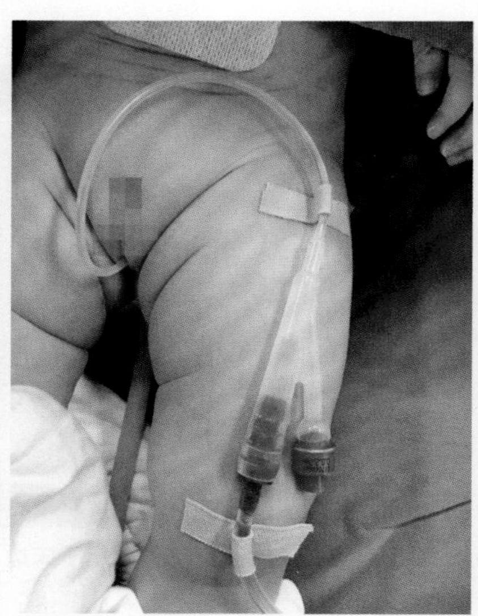

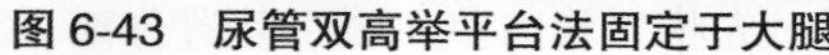

图 6-43 尿管双高举平台法固定于大腿

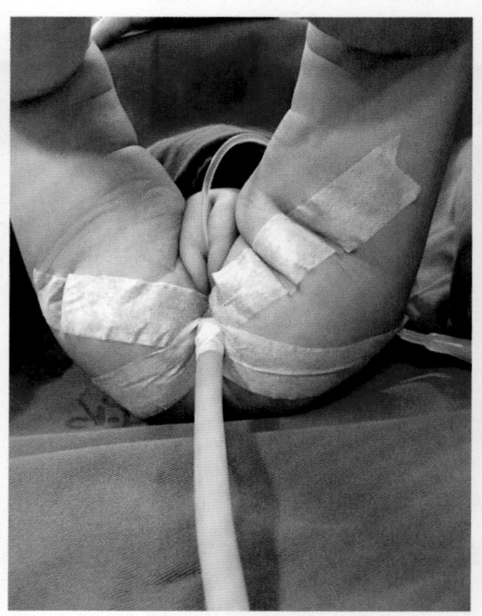

图 6-44 肛管十字交叉法固定于臀部

(5)拔管时机：术后肛管需留置 5~7 日，患儿排便排气通畅，无呕吐、腹胀情况时可拔除肛管。

4. 腹腔引流管 腹腔引流管为不常规放置引流管，如术中渗液较多或营养情况较差可考虑放置，一般放于腹腔的低位、吻合口或易发生出血渗出的部位，帮助引流渗血、渗液，减少毒素吸收，减少炎症的发生，防止感染扩散和腹腔脓肿的形成，保证缝合部位的良好愈合。观察引流液的情况有助于观察患儿病情变化及术后有无出血、吻合口瘘并发症的发生。

(1)妥善固定：腹腔引流管出口部位以纱布覆盖包扎，外露导管采用双高举平台固定法固定于腹部或大腿(图 6-45)。巡视观察引流管的情况，避免扭曲、受压或打折。活动、翻身时注意勿扭曲、压迫、牵拉引流管，防止脱出。

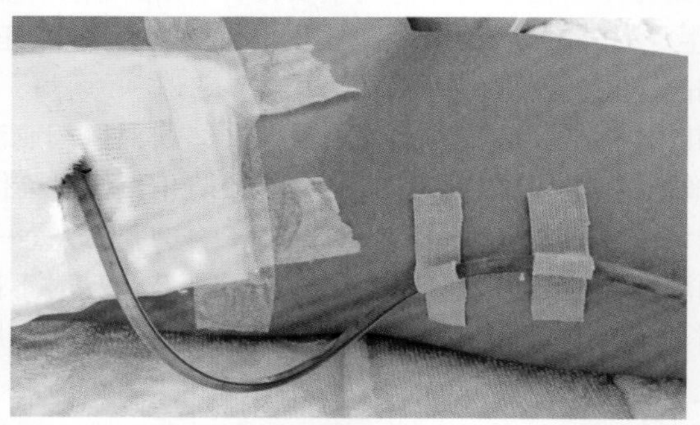

图 6-45 腹腔引流管外露导管高举平台法固定

(2)保持引流通畅：定时由近心端向远心端挤捏引流管，防止术后凝血块、脱落的组织堵塞管道。患儿术后生命体征稳定后宜取半坐卧位，以利于引流液的顺利排出。若引流液突然减少应注意检查引流管是否堵塞。

(3)预防感染：腹腔引流管末端接一次性无菌引流袋，应每日更换，引流袋挂于床旁，低于引流管口平面，搬动患儿时，应先夹闭引流管，防止逆行回流感染。保持引流管处敷料及周围皮肤清洁干燥，如有敷料渗湿，及时更换。

(4)观察引流情况：严密观察引流液的颜色、量及性状变化，并准确记录24小时引流量，以判断患儿病情发展趋势。术后48小时内重点观察有无出血情况，一般术后1~2日腹腔引流液为淡红色血性液体，之后逐渐转变为淡黄色血浆样液体，且引流量逐渐减少。若腹腔引流管出现大量鲜红色血性液体，提示有腹腔内出血，须密切观察生命体征，及时报告医生。若腹腔引流液出现稀薄的肠内容物，则提示肠道吻合口瘘，注意密切观察腹部体征。

(5)拔管时机：当引流液为淡黄色血浆样液体，且引流量少于10ml/d，患儿无腹腔出血、感染征象时可拔除腹腔引流管。拔管后引流管口使用无菌敷料包扎，注意观察患儿全身及腹部体征，引流管口敷料是否清洁、干燥，有无渗出、出血、血肿等，发现异常及时报告医生进行处理。

(五) 造口护理

HD患儿一旦并发小肠结肠炎、肠穿孔或全身营养状况较差无法耐受一期根治术，则需行肠造瘘术。肠造瘘术是暂时的粪便改流术，是挽救患儿生命、治愈疾病的重要姑息手段，术后肠造口的护理尤为重要。

1. 观察

(1)正常肠造口：呈鲜红色，与口腔黏膜颜色一样，平滑且湿润，一般为圆形，高度为1~2cm，周围皮肤完好(图6-46)。

(2)肠造口的观察要点：观察造口肠管的颜色、大小、高度及形状、造口的位置、造口周围皮肤情况、造口排便排气情况。

当造口肠黏膜为淡红色发亮时说明黏膜水肿，术后初期稍有水肿是正常现象，一般会自行消退。水肿消退，造口大小也将缩小，色泽恢复正常如口腔黏膜。当造口肠黏膜失去光泽，呈暗紫色或发黑则为肠管缺血坏死。

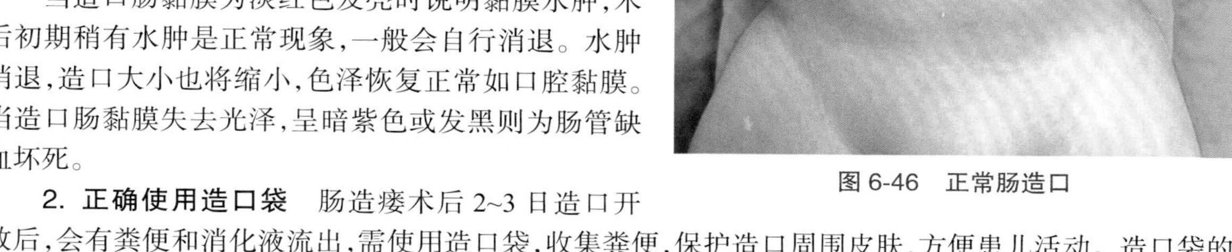

图6-46 正常肠造口

2. 正确使用造口袋 肠造瘘术后2~3日造口开放后，会有粪便和消化液流出，需使用造口袋，收集粪便，保护造口周围皮肤，方便患儿活动。造口袋的使用操作步骤见表6-18。

表6-18 造口袋的使用操作步骤

操作步骤	操作要点
1 操作前准备	
(1)患儿准备：核对患儿身份信息，向患儿及家属解释此操作目的，取得配合。拉下床栏，患儿取平卧位	
(2)环境准备：安静、整洁，温度和湿度适宜	• 关好门窗，室温调至25℃，注意保暖及保护患儿隐私，新生儿于温箱内操作
(3)用物准备(图6-47)：治疗盘、一次性儿童造口袋(图6-48)、剪刀、测量卡、治疗巾、手套、盛生理盐水棉球的治疗碗、干棉球、镊子	• 必要时备造口护肤粉、防漏膏、透明保护膜 • 根据患儿年龄和造口大小选择合适的造口袋，婴幼儿勿使用成人造口袋
(4)护士准备：衣帽整洁、戴口罩，洗手及修剪指甲	• 遵守医院感染控制要求

续表

操作步骤	操作要点
2 操作过程	
(1)核对医嘱	• 经双人核对无误
(2)核对患儿身份信息；评估患儿病情、造口类型及功能状况；向患儿及家属解释操作的目的	• 评估患儿及家属对造口的接受程度、造口护理知识的了解程度及自理程度 • 造口类型、造口黏膜的血运、周围皮肤情况及造口排便是否通畅 • 说明造口管理的重要性
(3)备齐各项用物，洗手、戴口罩	
(4)携用物至患儿床旁，再次核对患儿信息，向患儿及家属解释操作目的，以取得合作	• 与患儿及家属进行有效沟通
(5)协助患儿取舒适卧位，松开被盖，暴露造口	• 一般取平卧位，注意保暖 • 不配合的患儿进行适当约束，并采用玩具、听音乐、看动画等方式来分散患儿的注意力，减轻恐惧
(6)将治疗巾铺于患儿身下	• 避免污染床单位
(7)用生理盐水棉球清洗造口及周围皮肤(图 6-49)，并观察周围皮肤及造口情况	• 切勿用消毒液清洗 • 造口旁有伤口时注意与伤口之间的距离，防止污染伤口
(8)用造口测量卡量度造口的大小形状(图 6-50)，绘线，做记号	• 操作过程中，应向家属进行示范说明
(9)沿记号修剪造口袋底盘(图 6-51)，磨平毛边(图 6-52)，预热造口袋底盘(图 6-53)	• 注意造口袋底盘的裁剪不宜过大，与造口黏膜之间应保持适当空隙(1~2mm) • 不规则造口要注意修剪方向
(10)撕取粘贴面上的纸，按照造口位置由下而上粘贴，底盘周围用手指轻轻按压(图 6-54)，贴上封口条封口(图 6-55)	• 必要时粘贴前可涂防漏膏、护肤粉 • 粘贴前确定造口周围皮肤清洁干燥
(11)用掌心捂热造口底盘增强与皮肤的黏性(图 6-56)，轻轻向下拉一拉造口袋，以检查是否牢固	• 由于小儿腹部面积较成人小且腹部多数向前凸出，粘贴面积受限制，底板粘贴后应按压 5 分钟，并保持体位 10~15 分钟后再活动
(12)协助患儿穿好宽松、柔软、舒适的衣裤，取舒适卧位	• 注意避免过分增大腹压
(13)整理床单位，询问患儿需要	
(14)向患儿及家属行健康指导	• 定时观察造口黏膜的血运及周围皮肤情况 • 指导当大便超过造口袋 1/3~1/2 或充满气体时，应打开封口条给予排除、清理
(15)处理用物	• 按照医疗废物处理原则处理
(16)洗手，取口罩，记录	• 记录患儿造口黏膜及周围皮肤的情况

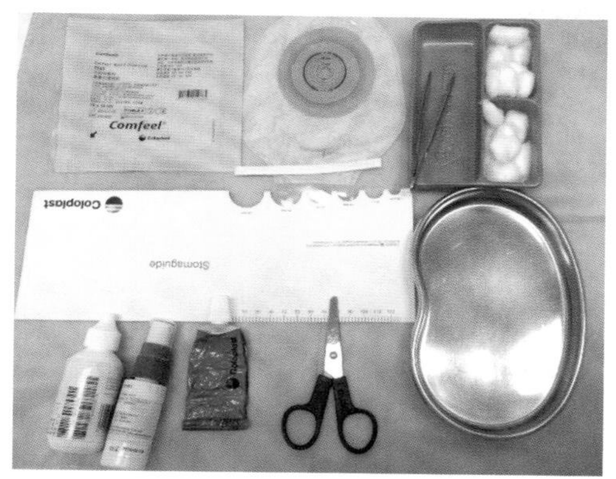

图 6-47　更换造口袋用物

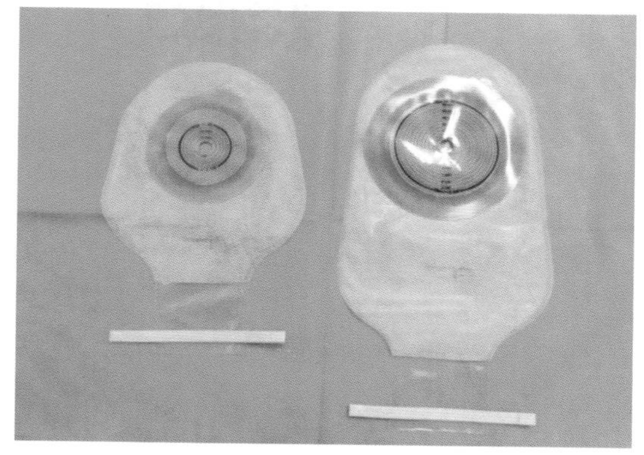

图 6-48　一次性儿童造口袋

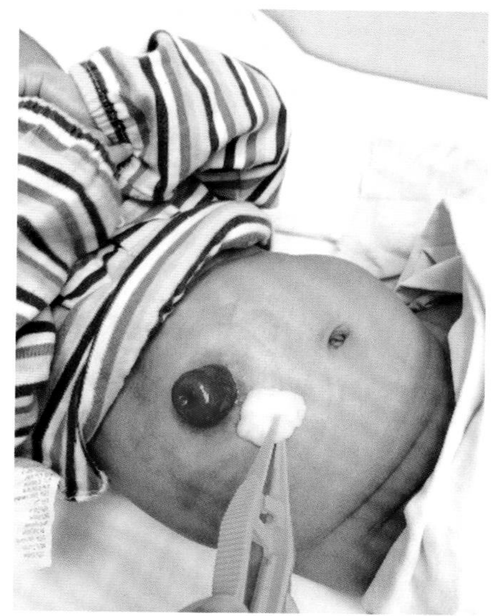

图 6-49　清洁造口周围皮肤

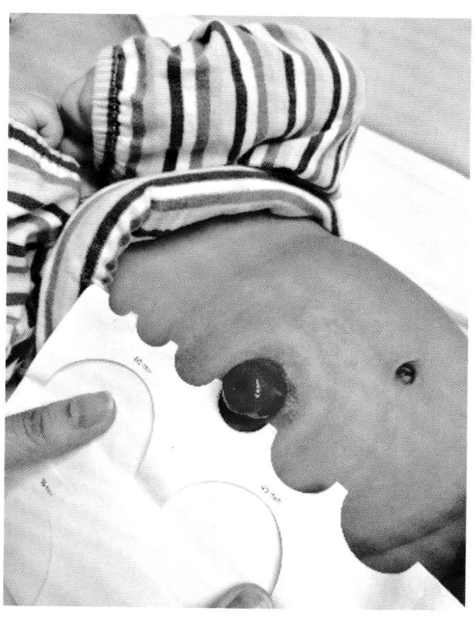

图 6-50　测量造口大小

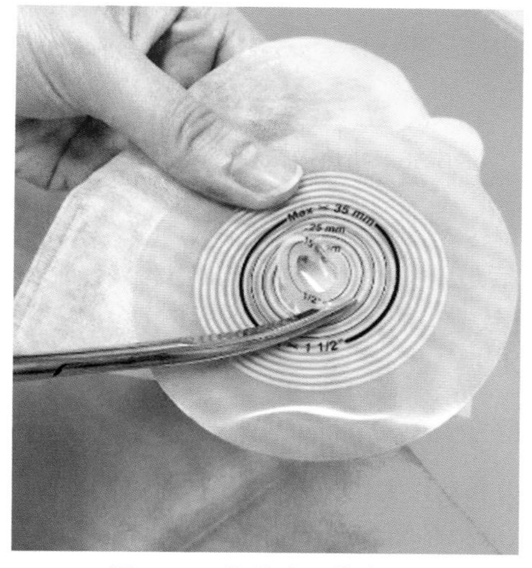

图 6-51　修剪造口袋底盘

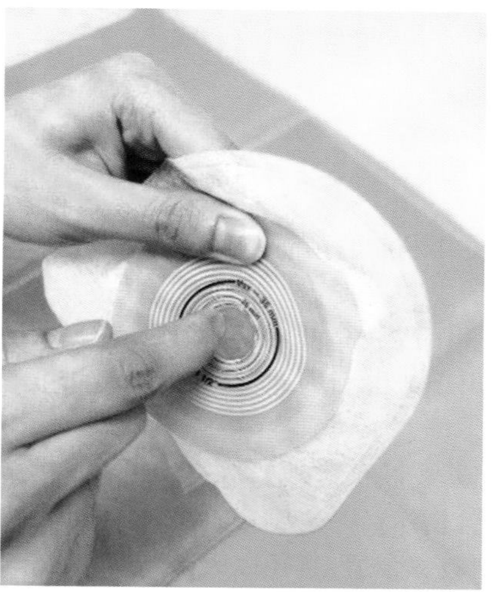

图 6-52　磨平毛边

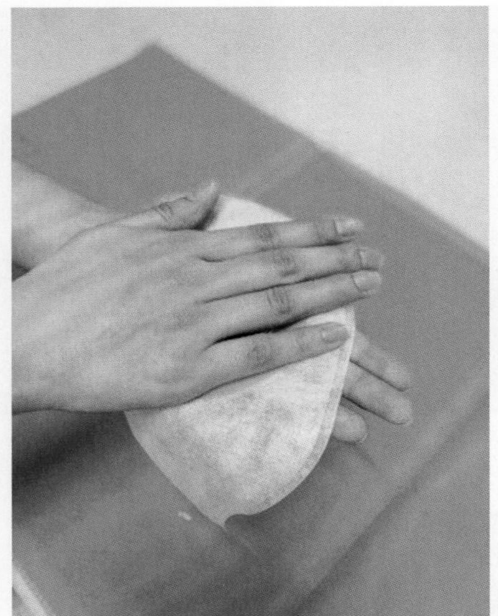

图 6-53　预热造口袋底盘

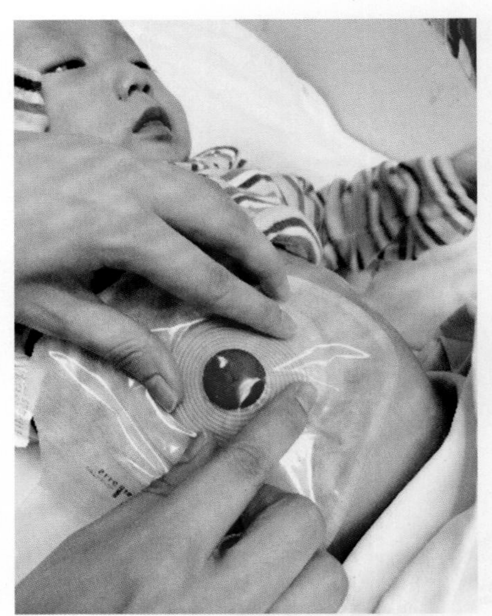

图 6-54　粘贴造口袋

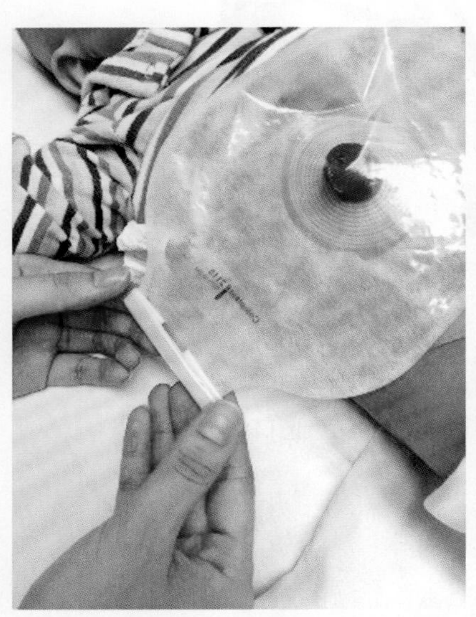

图 6-55　贴上封口条

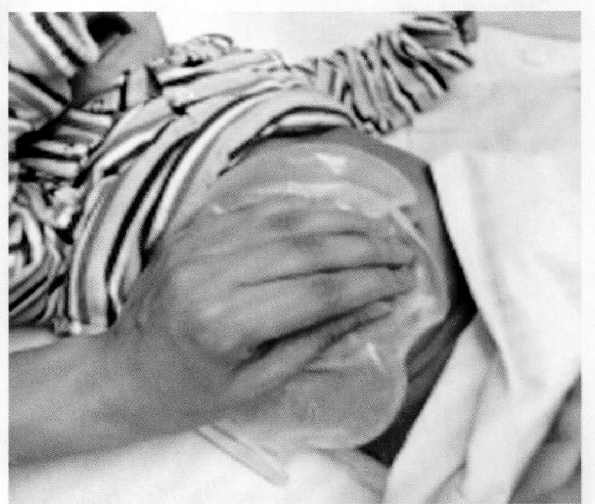

图 6-56　捂热造口袋底盘

3. 造口相关并发症的预防及处理

(1) 造口周围皮肤皮炎：造口周围皮肤皮炎是造口术后最常见的并发症，排出物渗漏侵蚀皮肤为其主要原因，造口周围皮肤高低不平，操作不当，过敏也会导致造口周围性皮炎（图 6-57）。新生儿、婴幼儿皮肤娇嫩，极易出现造口周围皮炎，处理不及时就会出现糜烂。

1) 预防

①选择对患儿皮肤不过敏的造口袋。

②在更换造口袋时，一定要轻柔缓慢地撕下，切忌用力和动作太快，防止损伤造口周围皮肤。

③底板内圈裁剪合适，直径以大出造口 1~2mm 为宜，底板粘贴后按压 5 分钟，保持体位 10~15 分钟后再活动，一个底板粘贴时间不能过长，一般不超过 7 日。

④更换造口袋前需用生理盐水棉球或纱布轻轻擦洗造口周围皮肤，由内及外，去除粪便，清洁干燥后再贴造口袋。清洗造口时动作要轻柔，切勿用消毒液及碱性肥皂液清洗，防止刺激皮肤，破坏皮肤油脂保护层。

⑤造口袋内的排泄物要及时处理，减少排泄物对皮肤的侵蚀。底盘松动排泄物外渗时及时更换造口袋。

2）处理：联合使用造口护肤粉与皮肤保护膜。粘贴造口袋时先要彻底清洁造口周围的皮肤，待皮肤干燥后均匀涂抹造口护肤粉（图 6-58），2 分钟后用棉签拭去多余的护肤粉，再将皮肤保护剂均匀涂在涂有护肤粉的造口周周皮肤上，6~10 秒内保护剂形成保护膜，再粘贴合适的造口袋。如有皮肤凹陷不平整可用防漏膏填平后再贴造口袋，防止排泄物经凹陷区外渗。

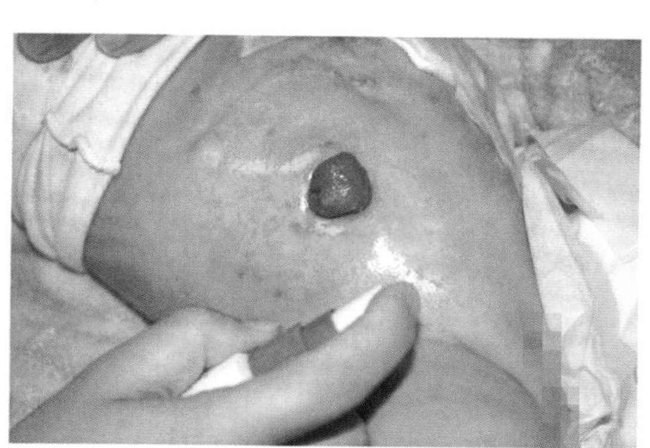

图 6-57　造口周围皮炎

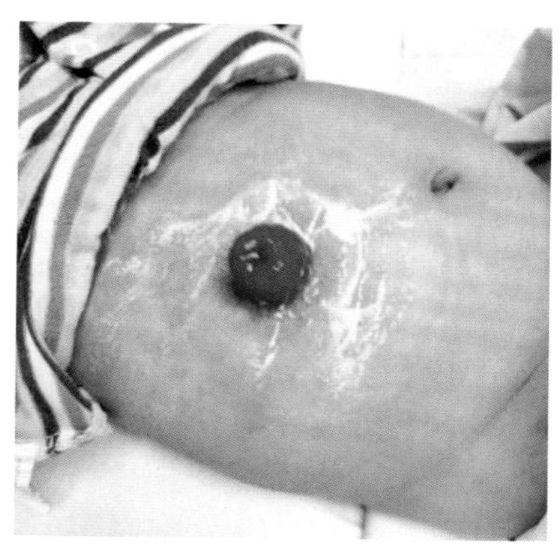

图 6-58　涂抹造口护肤粉

造口护肤粉由羧甲基纤维素钠、瓜尔豆胶和黄原胶组成，有较强的吸收能力，撒在创面上可以吸收创面的渗出物后形成一种柔软的凝胶。皮肤保护膜的主要成分是聚乙烯甲基丙烯酸丁酯和异丙醇等。在凝胶上涂一层皮肤保护膜，仅允许氧气和水蒸气的通透，水分和各种微生物不可通透。在创面处形成闭合湿性环境，这样可维持创面适宜的湿度，促进创面愈合，从而达到治疗目的，因保护膜带有一点黏性，不仅不影响造口袋的粘贴效果，而且会使造口袋粘贴更牢固。

（2）造口出血：造口肠管黏膜富含毛细血管，在更换护理用品，清洁造口时，很容易损伤黏膜导致轻微出血。

1）预防

①清洗造口时避免用力刺激造口，选用棉球或柔软的纸巾擦洗，动作轻柔，水温不可过热。

②更换造口袋时避免与黏膜的摩擦，造口袋底盘开口要适当，避免过小，并磨平底盘毛边。

2）处理

①少量出血时去除造口袋，用棉球或纱布压迫止血。黏膜摩擦出血时，压迫出血处，并喷洒护肤粉。

②出血量多时，用 0.1% 肾上腺素溶液浸湿的纱布压迫或云南白药粉外敷后纱布压迫。

③活动性出血时，联系医生给予缝扎止血。

④造口内部血液流出时，联系医生检查处理。

（3）造口狭窄、梗阻（图 6-59）：造口狭窄、梗阻往往与腹壁开口大小、术后肠管周围伤口水肿压迫及瘢痕挛缩有关。

1）预防

①术后密切观察患儿腹部体征、造口排便情况，若出现腹胀、造口停止排气排便，立即通知医生检查

处理。

②造口扩张：可有效预防造口肠管狭窄，并刺激肠蠕动，减轻腹胀，减少肠炎发生，预防肠管紧缩狭窄引起的腹痛、腹胀。术后早期开始扩张近端造瘘口，每日 1~2 次，感染严重及营养不良估计伤口愈合差者则相应推迟。造口扩张前宜先行造口指诊，了解造口狭窄程度，再选择合适的扩肛器扩张并逐渐增加扩肛器的型号。造口扩张时注意观察患儿造口处肠黏膜有无渗血，如渗血较多，应降低扩肛器型号。

2）处理

①用充分润滑的手指仔细探查。

②小指能通过者可采用手指扩张法：戴手套后小指涂液状石蜡，轻轻插入造口，插入深度为 2~3cm，保留 5~10 分钟，每日 1~2 次。

3）注意多食易消化的食物，保持大便通畅。

4）造口狭窄合并肠梗阻时，应禁饮禁食。

5）当小指无法通过时，可考虑手术治疗。

（4）造口脱垂：轻者为黏膜脱垂，重者为不同程度的肠管脱出（图 6-60）。主要由于腹壁肌层开口过大，腹壁肌肉薄弱，术中固定不够；术后腹胀、咳嗽、营养不良、感染等致伤口愈合差；造口肠管留置过长等原因所致。

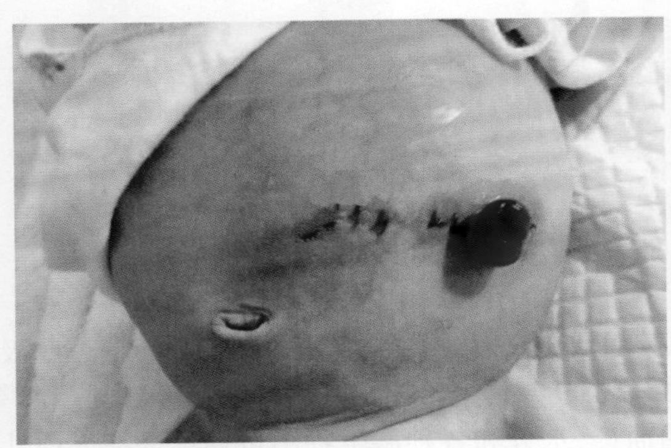
图 6-59　造口狭窄、梗阻

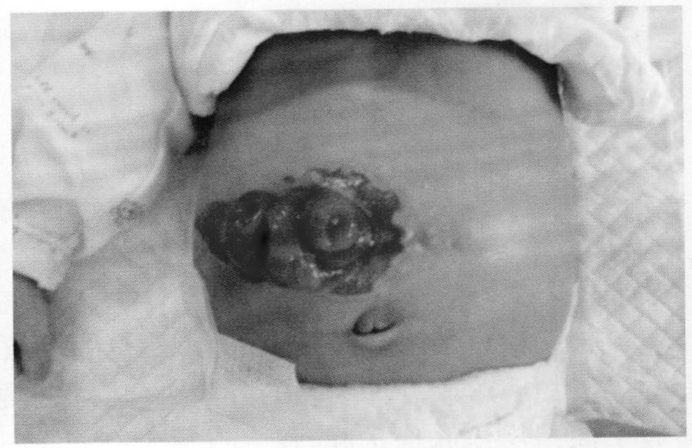
图 6-60　造口脱垂

1）预防

①减少和避免腹内压增高的因素，如患儿哭闹、咳嗽等。

②增加营养，避免因消瘦使腹壁肌肉薄弱。

③对结肠造口者，排泄物排空时可用腹带或束裤加以支持固定。

2）处理

①选择一件式造口袋，造口袋的大小以能容纳脱垂的肠管为准。

②底板内圈裁剪合适，其大小以突出肠管最大的直径为准。

③回纳脱垂的肠管时，患儿平卧放松，必要时使用镇静药物，用生理盐水纱布盖在造口黏膜部位，顺势缓慢将造口推回腹腔内。

④横结肠、回肠造口脱垂者，可在脱垂回纳后用腹带固定，控制脱垂，但必须每 2 小时定时开放排便，避免引起不适。

⑤脱垂的黏膜有糜烂、坏死或脱垂伴旁疝时，应选择手术治疗。

（5）造口肠管缺血坏死：造口肠管缺血坏死主要由于肠系膜离断过多，造口皮肤切口过小，肠管血运差，造口肠段张力过大等导致。

1）预防

①密切观察造口肠管血运情况，出现肠管黏膜色泽暗紫时立即通知医生并每 1 小时观察肠造口黏膜变化。

②造口袋底板的内圈大小适当，不可过小。

2）处理

①检查肠管血运情况、坏死的深度和广度。

②清除坏死组织。

③更换造口袋时在黏膜上涂抹护肤粉，促进坏死组织自溶清创。

④有腹膜炎症状者需行剖腹探查术，切除坏死的肠管和造口重建。

⑤密切观察患儿的转归，防止造口狭窄和造口回缩。

（六）肛门护理

1. 肛周皮肤护理　HD 术后由于术中肛门牵拉松弛、结肠部分切除后吸收水分能力降低、排便协调功能不良、不同程度的肠道菌群失调等因素共同作用，导致排出稀水样便且次数多，加上小儿肛周皮肤娇嫩，局部免疫功能发育不成熟，黏膜功能不完善，粪便反复刺激肛周皮肤易造成肛周皮肤红肿、破损、溃疡。特别是拔除肛管后，排便次数多且不规律，应做好肛周皮肤护理，预防失禁性皮炎（incontinence associated dermatitis，IAD）的发生。

（1）护理措施：皮肤护理以预防为主，保持肛周皮肤清洁干燥是主要的预防措施。

1）拔除肛管后患儿卧床时应暴露会阴部，穿开裆裤或袜套保暖，并使用支被架支撑盖被，以利通风和保持会阴部干燥，勿使用一次性尿不湿，防止会阴部潮湿不透气。

2）每次排便后及时使用生理盐水棉球从上至下、由内至外清洁肛周皮肤，勿使用一次性湿纸巾擦拭皮肤，防止化学物质刺激皮肤，使用低功率电吹风吹干会阴部，注意使用暖风，温度适宜，风力、风速不宜过大。

3）待皮肤清洁干燥后喷涂一层液体敷料，预防皮肤损伤。液体敷料是一种多聚溶液，不含乙醇配方，可以在局部皮肤形成一层透明的保护膜，有效防止粪便的刺激。此外，液体敷料的作用比较持久，每喷 1 次，擦洗 3~4 次才会完全失效，可减少患儿排便后反复擦洗对肛周皮肤的机械性刺激。

4）注意特殊时段的肛门情况，尤其是夜间熟睡时，从肛门溢出粪水，需及时处理。

5）护理肛门时患儿应取仰卧位，双腿尽量外展，充分暴露肛门。

（2）失禁性皮炎的处理：可在肛周皮肤充分清洁干燥后先涂抹一层造口护肤粉再喷涂一层液体敷料形成保护膜，30 秒后再次喷涂保护膜。造口护肤粉的有效成分为羧甲基纤维素钠、瓜尔豆胶和黄原胶，覆盖创面后可吸收渗出物，形成柔软酶凝胶，仅允许氧气和水蒸气通过，减少能量的丧失，利于局部供血、供氧，促进创面的愈合。

2. 排便监测　HD 术后早期患儿排便次数多且不规律，采用每日记录排便日志的方式来监测术后的排便情况，可更直观、准确地监测排便功能改善情况。从患儿拔除肛管，肛门开始排便时记录，具体记录内包括日期、时间、术后天数、饮食种类、喂养 / 饮食量、大便颜色、性状、次数、有无污便、肛周皮肤、扩肛、备注。

3. 扩肛　术后直肠吻合口瘢痕收缩易引起狭窄，扩肛是解除肛门痉挛，防止吻合口狭窄最有效方法。不同的手术方式，患儿的吻合口情况不同，应根据具体情况而定。根据经验，一般情况下，行 Duhamel 拖出术者，由于吻合口宽大，术后需长期扩肛的概率较小。但对于小于 3 个月的患儿，由于吻合口直径相对较小，需行常规扩肛预防吻合口狭窄。而行 Soave 吻合的患儿，术后需根据医嘱扩肛锻炼，直到吻合口瘢痕软化，不会形成狭窄为止。

有效的扩肛可防止因肛门狭窄造成的排便困难和便秘复发。另外，扩肛还能刺激患儿肠蠕动，训练排便，改善术后排便功能。扩肛的操作方法见表 6-19。

表 6-19 扩肛的操作方法

操作步骤	操作要点
1 操作前准备	
(1) 患儿准备：核对患儿信息，评估患儿病情，向患儿及家属解释操作目的，取得配合。拉下床栏，患儿仰卧位，排空小便	• 评估患儿病情及配合程度
(2) 环境准备：安静、整洁，温度和湿度适宜	• 关好门窗，室温调至 25℃，注意保暖及保护患儿隐私，新生儿于温箱内操作
(3) 用物准备：治疗盘、扩肛器、清洁手套、棉签、液状石蜡、一次性中单、卫生纸、污物桶	• 初始扩肛时根据患儿年龄、病情、肛门狭窄程度选择合适型号的扩肛器（图 6-61）
(4) 护士准备：衣帽整洁、戴口罩，洗手及修剪指甲	• 遵守医院感染控制要求
2 操作过程	
(1) 核对医嘱	• 经双人核对无误
(2) 核对患儿信息；评估患儿病情、排便情况、肛门情况；向患儿家属解释操作的目的	• 评估患儿病情及配合程度 • 肛门排便情况 • 肛门有无狭窄
(3) 洗手、戴口罩及手套；协助患儿取仰卧位，观察患儿肛周情况；涂液状石蜡润滑右手示指作肛门指诊了解吻合口情况	• 评估吻合口情况，有无吻合口狭窄或出血，以便选择适宜型号的扩肛器和确定扩肛的深度
(4) 脱手套，洗手，备齐用物携至患儿床旁，再次核对患儿信息，取得合作	• 与患儿及家属进行有效沟通
(5) 在床中间铺一次性中单，协助患儿取仰卧位；脱去右裤腿并覆盖于左腿，将被子盖好右腿；屈膝外展双腿，充分暴露肛门	• 注意保暖 • 助手协助固定双下肢和臀部
(6) 扩肛器涂上液状石蜡	• 充分润滑
(7) 戴手套，站在患儿右侧，右手持扩肛器缓慢插入肛门，先向前插入 4cm，再向后慢慢送入直肠并通过狭窄处（图 6-62）	• 动作轻柔，应顺应直肠生理弯曲度插入，避免损伤肠管 • 嘱患儿深呼吸，使腹肌放松
(8) 右手紧握固定扩肛器，10~15min/ 次，1~2 次 /d	• 防止扩肛器在肠腔滑动而损伤肠壁
(9) 拔除扩肛器，检查其表面有无血迹，清洁患儿肛门，脱手套，协助患儿穿好衣裤，再次核对患儿身份信息	• 及时更换汗湿衣物，防止感冒
(10) 整理床单位，询问患儿需要	• 指导患儿卧床休息
(11) 向患儿及家属进行健康指导	• 强调术后扩肛的重要意义 • 保持肛周皮肤清洁干燥
(12) 处理用物	• 按照医疗废物处理原则处理
(13) 洗手，取口罩，记录扩肛情况	• 护理记录准确及时，反映专科特点

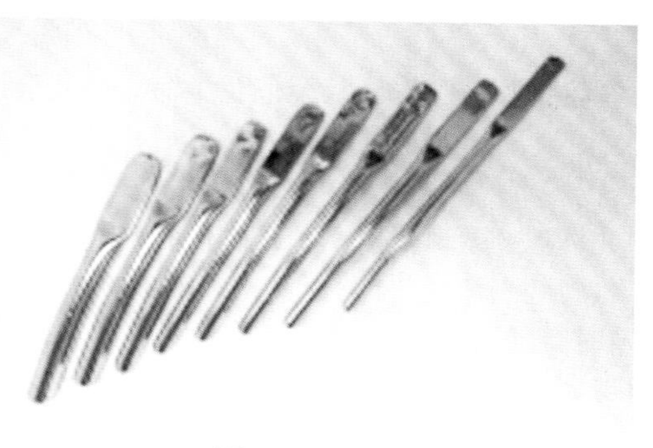

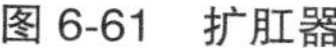

图 6-61　扩肛器

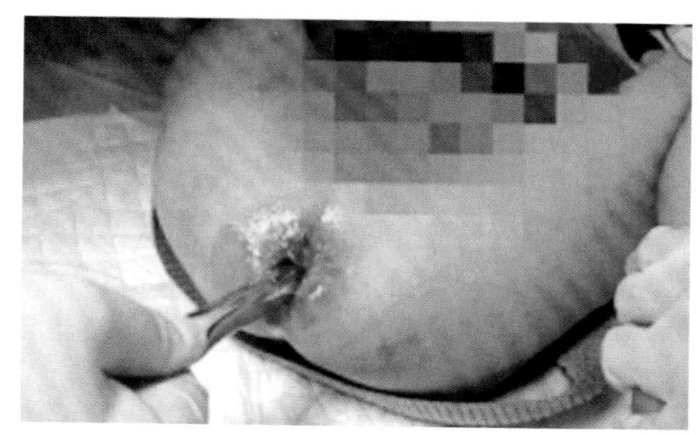

图 6-62　插入扩肛器

扩肛的注意事项如下。

(1)掌握扩肛的时机,HD 术后直肠吻合口愈合时间需要 2 周,这段时间内不适宜扩肛。一般于术后第 14 日开始扩肛,每日 2 次,坚持 3~6 个月。

(2)扩肛前需取得患儿的配合,可结合小儿心理特点,采取鼓励、表扬、奖励等方式,并在扩肛过程中采用玩具、听音乐、看动画等方式来分散患儿的注意力,减轻恐惧。婴幼儿不能配合者应约束固定好患儿,防止扩肛时过度活动导致扩肛器滑入肠腔。

(3)选择型号合适的扩肛器,每个型号可用 1~2 周。加大型号时应先以小一号的扩肛器扩张 5 分钟后,立即更换大一号的扩肛器。

(4)插入扩肛器时,应动作轻柔,并顺应直肠生理弯曲度插入,如遇阻力则将扩肛器稍往后退,左右稍做调整,待患儿呼气肛门有自动松弛反应时,再缓慢插入,切勿用力勉强通过,以免肠穿孔。

(5)扩肛器通过吻合口狭窄段后将其固定好,防止扩肛器在肠腔上下、左右滑动而损伤肠壁。若出现少量血丝为肠黏膜损伤所致,不需要特殊处理。

(6)扩肛过程中需密切观察患儿情况,如患儿哭闹剧烈,应拔出扩肛器,观察有无腹痛、出血。

(7)扩肛频率和时间应根据复诊时肛门指诊吻合口的情况来做调整。

(七)术后常见并发症的观察及护理

腹腔镜手术因创伤小、恢复快、美容效果佳等优点逐渐取代传统开腹手术。随着腹腔镜技术的不断成熟,手术方式的不断改良,使得 HD 的治疗效果越来越好,并发症的发生率也随之下降,但还未能完全避免,仍然需要临床医护人员积极预防和处理,促进患儿术后的康复。

1. 肛周失禁性皮炎　肛周失禁性皮炎是术后早期最常见的并发症,而且主要发生在出生 3 个月以下小婴儿和行结肠次全切的患儿,考虑为术后早期肛门控制能力和新直肠贮粪功能差导致排粪次数多所致,并且与饮食(特别是乳、糖)有一定关系。年龄越小及切除肠管范围越大者受此影响越大。出生 3 个月以上行手术治疗的患儿肛周皮炎的发生率很低,据报道在 6% 左右。经护理后一般 2~4 周可以好转。随着术后肛门及新直肠功能的改善,排粪次数减少,症状会逐步好转,术后 3 个月症状可基本消失。

(1)失禁性皮炎分级:0 级为皮肤完好;1 级为皮肤完整,有轻度发红和不适;2 级为中度发红,皮肤剥脱,水疱,伴疼痛不适,或皮肤暗红,大面积剥脱受损、水疱或渗出。

(2)护理

1)保持肛门口周围的清洁干燥为失禁性皮炎的主要预防和护理措施,可以预防性使用皮肤保护膜。

2)在患儿肛周皮肤出现潮红、丘疹、红肿时,应该及时加强护理,控制皮炎的发生发展。当皮肤出现破溃、渗液、糜烂时,可使用造口护肤粉联合液体敷料(皮肤保护膜)进行治疗。

2. 吻合口瘘　吻合口瘘是根治术后早期最严重的并发症,发生率为 3.4%~13.3%,一般发生于术后

1 周左右。脱出肠管局部张力高、缺血、吻合技术欠佳、营养状况差、病变肠管切除不彻底和远端梗阻均可增加吻合口瘘的发生率。

(1) 临床表现：吻合口裂开，肠内容物漏入腹腔，造成盆腔脓肿、腹膜炎，甚至危及生命。患儿会出现高热、腹胀、腹膜刺激征等症状，腹腔引流管可发现肠液、粪渣流出。

(2) 护理

1) 病情观察：特别是在术后 1 周左右，需密切观察患儿体温、腹部体征、引流液情况，及早发现。

2) 保守治疗：早期可采取保守治疗，通过禁食、抗感染、腹腔引流、肠外营养支持等治疗方法来控制。

3) 其他：如保守治疗无效，扩散到盆腔或腹腔，必须及时行肠造瘘术。

3. 吻合口狭窄 HD 手术过程中需要将结肠和肛门吻合，吻合口在愈合过程中伴随纤维组织增生，瘢痕纤维化后就有缩窄的可能性。

(1) 临床表现：主要表现为排便困难，便条细小，腹胀、呕吐等症状。

(2) 护理

1) 扩肛是解除肛门痉挛，预防和治疗吻合口狭窄最有效方法。术后第 14 日应根据手术方式和吻合口情况确定是否需要扩肛。对需要扩肛的患儿应正确有效的实施扩肛方法，直至吻合口瘢痕软化。

2) 手术：扩肛治疗无效时需行吻合口狭窄松解术。

4. 污便、大便失禁 HD 术后早期发生污便、大便失禁发生率高达 30%~40%，远期发生率 1%~2%，主要由于手术切除内括约肌过多所致，通常切除 1/2 或更多。一般认为，切除 1/3~1/2 可保留良好的排便功能。大便失禁对患儿的心理发育和社会能力都造成了极大的影响。

(1) 临床表现：术后大便次数增多、不规律或不受控制，多则每日 10 余次，呈水样稀便。常有少量粪便污染内裤，尤其是夜晚熟睡时，粪水溢出污染衣被。轻者偶有发生，重者每晚出现，甚至大便失禁，失去控制能力。

(2) 护理

1) 肛周皮肤护理：粪便反复刺激肛周皮肤易造成肛周皮炎。应做好肛周皮肤护理，保持清洁干燥，预防肛周皮炎的发生。每次排便后须及时清理，并用电吹风吹干，待皮肤清洁干燥后喷涂一层液体敷料，预防皮肤损伤。

2) 排便训练：年龄较大患儿可进行自主性提肛训练，如不能配合则采取肛周刺激引发收缩的方法训练。

(3) 手术治疗：经保守治疗无效或其他再次手术治疗的完全性大便失禁的患儿，可采用阑尾造瘘、顺行性可控性灌肠（Malone 手术）作为最终解决方案。国外研究显示，90% 以上的患儿术后生活质量有明显的提高。

5. 肠梗阻 根治术后发生肠梗阻占 9.6%~17%，引起肠梗阻的原因多是因为术后肠粘连。

(1) 临床表现：患儿会出现呕吐、腹胀、腹痛、停止排便排气等症状。

(2) 护理

1) 术后早期应指导和协助患儿床上活动，促进肠蠕动，防止腹胀及肠粘连。一般于术后第 1 日开始床上活动，如取半坐卧位、协助翻身、拍背、活动四肢、深呼吸、咳嗽等。病情稳定恢复良好者，会走路的患儿术后 5~7 日可逐步开始下床活动，先床旁站立，稍作走动，再根据患儿情况逐渐增加活动范围和时间。

2) 注意密切观察腹部体征、肠功能恢复情况，及时发现和处理。

3) 保守治疗：持续胃肠减压、禁食、肠外营养支持等治疗方法，通常都能缓解症状而治愈。

4) 术后晚期出现梗阻者，如保守治疗无效应及时手术处理。

6. 先天性巨结肠相关小肠结肠炎 先天性巨结肠相关小肠结肠炎（HAEC）是 HD 最严重且可危及生命的并发症，文献报道发病率为 14%~40%，病死率可达 30%。小肠结肠炎可发生于 HD 患儿的各个时期，特别是术前已有小肠结肠炎者，术后更易复发。小肠结肠炎的发病机制目前尚不清楚，可能与肠管狭窄段痉挛梗阻、肠道黏膜屏障受损、细菌繁殖、毒素侵蚀黏膜及免疫功能异常有关。

(1)临床表现:患儿可出现腹胀、腹泻、呕吐、发热、精神萎靡,晚期重症者则可能导致脓毒症休克,根据症状的不同程度可分为轻度、中度、重度,见前文第 118 页。

(2)护理

1)病情观察

①生命体征:密切监测生命体征变化,特别是中、重度 HAEC,应持续心电监测。

②腹部体征:观察腹胀程度和性质,每日定时测量腹围,及时做好记录以观察其动态变化。

③排便情况:术后密切观察排便次数、频率,大便颜色、性状及量。

④中毒、休克症状:①周围循环情况,如面色、四肢温度、颜色;②尿量情况,有无少尿或无尿;③脱水症状,皮肤弹性、前囟凹陷的程度。

2)遵医嘱予以禁饮禁食、胃肠减压、抗感染、结肠灌洗、补充益生菌、补液、营养支持等对症治疗。

①禁饮禁食、胃肠减压:禁饮禁食可以减轻胃肠道的负荷,减轻腹胀的程度。中重度肠炎须留置胃管持续胃肠减压。

②抗感染:遵医嘱给予抗生素治疗,规范用药,保持有效的血药浓度,并注意观察药物反应及效果。

③发热的护理:采取有效的降温措施控制体温,防止高热惊厥。体温在 38℃以下时主要采取物理降温的方式,如冰敷或温水擦浴降温。当体温超过 38.5℃时可遵医嘱给予退热药物。密切观察体温变化,注意补充水分和营养,患儿出汗多时要及时擦干并更换衣服。

④结肠灌洗:结肠灌洗可引流出肠腔内积聚的粪便、气体、大量繁殖的细菌及其产生的毒素,以达到减压和清除肠腔内粪水中的毒素及减轻肠黏膜水肿的作用。HAEC 一经确诊,待术后 14 日后才可开始正确有效的结肠灌洗。轻、中度 HAEC 每日灌洗 1 次,重度 HAEC 每日灌洗 2 次。灌洗时注意动作轻柔,因小儿肠壁菲薄并已有病损,用力插管极易导致肠穿孔、腹膜炎,应进行反复多次灌洗,使出液量大于灌入量,如灌入通畅而流出不畅,可适当调整肛管的位置及深度,并顺时针环形按摩患儿腹部,促进排液。灌洗后予甲硝唑 10~30mg/kg 保留灌肠。腹胀严重的患儿,灌肠结束后可保留肛管,辅助排气。

⑤补充益生菌:益生菌是定植于肠道内的非致病菌,不但可以抑制致病菌的黏附、生长,而且还可以帮助分解肠道中的益生素(如乳果糖、低聚果糖等),为肠黏膜上皮细胞提供营养、激活肠道免疫系统等。许多研究已经证明,补充益生菌既可以在一定程度上补充营养,还可抑制肠道致病菌繁殖、增强机体免疫力、促进肠黏膜屏障的修复。

⑥补液:根据脱水程度,合理补液,维持水、电解质、酸碱平衡。必要时输注全血、血浆及人血白蛋白。准确记录 24 小时出入量,尤其是尿量,为医生制订补液计划提供依据。同时监测电解质,及时调整补液方案。

⑦营养支持:营养不良可能会使机体免疫力抑制或下降,使肠道分泌型免疫球蛋白 A(sIgA)的合成、转运和分泌均受到抑制,肠道免疫功能下降,致病菌趁机侵入肠黏膜下组织引发肠炎,而 HAEC 的发生使得正常肠道黏膜屏障及肠道菌群均受到不同程度损伤,进而引起肠道功能紊乱,如此恶性循环使 HAEC 反复发作。因此应加强营养支持,防止营养不良加重 HAEC 的发展。禁饮禁食期间应通过肠外营养提供所需的营养,HAEC 症状好转后逐渐过渡至肠内营养。

3)肠造瘘:若合并腹膜炎病情发展难以控制时,应及早行肠造瘘术缓解症状。

(史雯嘉　龚莹莹)

六、先天性巨结肠症患儿出院指导

随着医学模式的转变和人们对生命质量要求的提高,临床疗效的评估也应由传统的生物医学模式如生存率、复发率、并发症及合并症率等逐渐转向生理、心理、社会功能等全面整体评估,治疗结果不再是单纯重视延长生命,同时也重视远期生活质量。根据 ERAS 理念,制订以保障患儿安全为基础的、可量化的、具有可操作性的出院标准：①完全经口喂养达到或超过生理需要量；②不需静脉输液治疗；③体温正常，无恶心、呕吐和腹胀，肛门排气、排便良好；④伤口愈合佳，无感染迹象；⑤无任何引流管或导管；⑥家属同意出院。

手术是 HD 最根本有效的治疗方法，但手术并不是治疗的结束，术后康复是一个较长期的过程。通过出院指导加强对患儿及家属相关知识的宣教，实现护理工作从医院到家庭的延伸。

(一) 出院医嘱

应为 HD 不同手术方式的患儿制订详细的出院医嘱。

1. 直肠乙状型 HD 术后(Soave 手术)出院医嘱

(1) 少食多餐，根据小儿的耐受情况，从肠内营养素逐渐过渡至奶(小婴儿)或易消化饮食(婴幼儿和儿童)，避免生冷油腻，1 年后方可吃零食。

(2) 记录排便次数、大便性状、HAEC 发生情况等，并妥善登记至排便观察日志。排便频率术后 70 日下降至正常，70 日 ~1 年为波动期，1 年后稳定。

(3) 术后 2 周根据医生肛门指诊后选择适度大小扩肛器，按照视频扩肛，扩肛频率 1 次 /(1~3) 日，每次 5~10 分钟，扩肛时有少量出血为正常现象，无狭窄的患儿不需要扩肛。

(4) 保持肛周清洁与干燥，可用电吹风吹干，尽量避免长时间使用尿不湿，如出现失禁性皮炎可使用造口粉联合皮肤保护膜等进行治疗。

(5) 间断口服益生菌，酪酸梭菌活菌(米雅)1 次 0.5~2 袋，1 日 3 次；如出现腹胀、便秘可间断使用开塞露或扩肛辅助排便，也可口服乳果糖及食用火龙果、猕猴桃、玉米等水果促进排便。

(6) 如出现发热、腹胀、腹泻(大便次数突然增多、水样便、大便腥臭)或不排大便等表现，是典型的 HAEC，应及时洗肠或至医院就诊，尽早进行补液、给予电解质等治疗。

(7) 出院 1 个月门诊复查，携带出院记录、门诊病历和 HD 排便观察日志。

2. 右半结肠切除术后(Duhamel 拖出术)出院医嘱

(1) 少食多餐，根据小儿的耐受情况，从肠内营养素逐渐过渡至奶(小婴儿)或易消化饮食(婴幼儿和儿童)，避免生冷油腻，1 年半后方可吃零食。

(2) 记录排便次数、大便性状、HAEC 发生情况等，并妥善登记至排便观察日志。排便频率术后 4 个月下降至正常，4 个月 ~1 年 6 个月为波动期，1 年 6 个月后稳定。

(3) 术后 2 周根据医生肛门指诊，一般不需要扩肛，部分新生儿需要间断扩肛。

(4) 口服益生菌，酪酸梭菌活菌(米雅)1 次 0.5~1 袋，1 日 3 次；口服蒙脱石散(思密达)(选用)1 次半袋 ~2 袋，1 日 3 次可减少排便次数；5 岁以上患儿可以口服洛哌丁胺控制排便频率。如出现失禁性皮炎可使用造口粉联合皮肤保护膜等进行治疗。

(5) 如出现腹胀、便秘可间断使用开塞露或扩肛辅助排便，也可口服乳果糖及食用火龙果、猕猴桃、玉米等水果促进排便。

(6) 如出现发热、腹胀、腹泻(大便次数突然增多、水样便、大便腥臭)或不排大便等表现，是典型的 HAEC，应及时洗肠或至医院就诊，尽早进行补液、给予电解质等治疗。

(7) 出院 1 个月门诊复查，携带出院记录、门诊病历和 HD 排便观察日志。

3. 全结肠切除手术出院医嘱

(1) 少食多餐，根据小儿的耐受情况，从肠内营养素逐渐过渡至奶(小婴儿)或易消化饮食(婴幼儿和儿童)，避免生冷油腻，3 年内不要吃零食。

(2) 记录排便次数、大便性状、HAEC 发生情况等，并妥善登记至排便观察日志。排便频率术后 6 个月下降至正常，6 个月 ~3 年为波动期，3 年后稳定。

(3) 术后 2 周根据医生肛门指诊，一般不需要扩肛，部分新生儿术后需要间断扩肛。

(4) 口服益生菌，酪酸梭菌活菌(米雅)1 次 0.5~1 袋，1 日 3 次；常规口服蒙脱石散(思密达)1 次半

袋 ~2 袋，1 日 3 次可减少排便次数；5 岁以上患儿可以口服洛哌丁胺控制排便频率。如出现失禁性皮炎可使用造口粉联合皮肤保护膜等进行治疗。

(5) HAEC 发生率高，如出现发热、腹胀、腹泻（大便次数突然增多、水样便、大便腥臭）或不排大便等表现，应及时洗肠或至医院就诊，尽早补液、电解质等治疗。

(6) 出院 1 个月门诊复查，携带出院记录、门诊病历和 HD 排便观察日志。

（二）排便监测与记录

直肠肛门功能的评估在 HD 的术后评估方面占核心地位，目前多采用临床主观排便功能检查与客观评定相结合的方法。

主观评价包括每日排便次数，粪便性状，有无便意、便秘、失禁和污便，是否使用缓泻剂，是否影响日常生活，是否伴有腹胀、腹痛、下腹包块等；客观评价包括直肠肛管测压、X 线钡剂灌肠、肛门括约肌肌电、动态排便造影、磁共振成像等。

通过对直肠肛门功能的评估可指导 HD 术后患儿的临床治疗，改善患儿的生活质量。下文主要介绍主观评价的相关知识。

1. 排便模式　不论是功能性疾病还是器质性疾病，对排便异常的判定都必须以正常的排便行为为基础。正常人群的排便习惯受饮食习惯、精神心理因素、环境、种族和文化背景等诸多因素的影响。儿童的排便除了受上述因素的影响以外，还受到胃肠发育的影响。儿童处于发育期，消化系统也在不断发育完善，尚不稳定，直接导致儿童排便模式的多样化，因此，对于儿童排便模式的描述相对困难。

有研究显示，排便功能随着术后随访时间的延长而逐渐恢复，手术年龄越小，术后排便功能恢复越快；这种排便功能的变化在术后最初的 6 个月内表现得最为明显，以后虽然也在逐渐恢复中，但速度较为平缓。可能与“新直肠”功能在术后短时间内代偿不全有关，随着年龄增长逐步完善，“新直肠”逐渐代偿正常直肠的功能，因而排便模式逐步改善。在流行病学调查的基础上，结合罗马Ⅱ功能性胃肠疾病诊断标准对成人排便异常概念的规定，张树成等总结得到正常儿童排便模式：排便次数为每周 3 次至每日 2 次，大便性状为成形软便和半成形便；排便时间少于 30 分钟；无排便费力。

排便异常需要干预治疗时不仅是排便频率的改变还伴有大便性状、排便感觉的改变。如果仅是排便频率减少（3 日 1 次），但是大便性状正常，无排便费力、疼痛、腹胀等不适症状，基本属于正常。通过对正常排便模式的了解，达到早期发现排便异常，早期治疗的目的。

2. 直肠肛门功能评分　目前国内外尚无统一的直肠肛门功能评定标准，评定标准不同易导致评定结果的差异。Moore 等报道，分别用 Kelly、Wingspread 和 Holsehneider 评分系统评价同一组 HD 术后患儿的肛门功能，结果优良率分别为 55%、70%、60%。以下为几种常用的直肠肛门功能评分法。

(1) 李正评分法：5~6 分为优，3~4 分为良，0~2 分为差，见表 6-20。

表 6-20　李正评分法

项目	临床表现	评分
便意	有	2
	偶有	1
	无	0
便秘	无	4
	偶有，洗肠或服缓泻剂 1~2 次 / 月	3
	经常有，洗肠或服缓泻剂 >1 次 / 周	2
	完全靠洗肠或服缓泻剂排便	1

续表

项目	临床表现	评分
大便失禁	无	4
	偶有污便，1 次 /(1~2) 周	3
	经常污便，>1 次 / 周	2
	经常污便 + 稀便失禁	1
	完全失禁	0

(2) Kelly 评分法：5~6 分为优，3~4 分为良，0~2 分为差，见表 6-21。

表 6-21　Kelly 评分法

项目	临床表现	评分
肛门排便控制力	排便随意，控制力好	2
	排便基本随意，控制力较好	1
	排便不易控制	0
肌肉紧张度	肌肉张力高，收缩有力	2
	肌肉张力一般，收缩感明显	1
	肌肉张力低，无明显收缩	0
污便程度	无污便	2
	偶有污便	1
	经常污便	0

注：污便可由患儿父母评定，肌肉张力可由医生评定。

(3) Wingspread 评分法：优，排便有节制或在偶然情况下出现一过性排便紧张感，没有便秘，如厕训练无须药物治疗；良，几乎没有污便出现，通过药物治疗便秘能完全缓解；一般，间断出现污便，排便无节制，经常出现稀便或便秘，便秘需灌肠治疗；差，持续出现污便，便秘只能通过灌肠治疗才能缓解。

3. 排便记录　通过排便记录可对患儿生活习惯进行评估，避免诱发或加重病情的日常生活习惯。这些生活习惯在与医生的短暂接触中很难被全部发现。通过系统记录，可观察肠道功能和肛门排便自制能力的变化。记录前护士应对患儿及家长进行相关讲解，指导家长根据患儿每日的排便情况填写排便日记。排便日记一般会从术后肛管拔除后开始记录直到出院后 3~6 个月，对于 HD 术后患儿排便需记录的内容见表 6-22。

表 6-22　先天性巨结肠症术后排便日志

日期时间	术后天数	饮食种类	喂养 / 饮食量	大便次数	大便性状	大便颜色	有无失禁、污便、便秘	皮肤状况	扩肛	备注

(1)日期时间、术后天数。

(2)饮食情况,包括食物种类、量。

(3)每日大便的次数、性状、颜色

1)大便次数:术后早期,由于患儿肛门反射和排便功能尚未完全恢复,排便次数较多(表 6-23)。

表 6-23 先天性巨结肠症不同手术方式术后排便频率

单位:次 /d

手术方式	1 个月以内	1~3 个月	3~6 个月	6 个月以上
左半结肠切除手术	5~10	3~5	2~3	1~2
右半结肠切除手术	15~30	10~15	5~10	3~5
全结肠切除手术	20~60	10~30	8~15	5~10

2)大便性状:大便性状可根据 Bristol 分型法(图 6-63)进行评估。第一型和第二型表示有便秘;第三型和第四型是理想的便形,尤其第四型是最容易排便的形状;第五型至第七型则代表可能有腹泻。

3)大便颜色:根据进食的内容,大便颜色会有不同的改变,HD 术后患儿应特别注意血便,根据出血量、部位和速度表现为不同程度的血便。

(4)是否存在失禁、污便、便秘:可采用 Drossman 等制定的标准进行评估。失禁为每周不能自我控制的排便次数>3 次;污便为无意识地排出少量粪便并污脏内裤;便秘为每周排便次数<3 次或排便用力时间>25% 的排便时间。

分度可采用 2005 Krickenbeck 国际分类标准。以自主控便、污便、便秘作为指标,污便和便秘各分 3 度,1 度为 3 分,2 度为 2 分,3 度为 1 分;累计 5~7 分为优,3~4 分为良,≤2 分为差。

(5)皮肤情况:术后早期排便次数多且不规律,易发生肛周皮炎甚至破溃,了解肛周皮肤情况可指导如何进行肛周护理。

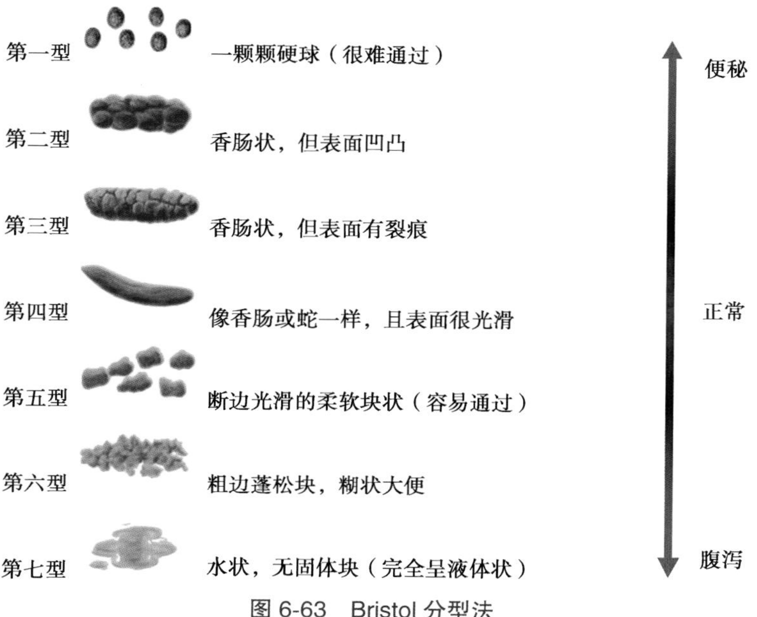

图 6-63 Bristol 分型法

(6)扩肛:根据不同的手术方式和吻合口情况,管床医生在术后会给予扩肛指导。通过对扩肛频率、扩肛器型号的了解可指导扩肛。

(7)备注:如出现以下情况可在备注栏注明

1)HAEC:临床表现和分级。

2)腹部伴随症状:腹痛、腹胀、呕吐等。

3)需要药物或灌肠辅助措施:记录使用的频率和剂量。

(三)排便训练

排便训练(bowel training)是一个调整神经肌肉协调活动的生理过程,通过刺激和调控肛门括约肌系统,形成良好的定时排便习惯。完成排便训练的基础是可操作式条件反射的建立和强化,在训练中强调人的意志力(成人)和心理鼓励,适时地利用语言进行引导和纠正,对排便疗效至关重要。

1. 排便生理　排便和排便控制是一个非常复杂的生理过程。正常的排便功能涉及许多环节,如结肠的功能与大便性状、肛门直肠平滑肌与盆底肌、括约肌之间的良好协调等。这需要正常的解剖结构、正常的神经分布和支配,以及正常的脊髓和脑神经反射。

排便反射的类型分为4型:①蠕动性排便,即随时排便;②反射性排便,即分次排便;③意识性排便,即自主控制排便;④规律性排便,即定时排便。新生儿是反射性排便,即分次排入尿布,随年龄增长到幼儿期,逐渐发展到意识性排便,即自主控制排便,或称幼儿期随意排便,从学龄期过渡到成人发展为规律性排便,即按社会、生活规律而定时排便。新生儿出生不久,结肠内即入住大量的细菌,且逐渐增加。结肠细菌酵解是机体最后一次将能量物质进行消化、吸收,称为结肠内消化。结肠消化吸收后,其内容物经长时间强有力的搅拌和混合,至乙状结肠时已成为半固体或固体粪便,粪便的形成是排便控制的前提条件。如果进入直肠的大便为稀水样,则不能形成良好的排便反射。

2. 排便功能的训练

(1)排便习惯训练:定点、限时、规律排便,养成良好的排便习惯,重建正常的排便反射和排便功能,使患儿由反射性排便逐步过渡至规律性排便。

排便习惯训练的方法:①胃-结肠反射,指进食导致的结肠运动增加,出现便意或排便的现象。正常小儿胃结肠反射比较敏感,所以进食后,常会产生便意,大便次数多于成人,新生儿每日大便3~6次或更多。利用正常的胃-结肠反射,在餐后30分钟,婴幼儿最好是清晨喂奶后。②正确的坐便姿势,要求患儿上身微微前倾,双足落地或用足托支撑。对于年幼患儿,家属可从其背后抱两腿促其排便;年长患儿可以协助其蹲便,尽量使大便一次排空。③排便过程中可配以腹部按摩,自右下腹(即回盲部)开始,沿结肠走向,由右至左顺时针方向环形按摩腹部。对于能配合的患儿还可让其学会排便用力,即呼气后屏气增加腹压来排便,协调肛门括约肌运动。④每日1~2次,每次5~10分钟,训练过程中要避免久蹲久坐。⑤对于污便及大便失禁患儿,在有便意的时候可以不急于排便,争取逐渐提高感觉阈值,降低直肠的高敏状态。

(2)肛门功能训练:进行缩肛运动,可尽快恢复肛-直肠环的功能,逐渐在大脑皮质形成定时排便的兴奋性,有利于早日恢复排便功能。

肛门功能训练的方法:①年幼患儿可由家属用手指触摸肛门处,动作应轻柔,可引起肛门反射性收缩,年长患儿若合作可由家属讲解,使其自行做缩肛动作;②早晚各进行肛门收缩训练20~30回/次,根据患儿病情及耐受程度逐渐增加训练量;③患儿不配合时,可转移其注意力同时触摸肛门,随后可使其适应并配合。

(3)生物反馈训练　是将患儿的生物信号转化为视、听信号,通过指导和自我训练有意识地控制这些生理活动,达到控制某种病理过程,促进功能恢复的目的。它是一种操作式条件反射,即机体必须通过自己完成某些运动或操作后才能得到强化的条件反射。

1)生物反馈训练的要求:患儿必须能够理解训练的内容,配合训练,并能掌握盆底肌收缩的方法,同时能够长期坚持训练，才可能取得良好的效果。如果患儿年龄太小或不能配合，以及不能坚持训练，则不适合该治疗方法。

2）生物反馈训练的形式：由于肛门直肠内的压力变化和盆底肌肉的放电活动易于检测，生物反馈治疗可分为肛肠测压法及肛肠肌电图法两种。

3）生物反馈训练的疗程：尚无统一标准，基本原则是锻炼患儿盆底肌的收缩和放松功能，达到增加肌肉的收缩力和改善盆底肌收缩协调性。Rao 提出生物反馈治疗的疗程应遵循个体化原则，一般来说每次 1 小时，每 2 周 1 次，平均治疗 4~6 次。

4）生物反馈训练的疗效评价指标：目前采用的疗效评价指标以主观症状的改善为主，在大部分研究中，疗效评价指标包括了主观指标如排便次数、完全自主排便次数、排便费力程度、泻剂使用量，客观指标如肛门静息压、最大缩榨压、直肠感觉功能、不协调收缩纠正率、球囊排出时间、全胃肠通过时间等。刘宝华认为尽量使用量化的症状指标，并结合肛门直肠动力学指标可客观评价生物反馈训练的疗效。

5）生物反馈训练的方法

①首先应由患儿或患儿家属将排便情况记录下来，包括大便的次数、性状、形状、硬度、是否脓性或血性便，有无排便困难、便意及排不净感，能否区分排气、排便，污便、便失禁的程度，是否伴有腹痛、腹胀，如经过治疗其疗效情况等。坚持记排便日记，根据评分了解训练前肛门直肠功能的情况，同时在训练前后还应结合一些相应的客观检查，如肛门指诊、直肠肛管测压、括约肌肌电图、排便造影等。

②生物反馈训练内容应根据每例患儿肛门直肠功能检查结果，选择下列一种或几种具体生物反馈训练方法，制订一套针对性生物反馈训练方案进行训练。

加强肛周肌肉力量的生物反馈训练：患儿应保持放松状态侧卧于检查台。将肛探电极插入肛管，肌电波形即在监视器屏幕上显示。首先嘱患儿观看正常儿童肌电波形，同时指导患儿调整用力方式，教会患儿使用肛门括约肌，努力提高肛门括约肌的收缩波幅，延长括约肌收缩时间，直至出现正常波形，当其出现正常图形时应及时给予鼓励。此期停止的标准是最大收缩压力、肌电振幅、最大收缩时间均达到正常。

改善直肠感觉阈值的生物反馈训练：将带有气囊的测压导管插入直肠，膨胀气囊达到患儿的感觉阈值，同时患儿应能从显示器上看到直肠被动扩张时的压力波形，然后减少 5ml 注气量，反复进行，让患儿牢记直肠扩张时的感觉，关闭显示器，如患儿仍能感觉到这一水平的注气量，则再减少 5ml 注气量，反复进行直至达到正常的直肠感觉阈为止。

缩短扩张收缩时间训练：当患儿通过显示器看到直肠扩张后立即收缩括约肌，测定扩张收缩时间，当此时间较上一次缩短时，也要及时给予鼓励。扩张收缩时间较感觉收缩时间更为准确，没有人为的因素。

协调性训练：在肛周肌肉收缩力、直肠感觉阈值、扩张收缩时间达到正常后，要进行协调性训练，即患儿感觉到直肠扩张后，立即进行外括约肌的反射性收缩，通过反复训练建立起条件反射，即使关闭显示器，也能出现此反射。

6）生物反馈训练的护理

①根据填写的排便日记、患儿的饮食情况和各种相关检查，如直肠肛管测压等，训练前对患儿进行全面的病情评估。对问题的原因及程度进行评估，进而制订训练方案及判断疗效。

②根据患儿及家长的年龄、性格及知识结构特点等具体情况，用通俗易懂的语言进行健康教育，包括肛门直肠的解剖、大便的控制机制、生物反馈训练的原理及治疗的具体方法，消除患儿紧张、不安的因素。

大便失禁严重影响患儿的正常社会交往活动，使其容易产生自卑感，所以在治疗中要常给患儿以鼓励，让其不但能认识自己的进步，还要全面接纳自己，给他们制订相应的训练目标，不断总结训练成果增强其自信心，随时给予肯定和表扬；同时要让患儿知道只要付出，就会有收获，充分调动其积极性和树立战胜疾病的信心。

③治疗室内保持适宜的温度和湿度，在安静的环境里使患儿能集中注意力进行生物反馈训练，也可播放轻松的卡通片或音乐放松患儿紧张的情绪。训练过程中，护士操作应轻柔准确，以减轻患儿的疼痛不适感。年龄较小的患儿进行训练时，可以安排 1 例较大的患儿同时进行治疗，通过同伴间的交流给予指引或鼓励，使其明确治疗目的，并反复耐心指导其如何正确配合训练。治疗过程中不断给予鼓励或小奖励，以增强患儿的主动配合性和信心。

④训练结束后嘱患儿在家中反复进行训练，以巩固疗效。其次还应指导患儿每日三餐后 30 分钟至厕所训练排便，养成定时排便的习惯。对于学龄期患儿可以教会其分辨大便的性质，逐渐形成自己记录的习惯，还能促使其自觉进行训练，达到早日改善的目的。

⑤健康宣教：患儿宜进食高蛋白、高热量、易消化、含纤维素多的食物，以利于通畅排便。食物中膳食纤维不会被机体吸收，但可增加粪便的体积，刺激肠蠕动，有助于恢复肠道功能，加强排便的规律性，有效地改善大便失禁状况。

另外，由于大便失禁刺激肛周皮肤使之经常处于潮湿状态，易导致肛周皮肤损害、红肿、糜烂和溃疡，应加强肛周皮肤护理，保持局部清洁干燥，并涂皮肤保护膜或造口护肤粉加强保护，有效预防肛周皮肤糜烂和溃疡形成。

（四）扩肛

1. 扩肛的理由 近 20 年来，HD 的治疗进入微创时代，对于常见型 HD 的治疗一般选择经肛门手术，而长段型 HD 需要腹腔镜辅助手术。目前对于需要结肠次全切除的患儿采用较多的手术方式包括腹腔镜辅助 Soave 手术和 Duhamel 拖出术。Duhamel 拖出术保留了前壁部分无神经节细胞肠管，建立了无神经节细胞 - 正常神经节细胞共同管道的更大腔隙，因其宽大的吻合口不需常规扩肛。而采取 Soave 手术的患儿，因保留了无神经节细胞的直肠肌鞘，吻合口愈合过程中伴随纤维组织增生，瘢痕纤维化后就有缩窄的可能性，常引起狭窄或便秘，术后需要常规扩肛避免吻合口狭窄。

2. 扩肛的目的

(1) 扩开瘢痕，防止吻合口狭窄，排便时粪便通过无阻力。

(2) 促进新建直肠顺应性恢复。

(3) 促进直肠肛管抑制反射建立。

(4) 促进肠蠕动，缓解肛压，减少肠炎发生。

(5) 最终使肛管直肠排便和控便机制达到正常。

3. 扩肛的方法及注意事项 详见本章第二节。

出院前应对家属进行扩肛技术的培训，确保其掌握扩肛的方法及明确扩肛的重要性及注意事项，遵医嘱坚持扩肛，结束扩肛治疗时吻合口应是平整柔软的，具体扩肛时间、扩肛器型号转换应根据医生的肛门指诊结果调整。出院后的扩肛应注意以下几点。

(1) 扩肛器从小号到大号，循序渐进，1~2 周加大 1 个型号，2 个月后逐渐扩至与年龄相符的型号并固定此型号继续扩肛 3~6 个月，达最大直径后酌情逐步降低扩肛频率，前 2 个月每日 1 次，第 3 个月每 2 日 1 次，第 4 个月每 3 日 1 次，后 2 个月每周 1 次。

(2) 如果患儿出现排便困难、腹胀，遵医嘱酌情增加扩肛次数为 2 次 /d。待便秘、腹胀好转后每日 1 次。

(3) 肛门指诊如可触及干硬粪便可先使用开塞露，待患儿排便后再行扩肛，以减轻患儿的不适。

（五）饮食指导

生长发育是儿童在成长发育过程中的首要评估内容，在生长发育迟缓的患儿中，外科手术是其重要原因之一。肠道手术由于对患儿肠道进行破坏后，可导致长期营养摄入不足，生长受累，形成营养缺乏性生长迟缓。在调查的所有 HD 患儿中，患儿以腹胀、排便困难等症状入院后，绝大多数患儿伴有食欲下降、进食差等情况或术前、术后伴有 HAEC 等现象，影响了小肠的营养吸收功能。在术后提供足够的营养摄入调整饮食后，生长加速可以达理想身高和体重。因此，患儿出院后必须注意饮食的搭配，定期随访，防止营养缺乏性矮小。

在一项对全结肠型 HD 根治术后 10 年的随访调查中发现，患儿饮食结构基本均衡，大部分可达到或接近同龄正常儿童体格发育的平均水平。经常食用的食物种类包括谷类、肉类、鱼类、蛋类和蔬菜类，相对少的为虾蟹贝类和水果类。较大年龄的儿童食物品种较丰富，甚至食用冷饮、雪糕后无任何不适。少数患儿摄入水果后腹部出现不适感。

1. 无并发症患儿出院后的饮食指导

(1)新生儿：出院后仍然以肠内营养素为主，术后 4 周可开始增加母乳喂养，先给予少量试吃，如患儿排便正常，再缓慢增加每餐的奶量，术后 8 周渐渐增加母乳喂养的次数，直到恢复母乳喂养。母乳喂养对小儿的肠黏膜屏障有保护作用，即可以通过提供对抗细菌的成分，增加肠道共生菌群存活繁殖并降低潜在病原菌的定居等对肠黏膜屏障进行主动保护，还可以加强肠上皮的屏障作用。但需注意母乳喂养后，母亲的饮食要健康、卫生，避免辛辣、刺激、生冷的饮食。

(2)婴儿期(1 岁以内)：出院后仍然以肠内营养素为主。术后 4 周开始母乳喂养或配方奶粉喂养，先给予少量试吃，如患儿排便正常，就缓慢增加每餐的奶量，直到恢复正常奶量。术后 8 周，已添加辅食的患儿可以开始添加辅食，但应由单一的辅食开始。6~9 个月龄时母乳依然为主食，添加食物包括米糊、粥、水果汁、菜汁、蛋黄、鱼泥、肉末等；10~12 个月龄时添加烂面条、水果、碎菜、肝泥、肉末等容易消化的食物。

(3)幼儿期(1~3 岁)：出院继续给予母乳喂养或其他乳制品，逐步过渡到食物多样。术后 4 周开始荤素平衡，干稀交替，米面和粗粮搭配，但食物须切碎煮烂，以利于消化。术后 8 周开始宜补充充足的优质蛋白质，如瘦肉类(猪肉、牛肉、羊肉、鸡鸭肉等)、鱼、虾、豆浆、豆腐、牛奶、酸奶、羊奶、禽蛋类(像鸡蛋、鹌鹑蛋)等食物，宜多食新鲜蔬菜和水果，保证维生素的补给，如香蕉、苹果、雪梨、猕猴桃等。

(4)其他患儿(>3 岁)：出院后继续肠内营养制剂的补充，可添加面条、米粥、馄饨、少油的菜汤等。术后 4 周，可停用肠内营养制剂。但要保证热量及各种营养素的摄入量。荤素可搭配着吃，品种要多样，以防止营养不良。但食量要与体力活动相平衡，保持正常体重增长。如米粥、面条、馒头、少油的菜汤，患儿适应后慢慢增加食物的品种，可给予蒸蛋、少量青菜、清淡的肉汤或鱼汤，以及肉沫青菜粥等。术后 8 周进食食物多样，以谷类为主，如大米、小麦面粉和薯类。多食新鲜蔬菜和水果，保证维生素的补给，如菠菜、生菜、西蓝花、番茄、胡萝卜、南瓜、红苋菜等，经常吃适量的鱼、禽、奶、蛋、瘦肉等优质蛋白。建议使用煮、蒸、炖、烧、煨的做法，不要用腌制、烧烤、油炸的方式。三餐定时定量，不能用糕点、甜食或零食代替。如中间加餐，可选择水果和能生吃的新鲜蔬菜、奶制品、大豆及其制品或坚果，如牛奶、酸奶、花生、核桃、杏仁等。

增加食物的过程必须循序渐进，一次增加一种，量由少至多，在前一种食物完全适应后再增加第二种食物，防止无节制地增加食量导致肠炎，甚至肠梗阻的发生而再次手术。对于仍存在营养高风险的患儿，建议其定期营养门诊随访，接受专业的营养指导，加快术后恢复。

2. 便秘患儿的饮食指导 便秘是患儿术后常见的远期并发症，饮食调节是便秘保守治疗中的一种方法。在保证供给患儿充足热量、蛋白质、维生素的同时，应适当侧重于膳食纤维(dietary fiber，DF)和液体的摄入。

DF 具有保水、软化及增加大便体积、缩短肠传输时间、促进大便排出的作用，但是摄入过多也会引起腹部不适，影响蛋白质及其他营养物质的消化、吸收。应鼓励患儿进食全谷物、水果、蔬菜、豆类和坚果。注意评估患儿对饮食中逐步增加纤维含量的耐受性，并应逐步提高到推荐量。

足量饮水可预防粪便干结，饮水量因年龄及体重而异，随季节气温及运动量适度调节，当纤维的摄入量增加时，液体的摄入量也应相应增加。

（六）术后远期并发症

尽管近年来 HD 手术疗效明显提高，但其术后远期并发症仍较多见，且发生率较高，甚至需要再次手术治疗。

便秘、小肠结肠炎和污便是 HD 根治术后比较常见的远期并发症。便秘和小肠结肠炎的发生均与吻合口狭窄、直肠肌鞘过长、合并先天性巨结肠同源病和无神经节肠管及移行段的残留有关。另外，肛门内括约肌失弛缓及结肠蠕动功能差也是可能的原因。

1. 先天性巨结肠相关小肠结肠炎 HAEC 是 HD 最常见、最严重的并发症。可发生在手术前后的任何阶段，包括造瘘术和根治术后，最常发生于术后的 2 年内。此外，肠炎反复发作也是导致便秘的主要原因，HAEC 经久不愈，大量细菌毒素吸收，肠壁神经节细胞变性退化，可失去蠕动功能。梗阻和肠炎互为因果，导致便秘复发。因此，必须强调对 HAEC 的及时诊断及有效治疗，出院后仍需做好 HAEC 的防治。

出院前应向患儿及家属讲解 HAEC 的相关知识，包括相关症状、诱发因素、治疗及护理，指导出院后自我病情观察的要点，当患儿出现发热、腹胀、腹泻等症状时需及时就医，防止病情延误导致严重后果。

2. 便秘复发 术后早期便秘，多由吻合口水肿、排便疼痛和炎症刺激等引起肛门括约肌暂时性失弛缓所致，经过 3~6 个月扩肛治疗，症状可以得到改善。在一项对 HD 术后长达 8~24 年的随访研究中，发现 14.3% 的患儿术后再次出现便秘。有学者统计 Duhamel 拖出术后远期随访结果，便秘复发率为 15%，Soave 手术为 16%，而先天性巨结肠同源病术后便秘复发率更高。主要原因为切除病变肠管不够，遗留移行区或无神经节细胞肠段，术前根据钡剂造影确定移行段并不确切，术后吻合口并发症，合并肠神经元发育异常等。

(1) 保守治疗

1) 饮食调节：详见本节相关内容。

2) 适当体育锻炼：鼓励患儿进行适当的体育锻炼，促进肠蠕动。

3) 扩肛治疗：是防治便秘复发的重要手段。如果未坚持扩肛，易造成功能性肠梗阻。

4) 结肠灌洗：家长可进行家庭灌肠学习，掌握灌肠的方法，必要时可使用开塞露灌肠，减轻患儿腹胀。

5) 口服药物：遵医嘱口服乳果糖或益生菌等药物。

(2) 手术治疗：如采取保守治疗，便秘长时间不缓解，应到医院就诊，进行直肠肛管测压、X 线钡灌肠检查，明确病因手术治疗。

3. 污便、大便失禁 不同的手术方式，随访时间的延长，污便、大便失禁发生率不同。许多学者通过测量直肠肛管静息压差、角度，肛管高压区长度及钡剂灌肠测量肛管长度等研究认为，手术损伤造成肛门内括约肌功能不全是污便主要原因。HD 术后便失禁治疗流程见图 6-64。

(1) 保守治疗大便失禁或污便一旦发生，应针对不同原因进行处理。首先行非手术治疗，常可达到满意效果。

1) 饮食调整：首选富含膳食纤维的饮食，如为婴儿，家长可适时添加辅食，以调节患儿大便的性状。

2) 结肠灌洗：通过灌肠可以减少直肠肌张力。

3) 口服药物：如因术后肠道功能紊乱，排便急迫或稀便不能控制，可以通过口服肠道益生菌、蒙脱石散等使粪便成形，改善症状，具体应遵医嘱服用。

4) 排便训练：强调排便训练的重要性，消除患儿对排便的厌恶，自觉地进行排便和控便训练，必要时进行生物反馈训练治疗。

5) 肛周皮肤护理：肛周皮肤长期受粪汁的刺激，易引起肛周皮炎，需加强肛周皮肤护理。

(2) 手术治疗：随着时间的延长，经保守治疗无改善，严重影响生活质量者，可考虑再次手术治疗。

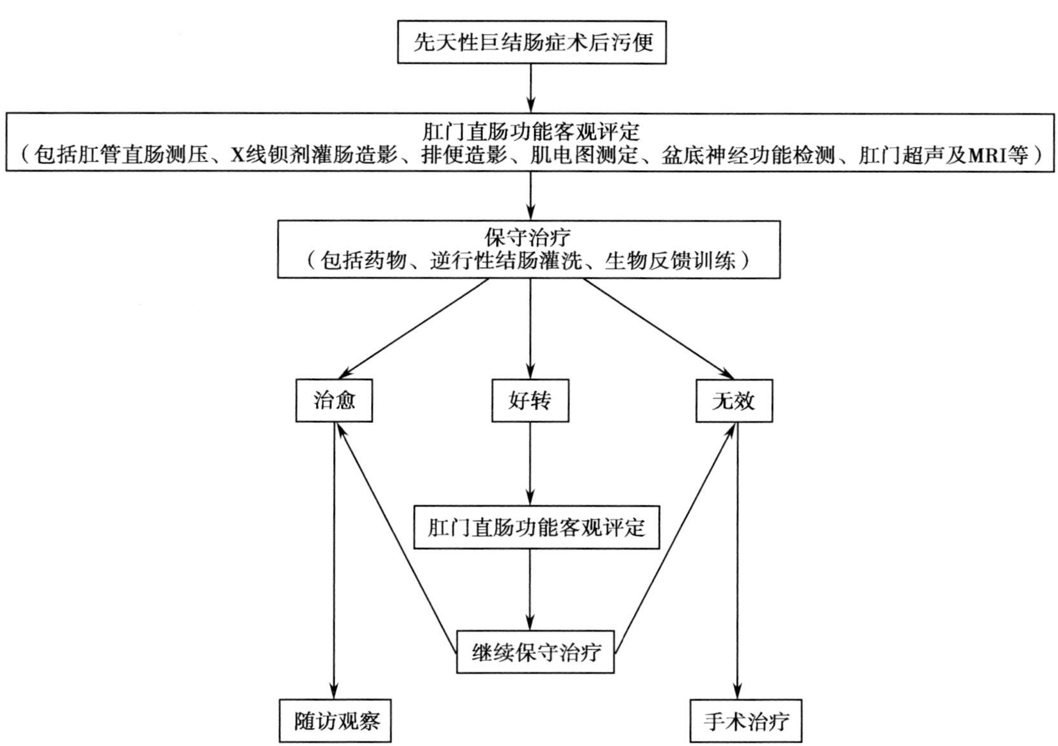

图 6-64 先天性巨结肠症术后大便失禁治疗流程

4. 吻合口狭窄 一般认为由吻合肠管处形成瘢痕造成狭窄，或是术后扩肛过晚、时间过短或扩肛方法不正确所致。文献报道，HD 术后吻合口狭窄的发生率为 3%~35%，Soave 和 Swenson 手术后更常见。Dickie 等认为，如果患儿曾经行 Soave 手术，术后出现梗阻症状，必须考虑肌鞘狭窄。

单纯性吻合口狭窄多见于术后数周，通过规律扩肛治疗可缓解，一般不需要手术治疗，对于扩肛无效者，则应考虑再次手术治疗。

对于因术中后鞘未切开或切开不彻底造成下拉肠管扩张受限、直肠肌鞘夹层感染，形成纤维化或瘢痕化等造成的吻合口狭窄，单纯扩肛治疗效果差，一般需要外科手术治疗。

（七）复查

术后前 3 个月每月定期复查，之后每 3~6 个月复查 1 次，持续 2 年以上。复查主要了解患儿排便情况，如每日大便次数、性状，有无便秘、污便、肠炎等表现，并进行腹部查体、肛门指诊、钡剂灌肠、直肠肛管测压等检查。

1. 肛门指诊 通过肛门指诊了解吻合口有无狭窄，根据肛门指诊的结果，指导扩肛、灌肠及排便训练。特别是经肛门 Soave 手术后，扩肛能扩开术后狭窄瘢痕，使排便时粪便通过无阻力，并促进新建直肠顺应性恢复。同时促进直肠肛管抑制反射建立，增强患儿术后的便意，促进新建的直肠肛管蠕动，有效地缓解肛压，使大便顺利排出，能减少菌群对肠管的感染、破坏，有效降低 HAEC 的发生率。

2. 直肠肛管测压 术后 3 个月可进行直肠肛管测压检查。检测指标主要为直肠肛管抑制反射（rectal anal inhibitory reflex，RAIR）是否出现及其波形、直肠静息压、肛管静息压、肛管高压区长度、直肠感觉阈值。直肠肛管测压在 HD 术后随访中有利于了解术后影响排便的因素，对后期肛门功能的恢复训练如生物反馈训练治疗、肛门功能评估也有帮助。

3. 钡剂灌肠 观察结肠形态，有无典型的痉挛段、移行段和扩张段，结肠框形状，乙状结肠迂曲多少，是否合并肠炎及直肠肛管角。

4. 结肠传输试验 检测的指标包括全结肠传输时间、右半结肠传输时间、左半结肠传输时间和直肠乙状结肠传输时间。已有研究证实,HD术后胃肠道存在动力学异常。术后远期排便功能障碍的发生与结肠的动力异常有着不可分割的联系。结肠传输试验是评价结肠运输功能的客观检测方法,在国外应用已相当普及。

（史雯嘉 熊紫薇）

七、延续护理

出院不是护理服务的结束,虽然出院指导可以在一定程度上为HD术后患儿及家长提供一些出院后的康复指导,但由于家长知识水平及重视程度的不同,患儿出院后的家庭康复治疗仍然存在较大差距。因此,对HD患儿在术后有必要进行延续护理,以应对可能出现的手术并发症及患儿在社会生活中所面临的各种行为、心理问题,提高患儿的生活质量。

出院患儿延续护理是利用信息化工具,通过电话、信函、电子邮件、登门造访等方式进行的一种开放式、延伸式护理,进一步完善整体护理的内涵。在护士和患儿乃至家庭成员间建立有目的的互动,帮助患儿解决出院后的健康问题,普及医疗知识,节省社会和家庭人力资源等方面有着重要意义,缩短了护患之间的距离,提高了患儿出院后的生活质量。

(一) 对先天性巨结肠症患儿实施延续护理的方法

1. 建立延续护理小组 延续护理作为临床优质护理的延伸,是以患儿为中心、以患儿的需求为导向的专业服务,是属于医院护理服务中的整体行为,须由指定的有资质和能力的专业团队或人员负责。延续护理小组由护士长、医疗主任、主治医生、责任护士组成。护士长负责全面工作,选择护师及以上职称、临床经验丰富、沟通能力强的责任护士具体实施出院后的延续护理,主治医生对术后恢复过程中出现的治疗性问题和疑难问题进行指导。

2. 建立延续护理信息档案 建立随访登记本或健康档案,登记患儿基本信息、诊断、出院日期、家庭地址、电话号码、出院时存在的健康问题及所要咨询的内容,设计随访表。在患儿出院前告知家长随访方案,取得理解与配合。

3. 发放健康指导手册 于出院当日再次对出院指导的内容进行讲解。虽然健康指导手册作为患儿住院期间及出院后的学习工具,能够提高生活质量,但其只是辅助工具之一,出院后仍需要护士的督促。

健康指导手册内应包含扩肛和结肠灌洗的注意事项、术后并发症地预防,以及治疗和相关康复护理知识、随访时间、随访内容、主管医生和随访医护人员的联系方法、科室微信公众号等。供家属带回家阅读查看和执行。

4. 延续护理内容 实施延续护理需根据患儿及家庭的具体情况,有侧重点地进行相关指导和帮助,使患儿在生活中遇到的问题能及时得到解决,建立良好的生活习惯和生活方式。

(1)排便功能:了解患儿的排便次数、大便性状、大便控制情况及有无污便、便秘、失禁、腹泻。

(2)饮食喂养情况:指导患儿家长合理调节饮食,如配方奶的合理调配,辅食添加等。

(3)生活质量(quality of life,QOL)评价:应从主观、客观及社会等方面进行评价。如患儿的心理行为、生理功能、上学情况、社会交往及生活饮食与正常儿童差异的综合评估,术后排便功能是生活质量的中心环节。

对于大便失禁的患儿,因失禁带来难闻气味,频繁去卫生间,经常更换和清洗内裤。父母经常悲观失望,焦虑内疚,不耐烦;上学后由于疾病的影响不能按时上学或时而缺课;有的患儿为减少污便、腹泻而限制饮食的种类,有的患儿需经常口服药物以改善消化功能和排便性状。这些因素对患儿心理、生活、社会各方面都会产生一定的影响。及时了解患儿的情况,积极处理,做好患儿思想工作,解除其心理负担,使之树立正确对待疾病的心理观念。

(4)扩肛方法指导:了解患儿扩肛的现状,防止因扩肛不当造成排便不畅、便秘和腹胀。

(5)结肠灌洗方法指导：对于便秘、HAEC 的患儿，可指导结肠灌洗的方法和药物；对于腹胀患儿，可指导肛管排气的方法。

(6)排便训练：详见本节相关内容。

(7)常见并发症的观察和处理：使家属在家中即可对早期 HAEC 进行防治，防止 HAEC 的进一步发展。

5. 延续护理的方式 每一种延续护理方式都有其局限性，如电话随访的不可视性、门诊服务的不便利性等。因此，应该结合患儿个体情况，选择适宜的、综合的延续护理方式，以更好地保障延续护理服务的可及性与服务效果。

(1)电话随访：电话随访作为一种经济、方便、高效的支持工具，是出院后延续护理干预方式中最常用的方法。可运用 CICARE 沟通模式收集资料，具体如下。

C：Connect，接触，称呼对方喜欢的称谓。

I：Introduce，介绍，医生、护士自我介绍“我们是……医生 / 护士，进行第……次随访”，凸显随访医护人员的技能和专业知识，使患儿家属产生信任感。

C：Communciate，沟通，随访护士按照所列的随访内容，逐项收集患儿资料，医生同步收听。

A：Ask，询问，询问患儿家属目前需要什么帮助，或担心什么。

R：Respond，回答，医护共同分析患儿目前存在的问题，实施专业性干预。

E：Exit，离开，再次确认患儿家属有无疑问，预约下次随访时间，礼貌道别。了解患儿相关情况、知识掌握情况、存在的问题及护理需要。

(2)家庭访视：家庭访视能促进访视人员与患儿及家属之间互动，能够协助患儿更好地掌握相关康复知识，被认为是最直接有效的延续护理方式。通过家庭访视，评估患儿的家庭环境，家属的实际护理能力，家庭成员的心理状况，便于及时发现患儿居家护理中存在的问题，针对患儿目前的问题给予指导。家庭访视的有效性在研究中逐步得到证实，但由于就诊患儿来自不同的地区，我国又缺乏相应的规章制度、规范化的护理流程、护士访视能力不足及安全等因素，制约了家庭访视的实施。

(3)基于网络平台的随访：目前，由于网络技术的迅速发展，基于网络平台的即时通信成为实施延续护理的新方式，它弥补了电话随访中的不足，解决了家庭访视对人员和时间要求高的难题，节省资源，容易被患儿家属所接受，也方便患儿家属直接填写需采集的信息，使随访人员能直接获取最终的数据资料，保证数据的真实性和有效性。

1)可以通过微信、QQ 等搭建信息交流平台，并将 HD 术后相关的健康宣教资料，居家护理技术视频，包括扩肛、结肠灌洗、皮肤护理、喂养技术等相关内容上传至平台上，供患儿家属下载、观看与学习。

2)在出院前邀请家属加入，并指导填写好患儿的基本信息资料，包括姓名、性别、年龄、分型、手术方式等。

3)通过“一对多”方式进行健康宣教和通知公告，并持续更新健康宣教相关资料，通知各医生的门诊时间情况；通过“一对一”方式对患儿存在的疑难问题进行解答，并告知患儿复诊时间，同时根据患儿各阶段康复需求指导患儿进行相关内容的学习。

4)随时收集随访患儿家属反馈的信息，鼓励患儿家属撰写康复日记，将患儿在康复中的心得体会进行记录和分享，在征得患儿家属的同意后在信息平台进行发布，增进患儿或家属间的互动与交流。

(4)小巨人俱乐部病友会：将患儿及家属聚集在会场，针对患儿家属感兴趣的问题，如高发人群、发病原因、典型症状、治疗措施、HAEC 的观察与早期处理、造口管理、饮食营养等进行详细讲解并有提问互动；请金牌病友妈妈分享自身照顾患儿的相关经验；设立义诊检查；安排精彩纷呈的患儿游戏环节，进一步增进医患关系。

(5)护理专科门诊：专科护理门诊是延续护理的一种方式，护理人员能根据患儿病情和需求提供面对面的个性化、专业化的技术护理和健康教育指导，教会患儿掌握正确的自我护理技能，讲解疾病规范治疗的重要性，提高患儿的治疗依从性和自我管理能力，使患儿得到全程、连续的护理。

对出院后发生并发症且护理难度较大的HD患儿可采用护理专科门诊进行护理指导和提供相关护理服务，评估患儿家长的护理技能，调整不合适的护理方法，为患儿采取有针对性的护理服务，降低其再住院率。

6. 随访时间 对HD术后患儿的随访可分为强化随访和长期随访2个阶段。强化随访以“帮助患儿和家属建立遵医行为和自护能力”为目标，在患儿出院后1周、2周、4周、8周进行随访。长期随访以“提高患儿生存质量”为目标，在强化随访后3个月、6个月、1年进行随访，之后再根据患儿家属意愿及评估结果合理调整随访次数，对于有特殊情况的患儿，适当增加随访次数。

（二）先天性巨结肠症患儿延续护理的质量控制

每月根据随访登记进行分析，包括当月随访的例次、症状评估异常结果的分析、治疗和药物的不良反应发生情况、后续治疗及门诊复查的依从性分析、健康教育效果评价等。将分析结果和改进方案上交科主任和护士长。

护士长每月不定期进入随访现场，随机评估随访质量，监控随访实施流程是否合理、规范，是否按照既定的沟通原则进行，沟通是否流畅有效。发现问题或隐患及时整改并在每月科务会议上汇报，以提高随访质量，降低失访率。

科主任负责审核质量改进方案，确保随访管理的科学性和规范性。

（史雯嘉　熊紫薇）

第三节　腹腔镜先天性巨结肠症手术专科护理

一、专科护士在先天性巨结肠症患儿管理中的作用

临床护理专科化发展是衡量护理专业化水平的重要标志。培养和使用专科护士是21世纪我国临床护理的发展趋势和主流方向。专科护士（clinical nurse specialist）是在护理专业化进程中形成和发展起来的高级临床护理工作者。需具备一定的执业资格，在某个专门的临床领域为卫生保健的服务对象提供专门化的护理服务。常规的医疗护理工作未能提供这些专门化的服务，或未能全面地、系统地、连续地提供。专科护士具有广博的、丰富的工作经验，具有先进的专业知识和高超的临床技能，能向患儿提供最高质量的护理。这种建立在经验、知识和技能基础上的非同一般的临床能力，是得到同行、其他医务工作者及服务对象的普遍认同的。他们在做好患儿直接护理工作的同时，还常承担起同行和患儿的咨询者、指导者等角色。专科护士的培养既是护理专业专科化发展的要求，也是推动专科护理发展的人才基础。在HD患儿的围手术期管理中，也需要专科护士给予全面性、系统性、连续性的护理。

（一）静脉治疗专科护士

静脉治疗是现今临床上最常用、最直接有效的治疗手段之一。儿科作为一个特殊的科室，存在静脉穿刺困难、小儿病情变化快、护士工作压力大等诸多问题，特别是静脉穿刺的难度要比普通成人科室大很多。由于HD术前饮食的限制和术后禁食影响，需要实施肠外营养支持。而肠外营养支持治疗作为高浓度、长时间营养液输注的重要治疗手段，一方面解决患儿的营养风险问题，另一方面也给护理人员带来静脉穿刺和护理上的挑战。因此，对具有静脉治疗护理方面特殊知识和技能的护士的需求越来越迫切。

静脉治疗专科护士是指以接受静脉治疗的患儿为服务对象，为其提供与静脉治疗相关的护理技术、健康教育、心理支持及并发症处理等专业服务的注册护士。在静脉治疗护理领域具有广博的、丰富的工作经验，具有先进的专业知识和高超的临床技能。静脉治疗专科护士在静脉治疗护理的临床实践中扮演重要角色，包括做好组织学习、监督、监管，对医护人员做好职业防护，对患儿加强安全管理，进一步规范和改善临床静脉治疗护理，提升医疗护理质量。

有研究显示，长时间输注高浓度的肠外营养液选择静脉留置针者平均置管时间为（35.41 ± 24.53）小时，低于有效留置的72小时。留置针组的患儿因穿刺部位皮肤红而拔管者占19.5%，肿胀者占17.7%。

早期选择经外周静脉置入中心静脉导管（PICC）优化静脉治疗方案，可降低患儿静脉炎、肢体肿胀等并发症发生率及穿刺痛苦，集束化管理整体治疗周期静脉治疗费用。HD 患儿一般在术后 14 日左右进行扩肛指导后出院，围手术期建议使用 PICC，即经外周静脉置入，并将导管尖端置入上腔静脉的方法，为患儿提供中期或长期的静脉输液，导管由硅胶材料制成，柔软性和生物相容性好，并发症少，可将药物直接输注到流速快、血流量大的中心静脉，避免患儿因长期输液或输注高浓度、强刺激性药物带来的血管损害，减轻因反复静脉穿刺带来的痛苦，保证治疗的顺利进行。

PICC 穿刺完成后，要通过拍胸片或心电定位的方式评估静脉通路装置的导管尖端位置。阅片一般是放射科医生、临床医生的资质范围，但接受过规范培训并通过考核的静脉治疗专科护士可以结合置管过程、回血情况、胸片显示的解剖关系三方面综合判断，准确评估导管尖端位置，同时可以在较短的时间内发现和解决导管异位的问题。大大缩短患儿用药的等待时间，减少患儿家属由于等待而产生的焦虑等不良情绪，同时也避免了因等待而错过调整异位导管的最佳时间，提高了整体工作效率，对临床工作有巨大的帮助。静脉治疗专科护士综合业务水平对 HD 患儿的静脉治疗护理质量和安全起着重要的作用。

（二）伤口造口专科护士

HD 患儿如果术前常出现呕吐、腹胀、发热等 HAEC 症状，或伴有全身营养状况较差和水、电解质紊乱，不能耐受一期 HD 根治术的手术，则需行肠造瘘术。肠造瘘术是暂时的粪便改流术，是挽救患儿生命、治愈疾病的重要姑息手段，若护理不当，可发生严重并发症，影响二期手术效果，甚至影响其生长发育，乃至引起生命危险。因此，做好造瘘的护理是患儿再次手术成功的重要保证。

伤口造口专科护士是在伤口造口领域具有丰富的经验，具有较强的临床实践能力、扎实的专业知识，经专业机构培训并经考核合格取得专科护士资格证书，专门处理各种慢性伤口、肠造口、大小便失禁和瘘管的专科护士。负责造口护理、伤口护理（包括压疮）、失禁护理、全员教育培训、了解该领域前沿知识、履行角色功能。

在 HD 患儿的管理中，伤口造口专科护士角色的核心功能主要是以患儿为中心的临床整体护理能力，为患儿提供直接护理服务，缩短各类急慢性伤口的愈合时间，避免造口相关并发症的发生，预防患儿术后各类压疮的发生，降低患儿的治疗成本和痛苦程度，提高护理服务品质和医院工作效率。此外，还包括向同行传授专科理论和技能知识，与伤口造口患儿家属的有效沟通，并为他们提供康复知识指导和咨询服务，提高患儿的康复速度和生活质量。在临床上，伤口造口专科护士负责监督伤口愈合情况和造口的护理情况，负责简单伤口处理，提供必要的健康教育指导。

建立咨询的平台，通过指导患儿生活，教会患儿家属正确认识造口，粘贴造口袋，使患儿可以跟正常儿童一样玩耍与学习，同时患儿家属对伤口造口相关知识知晓率、治疗依从性也有很大提高，也提高了患儿的舒适度和生活质量。

（三）危重症护理专科护士

危重症护理专科护士的主要任务是对患儿的重要脏器和生命体征进行密切监测，实施连续性支持护理，维持患儿重要脏器的生理功能和心理平衡，使之度过生命的重要关口和术后的非常时期，逐渐恢复健康。在临床上的工作至少包括关注危重患儿、督导下级护士、发动改革优化流程。

危重患儿的管理是医疗管理的核心，是医院医疗服务质量的重要评价指标。危重患儿的管理不仅关系到医院医疗服务质量的评价，还与患儿的疾病治疗效果及预后息息相关。HD 是小儿外科较为常见的危重疾病之一，婴幼儿期大多数身心均未成熟、适应能力差、病情变化快、依赖性强、生理与心理特点与成人不同，需要特殊的保护和护理。青少年期和成人期 HD 手术普遍复杂，病程周期时间长，在术后的管理上，护理人员除需有敏锐的观察能力外还需具备扎实娴熟的监护、急救技能。在观察到患儿的病情变化后，及时进行正确的分析，作出准确的判定，并积极实施有效干预，提高患儿的抢救成功率。因此危重症护理专科护士应每日进行 HD 危重患儿查房。指导责任护士注意观察 HD 患儿术后有可能出现的问题、护理重点等，并参与到危重症护理中。对现有护理程序进行评估，以明确组织系统中影响患儿结局的促进因素和阻碍因素，通过促进部门内的合作，带领护理团队共同计划改革进程、落实改革措施、评价改革效果，及时修正目前工作中不必要的步骤来优化工作流程，提高护理质量，达到改进患儿预后的作用。如改革重症护理记录单书写、优化抢救流程等。通过促进护理队伍技能的提高，来提升对HD患儿护理服务质量。

（四）营养专科护士

随着医学的发展，营养支持对临床治疗效果影响的研究越来越得到重视。充足的营养不仅是维持机体生存的基础，也是儿童生长发育的基本要素。营养不良会影响儿童的生长发育，降低机体功能。住院患儿的营养状况与患儿的预后、病死率、术后并发症发生率、住院时间等密切相关。小儿与成人不同，小儿除了本身疾病或创伤代谢外，还需要维持其生长发育的能力补给，而且小儿体内的储备热量少，各组织器官发育尚不成熟，对营养缺乏的耐受性差，会使机体抵抗力、修复力下降，导致疾病的并发症及死亡率明显上升。因此，对住院患儿进行及时营养筛查极为重要，同时，对于筛查存在营养风险的患儿及时给予营养支持，改善患儿住院期间的营养状况很有必要。小儿体内营养素储存量少、重要器官（脑、肝、心、肾）的重量与体质量之比高、基础代谢率高，且处在生长发育阶段，住院患儿处于疾病和创伤应激状态下，很容易发生营养不良。营养支持有利于调节机体的代谢和免疫功能，降低并发症的发生率，因此营养支持在住院患儿中显得尤为重要。

HD患儿存在不同程度的营养风险，其主要原因：① HD的主要临床表现是便秘，腹胀，严重者出现呕吐，尤其是全结肠型和长段型HD患儿，相对正常的儿童来说进食少；② HD患儿在行手术前要进行肠道准备，控制患儿饮食，每日进行巨结肠灌洗，缓解患儿便秘腹胀；③ HD治疗的关键在于手术切除无神经节细胞的狭窄及神经节细胞变性的扩张肠管，然后将正常肠管与肛门吻合，对患儿的创伤较大，可导致肠道细胞缺损，肠功能紊乱，营养吸收障碍。因此，对住院HD患儿进行及时营养筛查极为重要，对于筛查存在营养风险者及时给予营养支持，改善患儿住院期间的营养状况。

欧洲儿科胃肠肝病营养学会呼吁建立“营养支持小组（nutrition support team，NST）”，旨在对住院患儿进行科学有效的营养管理，降低营养不良的患病率。有学者指出，由于营养支持技术和营养制剂的发展，对营养不良和有营养不良风险患儿的营养支持，应有专业的营养支持人员指导或参与，大型医院建立营养支持小组，同时建立营养支持保障系统是很有必要的。临床营养支持小组中有专业营养师和专科营养护士的参与，与医生沟通，参与患儿的营养支持。小组的工作目标是提供合理的营养支持，包括：①识别患儿是否存在营养不良，或是否存在发生营养不良的趋势；②对患儿进行科学的营养评价并制订合理的营养支持；③为患儿提供安全规范、合理有效的营养支持。一个完整的NST，能使临床营养支持的规范化程度提高，有效降低营养支持相关并发症的发生率，是推动营养支持在临床上根本有效、安全、合理营养的一种良好方法。

营养专科护士利用自己的专长，参与培训的策划、指导和落实，通过模块化的培训对护士进行营养知识和技能的培训，提高了护士的营养专业知识，规范了营养行为，培养了实践能力，促进了护理质量的同质化，同时也发挥了营养专科护士在专科领域的作用。对有中、高营养风险的HD患儿，根据医嘱或营养师建议给予饮食健康教育、治疗饮食、肠内或肠外营养支持，鼓励家长接受专业营养治疗等。对需要营养支持的患儿进行肠外和 / 或肠内营养治疗。营养专科护士在HD患儿的营养指导和监护上有着举足轻重的作用。

专科护士角色的形成和确立是护理专业化和专门化发展的一个标志。专科护士的工作体现着护理工作的宗旨——促进健康、预防疾病、协助康复、减轻痛苦。临床护理是护理专业发展的根基所在，专科护士在各个专门领域的刻苦钻研和经验积累，丰富了护理学知识体系，对护理学科的发展做出了贡献。同时专科护士这一高级临床护理工作者的角色的形成和确立，给临床护士在专业上的发展展示了一个全新的领域。

（史雯嘉　蔡　莉）

二、先天性巨结肠症患儿的人文关怀护理模式

小儿患病本是一种不愉快的经历，对其身心健康会造成很大的影响。由于HD病情复杂，患儿住院治疗时间长，患儿的认知尚未发育完善，对治疗过程会产生不同程度的抵抗情绪，传统的医疗观念中存在着一些缺乏温情的一面，只是按医疗护理原则进行诊治，忽视了孩子的疼痛和恐惧及家长的担心，这样既不利于患儿的治疗，又容易发生误解和纠纷，且小儿对父母亲人的依恋十分强烈，因此，对于HD患儿要坚持以患儿及其家庭护理为中心，从尊重、理解、关心的角度出发，将人文关怀融入HD患儿的治疗护理中，使患儿及家属在就医的全过程中感到满意，促进患儿的健康发展。

（一）人文关怀的概念

人文关怀是人文精神的集中体现，是一种主张以人为本，重视人的价值，尊重人的尊严和权利，关怀人的现实生活，追求人的平等与自由，以及解放的思想和行为。人对健康的需求是多方面，多层次的，不仅包括躯体健康，也包括心理健康和完整的社会适应能力。护理人文关怀是实现人文精神的具体过程，护士以人道主义精神对患儿的生命与健康、权利与需求、人格与尊严的真诚关怀和照顾，除了为患儿提供必需的诊疗服务，还为患儿提供精神的、文化的、情感的服务，满足其身心需求，体现对其生命与身心健康的关爱。

（二）护理人文关怀的核心

关怀是护理的本质和核心。目前，护理界普遍认为护理关怀的核心内容包括五个方面，即尊重生命价值、理解文化背景、表达护士关爱情感、满足个性需求、协调护患关系。

1. 尊重生命价值 不论在何种情况下，生命是第一位的，都要尽最大努力拯救患儿的生命，帮助患儿及家庭在遭受疾病痛苦心情沮丧时认识生命存在的价值，建立战胜疾病的信心。

2. 理解文化背景 不同地区、不同习俗、不同年龄的患儿及家属有不同的关怀体验，如有的患儿不喜欢摸头、不愿意为满月的孩子剃头或剪指甲等，在实施关怀时必须考虑患儿及其家庭的文化背景，给予合适的关怀方式，满足其文化需求。

3. 表达护士关爱情感 关怀又称关心、关爱、关照等，是护理的核心任务。护理人文关怀是一个充满爱心的互动，要主动关心并帮助患儿及其家庭。

4. 满足个性需求 不同年龄、不同疾病阶段，对人文关怀的需求会不同。如HD患儿不能进食的阶段，有的患儿是哭闹，有的患儿是拿着食物闻其气味，有的患儿是喜欢看着父母吃，而有的患儿是不能看到别人吃东西，因此，在给予关怀前要先对患儿的需求作出正确的评估，然后给予针对性的帮助，让每个患儿在需要某种帮助的时候得到恰当的鼓励与支持。

5. 协调护患关系 与患儿及其家庭建立帮助信赖的关系，主动多与患儿及家属沟通，注意他们的感受和信息的反馈，帮助解决他们的疑问，建立良好的关系，让他们感到踏实，积极配合并参与治疗。

（三）先天性巨结肠症患儿及家庭的人文需求

HD患儿长期承受便秘的痛苦，还要经历辅助排便如灌肠、饮食控制、药物治疗等带来的痛苦，尤其是一些侵入性的治疗，患儿会产生不同程度的反抗情绪。目睹患儿遭受困扰对家庭而言是极其痛苦的，这类疾病的患儿家属还需参与到患儿的家庭护理和治疗中，部分患儿病程长，预后不良，缺乏经济或社会的支持，家庭成员受到的刺激很大，会对患儿的预后顾虑重重，家属会焦虑、担心。患病及治疗康复过程打乱了患儿及家庭的日常生活，降低了患儿及家庭的社会适应能力，因此，HD患儿需要被关心和爱护，家庭需要被理解、重视和支持。

（四）人文关怀护理创建的体现

1. 环境设施的人文体现 儿科环境应该在满足各种医疗功能的同时，充分考虑儿童这一特殊人群的人文安排，创造一个无压力，让患儿舒适的环境。根据儿童心理活动特点，创建个性化的就医环境，墙壁粉刷成柔和的淡绿色并装饰了小儿喜欢的各种卡通图案，减少患儿的恐惧感和陌生感。小儿门诊应

布局集中，检查室、直肠测压室与就诊室相邻，优化就诊程序，缩短就诊时间。在便于诊疗和家属看护的地方建立了儿童活动区和候诊室，配备各种卡通图案和造型的座椅，并设置 2 张床方便患儿更换尿布、衣物等，墙面设置卡通造型的宣传栏和电视，通过电视进行健康宣教，引起儿童的好奇心，为患儿创造快乐、自由的治疗环境，使患儿就医过程更顺利。

住院病房环境的人文体现，如病房的门上粘贴动物形象的卡通画，以动物形象作为病房的标记，利于患儿记住自己的房间；开放安全的活动空间，设立儿童活动室，地面铺装地毯，选择无棱角的桌椅，防止患儿磕碰跌伤；提供可清洁的玩具和图书，供患儿游戏、活动时使用，让患儿在适当的活动与游戏中暂时忘记疾病带来的痛苦。根据 HD 患儿的治疗需要，选择阳光充足，通风条件好的房间建立单独的灌肠室，墙面采用贴近自然的动植物图案装饰，并配置电视，播放舒缓的音乐或动画，营造轻松的氛围，缓解患儿的紧张、恐惧心理。

2. 人文素养的体现 儿科具有高付出低回报的特点，医护人员除了具备一般的基本特点和要求外，还需具备独特的人文素养。伦理道德修养，增强道德责任感，助于护士懂得爱，勇于奉献；高水平的文化修养，可以更好地提供多元化和跨文化的护理；文学艺术修养，能让人有一双善于发现美的眼睛，学会应用艺术的方式实施护理；语言文字修养，可使护士准确真实记录病情，而且情感最好的表达方式是语言，关怀性的语言和微笑、抚摸等肢体性语言，都可为患儿及家属营造人性关怀的氛围，给予心灵的抚慰。对患儿细致入微的保护和关怀，与患儿和家长的耐心沟通等都蕴藏着特有的职业人文素养。人文服务只是人文关怀的具体体现，过硬的专业技术修养才是其支撑，缺乏这个支撑产生的质疑不是一个微笑和关怀的语言就能打消的。

3. 服务模式的人文体现

(1) 建立良好的沟通环境：随着社会文明的不断进步，医学发展从强调“治愈”向强调“关怀照顾”转化，和以“家庭为中心的护理”服务模式，其中都包含着很多的人文元素。医务人员主动的服务、整洁的仪表、优雅的姿态、耐心的倾听、缓和的语气、清楚的表达，对患儿及家属需求的及时处理和反馈，都可以缓解患儿及家属紧张的情绪和敏感的心理，建立良好的沟通环境。

(2) 建立全开放的陪护制度：住院儿童最恐惧的是分离，离开家人常感到孤独、害怕，没有安全感，需要家人的支持和关爱。HD 患儿住院时间长，侵入性治疗护理多，患儿会产生哭闹、拒绝治疗、惧怕医务人员等不良反应，使患儿对医疗护理的依从性降低，不能有效的应对住院产生的压力，甚至会导致心理障碍。全开放的探视制度，减轻分离感的同时让父母主动积极地参与到患儿的治疗过程中，不仅让家属学习到了照护患儿的知识和能力，而且满足了家属陪伴患儿的需求和及时获得了患儿病情进展的相关信息。

(3) 提供多途径的健康教育和支持：对于 HD 患儿尽量安排同一病室，患有同种疾病的家庭之间更容易沟通和接纳对方，榜样家庭的现身说法是对其他有同样需要的家庭的最好支持，“同伴教育”可使患儿和家属更好地获得帮助和希望。用通俗的语言耐心讲解疾病的相关知识，制作各种形式的宣教手册，通过网络信息平台等，帮助家属更好地了解患儿病情和掌握疾病的相关知识。

(4) 家庭的全程参与：让家属全程参与患儿的诊疗护理，把家庭作为 HD 患儿治疗护理过程中的协作者，家属在参与患儿的护理过程中，能继续承担家属角色且能增加对患儿住院这件事的适应能力，让家属感到自己不再是旁观者，而是参与者，从因自己的参与而使孩子减轻不适的成功中获得喜悦，降低无奈感和无助感，缓解紧张焦虑的情绪。

4. 护理的人文关怀体现 护理是最能体现人与人之间关怀情感的专业活动。护士通过关心、鼓励和帮助病痛中挣扎的人和家庭，给他们带去舒适和希望，促进早日康复，从而实现自身价值。只有理解了患儿及家庭的关怀需要，才能发自内心地为患儿减轻痛苦，将“要我做”变为“我要做”，从“完成任务”变为“给予关怀”，把“技术型关系”转变成“人文关怀型关系”，采用“五心一线”的服务，使 HD 患儿早日康复。

(1)热心接待：刚到医院患儿和家属对环境、人员等都是陌生的，会有种紧张、无助的感觉。患儿及家属来到病区，护士需面带微笑，主动起身迎接，主动给予问候，进行自我介绍，通过开放式的询问，主动与患儿交流，了解患儿及家属需求。

(2)耐心讲解：根据患儿及家属的不同文化背景，结合健康教育单，向患儿及家属讲解HD的相关理论知识，各项检查的目的方法，术前行肠道准备和饮食控制的重要性，讲解术后饮食、管道、皮肤、排便、并发症等的注意事项及患儿出院后的家庭护理方法和要点。

(3)细心观察：术前观察患儿的症状、心理反应。术后观察患儿的生命体征、各种管道、腹部体征、皮肤、排便次数、颜色和量，主动倾听患儿及家属的主诉，及时给予处理。

(4)诚心帮助：帮助患儿创建舒适环境，集中治疗，减少刺激；帮助患儿和家属制订术前、术后的食谱；帮助患儿生活护理，如患儿第一次翻身、第一次肛周护理、第一次下床活动等；帮助疏导心理、答疑解惑，满足需求。

(5)暖心相送：患儿入院时送上一本《HD患儿健康指导及排便日志》和一支笔，方便家属了解HD的知识和记录术后患儿的排便情况。术后送患儿一个呵护包，内装一支润唇膏、一瓶0.5%活力碘、一包棉签、一盒护臀膏。出院时，送一个塑料袋给患儿装物品，送上一张温馨提示卡，卡上内容是科室咨询电话和复查时间，为患儿及家属提供方便。

(6)热线回访：主要是通过电话的方式对出院患儿进行回访，了解患儿在家的护理情况，提供家庭护理的帮助，通过热线延续护理，延续关爱，关怀患儿的成长。

(五)专科关怀品牌的创建

HD患儿的治疗需行巨结肠灌洗，巨结肠灌洗是一件难度较大、非常耗时且辛苦的护理工作，不同的护士灌肠效果不一样，需要具备一定的专科经验。通过培养专科护士，不断提高灌肠水平，缩短了肠道准备时间。HD患儿围手术期需要进行肠内外营养支持治疗，通过静脉治疗小组专科护士为其建立合适的静脉通道，如经外周插入的中心静脉导管(PICC)，营养专科小组专科护士制订合理的营养支持方案，保障了患儿围手术期的营养需求。另外，通过建立"小巨人学堂"微信群和QQ群，定期进行HD知识大讲座，不定期发布相关治疗、护理信息，提供咨询服务，满足患儿的需求，也为患儿、医生、护士和同病友间相互交流搭建起沟通的桥梁。

(史雯嘉　余晓芳)

三、先天性巨结肠症专科护理门诊特色

先天性巨结肠症(HD)是小儿外科较常见的一种消化道神经发育畸形疾病，虽然手术是目前唯一有效的治疗方法，但在围手术期仍存在很多需要关注的问题。如患儿术前肠道准备周期较长，HAEC反复发作、术后不同程度的污便发生、排便功能改善问题等，给医务人员、患儿及家属均带来了很大困扰。另外，由于住院部床位紧张、医疗资源有限，患儿及家属迫切期望得到诊治的心理无法得到满足，影响各方面的满意度。建立HD专科门诊可以帮助缓解临床医务人员和家属的压力，同时在发展小儿快速康复外科方面也有重大意义。通过门诊培训家属学习结肠灌洗、药物保留灌肠、扩肛治疗、饮食营养和心理辅导等，给予患儿家属系统的康复护理干预和指导，帮助患儿提高生活质量，降低HAEC等并发症的发生率。

(一)先天性巨结肠症专科护理门诊现状

1. 专科门诊护理人员入选标准　坐诊人员的水平能力高低直接决定了专科护理门诊的质量。随着医疗科学和诊疗技术的飞速发展，发展护理的专科化是临床护理实践发展的策略和方向。HD护理门诊由临床经验丰富的小儿外科专科护士负责坐诊，其具备广博的HD护理理论知识、精湛娴熟的操作技能，能充分发挥咨询、指导作用，直接提供给患儿高质量的护理服务。

2. 诊室设置与布局　从方便患儿和家属的角度出发，将HD专科护理门诊设立在医疗诊室的相邻

房间。诊室内主要设有访谈区域和操作区域,合理配置相关硬件设施和器械材料,制作摆放HD相关知识的健康教育宣传栏和手册等。

3. 护理门诊就诊流程 家属携带患儿挂号经医生首诊开具处方后,再到护理门诊进行就诊。对患儿就诊的干预流程依次为收集资料、建立档案、系统教育、对比评估、制订短期和长期行为目标、实施干预、追踪随访、反馈修正目标、再随访、达标。每例确诊HD患儿在就诊时均建立电子表格健康档案,包括记录患儿姓名、年龄、地址、各项专科检查结果、病程、治疗方案、营养状态、排便功能、生活习惯等,为患儿复诊及科研工作提供资料。

4. 实施个体化教育 有研究显示,健康教育可以增强患儿治疗的依从性,提高患儿的生存质量,有助于节约医疗卫生部门的成本和患儿的费用。HD专科护理门诊坐诊人员采取图文并茂、循序渐进的方式对患儿及家属进行系统的个体化教育,讲解时语言通俗易懂,要求患儿或家属能够复述,确保达到效果。实施健康教育主要包括:① HD患儿的饮食和营养指导;②巨结肠灌洗方法指导,通过示范操作,教会家属帮助患儿在家进行灌肠等保守治疗;③正确的扩肛指导,并适时调整扩肛器大小;④排便功能锻炼的康复指导;⑤并发症预防和护理,如HAEC的及时观察和处理等。就诊时每人发放一份HD健康教育相关资料,便于学习应用和联系专科医务人员。

(二)先天性巨结肠症专科护理门诊的作用

1. 以家庭为中心的护理干预 HD患儿的康复需要一段较长的时间,如果没有得到家庭的支撑很难达到理想的目标。专科门诊护理人员多为高年资经验丰富的护理专家,沟通技巧精湛,与患儿和家属的良好沟通有助于赢得信任。通过了解患儿心理状态、家庭状况等信息,评估其真实的护理需求,采取针对性的健康教育,可以提高护理效率。患儿发生疾病后最担心的就是家属,家属的情绪直接或间接地会对患儿心理造成影响。在诊疗过程中,照顾者若能采用积极的应对方式,疾病带来的负面效应则有可能得到缓解,有希望能维持正常的生活。因此在患儿疾病过程中,做好家属的心理疏导,鼓励家属与专业医护人员合作,共同参与促进患儿的康复十分重要。

2. 提高专科护士的工作价值感 护理门诊的建立能够让具有丰富临床经验和娴熟技能的专科护士充分发挥潜能,最大限度激发护士的工作积极性,在实践中不断积累经验。有利于引导护士将专科护理研究作为自己的兴趣和爱好,更专注地投入到专科护理研究中,帮助推动和加速专科护理发展,提高专科护理水平。同时患儿和家属不住院时也能够得到专科护理人员的护理,使患儿和家属掌握HD相关知识及保守治疗方法,减少并发症的发生,满足了非住院患儿的护理需求,提高了护士的工作成就感。

3. 提高患儿和家属的满意度 门诊患儿和家属常认为门诊只能看病,无法满足健康咨询的需求。通过设立HD专科护理门诊,分流了就诊人员,缩短了患儿就诊时间,解决了医疗专家因就诊患儿多而没有时间耐心解释回答家属问题引起的不满意现象,使患儿多了一条可以咨询、就诊的途径,可以满足患儿和家属的多元化护理需求,使患儿无须住院治疗,即可得到专科延伸护理服务,减少了患儿的医疗费用,提高了满意度,同时也减轻了门诊医生的压力。

(史雯嘉 方觅晶)

第四节 机器人手术的护理要点

一、术前护理

1. 术前访视手术患儿 与家属核对患儿基本信息与手术方式,宣传机器人手术相关知识,缓解患儿家属的紧张情绪。告知术前的准备工作、禁饮禁食时间、需携带至手术室的物品等内容。耐心解答患儿家属问题,做好心理护理。了解患儿家属的需求,尽量满足合理要求,提高患儿满意度。

2. 术前 术前1日了解手术方式及所需要的器械,提前准备好手术物品,包括普通手术用物与机器人手术相关用物，根据术中床旁机械臂与手术床的相对位置合理放置手术床与麻醉机，使得术中机械臂能正常使用，避免机械臂与麻醉机和周围设备冲撞，保证机器人的正常使用和手术的安全进行。根据患儿的体重与身长将手术床拆卸至合理的大小，方便术中手术医生的操作。

3. 仪器设备的准备 手术日晨提前打开机器人相关仪器设备，将床旁机械臂系统、影像车及主刀操作台均连上电源，再用光纤线将三者串联，然后开机，检查是否正常运行，如有异常及时与工程师联系。同时打开手术间内的数字化影像采集系统，输入患儿相关信息，将手术录像调至备用状态。术中需要用到的其他设备包括高频电刀、超声刀、吸引器等也要提前检查，保证术中的正常使用。

二、术中护理

1. 洗手护士护理要点

（1）洗手护士提前30分钟洗手，整理好器械台，与巡回护士对点手术器械。在巡回护士的协助下洗手护士提前将床旁机械臂系统及镜头套上无菌保护套，器械臂收拢调至最高，避免进机器时机械臂压到患儿。镜头需做好白平衡及3D校对，然后放置于合适的位置备用。

（2）术中监督手术医生对机器人器械的操作。由于机器人系统不存在负反馈功能，主刀医生操作时双手无触觉反馈，所以手术过程中要加强与主刀医生的沟通，防止器械臂压到患儿。更换机械臂器械时器械必须保持空置状态，不能夹有任何组织，更换后的器械必须在镜头直视下轻柔地置于手术野。严禁对器械臂器械进行盲抽、盲放等违规操作，防止对腹腔内其他脏器的误损伤和机械臂器械的损坏。

（3）关注手术进展，提前准备好手术用物。及时清理机器人器械上的焦痂，保证器械的最大使用功效。器械出现故障时应及时与主刀医生和巡回护士进行沟通，根据机器人显示器上的提示及时进行故障的排查处理，保证机器人手术的正常进行。

2. 巡回护士护理要点

（1）术前根据手术需求提前将床旁机械臂系统推至手术间合适的位置。协助洗手护士将床旁机械臂和镜头套上无菌保护套，由于机器人耗材昂贵，保护套套好之后巡回护士更要加强手术间内的管理，尽量减少人员走动，减少参观人员，监督手术间内所有人员的无菌操作，防止污染无菌保护套。协助洗手护士与手术医生连接好术中需使用的仪器设备，包括单双极线、超声刀线、吸引器等。

（2）在连接床旁机械臂系统之前提醒手术医生调整好手术体位。一旦床旁机械臂系统连接好，机械臂就与Trocar相连，不得再随意调整手术体位，以免Trocar或手术器械误损伤患儿脏器。

（3）待手术医生将Trocar孔打好后，在手术台上医生的引导下将床旁机械臂系统推至合适的位置，进机器的过程中注意周围的仪器设备，防止污染无菌保护套和仪器的冲撞损耗。同时关注患儿的手术体位，避免机械臂压到患儿。手术开始后及时打开录像设备，注意手术资料的收集和保存。

（4）术中根据手术医生的需要及时添加和更换手术物品。一定要与主刀医生沟通好之后再行使用机械臂器械，避免浪费。

（5）术中密切关注手术进展、患儿生命体征和机械臂的使用情况，发现异常及时处理。

（6）及时做好机器人手术的相关记录工作，包括器械使用登记本、器械出入库登记本和机器运行登记本，登记好手术相关信息，便于以后的统计和追查工作。

三、术后护理

手术结束后洗手护士协助手术台上的医生及时撤出器械臂器械，将表面血迹和焦痂清理干净，与机器人显示器核对器械使用寿命，及时记录，再将手术器械交给供应中心专业清洗工作人员，双方当面清点核对交接。

巡回护士及时将床旁机械臂系统退至合适位置。确定不再使用机械臂系统之后将无菌保护套撤下，收拢机械臂系统，将其放于手术间合适位置，罩上保护罩，保持机器人系统的干净整洁。

其他小儿外科常规手术护理配合参照本章第二节相关内容。

各种手术方式下手术间内布局见图 6-65~ 图 6-69。

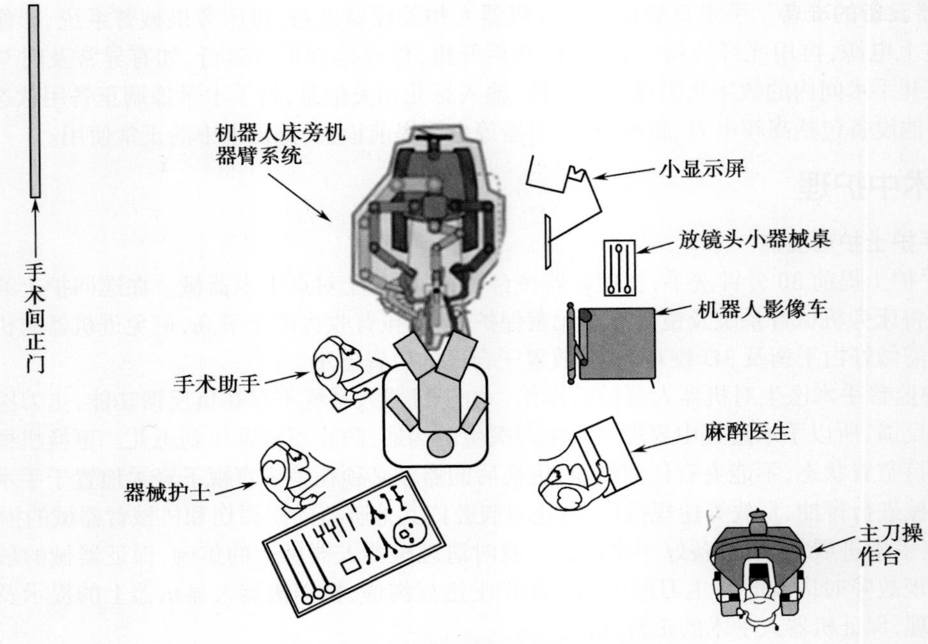

图 6-65 Soave 手术游离腹腔内肠管

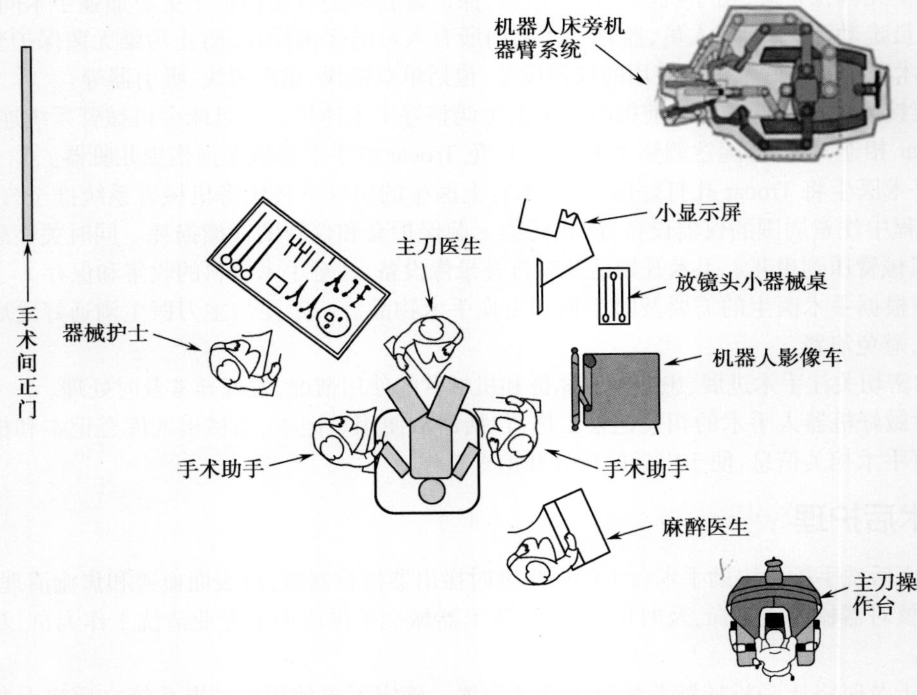

图 6-66 Soave 手术肛门处操作

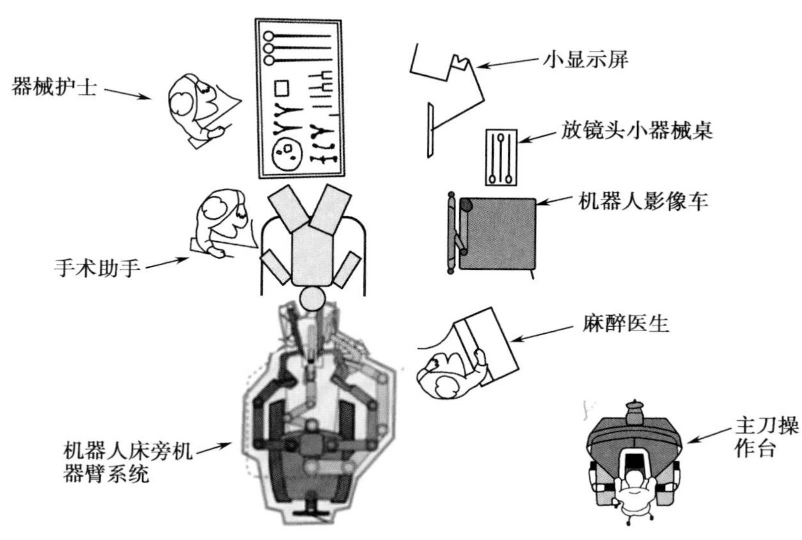

图 6-67 Duhamel 拖出术游离近端肠管

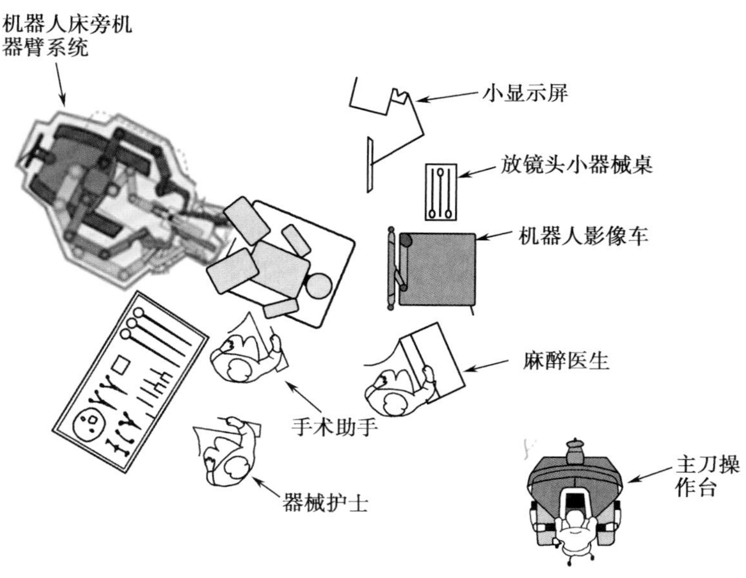

图 6-68 Duhamel 拖出术游离远端肠管

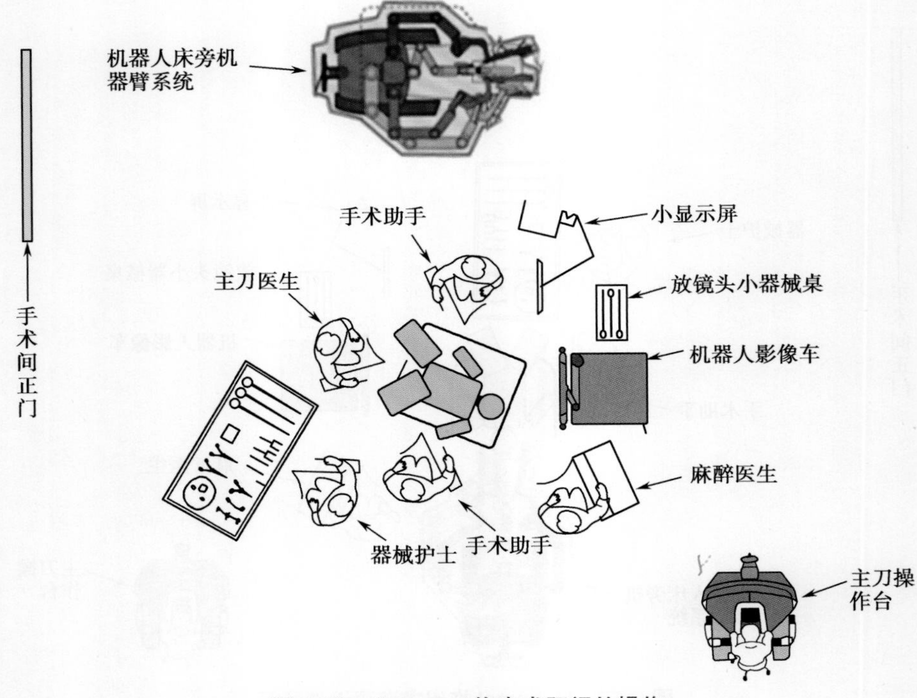

图 6-69 Duhamel 拖出术肛门处操作

（余文静　简小贞　高兴莲　吕锡蓉　张晓芳）

推荐阅读资料

[1] 陈海清，罗京艺，刘桂芹，等．小儿先天性巨结肠根治术 37 例围手术期护理．齐鲁护理杂志，2010, 16 (22): 70-71.

[2] 邓生华．整体护理在小儿腹泻护理中的应用效果分析．中外医学研究，2015, 12 (19): 105-106.

[3] 黄格元，蓝传亮，刘雪来，等．达芬奇机器人在小儿外科手术中的应用 (附 20 例报告). 中国微创外科杂志，2013, 13 (1): 4-8.

[4] 南艳霞，谢芳．小儿手术过程中的护理配合．现代护士进修杂志，2010, 20 (7): 53-54.

[5] 汤绍涛．小儿肛肠外科关键技术．武汉：华中科技大学出版社，2014.

[6] 唐维兵，耿其明，张杰，等．快速康复外科联合腹腔镜技术治疗婴儿先天性巨结肠．中华胃肠外科杂志，2014, 17 (8): 805-808.

[7] 银彩霞，孙建荷，董薪，李丽霞．达芬奇机器人手术室的规范化管理．中华现代护理杂志，2011, 17 (13): 1568-1569.

[8] 中华医学会外科学分会，中华医学会麻醉学分会．加速康复外科中国专家共识及路径管理指南 (2018 版). 中国实用外科杂志，2018, 38 (1): 1-20.

[9] 中华医学会小儿外科学分会内镜外科学组．腹腔镜先天性巨结肠症手术操作指南 (2017 版). 中华小儿外科杂志，2017, 38 (4): 247-254.

[10] AMEH E A, LUKONG C S, MSHELBWALA P M, et al. One-day bowel preparation in children with colostomy using normal saline. Afr J Paediatr Surg, 2011, 8 (3): 291-293.

[11] AUBDOOLLAH T H, KANG LI K, ZHANG X, et al. Clinical outcomes and ergonomics analysis of three laparoscopic techniques for Hirschsprung's disease. World J Gastroenterol, 2015, 21 (29): 8903-8911.

[12] AWORANTI O, HUNG J, MCDOWELL D, et al. Are routine dilatations necessary post pull-through surgery for Hirschsprung disease？ Eur J Pediatr Surg, 2013, 23 (5): 383-388.

[13] GEORGE JA, KOKA R, GAN T J, et al. Review of the enhanced recovery pathway for children: perioperative anesthetic considerations. Can J Anesth, 2018, 65 (5): 569-577.
[14] LANGER J C. Hirschsprung disease. Curr Opin Pediatr, 2013, 25 (3): 368-374.
[15] PEARSON K L, HALL N J. What is the role of enhanced recovery after surgery in children ? A scoping review. Pediatr Surg Int, 2017, 33 (1): 43-51.
[16] SHORT H L, HEISS K F, BURCH K, et al. Implementation of an enhanced recovery protocol in pediatric colorectal surgery. J Pediatr Surg, 2018, 53 (4): 688-692.
[17] SHORT H L, TAYLOR N, PIPER K, et al. Appropriateness of a pediatric-specific enhanced recovery protocol using a modified Delphi process and multidisciplinary expert panel. J Pediatr Surg, 2018, 53 (4): 592-598.
[18] TAGUCHI S T, IEIRI S, MIYOSHI K, et al. The incidence and outcome of allied disorders of Hirschsprung's disease in Japan: results from a nationwide survey. Asian J Surg, 2017, 40 (1): 29-34.
[19] TANG S T, WANG G B, CAO G Q, et al. 10 years of experience with laparoscopic-assisted endorectal Soave pull-through procedure for Hirschsprung's disease in China. J Laparoendosc Adv A, 2012, 22 (3): 280-284.
[20] ZHANG X, CAO G Q, TANG S T, et al. Laparoscopic-assisted Duhamel procedure with ex-anal rectal transection for total colonic aganglionosis. J Pediatr Surg, 2018, 53 (3): 531-536.

第七章
腹腔镜辅助直肠黏膜切除术、内括约肌部分切除术

一、概述

先天性巨结肠症（HD）大体标本可分为两部分，近端扩张的结肠和远端狭窄的直肠，二者之间有一移行段，表现为漏斗形。通过HD组织学检查，可发现其远端狭窄的肠管肌层神经丛和黏膜下神经丛内神经节细胞缺如。

1948年，Swenson等进行了针对病变部位的狭窄段切除术，正确地解决了HD的治疗问题，此后，Duhamel、Rebhein和Soave等相继采用了多种术式，构成HD根治术的四大经典手术。这几种方法都对HD的治疗起了重要的作用，但可能会出现各种并发症。因此，如何减少术中、术后并发症，降低手术副损伤，缩短治愈时间，尤其提高患儿术后中远期的生活质量，小儿外科的学者们一直在不断地进行手术技术改良和更新。随着对内括约肌功能解剖的进一步了解，衍生了众多改良手术方式，其主要针对齿状线的保护、内括约肌的部分切除等。

最初HD手术治疗分为三期：确诊后，一期行结肠/回肠造瘘术以降低近端扩张肠管压力，待3~12个月后行二期经肛门/经腹远端狭窄段肠管切除及肛门吻合，造口闭合术可同期完成或3~6个月后延期完成。1980年，报道了新生儿在未预先行结肠造瘘的情况下进行根治性拖出手术。随着对HD研究的不断深入，其治疗从早期的分期手术演变为一期手术。

随着腹腔镜技术的引入，经典拖出手术得到进一步改进和完善。腹腔镜手术具有疼痛轻、恢复快、伤口美观等优点。在此基础上出现了单纯经肛门拖出手术，该术式成为了治疗HD的广受欢迎的手术方式。通过腹腔镜浆肌层或全层活检可明确病变位置、腹腔内游离肠管和直视观察避免肠管扭转等，腹腔镜手术成为目前大多数医生常规采取的手术方式。

二、手术步骤

（一）麻醉和体位

1. 麻醉 采用静脉、气管插管复合麻醉，并辅以骶管复合麻醉或连续硬膜外阻滞麻醉，常规穿刺中心静脉置管和桡动脉置管，监测中心静脉压、动脉压力并进行术中血气分析。

2. 体位 仰卧位见图7-1，截石位见图7-2。术者位于患儿的左侧肩部，助手位于患儿右侧肩部。患儿腹部、臀部、会阴部及双下肢消毒，并用无菌巾包裹双下肢，插入胃管及导尿管。

（二）手术过程

1. 切开脐部，置入5mm Trocar固定后建立气腹，置入腹腔镜。在腹腔镜监视下，于平脐水平，左侧腹直肌外缘置入1个3mm或5mm Trocar，右侧置入1个5mm Trocar，见图7-3。

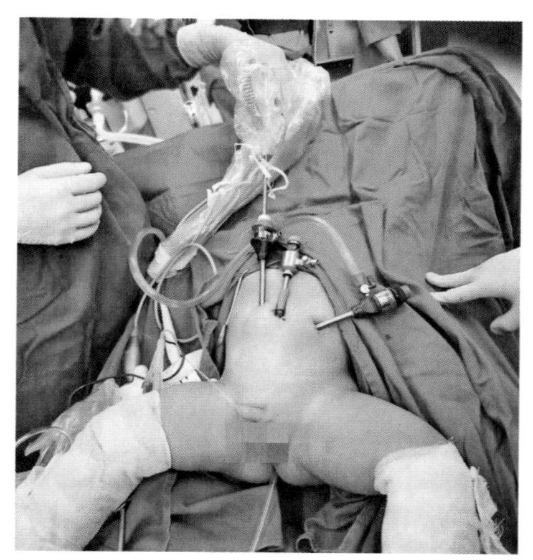
图 7-1　仰卧位

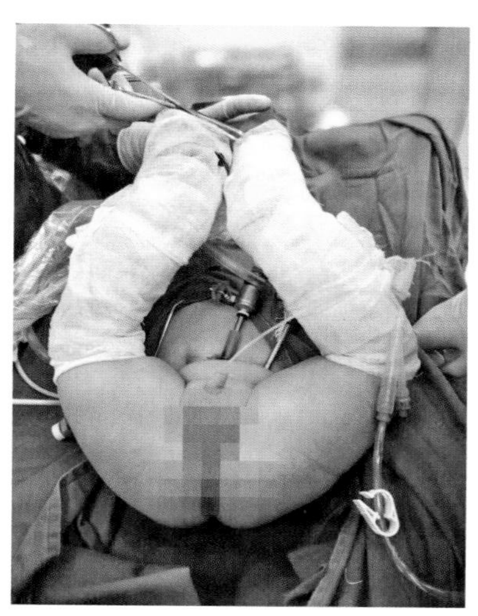
图 7-2　截石位

2. 探查腹腔明确病变部位，找到狭窄肠段与扩张肠段的移行区（图 7-4）。于移行区远近端肠管分别取肠壁浆肌层组织，送快速冰冻病理检查，查找神经节细胞，明确诊断及病变范围。

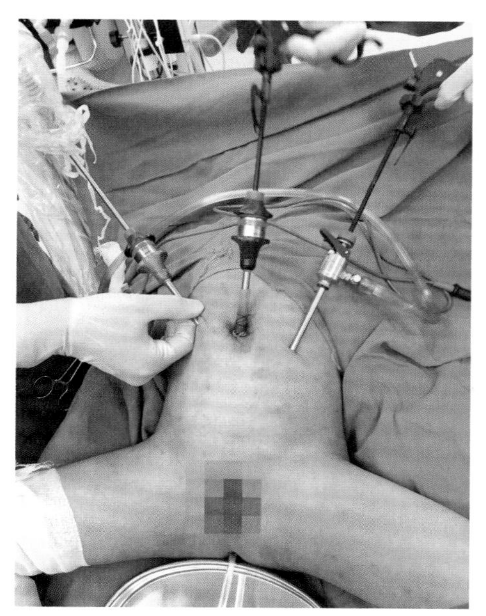
图 7-3　Trocar 位置

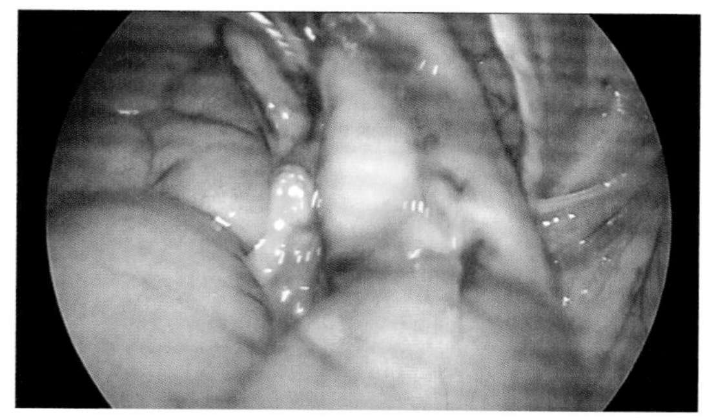
图 7-4　找到移行区

3. 将手术台置于头低足高位，腹腔镜直视下辨清双侧输尿管、髂血管、卵巢或睾丸血管及输精管。从乙状结肠血管处开始解剖，术者左手用抓钳向上提起结肠，绷紧系膜，右手用超声刀先离断乙状结肠血管的二级血管弓（采用三段法离断，Hem-o-lock 夹或丝线结扎，避免出血），继而将系膜切开一孔，此处应注意保持末级血管弓完整（图 7-5）。

沿此孔下切直肠系膜，在扩张段保留末级血管弓的完整性，在痉挛段紧靠肠壁游离至腹膜反折上约1cm水平（图7-6）。

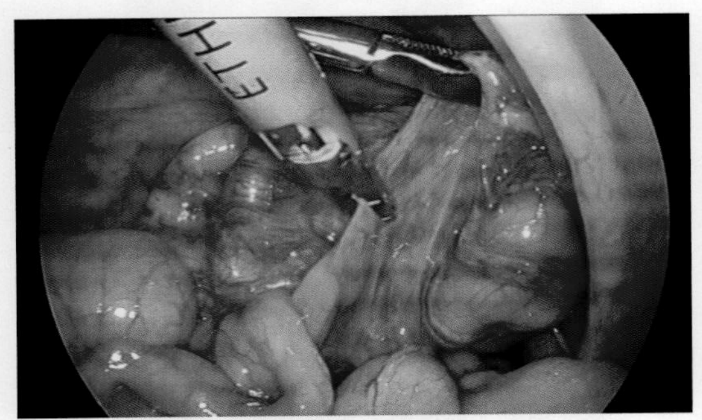

图7-5　离断血管及切开系膜

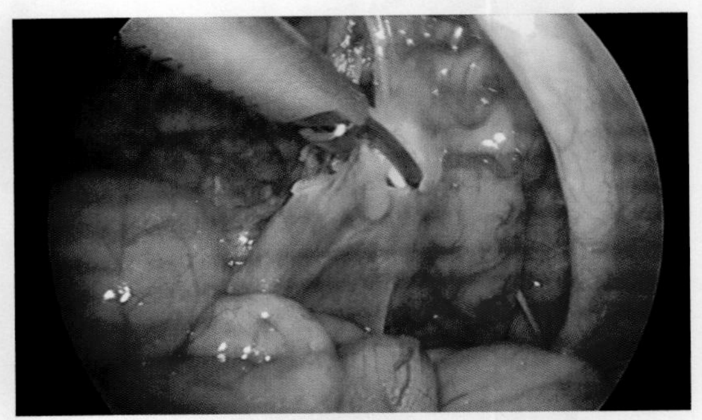

图7-6　游离直肠系膜

4. 继续向上用超声刀沿末级血管弓外切割近段结肠系膜，并于肠管外侧分离降结肠侧腹膜，游离降结肠。根据需要的长度，必要时需分离至脾结肠韧带（图7-7）。

5. 转至会阴部手术，应用Lone-star肛门牵拉器暴露肛门，保护齿状线。在齿状线上方可见肛管直肠黏膜分界线（肛直线），此处上下黏膜可见颜色明显不同。在肛直线用电刀环形切开黏膜，电凝止血（图7-8）。

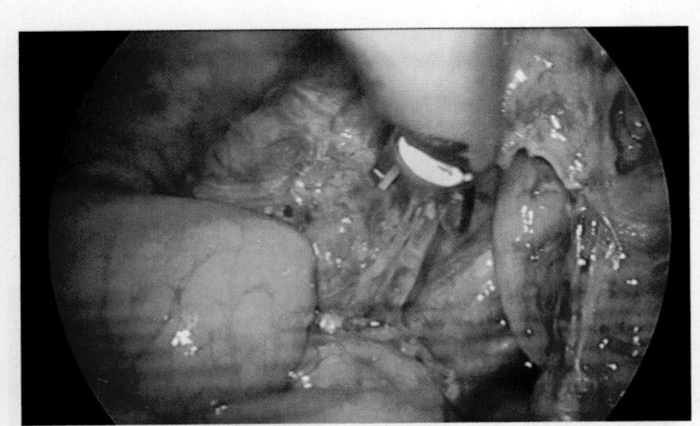

图7-7　游离近端结肠

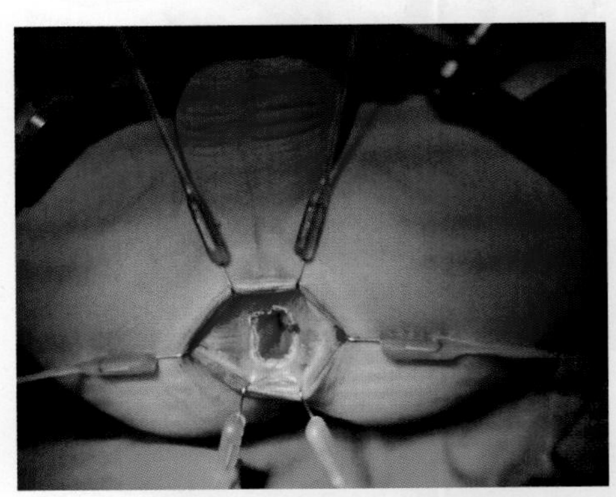

图7-8　环形切开直肠黏膜

6. 近端黏膜切缘置8~10根牵引线（图7-9），牵引线太少会撕脱黏膜。

7. 使用电刀环周切入，进入内外括约肌间隙（图7-10）。

8. 直肠前壁用电刀经黏膜下层向近端分离，期间注意保持黏膜层完整（图7-11）。在直肠后壁经直肠全层，沿直肠纵肌层向上游离（图7-12）。

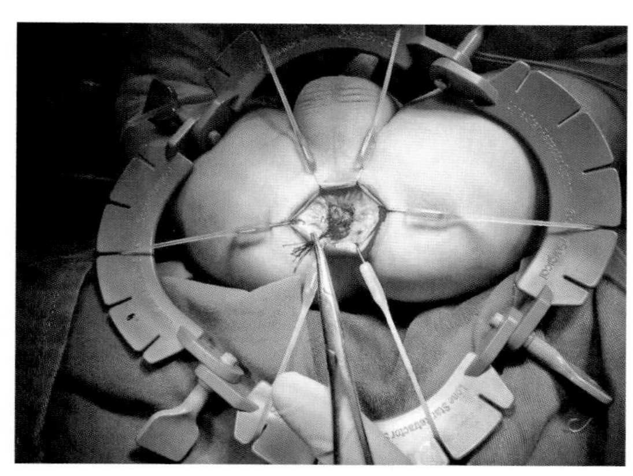

图 7-9　置牵引线

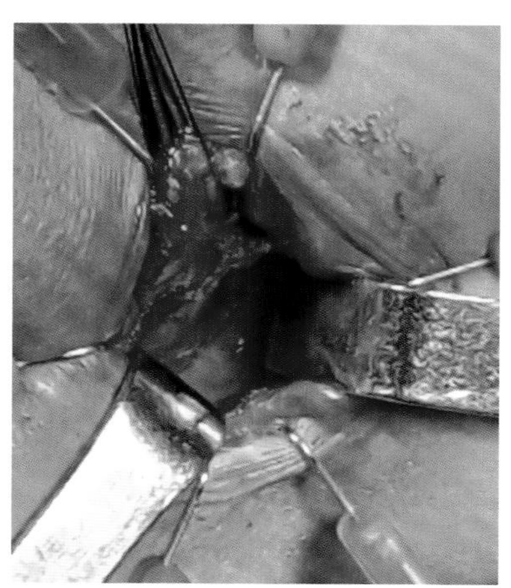

图 7-10　直肠后壁的内外括约肌间隙

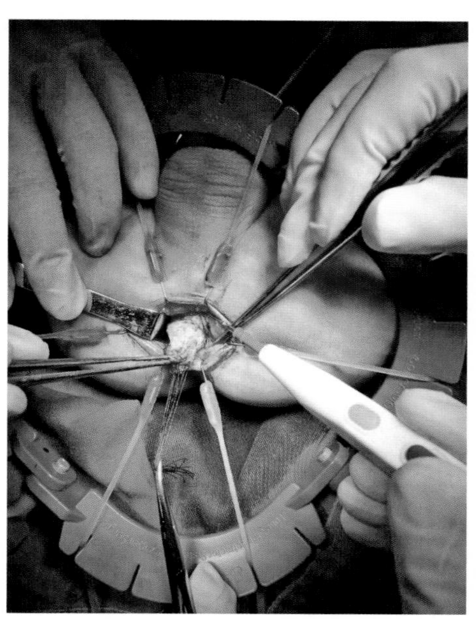

图 7-11　前壁分离直肠黏膜

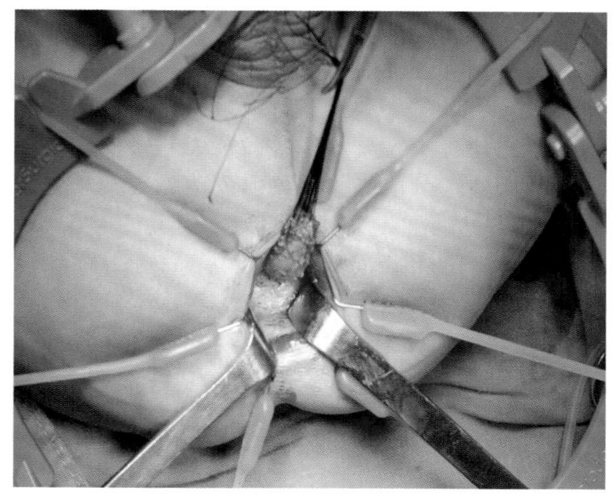

图 7-12　后壁全层游离

9. 游离至腹膜反折水平，从前方切开直肠肌鞘进入腹腔（图 7-13）。

10. 拖出肠管，处理直肠系膜，彻底游离肠管（图 7-14）。

11. 拖出结肠，注意保持正确方向，以免肠管扭转。如果不能确定方向，可以在腹腔镜监视下拖出肠管（图 7-15）。

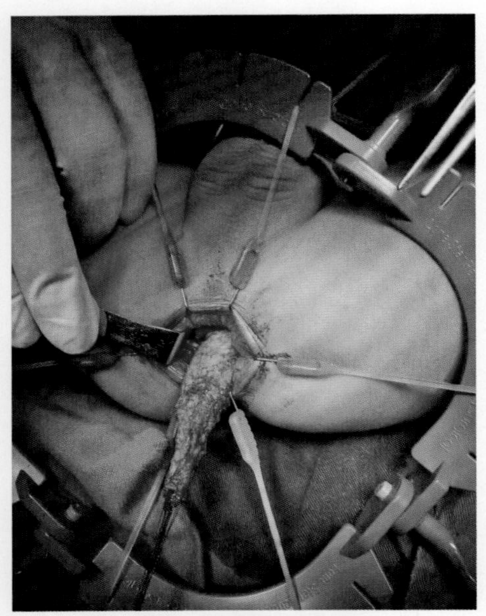
图 7-13　直肠前壁游离至腹膜反折水平

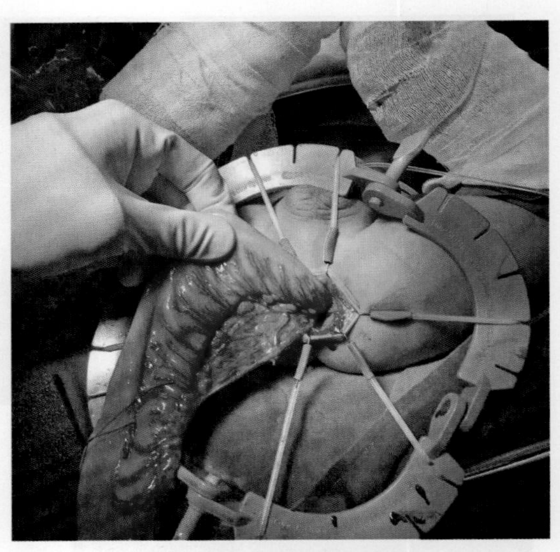
图 7-14　处理直肠系膜

12. 吻合口处再次送术中快速病理检查，确定神经节细胞存在。切断并移除病变肠管，切除全部痉挛段、移行段及异常肥厚的扩张段 8~10cm（图 7-16）。

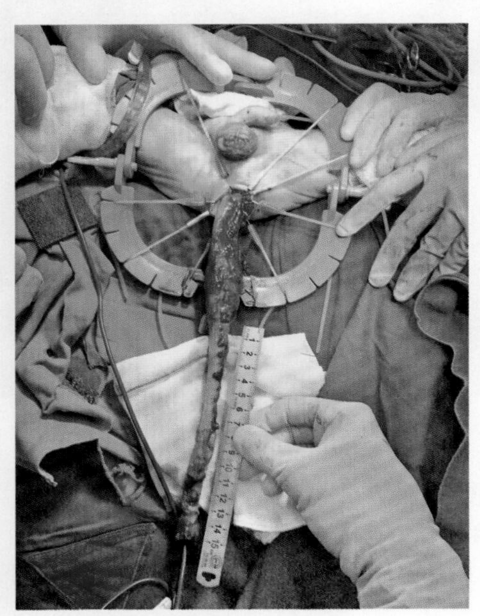
图 7-15　拖出结肠

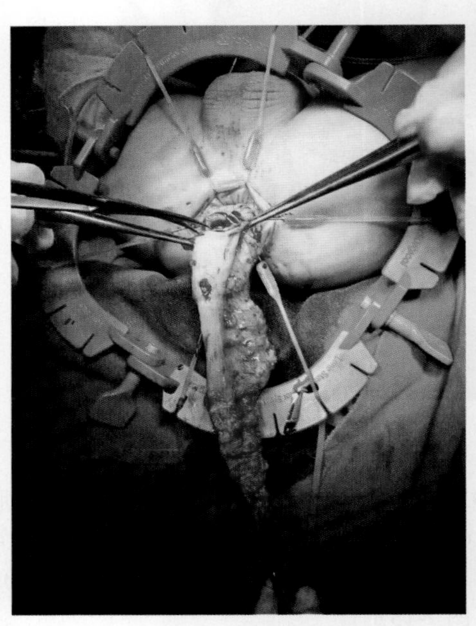
图 7-16　切除病变肠管

13. 局部碘附消毒后，将近端正常的结肠与齿状线上直肠黏膜切缘用 5-0 可吸收缝线二层间断缝合，或一层连续缝合间断加针（图 7-17）。

14. 撤离牵拉器前放入肛管，保留 3~5 日（图 7-18）。

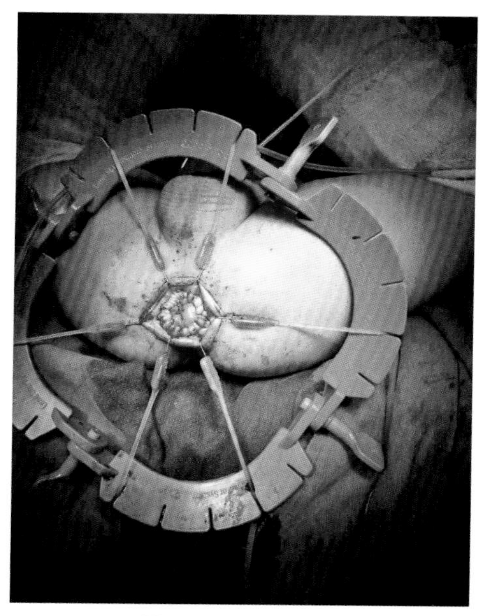

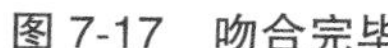

图 7-17　吻合完毕

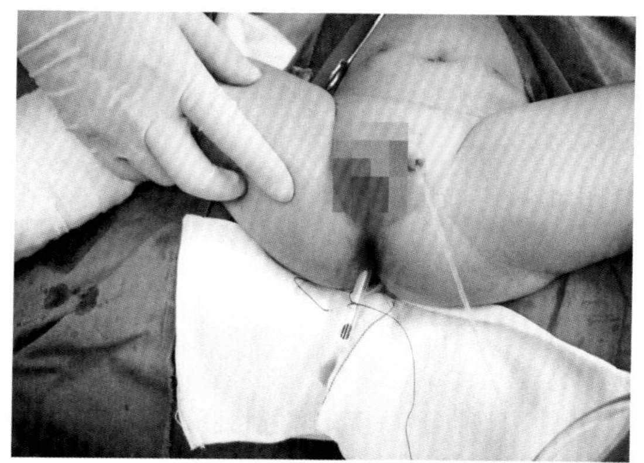

图 7-18　放入肛管

15. 更换手套，重建人工气腹，仔细检查有无结肠系膜裂孔疝，大网膜、侧腹膜有无形成索带压迫肠管，拖出结肠有无扭转，骶前有无出血等。如有，可还纳被压肠管，超声刀进一步松解压迫，超声刀或电凝止血等。

16. 拔出 Trocar，解除气腹，缝合脐部腹膜切口，皮肤胶粘合脐部伤口。

三、手术注意事项

1. 术中松解肠管须彻底，同时应保证保留肠管的末级血管弓完整。拖出吻合时应注意：①保证吻合低张力，于体外 3~5cm 处离断肠管再送回盆腔吻合；②吻合口血供好，肠管切缘活动性出血，肠管红润；③适当切除吻合口周围肠脂垂和网膜，并游离吻合口边缘系膜约 5mm，保证吻合口内不夹带过多组织。以上可确保吻合口愈合良好，避免吻合口回缩、吻合口瘘等并发症。

2. 切除肠管应包括一部分扩张段远端（8~10cm），此处常合并肠神经节细胞减少、神经节发育不良和炎症。切除肥厚的扩张段有利于术后功能恢复，避免便秘复发。

3. 如病变肠管累及降结肠，则需要彻底松解结肠脾曲。如 3 个 Trocar 操作困难，则应增加 1 个，可位于右上腹，术者转位于患儿右侧操作，同时第一助手经患儿左侧 Trocar 辅助提起肠管。

4. 吻合后必须再次经腹腔镜检查，除检查系膜裂孔疝、吻合肠管扭转外，应着重检查骶前出血。如有活动性出血应在保护周围组织的前提下，用超声刀或电凝止血。如有少量血渗出可用止血材料进行压迫。必须强调止血严密的重要性，一旦骶前形成血肿，术后可能诱发感染，导致盆腔脓肿、吻合口瘘等严重并发症。

5. 腹腔镜游离直肠至腹膜反折以下 1cm 即可，其下组织应采用经肛门入路进行分离，腹膜反折在经肛门切开直肠肌鞘时切开。这样避免损伤盆腔内直肠周围的重要神经和血管组织，避免出现术后尿潴留、大便失禁等并发症。

6. 腹腔镜分离时应时刻紧盯输尿管和精索。在分离乙状结肠系膜时，应避免输尿管损伤，此处系膜紧邻右侧输尿管；在分离盆腔直肠时则应关注左侧输尿管；在分离降结肠外侧侧腹膜时则应密切关注精索血管。可采用超声刀离断避免过度的热辐射，同时避免一次离断过多组织。对于已经接受一次或多次手术的患儿，盆腔可见明显粘连，术中则应更加小心谨慎。

7. 内外括约肌间隙的鉴别点 ①外括约肌电刀刺激收缩，内括约肌无收缩；②外括约肌呈粉红色，内括约肌苍白；③内外括约肌之间有结缔组织相隔。

8. 手术切除了部分内括约肌即直肠肌鞘后壁，同时保留了直肠前壁的肌鞘，既避免了肌鞘和内括约肌痉挛引起的梗阻症状，导致的小肠结肠炎和便秘复发，又保护了直肠前壁相邻的尿道神经组织。但此术式早期可能出现便频和污便。但研究认为，术后半年，随外括约肌和新直肠肠管肌肉收缩功能代偿，以及新直肠蠕动减缓和吸收能力提高，上述症状可以缓解。

四、并发症

1. 出血 应确保离断系膜血管凝固彻底。系膜血管较粗时应多重凝固（三段法）后再切断，若操作不可靠可行 Hem-o-lock 夹夹闭或丝线结扎。吻合后应再次腹腔镜检查，确认骶前止血彻底。

2. 周围组织损伤

(1) 输尿管、输精管损伤：应仔细辨认，避免一次离断过多组织，如果损伤可在腔镜下直接吻合或中转开腹吻合。

(2) 肠管损伤：分离组织时可将肠管尽可能推向右上腹，增加盆腔及左下腹操作空间。一旦损伤应腹腔镜下或开腹修补肠管。

(3) 盆腔神经血管损伤：可造成大出血或排尿功能障碍等，故术中分离腹膜反折以下的组织，应采用经肛门入路。

3. 吻合口回缩、裂开 常见于吻合肠管张力高、血供不良等情况，腹腔镜辅助手术松解彻底，可保留末级血管弓，使肠管血供良好，降低吻合口回缩、裂开的发生率。一旦发生，保守治疗可能引起感染或吻合口狭窄，故应再次松解肠管，二次吻合。

4. 吻合口瘘 腹腔镜手术可以保证吻合口血供良好和低张力吻合，目前很少发生。一旦出现，瘘口小者可保守治疗或二次手术局部清理再次吻合，如出现广泛的瘘和感染则应尽早行肠造瘘术。

5. 吻合口狭窄 同样应避免高张力和缺血吻合，减少瘢痕形成，术后需扩肛 3 个月。

6. 肛周糜烂 术后早期因便频和污便，造成肛门周围皮肤红肿、破溃和湿疹。切除肠管越多其表现就越严重。应向家长进行宣教，指导其对局部进行清理、外涂药膏隔离水分等处理。术后 3 个月随肛门功能恢复，肛周糜烂逐渐缓解。

7. 便秘复发 多种原因可导致便秘复发：①切除病变肠管不够，遗留移行区或无神经节细胞肠段；② HD 合并近端肠神经元发育不良，或吻合口神经节术后变性；③肌鞘过长或吻合口狭窄、内括约肌痉挛等；④排便习惯异常。

便秘早期可行灌肠和排便训练，反复长期便秘导致肠管扩张者，应二次手术治疗。手术应根据病因对症治疗：残留病变肠管者可再次切除；内括约肌痉挛或肌鞘过长者可切除全部或后半内括约肌和肌鞘。

8. 肛门失禁 HD 术后真正的肛门失禁罕见，但时有污便发生，原因为：①内括约肌部分切除后，早期可能出现便频和污便。但研究认为，术后半年，随外括约肌和新直肠肠管收缩功能代偿，以及新直肠蠕动减缓和吸收能力提高，上述症状逐渐缓解。②切除病变肠管不够，排便不畅，导致充盈性便失禁。③术中损伤外括约肌、齿状线和肛管皮肤导致控制和感觉异常。后两个原因可通过排便训练等方法进行纠正，长期无效者可考虑手术。

9. 肠梗阻

(1) 机械梗阻：原因可能为粘连性肠梗阻或肠系膜裂孔疝。

(2) 功能性梗阻：小肠结肠炎可能表现为腹胀呕吐，腹部立位平片可能为低位肠梗阻表现。

10. 小肠结肠炎 为 HD 最为常见的并发症之一，表现为腹胀、腹泻、呕吐、发热、精神萎靡，晚期重症则可能导致感染脓毒症休克。因此,须早发现早治疗,早期可指导家长自行肛管减压,直肠给药或口服抗生素(如甲硝唑)就可以达到治疗效果。严重时可入院禁食补液、静脉滴注抗生素,肛管减压及洗肠后可好转。但重症小肠结肠炎导致感染脓毒症休克或肠穿孔则需立即行液体复苏及肠造瘘术积极挽救生命。

五、技术现状与总结

2004 年,李龙等率先报道了直肠黏膜及内括约肌部分切除术对预防 HD 根治术后肠炎的影响。研究通过对 77 例患儿术后中长期随访,初步证实该手术安全可行,对术后小肠结肠炎发生率较标准 Soave 手术明显降低,但在内括约肌解剖层次、切除范围等方面存在一定手术操作难度。

2016 年,Julia Guerra 通过对 12 篇腹腔镜辅助、3 篇单纯经肛门手术对比研究荟萃分析,认为腹腔镜辅助与单纯经肛门手术治疗 HD 的并发症、术后小肠结肠炎发生率、二次手术率等相似,但腹腔镜辅助手术时间稍长于单纯经肛门手术,同时该研究指出由于缺乏更有说服力的随机对照研究及术后随访时间普遍较短,目前关于此两种手术方式在术后排便功能恢复等长期指标中仍存在争议。

腹腔镜先天性巨结肠拖出术较传统开腹手术有较多优势,包括可显示更清楚的盆底解剖、创伤小、术后肠道功能恢复快、进食早等。另外,腹腔镜相对于单纯经肛门手术也有其特点,其可通过浆肌层活检确定移行区水平,直视下松解结肠系膜和侧腹膜,确保拖出结肠不扭转,系膜张力小,括约肌牵拉少。随着病例的积累及对术后随访结果的评估,技术不断改进,包括近端肠管切除位置、盆底直肠游离范围、黏膜分离方法、肌鞘的处理等,可使并发症进一步减少,疗效不断提高。最近采用回顾性研究的荟萃分析显示,与单纯经肛门手术相比,腹腔镜辅助手术治疗直肠乙状结肠型 HD 手术时间稍长,而术后小肠结肠炎、污便及便秘的发生率与之相当,手术成功的关键取决于术者和病理医生的经验。

（李　龙）

推荐阅读资料

[1] 李龙, 刘树立, 付京波, 等. 经肛门直肠黏膜及内括约肌切除术治疗先天性巨结肠的技术要点和疗效. 中华小儿外科杂志, 2008, 29 (9): 515-518.

[2] 李胜利, 张军, 明安晓, 等. 腹腔镜辅助经肛门直肠内拖出术治疗小儿先天性巨结肠 165 例中长期随访报告. 中国微创外科杂志, 2011, 11 (12): 1070-1074.

[3] BING X, SUN C, WANG Z, et al. Transanal pull through Soave and Swenson techniques for pediatric patients with Hirschsprung disease. Medicine (Baltimore), 2017, 96 (10): e6209.

[4] GUERRA J, WAYNE C, MUSAMBE T, et al. Laparoscopic-assisted transanal pull-through (LATP) versus complete transanal pull-through (CTP) in the surgical management of Hirschsprung's disease. J Pediatr Surg, 2016, 51 (5): 770-774.

[5] TOMUSCHAT C, ZIMMER J, PURI P. Laparoscopic-assisted pull-through operation for Hirschsprung's disease: a systematic review and meta-analysis. Pediatr Surg Int, 2016, 32 (8): 751-757.

[6] TRAN V Q, MAHLER T, DASSONVILLE M, et al. Long-term outcomes and quality of life in patients after Soave pull-through operation for Hirschsprung's disease: an observational retrospective study. Eur J Pediatr Surg, 2018, 28 (5): 445-454.

[7] YOKOTA K, UCHIDA H, TAINAKA T, et al. Single-stage laparoscopic transanal pull-through modified Swenson procedure without leaving a muscular cuff for short-and long-type Hirschsprung disease: a comparative study. Pediatr Surg Int, 2018, 34 (10): 1105-1110.

[8] ZHANG J S, L I L, HOU W Y, et al. Transanal rectal mucosectomy and partial internal anal sphincterectomy for Hirschsprung's disease. J Pediatr Surg, 2014, 49 (5): 831-834.

第八章

腹腔镜经肛门自然腔道内镜手术

一、概述

先天性巨结肠症(HD)的手术方法经历了一系列的发展和演变。1948 年 Swenson 首次采用病变结直肠切除、经肛门拖出吻合术治疗本病,1956 年 Duhamel 采用直肠后拖出结肠肛门吻合术,1964 年 Soave 采用直肠内拖出结肠肛门吻合术;然而,这些经典手术因肠管暴露时间长、影响肠蠕动恢复,并发症多,创伤较大,腹壁遗留较大切口瘢痕影响美观。随着腹腔镜手术的兴起,使得这项微创技术也在 HD 治疗中迅速开展,1994 年 Smith 首先报道腹腔镜辅助下 Duhamel 拖出术,1995 年 Georgeson 采用腹腔镜下游离直肠和乙状结肠、经肛门拖出术,这一微创理念很快得到认可并在世界各地广泛开展。1998 年 Torre 偶然发现单纯经肛门也可以将结肠拖出,从而使手术创伤更小,但由于仅从会阴方向游离直肠、乙状结肠,难以确定腹膜反折和病变范围,只能紧贴肠壁处理系膜血管且困难费时,强力牵拉肛门还容易造成外括约肌损伤,该术式仅限于游离直肠和乙状结肠,因吻合有张力可造成肛管直肠角消失甚至导致吻合口裂开或感染等严重并发症。因此,腹腔镜辅助手术成为 HD 最佳选择。

进入 21 世纪,作为微创外科典型代表的内镜技术取得巨大成就的同时,人们仍在寻求更加微创的诊治手段,在此背景下,经自然腔道内镜手术(natural orifice translumenal endoscopic surgery,NOTES)应运而生。NOTES 是通过自然腔道(胃、结直肠或阴道)的切口、将软性内镜置入腹腔进行手术,从而达到腹壁无瘢痕、术后疼痛更轻和更加微创、美观的效果。e-NOTES 是经脐这一胚胎时期的“自然腔道”置入内镜和器械进行手术,利用其自身皱褶的形态特点,术后腹壁也基本无可见的切口瘢痕。NOTES 技术在完成腹腔外科操作并取得令人满意的美容及心理微创效果的同时,可以降低传统外科和腹腔镜手术造成的不必要创伤,减轻术后疼痛,并可避免切口疝及慢性腹壁疼痛;与开腹或常规腹腔镜手术相比,NOTES 手术对腹膜和腹腔脏器接触较少,手术引起的腹膜反应较轻,术后肠梗阻、肠粘连的发生也会减少。

2009 年,Velhote 报道 1 例新生儿经肛门自然腔道腹腔镜辅助下,超声刀离断乙状结肠血管完成常见型 HD 手术。2010 年,Muensterer 等报道经脐单切口腹腔镜辅助下经肛门直肠内拖出巨结肠手术,但由于器械和腹腔镜的拥挤,使操作非常不便,难以完成大部分结肠的游离。2013 年,Vahdad 等报道完全经肛门放置 TriPort 腹腔镜辅助下游离结肠拖出切除术,但手术技巧要求较高,因无法避免手术过程中器械间碰撞的“筷子效应”,需通过系统培训才能顺利完成。因此,通过技术改进,对于常见型和较长段型 HD 可单纯经肛门直肠入路腹腔镜辅助下完成左半结肠游离;而对于长段型 HD,仅在脐部单独放置腹腔镜监视,经肛门直肠黏膜剥离后离断肌鞘进入盆腔建立操作通道,可顺利进行整个结肠的游离,既解决了脐部单切口或单纯经肛门腹腔镜与操作器械之间相互碰撞的“筷子效应”,又达到了 NOTES 无可见瘢痕的美容效果。

二、手术适应证和禁忌证

（一）适应证

1. 婴幼儿常见型HD可单纯经肛门直肠内入路腹腔镜辅助直肠乙状结肠切除术。

2. 婴幼儿长段型和全结肠型HD可在经脐单孔腹腔镜监视下联合经肛门直肠内入路左半结肠或结肠次全切除术。

3. 新生儿和术后复发性HD可作为探索性手术试行经肛门腹腔镜辅助巨结肠切除术。

4. 5岁以上儿童HD或先天性巨结肠同源病（Hirschsprung's allied disease，HAD）可作为探索性手术试行经脐联合经肛门腹腔镜辅助的杂交术进行左半结肠或结肠次全切除术。

（二）禁忌证

1. 一般情况较差，严重营养不良，灌肠效果差，肠管胀气致严重腹胀。

2. 合并多发畸形如先天性心脏病、肺部疾病等不能耐受麻醉和气腹。

3. 肠造口术后、有肠穿孔病史腹腔和盆腔粘连难以分离暴露肠管。

4. 并发小肠结肠炎，严重脱水、电解质紊乱。

三、手术步骤

（一）设备与器械

行腹腔镜辅助经肛门直肠内拖出巨结肠根治术时应避免腹腔镜阻挡术者对器械的操作。单纯经肛门手术由于腹腔镜与两把操作器械同在会阴部一个位置，常规腹腔镜和常规器械等长，操作时术者两手会与摄像头相互碰撞，为克服该缺陷，一种方法是可以对镜头长度进行改进，如5mm 30t（Karl Storz生产）加长腹腔镜，长度延长达50cm，可以避开操作器械手柄与摄像头在同一平面碰撞（图8-1）；另一种方法是Endo-EYE（Olympus生产）四方向电子腹腔镜，头部可以弯曲且集光纤与摄像头于一体，弯曲的头部可以提供最大100°的视野角度，可更好地提供三角操作视野（图8-2）。

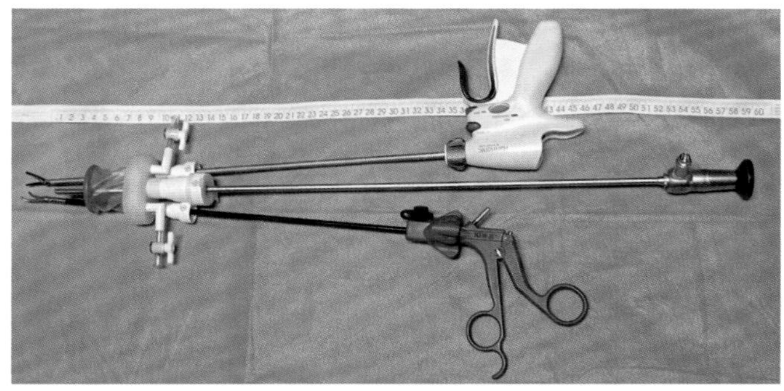

图8-1　加长腹腔镜

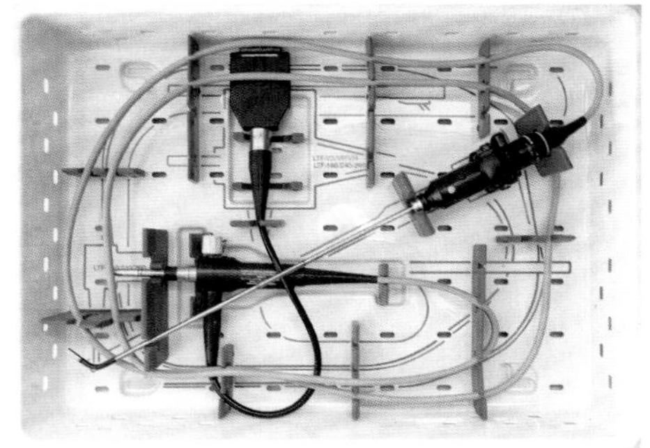

图8-2　四方向电子腹腔镜

经肛门入路的所用套管主要有两类：一类是带有多操作孔的专用套管，如TriPort及Quadport（Olympus公司）是最常用的一次性多通道套管，根据小儿特点，可设计一种小儿单孔腹腔镜手术操作平台（图8-3），包括10cm长可翻折伸缩的切口保护套和带有中间12mm、两侧5mm的3个操作通道和2个进出气体通道的封盖，中间12mm通道可放置切缝器（Endo-GIA）和10mm腹腔镜，也可加盖缩变转换帽放置5mm腹腔镜或操作器械，两侧5mm通道可放置3mm和5mm常规或半刚性弯曲腹腔镜操作器械；另一类是可选择使用单独放置的改进小头套管（图8-4），如5.5mm小头Trocar（施爱德医疗器械公司），后端封套较小，可减少操作时的碰撞。

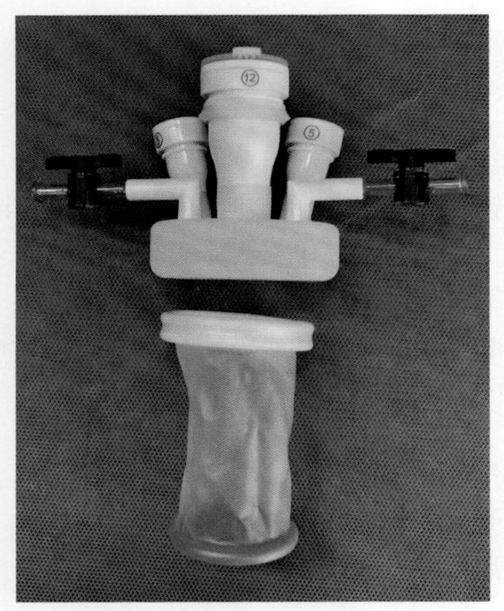

图 8-3 单孔腹腔镜手术操作平台

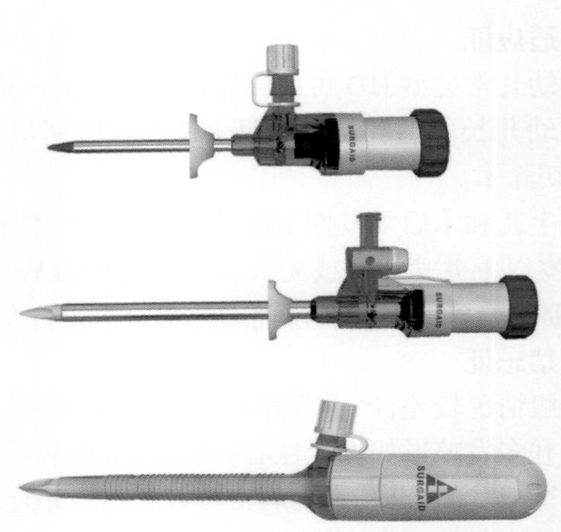

图 8-4 小头套管

单纯经肛门腹腔镜辅助巨结肠切除术由于所有器械和摄像都集中于会阴肛门部，虽可使用传统常规腔镜器械完成乙状结肠和降结肠游离操作，但所形成的“筷子效应”难达到三角形操作。因此，小儿的操作器械需要根据不同年龄予以相应改进，可将普通腔镜器械的杆状部分根据不同年龄和操作部位需要设计成长短不一的弧形或 S 形，可以增加术者双手间的距离从而减少拥挤（图 8-5）。

（二）单纯经肛门自然腔道腹腔镜辅助根治术（Soave 手术）

1. 麻醉和体位 一般采用静脉、气管插管复合麻醉，为使肛门更松弛可同时附加骶管阻滞麻醉。患儿呈仰卧截石位，消毒腹部、会阴及双下肢，无菌巾包裹双下肢和足部并固定在手术台末端（图 8-6）。术前留置胃管及导尿管。

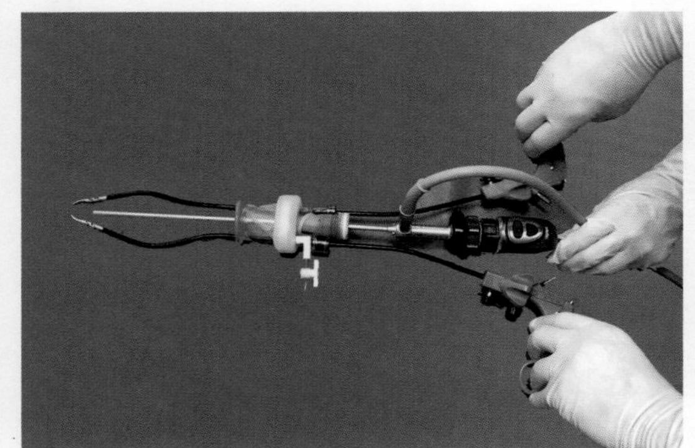

图 8-5 半刚性弯型器械

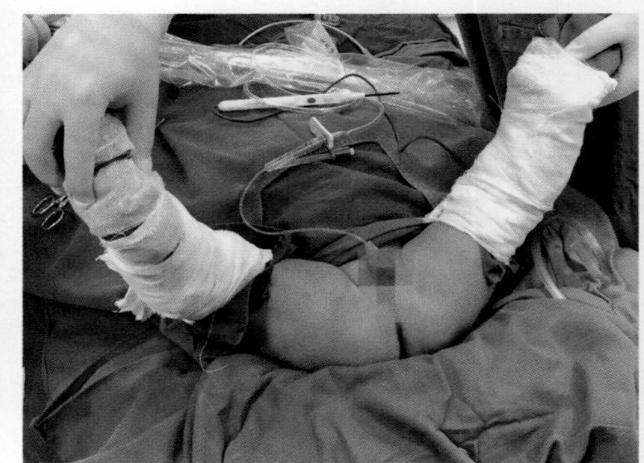

图 8-6 单纯经肛门自然腔道腹腔镜辅助手术体位

2. 手术人员站位 术者站于患儿会阴侧床尾端，持镜者站于术者左侧，洗手护士站于术者右后侧，两助手站于患儿两侧控制下肢和臀部体位。

3. 会阴操作 先对肛门直肠内碘附消毒，手指扩肛，用可伸缩牵拉器牵开肛门，调整弹性挂钩位置显露肛门后半周齿状线，前半周齿状线埋藏在挂钩内（图 8-7）。距后壁齿状线上 0.5~1cm、前壁 1~2cm 直肠黏膜斜形缝置牵引线 12~16 针后斜行切开直肠黏膜，在直肠黏膜下层电凝电切分离 6~8cm 完整直肠黏膜管达腹膜反折以上，结扎黏膜管关闭肠腔，以免操作过程中肠内容物外漏污染手术野（图 8-8）。

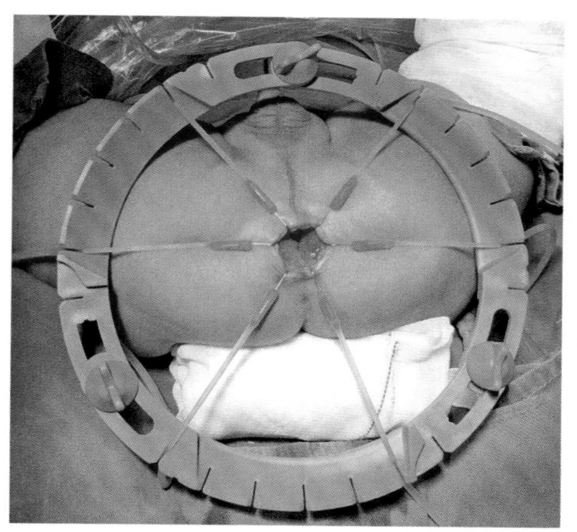
图 8-7 可伸缩牵拉器牵开肛门

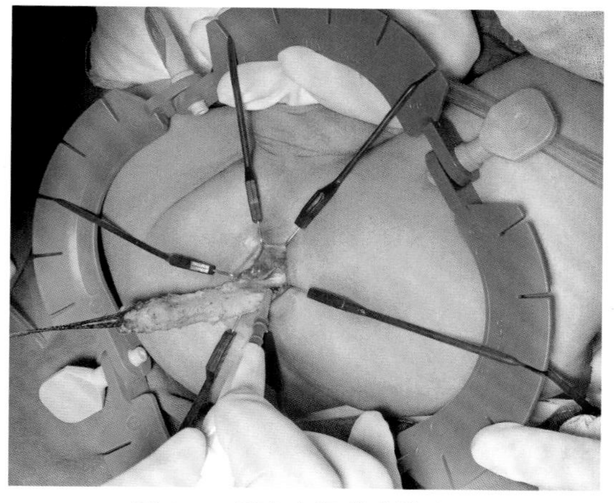
图 8-8 剥离直肠黏膜管结扎

4. 放置小儿腔镜操作平台 经肛门外翻腹膜反折以上切开前壁直肠肌鞘与盆腔贯通（图 8-9），直视下向直肠肌鞘两侧切开，后壁内括约肌肌鞘“V”形离断至齿状线，超声刀紧贴直肠后壁向盆腔完全游离，将游离直肠经盆腔送回腹腔，经牵开肛门放置可翻折切口保护套，安装三通道封盖（图 8-10）。

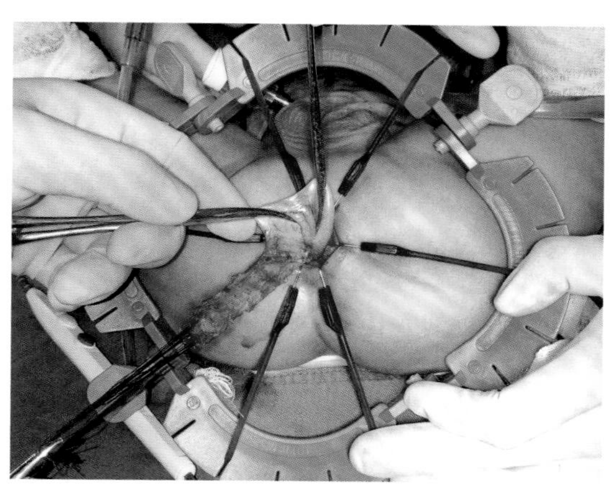
图 8-9 离断直肠肌鞘与盆腔贯通

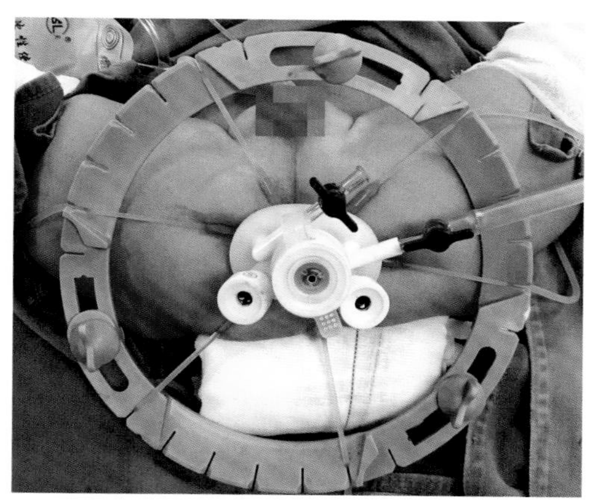
图 8-10 放置小儿腹腔镜操作平台

5. 腹腔镜辅助游离结直肠 连接气腹机，建立 CO_2 气腹，压力设定为 7~9mmHg。经中间加缩变封帽的中间通道插入 30° 腹腔镜，经两侧 5mm 通道放入半刚性弯曲或加长直操作钳（图 8-11），探明移行段部位或切取浆肌层活检明确病变肠段（图 8-12）。对于常见型 HD，直接超声刀切断或 Hem-o-lok 夹夹闭乙状结肠根部血管后在二级血管弓离断（图 8-13）；对于较长段型 HD 需要进一步离断肠系膜下血管的降结肠二级血管分支（图 8-14），保留降结肠边缘血管弓，并切开降结肠侧后腹膜和脾曲结肠韧带游离左半结肠（图 8-15），使降结肠可被无张力拖入盆腔。

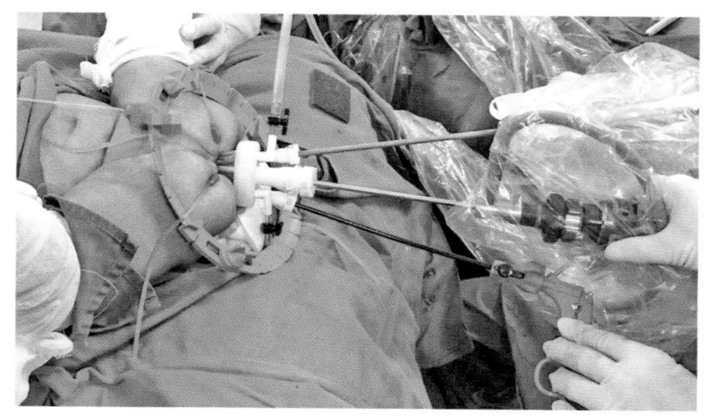
图 8-11 建立经肛门腹腔镜操作通道

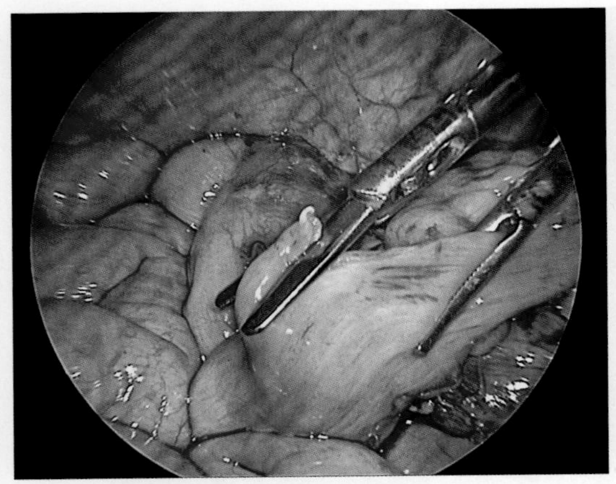
图 8-12 切取浆肌层活检

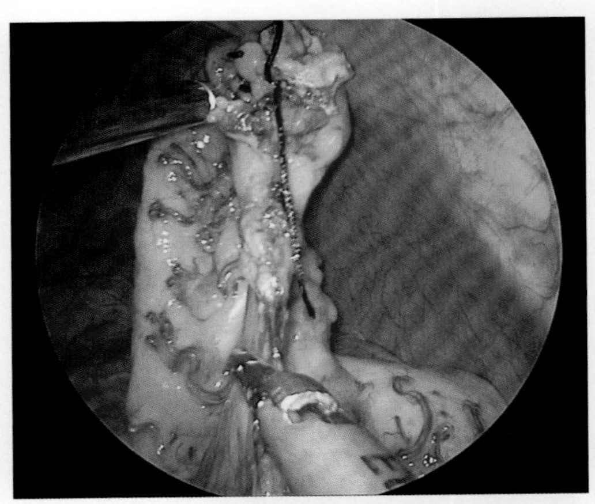
图 8-13 离断乙状结肠根部血管

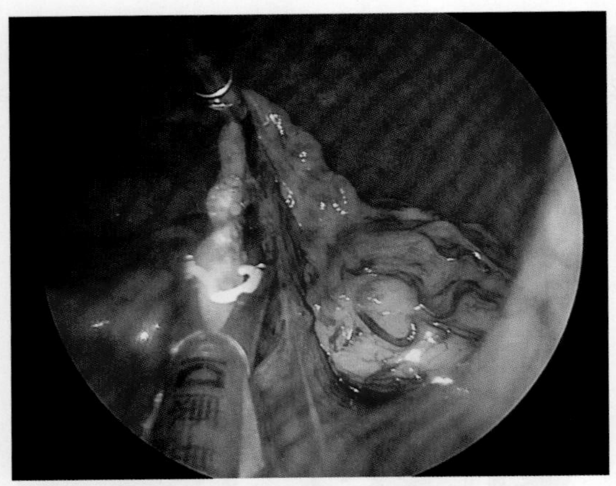
图 8-14 夹闭离断肠系膜下血管的降结肠分支

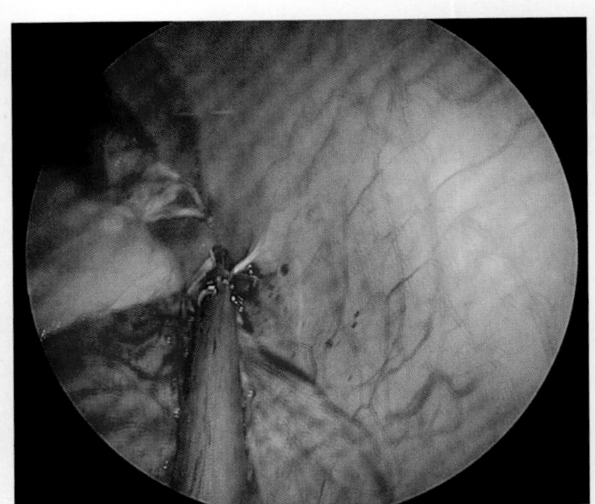
图 8-15 离断脾曲结肠韧带

6. 拖出吻合 去除腹腔镜和操作器械，取出经肛门放置的小儿腹腔镜操作平台。经肛门直肠内牵出游离直肠和乙状结肠(图 8-16)，还原铺平保留的直肠折叠肌鞘或切除翻转肌鞘，保留远端前壁和两侧短直肠肌鞘，再放入腹腔镜检查下拖结肠无张力和扭转(图 8-17)，将正常结肠与直肠肌鞘间断固定 4 针(图 8-18)，离断切除病变肠管送病理检查，将结肠断缘与直肠黏膜缘对位可吸收缝线间断缝合，呈前高后低斜行吻合(图 8-19)。新直肠内放置蕈状导管(图 8-20)，结束手术。

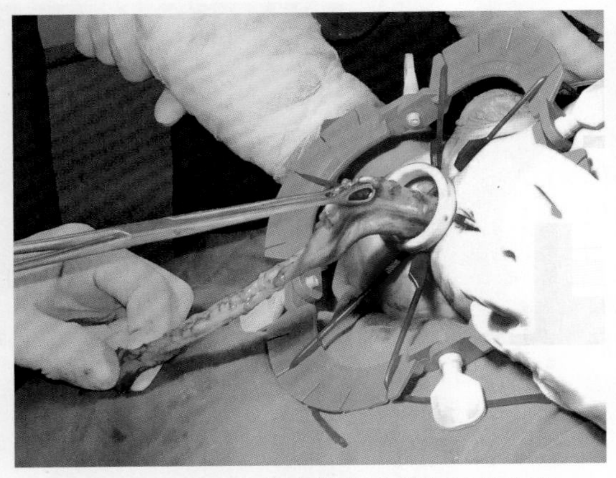
图 8-16 经肛门拖出游离直肠和乙状结肠

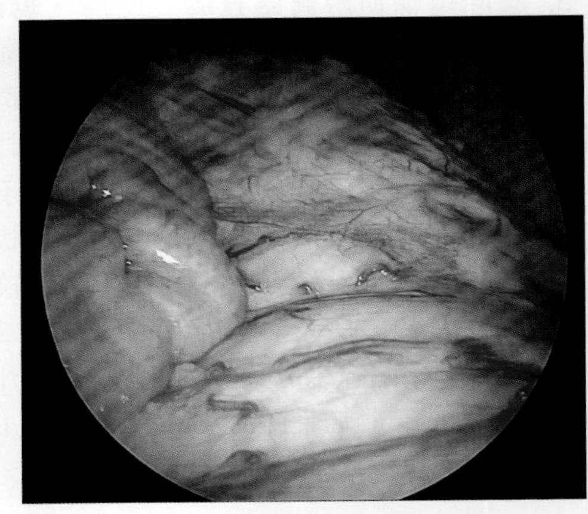
图 8-17 再放入腹腔镜检查下拖结肠情况

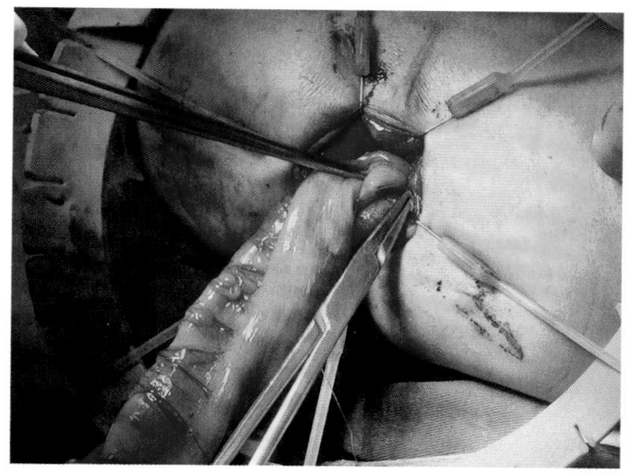
图 8-18　正常结肠与直肠肌鞘间断固定

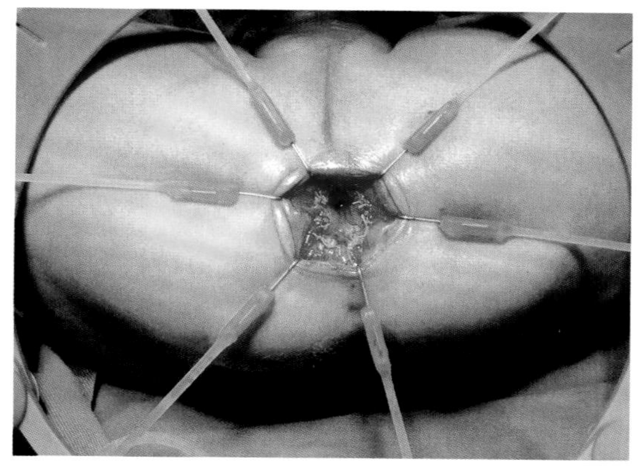
图 8-19　结肠断缘与直肠黏膜缘缝合吻合

（三）单孔腹腔镜下经肛门自然腔道结肠次全切除术

1. 麻醉和体位　同上述“单纯经肛门自然腔道腹腔镜辅助根治术（Soave 手术）”。

2. 手术人员站位　术者先站于患儿右侧建立经脐单孔腹腔镜监视操作，然后转至会阴侧床尾端进行经肛门自然腔道操作；持镜者先站于患儿右侧监视进行左半结肠游离，然后由站于患儿左侧助手持镜监视下进行右半结肠游离；洗手护士站于床尾左侧，助手站于患儿两侧控制下肢和臀部体位。

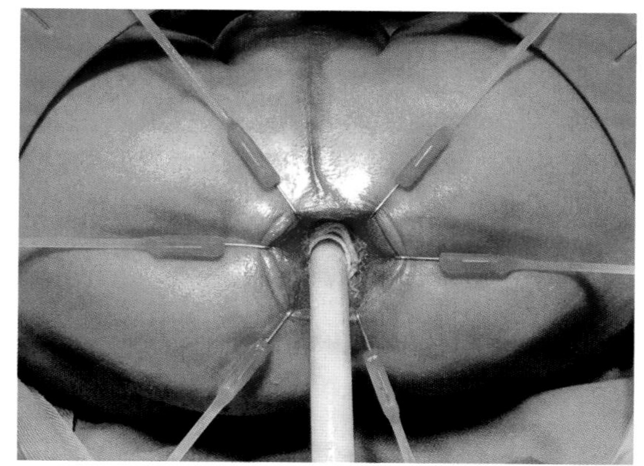
图 8-20　经肛门吻合口新直肠内放置引流管

3. 建立单孔腹腔镜监视操作　以脐为中心切开，放置 5.5mm Trocar 固定，建立 CO_2 气腹，放入 5mm 30° 腹腔镜或四方向电子腹腔镜（图 8-21），探查腹内情况、明确结肠移行段位置。若结肠或小肠积气遮盖移行段，可在腹腔镜监视下经肛门放入洗肠管或吸引器套管减压（图 8-22），确定移行段结肠位置并通过移行段减压近端肠管积气，扩大腹腔操作空间。

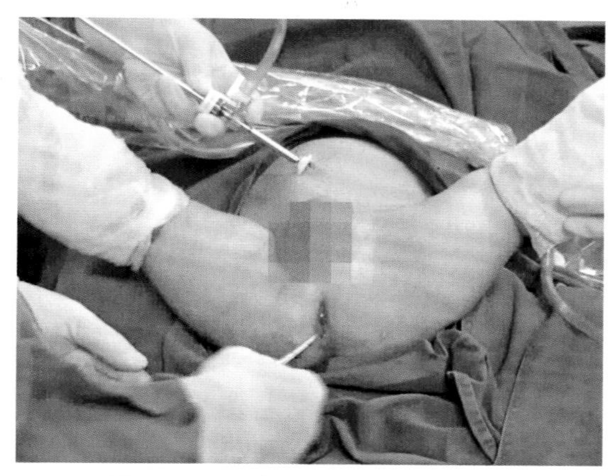
图 8-21　经脐单孔放置腹腔镜视管

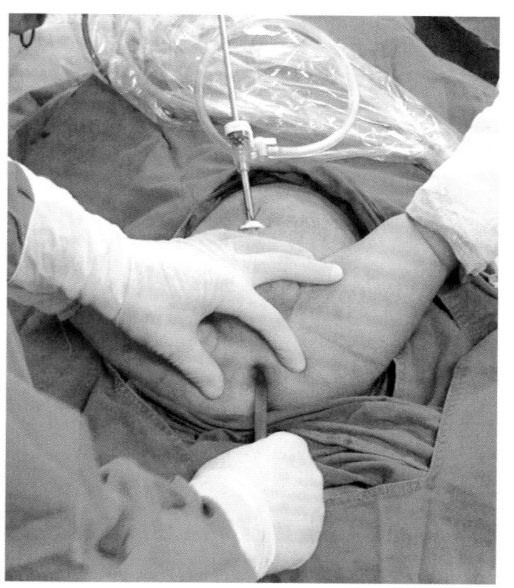
图 8-22　经肛门放入吸引器套管减压

4. 经肛门建立腹腔镜操作通道 与上述“单纯经肛门自然腔道腹腔镜辅助根治术（Soave 手术）”一样，先经肛门单纯 Soave 操作拖出至直肠上段结扎并切除，经肛门与盆腔贯通，放置小儿腔镜操作平台（图 8-23），放入半刚性操作器械和超声刀。也可不横断肌鞘，仅剥离直肠黏膜管后结扎封闭，将小头 5.5mm Trocar 经左侧直肠肌鞘循肌层外间隙穿透盆底腹膜留置用于放入超声刀或常规腹腔镜操作器械，而右侧不用 Trocar、直接将弯曲半刚性抓钳经直肠肌鞘沿肌层外间隙穿透盆底腹膜进入盆腹腔辅助操作（图 8-24）。

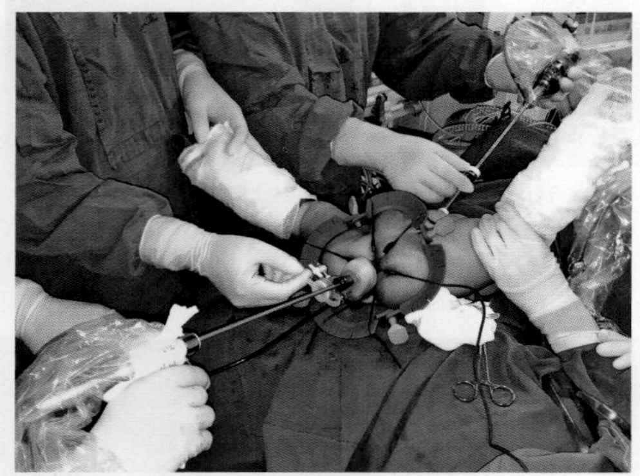

图 8-23 经肛门拖出切除直肠后放置小儿腔镜操作平台

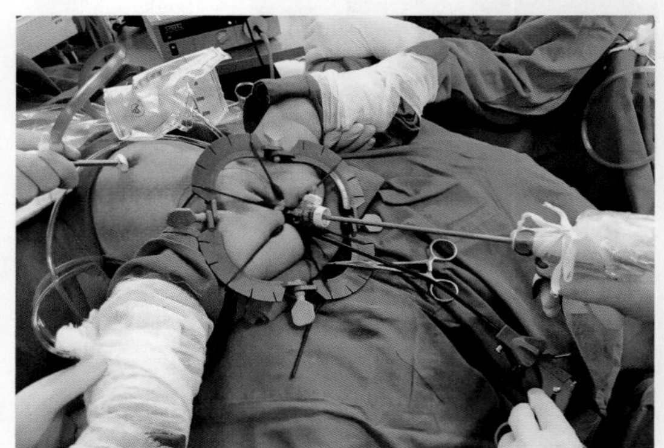

图 8-24 脐部腹腔镜监视下直接经直肠肌鞘建立操作通道

5. 确定切除范围 对典型长段型 HD 可根据术前钡剂灌肠和 24 小时延迟摄片，显示钡剂滞留情况及术中移行段和扩张段来确定结肠次全切除范围；对病变不明显合并类缘病者，术中可切取浆肌层快速冰冻活检确定。

6. 游离结肠 先用半刚性 S 状抓钳牵开直肠乙状结肠，超声刀切断乙状结肠系膜及降结肠侧腹膜和脾曲结肠韧带（图 8-25），用 Hem-o-lok 夹夹闭肠系膜下血管后切断游离左半结肠（图 8-26）；然后牵开回盲部肠管游离右髂窝和升结肠侧腹膜及肝曲结肠韧带，游离升结肠（图 8-27），再紧贴横结肠离断系膜和胃结肠韧带（图 8-28），最后分离出右结肠血管在根部夹闭并离断（图 8-29），保留回结肠至升结肠边缘血管弓（图 8-30）。结肠系膜处理完后钳夹提起阑尾，超声刀离断阑尾系膜，阑尾根部夹闭或结扎后切除阑尾并取出（图 8-31）。游离全部结肠后将其牵至下腹和盆腔，将小肠推至左上腹（图 8-32）。

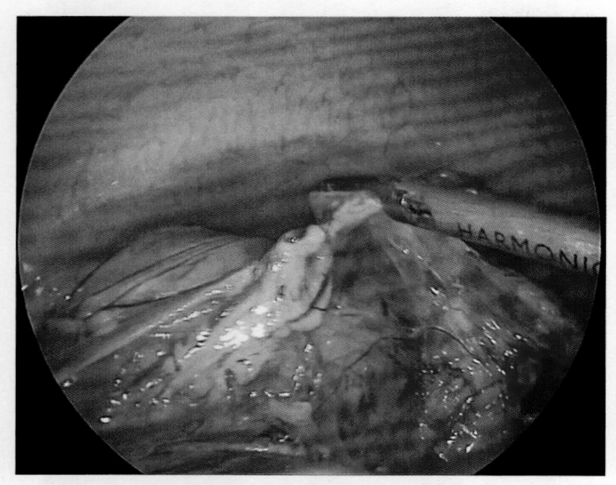

图 8-25 离断脾曲结肠韧带

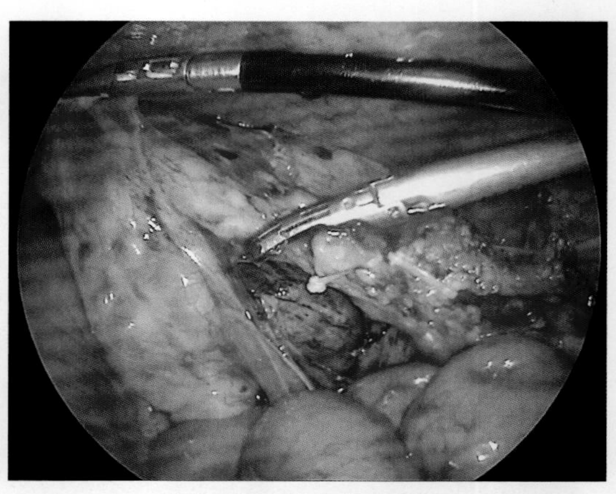

图 8-26 游离左半结肠

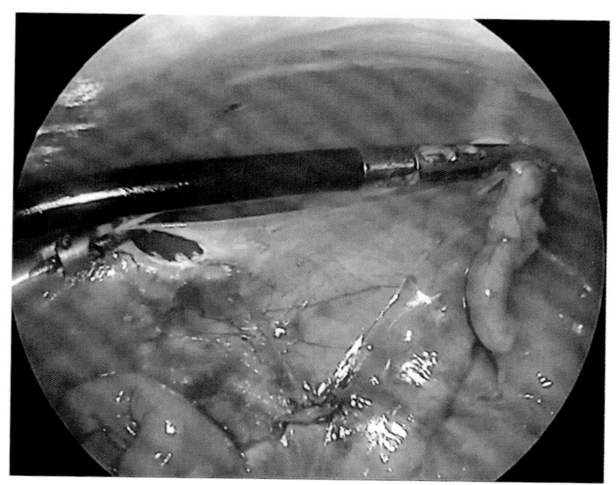

图 8-27　游离升结肠

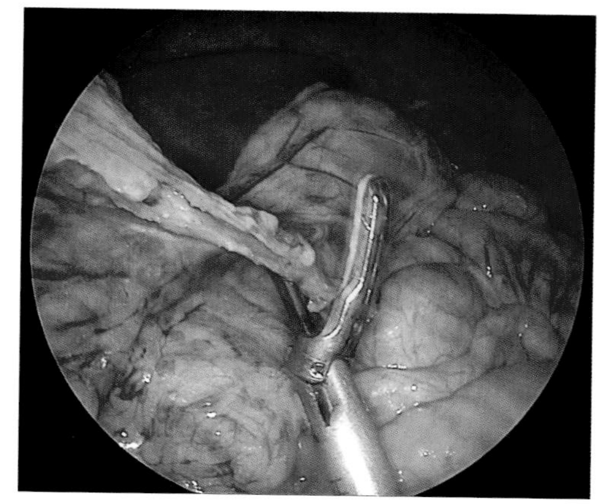

图 8-28　游离横结肠

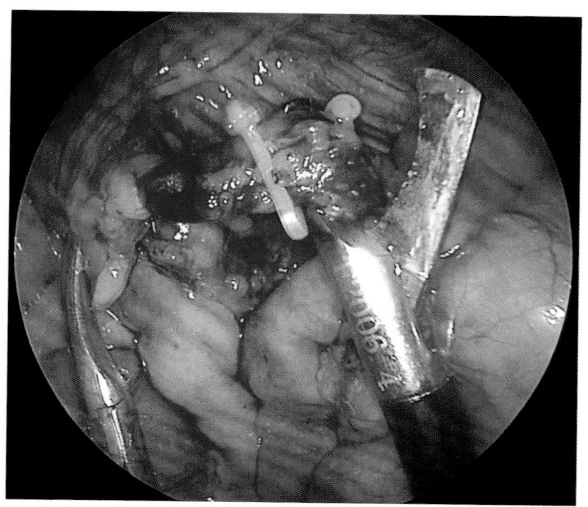

图 8-29　夹闭结肠右血管根部并离断

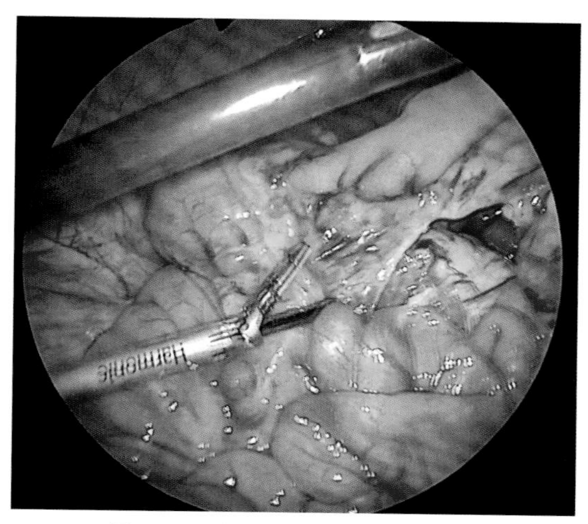

图 8-30　保留升结肠边缘血管弓

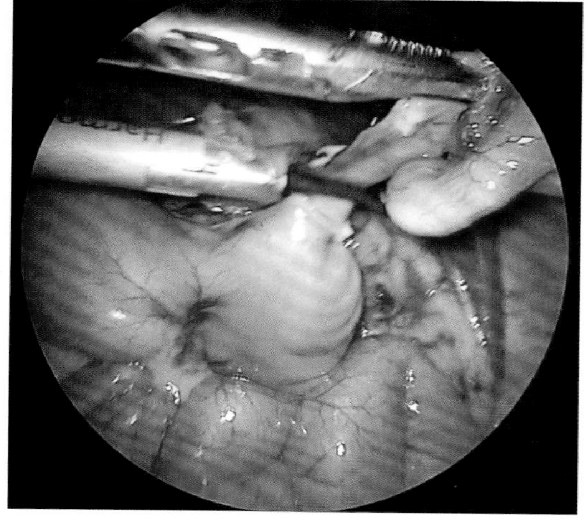

图 8-31　夹闭阑尾根部并切除

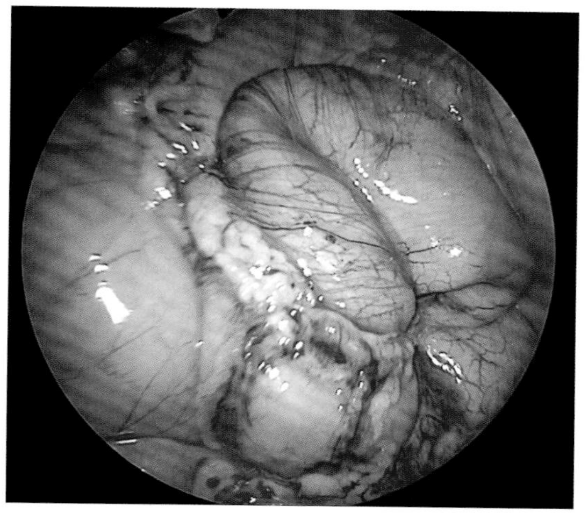

图 8-32　游离结肠并将其推至下腹和盆腔

7. 经肛门拖出结肠切除吻合 取下经肛门放置的小儿腔镜操作平台，切除后壁直肠肌鞘（图 8-33）；或取出直肠肌鞘 Trocar，离断腹膜反折以上直肠肌鞘，经肛门拖出游离乙状结肠（图 8-34），再采用超声刀离断直肠后壁系膜及切除后壁直肠肌鞘（图 8-35）。然后在腹腔镜监视下继续拖出已游离的降结肠和横结肠，保留 8~12cm 升结肠后体外切断（图 8-36），用海绵钳钳夹升结肠推入盆腔并按 Deloyers 法逆时针转位 270° 理顺肠系膜血管（图 8-37），将升结肠与直肠肌鞘固定几针（图 8-38），最后，将结肠断缘与直肠黏膜缘用可吸收缝线缝合完成升结肠直肠吻合（图 8-39），吻合口以上新直肠置入外裹凡士林的蕈状导管（图 8-40）。去除脐部 Trocar，缝合脐环筋膜关闭戳孔。

四、手术注意事项

1. 经肛门入路建立腹腔镜手术操作入路 先进行类似单纯经肛门的 Soave 手术操作，用肛门牵开器牵开肛门时注意保护齿状线，调整拉钩位置将前壁和两侧齿状线埋入其内保护，后壁钩挂在齿状线，注意操作中勿撕裂。为便于直肠黏膜管剥离，可以斜行切开直肠黏膜后在近端缝置牵引线辅助牵拉。

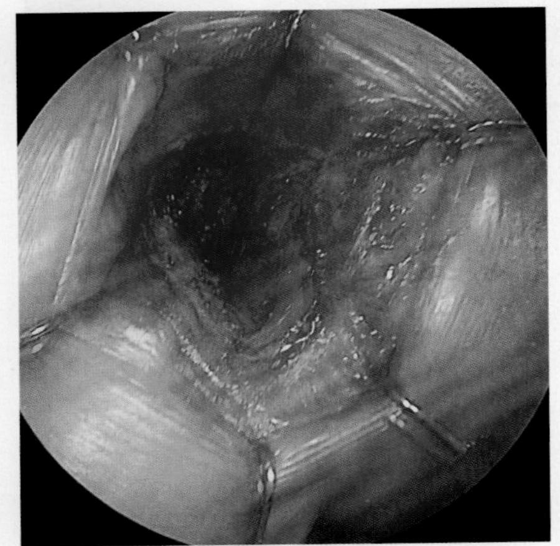

图 8-33 直肠后壁肌鞘“V”形切除

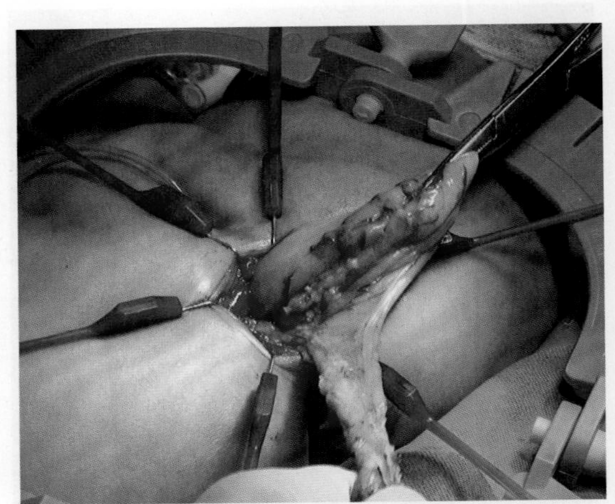

图 8-34 拖出游离乙状结肠

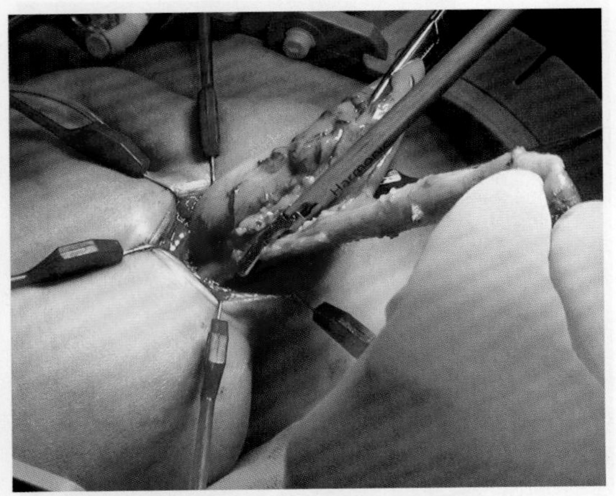

图 8-35 切除后壁直肠肌鞘

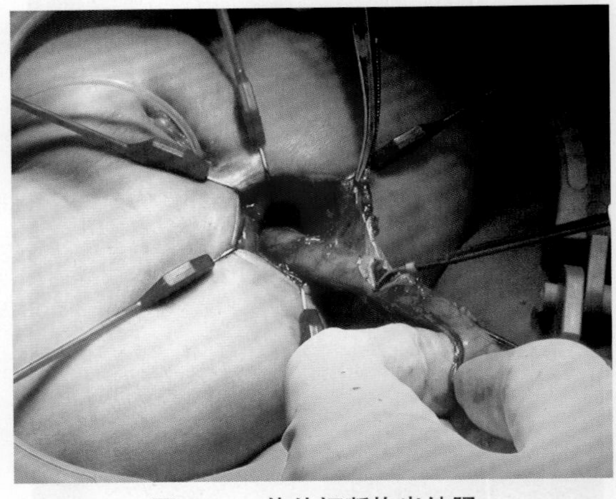

图 8-36 体外切断拖出结肠

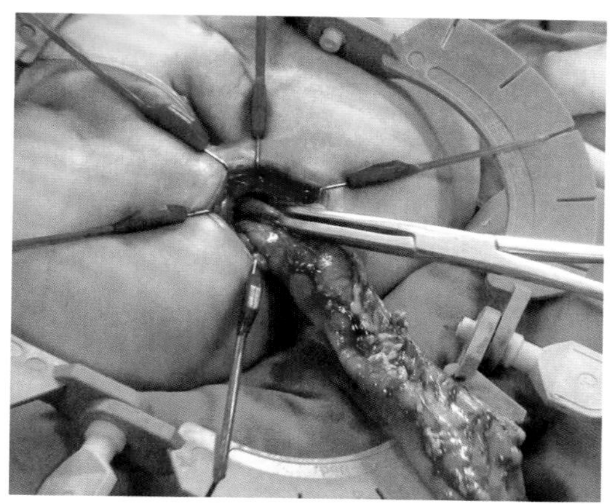

图 8-37　体外经肛门翻转升结肠

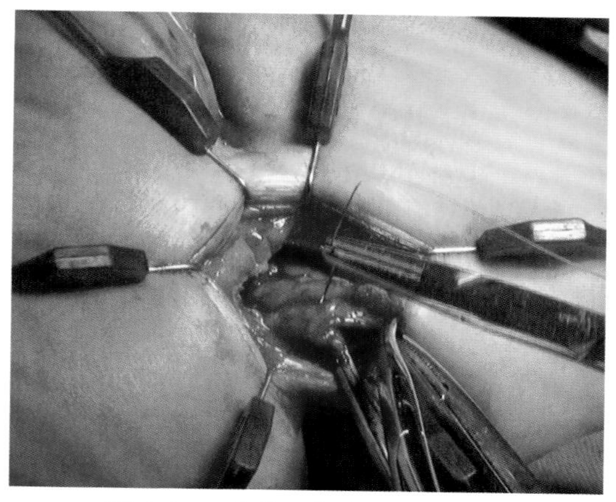

图 8-38　升结肠与直肠肌鞘固定

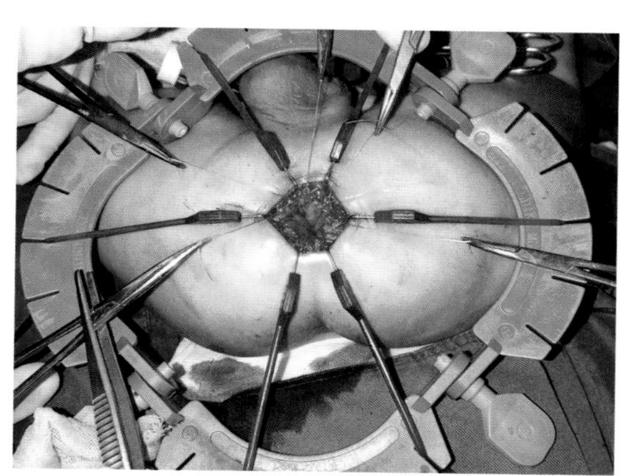

图 8-39　结肠直肠缝合吻合

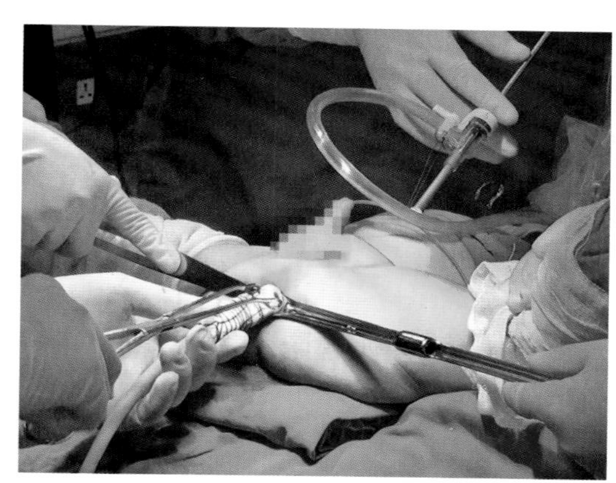

图 8-40　吻合口上方新直肠内放置蕈状导管

婴幼儿直肠黏膜下层和肌层间的间隙虽然相对狭小但较松弛，有利于经肛门切开直肠黏膜向上推进分离，游离直肠黏膜管后予以结扎封闭以免肠液外漏污染手术创面。直肠前壁近腹膜反折处与尿道或阴道壁之间组织也较大龄儿童或成人脆弱，容易损伤撕裂，所以，横断前壁直肠肌鞘时应紧贴肠壁，避免损伤。

直肠后壁肌鞘应“V”形或条状切除达齿状线，可增加肛门内直肠部的容积便于放置小儿腔镜操作平台，同时解除保留直肠的痉挛段以增加术后的排便效果。直肠部的腹膜反折在直肠旁窝最低，直肠膀胱陷凹或直肠子宫陷凹相对高于直肠旁窝，若不用小儿腔镜操作平台，可经两侧直肠肌鞘从直肠旁窝处直接放置操作套管和腹腔镜器械进入盆腔，有利于手术操作。

输尿管、输精管、髂血管与直肠腹膜反折有一定的距离，紧贴直肠壁操作不会损伤这些组织，但卵巢游离度较大，可进入直肠旁窝处，要注意防范。

2. 经肛门自然腔道腹腔镜手术　成人有多种多通道套管可供选择，最常用的一次性多通道套管是 Covidien 生产的 SILS™Port、Advanced Surgical Concepts 生产的 TriPort™ 和 QuadPort™ 及 Applied Medical 生产的 GelPort®。

SILS™Port 防止漏气效果良好，使用简单，但口径较大、长短也不能调整，不适用于放置在小儿肛门。TriPort™ 适用于 12~25mm 的口径，QuadPort™ 可以通过 2.5~6cm 的口径；两种套管适用的盆底厚度可达 10cm，最多可以使用 3 个或 4 个器械；每个通道都有胶膜，可使器械交换顺利而且可以良好地维持气腹。

此外，Ethicon Endosurgery 生产的 Access System 可以在保证气腹稳定的情况下进行器械的角度调整，支持大标本的提取。

尽管目前有多种套管可以选择，但是由于其本身的大小限制，在体型较小的患儿使用受到了很大限制。笔者团队设计制作的小儿腔镜操作平台类似 TriPort™，更方便于婴幼儿使用。

3. 常规腹腔镜手术器械套管取位 可供选择的范围很广，可以轻松实现操作器械的三角分布，不但操作方便，而且有很大的操作空间，而经肛门自然腔道腹腔镜手术中器械必须通过肛门这一很小的范围进入腹盆腔，器械间距离很近，普通腹腔镜器械的使用会受到很大限制，虽然可以使用常规腹腔镜器械完成手术，但仅限于常见型 HD 直肠乙状结肠切除术中对乙状结肠系膜较为简单的处理。

为解决"筷子效应"问题，需要改进新的器械，器械的操作范围取决于年龄、结肠切除范围，短而宽且柔软的套管可以提供最大的操作空间；另外，将器械交叉可以得到更大的操作范围；除可缩性弹性套管外，使用可弯曲的半刚性器械也可以更好地满足三角操作并增加操作空间。另外，造成拥挤的主要原因还在于镜头与器械位于同一平面且长度相近。管状视野的原因在于镜头视角与器械操作平面间夹角过小。使用弯曲镜头或加长镜头可以将助手与术者的手进一步分开同时解决拥挤及管状视野的问题。

术中牵引不便也是经肛门自然腔道腹腔镜手术经常遇到的问题，其原因除器械拥挤外还有 TriPort 本身对于手术器械数量的限制。通过调整体位，不用借助器械完成对器官的牵引能够很好地解决这个问题。此外，一种方法是使用悬吊技术，通过经腹壁引入带线针并穿过相应组织进行缝挂从而达到悬吊或牵引组织的目的，然而对于空腔器官要充分认识到直接进行穿刺线牵引有引发腹腔感染的风险；另一种方法是使用磁牵引系统，通过体外放置一磁性物质，吸引体内的拉钩进行牵引，但是此方法尚处于研究阶段，尚未得到广泛的应用。

4. 经脐单孔腹腔镜联合经肛门直肠入路杂交手术 该手术的镜下监视与经肛门操作为逆向操作，需要一定时间的适应性训练才能渡过学习曲线。左侧直肠肌鞘主操作孔 Trocar 应选用带排气孔的较长直套管，排气孔便于术中排出烟雾，直套管可放入超声刀和取出浆肌层活检。辅助操作孔 Trocar 或选用可塑性的简易套管便于弯形器械出入，若术中不必更换左手弯曲操作钳可不必放置 Trocar。从盆腔导入器械先游离左半结肠，再游离回盲部和升结肠侧腹膜，最后游离横结肠比较方便，离断右结肠血管根部而保留回结肠血管向升结肠走行的边缘血管弓，完成 Deloyers 手术的升结肠翻转。

5. 超声刀 兼有切割、凝固止血多功能于一体，3mm 以下血管无须结扎或夹闭，既减少术中器械更换次数，又省时省力，但使用超声刀要采取先 3 段固化封闭后再切断的"防波堤"方法，对较粗血管应结扎或夹闭后离断。

6. 离断系膜血管 要在二级血管弓切断，既保留边缘血管弓的肠管血运，又简便快捷和便于下拖结肠时无张力；但处理直肠上段和乙状结肠系膜时注意勿损伤输尿管和精索或卵巢血管。结肠次全切除时，将整个结肠游离后取头低臀高体位将小肠推至左上腹区，结肠牵至下腹和盆腔，便于经肛门直肠内拖出。

7. 新直肠内放置外裹凡士林纱条的去顶蕈状导管 该导管既可填塞盆腔避免小肠嵌入粘连，同时又可引流肠内容物、减少与吻合口的接触和小肠结肠炎的发生，还便于术后护理、避免稀便刺激肛周糜烂。

五、并发症

经肛门自然腔道 HD 腹腔镜手术并发症的发生主要与术者腹腔镜操作熟练程度及开腹手术经验有关。既有腹腔镜手术的特有并发症，也有与传统开放 HD 手术相同的并发症。特有并发症主要包括与穿刺有关的并发症如血管损伤、内脏损伤等，与体腔充 CO_2 有关的并发症如高碳酸血症、呼吸和循环功能改变、低体温等；即使与传统手术一致的并发症，在腹腔镜手术中其发生的原因、概率、严重程度、处理方法及转归也不尽相同。

（一）与穿刺相关的并发症

建立气腹过程中的第一个套管盲穿（包括气腹针穿刺）是腹壁穿刺过程中最容易导致损伤的并发症。

1. 腹壁出血与血肿 腹壁切口出血、血肿可发生在皮下组织、肌肉组织和腹膜外组织，可以是单独的，也可以是 2 个以上部位同时出血。穿刺时注意避开血管，结束腹腔镜手术前仔细检查腹壁戳孔的内外两侧有无活动性出血并做好戳孔的缝合，是避免术后戳孔出血和血肿的有效办法。特别是小婴儿脐静脉尚未完全闭锁易受损伤，故不宜选择脐窝上缘切口放置 Trocar。

2. 戳孔疝 因小儿脐环薄弱，肠管细小，即使 5mm 的脐环戳孔也容易发生戳孔疝。术毕用可吸收缝线在直视下间断缝合脐环筋膜，在排空气腹后应摆动腹壁，避免肠管或大网膜嵌入切口内。如疝内容物为大网膜或脂肪组织，可暂作观察；如腹壁包块逐渐增大，症状进行性加重甚至出现肠梗阻应及时再手术探查，将疝内容物回纳腹腔或切除，逐层缝合腹壁缺损。

3. 内脏或大血管损伤 是腹腔镜手术严重危及生命的并发症。最危险的腹膜后大血管是腹主动脉，其次是下腔静脉，髂动脉、髂静脉等大血管；还有腹腔内的肠系膜和网膜血管及穿刺区域的较大血管。受损器官大多为空腔脏器，少数为实质性器官。腹壁暴力穿刺和暴露术野不当，盲目穿刺是发生内脏或血管损伤的主要原因。因此，脐部 Trocar 最好开放式放置，一旦发生难以控制的血管损伤或脏器破裂，应即刻行直接压迫止血或剖腹探查手术处理。

（二）与 CO_2 气腹有关的并发症

1. 高碳酸血症 小儿腹膜菲薄，相对弥散面积较大，CO_2 充气后经腹膜大量吸收和影响膈肌运动容易导致高碳酸血症和减少潮气量，特别是在小婴儿增加充气压到 10mmHg 时将影响潮气量 30%，交感神经反射刺激可引起心律不齐如窦性心动过缓、房室分离和异位心律等并发症。因此，充气压力应控制在 8~10mmHg 以下，术中应严密监测呼吸、循环参数，采用浅全身麻醉、气管插管和硬膜外麻醉可获得较好的腹肌松弛效果，高流量给氧可减轻气腹对通气的抑制。对于时间较长的手术，一旦发生高碳酸血症和呼吸循环不稳定，可暂停手术，放掉腹内 CO_2，待患儿平稳后再继续充气手术。如出现较重度的 CO_2 滞留，应尽早结束手术，适量应用碱性药物。对无法纠正的高碳酸血症和呼吸性酸中毒，必须中转开腹手术。

2. 皮下气肿 气腹针穿刺时位置不当，建立气腹时气体注入腹膜外间隙；穿刺针或套管偏离原穿刺部位，在腹壁上形成多个创道，CO_2 经创道进入皮下；术中腹腔内 CO_2 经 Trocar 周边进入皮下组织。严重而广泛的皮下气肿可压迫胸廓和上呼吸道，使肺顺应性下降，气道阻力增高，严重者产生 CO_2 蓄积甚至低氧血症。轻度皮下气肿对机体的影响不大，不需做特殊处理；因严重而广泛的皮下气肿对心、肺有负面影响，故须在术中进行密切监测，适当降低腹内压，麻醉医生采用过度换气，向戳孔处挤压气肿，有助于减轻气肿的不良作用并延缓气肿的蔓延。难以纠正的皮下气肿引起的心、肺功能改变或高碳酸血症，应放弃腹腔镜手术。

3. 气体栓塞（简称“气栓”） 在各种气体介质中，CO_2 发生气栓的危险性最低，是气腹的少见并发症，但后果却非常严重，一般都是致死性的。栓塞的部位可发生在右心房、肺动脉、冠状动脉和脑动脉。推测气栓形成有以下几个途径：①气腹针误入腹腔内静脉，大量气体短时间内直接进入血液；②组织分离时创面上断裂或破损的静脉成为高压气体进入循环的门户；③溶解在血液中的气体像减压病一样再形成气泡。发生气栓时需立即解除气腹，中止气体栓塞来源；左侧卧位使气体不易进入右心室；快速中心静脉置管吸出右心房、右心室及肺动脉内的气泡；紧急时可行右心房直接穿刺抽出气泡；吸入纯氧；呼吸、心跳停止者行心肺复苏；后续高压氧治疗。

4. 肩部疼痛 可能是腹腔内 CO_2 对膈神经的刺激所致，发生率高达 35%。术后症状轻，一般不做特殊处理；较重的患儿可对症处理。

5. 心律失常、心搏骤停 心律失常与气腹建立初始时 CO_2 流量过大有关，低温的 CO_2 气腹也是导致心律失常的可能原因。预防措施包括建立气腹时以低流量开始，再逐渐增加到较高流量并以高流量维持。

6. 低体温 婴儿使用未加温的 CO_2 充气，或腹腔内过量 CO_2 置换可造成患儿体温下降。因此，对小儿腹腔镜手术应在术中严密观察体温变化，为防止小儿术中低体温，可使用加温床垫或注意保暖，最好选用可加温气腹机。

(三) 与专用手术设备和器械相关的并发症

1. 光源灼伤 小儿皮肤稚嫩、耐热辐射差，小儿腹腔镜较细、导光差，为增强手术视野亮度，常需将光源亮度调大，如操作疏忽，容易造成光源灼伤。因此，手术准备时，在光纤未连接腹腔镜之前勿开启光源；手术时勿将腹腔镜头端接触腹内脏器；手术结束时及时关闭光源，切忌将腹腔镜头端或光纤连接部接触患儿身体。

2. 医源性烟雾中毒 单极高频电刀是最常规的配套器械。其优点是操作方便，切割止血可靠，手术创面干净、经济；缺点是电凝温度高，易产生烟雾。腹腔镜操作中，电外科器械产生的烟雾可导致腹腔内污染和手术室空气污染。烟雾中的化学毒物可经腹膜吸收、损伤腹膜细胞、激活巨噬细胞释放肿瘤坏死因子甚至导致中毒。因此，气腹中的烟雾需要持续或间断经套管侧孔接吸引器排出。此外，手术室内应有良好的通风设备，不宜在通风不良的环境中长时间工作。

3. 内脏损伤 由于绝缘物失败、电容耦联、电流直接耦合等原因，单极电凝设备可导致肠管、脏器和腹壁的意外烧灼伤，可发生在腹腔镜视野内和视野外。为预防和降低腹腔镜手术各种并发症，强调腔镜医生的规范化培训，术者应具有娴熟的手术基本功和操作技巧，术前做好手术难度的预测及缜密合理的手术设计，充分认识腹腔镜手术的缺陷，熟悉手术器械性能和正确使用方法，掌握腹腔镜下血管解剖特点和脏器解剖特点，重视术前的评估和结束前的全面检查。特别是小婴儿腹腔操作空间更小，脏器稚嫩，所用器械纤细锐利(3mm)，因此，各种器械放入及操作一定要在监视下进行，电凝电切功率要控制在20~30W以下，必要时将塑料套管推进仅露器械尖端放电，避免副损伤。由于电热辐射损伤肠管延迟穿孔容易延误诊断，术后出现的腹膜炎又常被当作术后正常反应，其后果往往是严重的。一旦出现腹膜炎体征，应急诊剖腹探查，及时处理。

(四) 先天性巨结肠症 NOTES 相关的并发症

1. 出血 腹盆腔结肠系膜分离后可能少量渗血，不需特殊处理；如术后腹胀、血红蛋白降低甚至发生休克，可能有大量出血，多为结肠系膜动、静脉凝固不牢或术后结扎夹滑脱所致，需要急诊再手术探查止血。所以，强调术中较大血管必须夹闭或结扎，超声刀可凝切3mm以下血管且需要3段式封闭，LigaSure可封闭5mm以下血管。手术结束前应再次核查盆腔、后腹膜分离处、肝下、胃、脾等处有无大量渗血，如有出血必须加以妥善处理。

2. 吻合口瘘 吻合口瘘是结肠切除术后早期最严重的并发症，会造成盆腔脓肿、腹膜炎，甚至感染脓毒症休克危及生命。其原因多为下拖结肠末端血供不良，术后缺血坏死或下拖肠管张力过大导致吻合口裂开，因此在结肠下拖前必须确认肠管血供良好，下拖过程中系膜不可旋转扭曲或牵拉过紧；此外，结直肠吻合肠壁间遗留黏膜形成肌鞘间脓肿或夹杂大量疏松结缔组织也可致愈合不良、吻合口裂开，所以手术时剥离直肠黏膜要完整、在拖出游离结肠时需要剔除吻合肠段附着的肠脂垂及过多系膜组织，使肠壁浆肌层裸露，以利吻合口愈合。一旦出现吻合口瘘，并已扩散到盆腔或腹腔，估计单纯引流、禁食、抗感染不能控制者应及时做回肠造瘘，否则不但感染发展危及生命，而且盆腔、肛周多处形成壁龛、窦道、无效腔，以致再次手术无法切除干净，感染反复发作，盆腔大量瘢痕形成及肛门失禁，此种情况下多次手术也无法恢复正常排便功能。

3. 吻合口狭窄 结肠直肠吻合术后瘢痕挛缩易致环形狭窄，因此术后需要定期肛门指诊复查确定是否扩肛。斜形吻合术虽可扩大吻合口周径，但婴幼儿因肛管细小，吻合后也极易发生狭窄，术后也应定期复查，必要时扩肛。Soave 手术结肠由直肠肌鞘内拖出，新直肠由双层肠壁组成，容易收缩狭窄，其预防方法为直肠肌鞘后壁切除或“V”形切开，术后坚持扩肛数月。若吻合口裂开盆腔感染，愈合后直肠周围大量瘢痕形成“冰冻骨盆”造成严重狭窄，一旦发生只有早期坚持扩肛，否则应再次手术。

4. 输尿管损伤 输尿管损伤也是非常严重的并发症，主要原因是手术时未看清输尿管位置，盲目电切或超声刀切开腹膜分离、剪断或热辐射所致。输尿管损伤或切断后，如及时发现应立即修补或端端吻合，放置输尿管支架管半月后拔除。术后定期超声或静脉肾盂造影复查肾盂和输尿管情况，如有积水应及时治疗。输尿管损伤如未及时发现，术后可发生尿腹或腹腔尿液性囊肿，应及时手术探查。

5. 尿潴留 尿潴留多数可在术后 3~5 日内恢复，少数持续较长时间。Swenson 手术因盆腔分离比较广泛，易损伤盆丛神经，造成术后膀胱收缩无力尿潴留。预防这一并发症的方法主要是尽量紧贴直肠游离，减少盆腔损伤。一旦发生尿潴留，应留置导尿管，定时钳夹开放，辅以针灸、理疗等措施，多可顺利恢复。

6. 术后肠梗阻 腹腔镜 HD 术后发生肠梗阻的原因中肠粘连已很少见，可见于肠系膜根部缺损形成内疝，必要时应固定系膜关闭较大空隙。结肠次全切除时升结肠翻转应注意肠系膜勿旋转扭曲。早期出现症状者给予保守治疗，胃肠减压、禁食、促进肠蠕动等，多数可以达到缓解症状而治愈。术后晚期出现梗阻者，如保守治疗无效应及时再手术探查。

7. 污便、大便失禁 结肠切除术后容易早期发生稀便、污便、失禁等并发症，排稀便次数较多，常有少量粪便污染造成肛周糜烂，尤其是夜晚熟睡，更易发生粪水溢出。术后应注意饮食调节，及时清洁肛门，外涂造口粉避免肛周糜烂。污便多数在 3~6 个月后好转，1 年左右痊愈。

8. 小肠结肠炎 HD 术后发生小肠结肠炎者占 10%~20%，其原因尚未完全明晰，认为与狭窄段痉挛梗阻、细菌繁殖毒素侵蚀肠黏膜及免疫功能异常有关。小肠结肠炎可发生于围手术期或术后数月，特别是术前已有结肠炎者术后更易发生。小肠结肠炎除抗生素治疗、洗肠外，延长扩肛时间、开塞露辅助排空粪便可以预防其发生。

9. 便秘复发 HD 术后约 10% 患儿便秘复发，其原因可能有：①狭窄段切除不足，若病变肠段切除不足或保留直肠肌鞘过长（5~7cm），术后可发生无神经节细胞肠管痉挛狭窄复发便秘。若诊断为远端切除不足者，应进行扩肛治疗；无效者经肛门行内括约肌切除术。②近端扩大肠管切除不足，病程越久，近端结肠继发性扩大变性越长且严重。肠壁神经节细胞出现空泡变性功能丧失。手术时宜尽量切除病变肠段，保证拖下肠管功能正常。若切除不够、症状复发需要再次手术。因此，即使常见型 HD 若横结肠扩大严重者，也应切除横结肠、降结肠，行升结肠翻转直肠吻合。少数术后症状复发，再次活检时发现神经节细胞缺乏或消失，其原因可能与术中损伤或缺血有关，应注意术中防范。③肠炎反复发作，术后小肠结肠炎反复发作经久不愈，大量细菌毒素吸收，肠壁神经节细胞变性退化失去蠕动功能。梗阻和肠炎互为因果，最终可导致便秘复发。因此，必须强调对肠炎应及时诊断给予有效治疗，防止症状复发。④巨结肠同源性疾病，其临床症状类似 HD。如神经节细胞减少症、神经节细胞未成熟症、神经节细胞发育不全症等。这些疾病往往不易鉴别，过去多以 HD 而手术。当术后复发，再次核查病理切片时方被诊断为先天性巨结肠同源病。其治疗方法应切除全部病变肠管，如患儿年龄较大、病变范围广泛则预后不佳。

六、技术现状与总结

20 世纪 80 年代初，德国 Gerhard Buess 等研发出一套独特的手术用直肠镜系统，即经肛门内镜微创手术（transanal endoscopic microsurgery，TEM）。TEM 技术通过其巧妙、精细的设计，使术者可在扩张的肠道内，通过双目镜所带来的放大、清晰、三维立体视觉效果或内镜成像系统显示画面和运用精细的器械，实现腔镜手术中的各种操作。该技术显著提高了直肠局部切除术的质量，具有手术风险低、创伤小、住院时间短、医疗费用低等优势。

1994 年，Wilk 等在一项专利中首次提出 NOTES 的概念。2005 年 7 月，一个旨在规范 NOTES 发展与临床推广应用的学术组织在纽约成立，该组织由 10 位分别来自美国胃肠内镜医师学会（ASGE）和美国胃肠内镜外科医师学会（SAGES）的专家组成，全称为“自然腔道手术评估与研究协会（natural orifice surgery consortium for assessment and research，NOSCAR）”。在第一次会议上，针对 NOTES 操作指南、研究及发展所面临的基础性问题及发展前景规划等在内的一系列重要议题进行广泛而深入的讨论，所形成的统一学术意见总结成册，以白皮书的形式公开发表。2006 年 3 月，该协会在美国亚利桑那州召开了第一届国际会议，与会者包括来自 11 个国家的 200 多名医生，此次会议的最大成果在于逐一细化了与 NOTES 发展密切相关的多项技术攻关目标，绘制发展路线图，在把各国参会医生按照均衡分配科研设施及资源的原则分成若干研究小组的前提下，将这些重要的技术性难题以分派学术研究任务的方式加以落实。这一举措显著促进了 NOTES 的发展与成熟。

此后，有关 NOTES 的各种动物实验及临床探索与尝试日渐增多，成为微创外科学界继腹腔镜技术之后全球范围内最大的研究热点。2007 年，Fong 等对 6 只猪进行经结肠腹腔镜探查的可行性研究，此项研究证实在猪模型中经结肠内镜下腹腔探查是可行的。2009 年，Velhote 首次报道 1 例新生儿经肛门自然腔道腹腔镜辅助结肠拖出术，2010 年，Sylla 等率先开展腹腔镜辅助下符合经自然腔道内镜外科手术理念的经肛门内镜直肠癌根治术，此后陆续报道单纯经肛门的腹腔镜辅助先天性巨结肠拖出术。通过技术改进，对于常见型和较长段型 HD 单纯经肛门直肠入路腹腔镜辅助下完成左半结肠游离；而对于长段型 HD，则仅在脐部单独放置腹腔镜监视下，经肛门建立操作通道，通过这种杂交术式可顺利进行整个结肠的游离，既解决了脐部单部位或单纯经肛门腹腔镜与操作器械之间相互碰撞的“筷子效应”，又达到了 NOTES 无可见瘢痕的美容效果。

单纯经肛门 NOTES，采用经肛门进入腹盆腔的入路方式，从直肠腔内剥离黏膜后精确地离断腹膜反折以上直肠进入腹盆腔，确保根治切除病变结直肠，镜下安全处理二级系膜血管并保留边缘血管弓，可以更高质量地保证下拖结肠的血供，降低吻合口瘘和便秘复发的风险，符合 NOTES 理念，具有更好的微创和美容效果，已展现出其独特的优势。经脐单孔腹腔镜监视下经肛门“自下而上”操作的杂交手术，对于解剖处理系膜游离全部结肠更方便，这代表了当前 HD 手术发展的新方向。然而，对于这一技术既不能“蜂拥而上”，亦不能“故步自封”，就 HD 经肛门 NOTES 而言，手术操作难度较大，对术者要求较高，需要接受一定的培训和练习后方可熟练掌握。

（李索林）

推荐阅读资料

［1］李索林，刘林．小儿无瘢痕腹腔镜技术应用现状．中华腔镜外科杂志（电子版），2010, 7 (1): 4-9.

［2］李索林，孙驰．经自然腔道腹腔镜辅助巨结肠根治术．临床小儿外科杂志，2012, 11 (1): 65-67.

［3］李索林，张永婷．把握腔镜手术适应证是减少并发症的关键．临床小儿外科杂志，2016, 15 (4): 313-316.

［4］孙驰，李索林，刘扬，等．经自然腔道与常规腹腔镜辅助先天性巨结肠根治术的对比研究．临床小儿外科杂志，2013, 12 (1): 11-14.

［5］BUESS G, THEISS R, HUTTERER F, et al. Transanal endoscopic surgery of the rectum-testing a new method in animal experiments. Leber Magen Darm, 1983, 13 (2): 73-77.

［6］BURGHARDT J, BUESS G. Transanal endoscopic microsurgery (TEM): a new technique and development during a time period of 20 years. Surg Technol Int, 2005, 14: 131-137.

［7］DE LA TORRE-MONDRAGON L, ORTEGA-SALGADO J A. Transanal endorectal pull-through for Hirschsprung's disease. J Pediatr Surg, 1998, 33 (8): 1283-1286.

[8] GEORGESON K E, FUENFER M M, HARDIN W D. Primary laparoscopic pull-through for Hirschsprung's disease in infants and children. J Pediatr Surg, 1995, 30 (7): 1017-1021, 1021-1022.

[9] MUENSTERER O J, CHONG A, HANSEN E N, et al. Single-incision laparoscopic endorectal pull-through (SILEP) for Hirschsprung disease. J Gastrointest Surg, 2010, 14 (12): 1950-1954.

[10] SMITH B M, STEINER R B, LOBE T E. Laparoscopic Duhamel pullthrough procedure for Hirschsprung's disease in childhood. J Laparoendosc Surg, 1994, 4 (4): 273-276.

[11] SYLLA P, RATTNER D W, DELGADO S, et al. NOTES transanal rectal cancer resection using transanal endoscopic microsurgery and laparoscopic assistance. Surg Endosc, 2010, 24 (5): 1205-1210.

[12] VAHDAD M R, FOROUTAN A, NAJAFI S M, et al. Totally transanal LESS pull-through colectomy: a novel approach for avoiding abdominal wall incision in children with long-segment intestinal aganglionosis. J Laparoendosc Adv Surg Tech A, 2013, 23 (3): 276-280.

[13] VELHOTE M C, VELHOTE C E. A NOTES modification of the transanal pull-through. J Laparoendosc Adv Surg Tech A, 2009, 19 (2): 255-257.

第九章

腹腔镜辅助肛门外横断直肠 Duhamel 拖出术

一、概述

自从 1956 年法国医生 Duhamel 介绍了一种新的手术技术并将其用于治疗婴儿先天性巨结肠症(HD)以来,该手术技术已被广泛接受。Duhamel 拖出术的原则是隔断而不是切除直肠,近侧有正常神经支配的结肠通过切开的直肠肠腔被拖出肛门,拖下结肠便成为肛管的后壁,隔断的直肠与拖下的结肠通过一宽大的吻合口相连,这一新造直肠的前部无神经节细胞,后部有神经节细胞。随着腹腔镜技术的发展,腹腔镜 Duhamel 拖出术于 1994 年由 Smith 报道,早期需要在右下腹置 12mm Trocar,在腹腔内使用腔镜下切缝器械,相对于其他术式,操作复杂,应用该手术的医生和接受治疗的患儿数量远不如腹腔镜辅助 Soave 手术。

但是,腹腔镜辅助 Duhamel 拖出术由于只需游离直肠后壁和少许侧壁,对位于直肠前壁和侧壁的神经损伤小,故仍有很高临床应用价值。目前有几种改良的腹腔镜 Duhamel 拖出术,包括经肛门直肠后间隙放入转弯腔镜切缝器械切断直肠、直肠内脱套肛门外切断直肠、经肛门直肠后切口拖出直肠、肛门外横断直肠术式等。

笔者单位目前对于需要切除大部分结肠的长段型 HD 或全结肠巨结肠症(TCA)患儿,采用经肛门直肠后切口拖出直肠,肛门外横断直肠,通过“紧顶技术”完成肠间隔切除的 Duhamel 拖出术。该手术保留短直肠盲袋容易,基本消除直肠结肠间隔,手术时间不长,且具有创伤小,盲袋炎、便秘及粪石嵌顿发生率低等优点。该手术方式需要术者有熟练的腔镜技术及扎实的盆腔解剖知识。

二、手术步骤

(一) 麻醉和体位

1. 麻醉　新生儿采用静脉、气管插管和骶管复合麻醉,较大儿童可选用静脉、气管插管和连续硬膜外阻滞麻醉,常规监测呼气末 CO_2 浓度。

2. 体位　将新生儿、婴幼儿横放于手术台末端,呈仰卧蛙状位(图 9-1)。术者站于患儿的头部,助手站于患儿左侧肩部。儿童放于手术台末端,截石位(图 9-2)。腹部、臀部、会阴部及双下肢消毒,并用无菌巾包裹双下肢,插入胃管及导尿管。

(二) 手术过程

1. Trocar 位置　于脐窝处从头 - 足方向纵向切开皮肤约 5mm(图 9-3)。

开放式置入 5mm Trocar 放置 30° 镜头,右下腹和左侧腹分别置入 2 个 5mm Trocar,放置超声刀和操作钳,右上腹 3mm Trocar 放置牵引钳(图 9-4)。

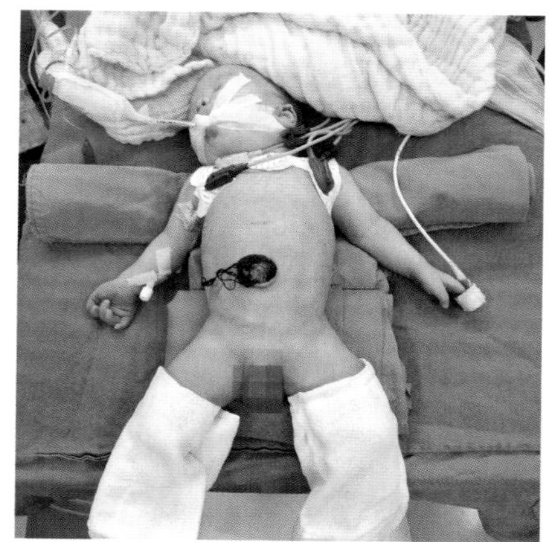

图 9-1　新生儿、婴幼儿体位

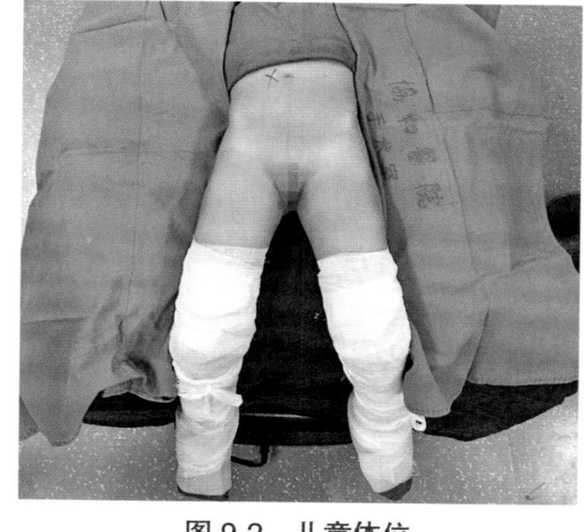

图 9-2　儿童体位

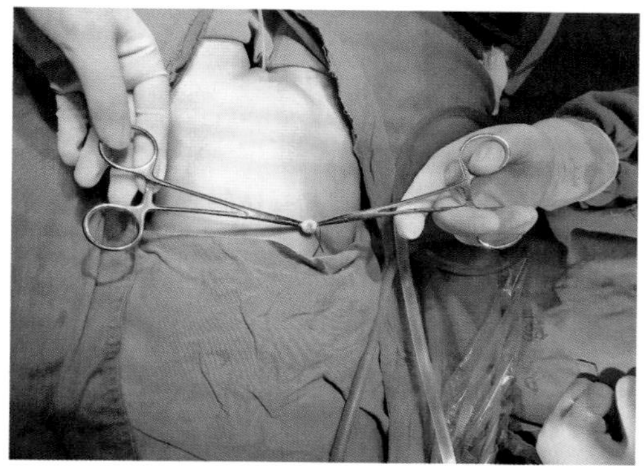

图 9-3　于脐窝处从头 - 足方向纵向切开皮肤

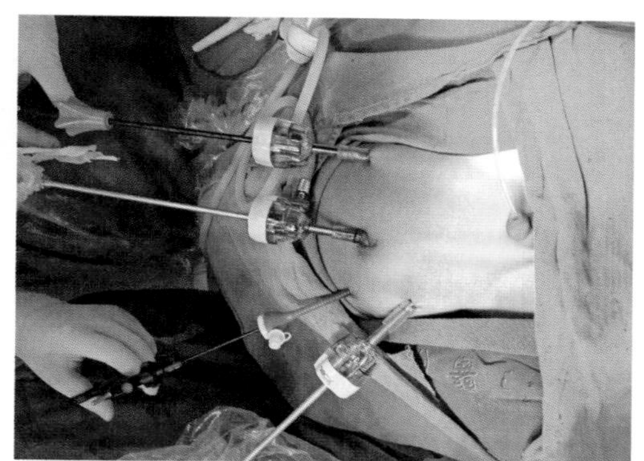

图 9-4　Trocar 位置

2. 确定病变部位　腹腔镜下探查腹腔，明确病变部位，找到狭窄肠段与扩张肠段的移行区(图 9-5)。

于移行区近端肠管取肠壁浆肌层或全层组织活检查找神经节细胞。确保切除全部无神经节细胞肠段，有时需要多处活检以明确病变部位(图 9-6)。

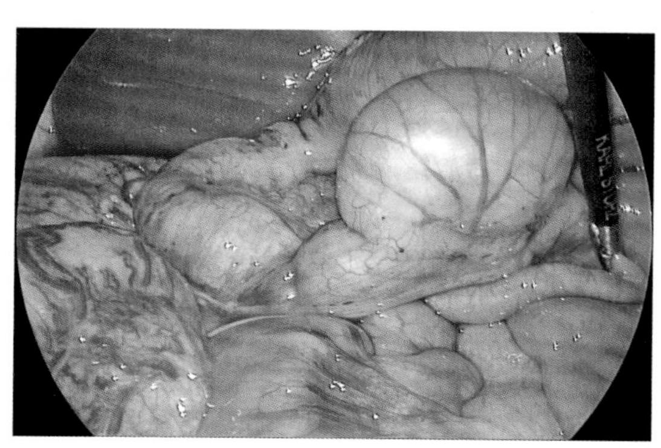

图 9-5　确定移行区

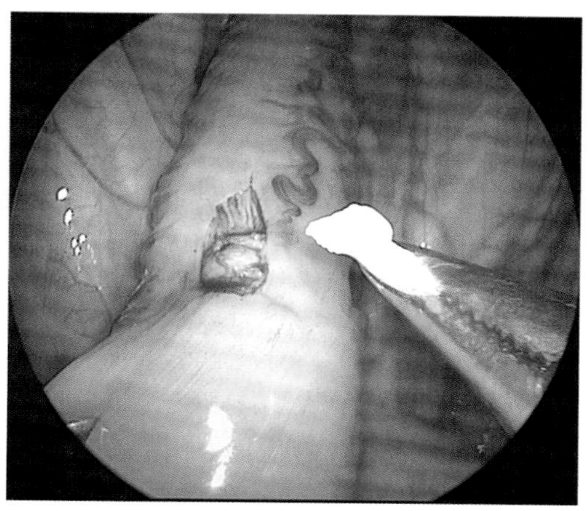

图 9-6　取浆肌层活检

3. 腹腔镜手术 手术床头侧和尾侧均放置显示器,便于术者术中解剖不同位置的肠管。明确病变部位后采用“先上后下、先外侧后中央”的手术流程,先游离横结肠、降结肠和升结肠,然后游离乙状结肠和直肠;先游离胃结肠韧带、降结肠和升结肠侧韧带,然后游离结肠系膜血管。离断结肠中动脉(图 9-7),保留升结肠的动脉供血,这样可减少患儿体位变换次数。

腹腔镜升结肠逆时针翻转术:保留升结肠动脉分支,抓钳夹住阑尾根部,将盲肠和升结肠经横结肠后方,从结肠下区推到结肠上区,同时将横结肠降结肠拉向右腹,而将小肠推向左腹,完成升结肠逆时针旋转 270°(图 9-8)。

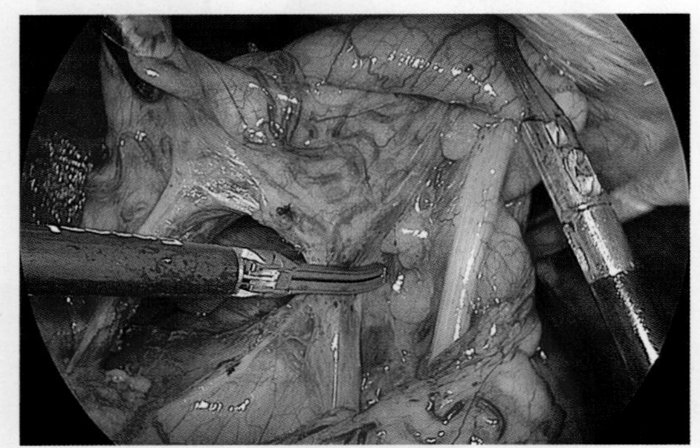

图 9-7 离断结肠中动脉

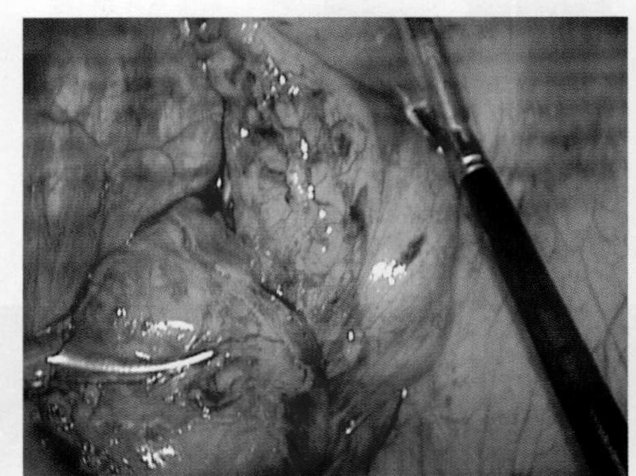

图 9-8 腹腔镜升结肠翻转

切除阑尾,保留升结肠 15~20cm。行结肠全切除时,需要离断回结肠血管。小肠拖出不需要旋转(图 9-9)。

4. 游离直肠后间隙 腹腔镜直视下辨清双侧输尿管、髂血管、卵巢或睾丸血管,注意手术时不要损伤(图 9-10)。

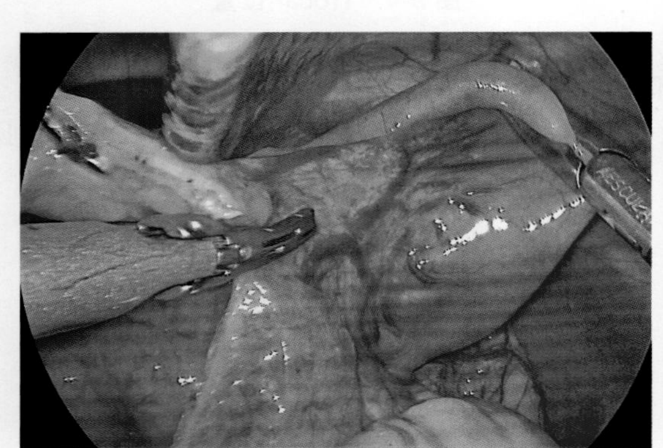

图 9-9 离断回结肠血管

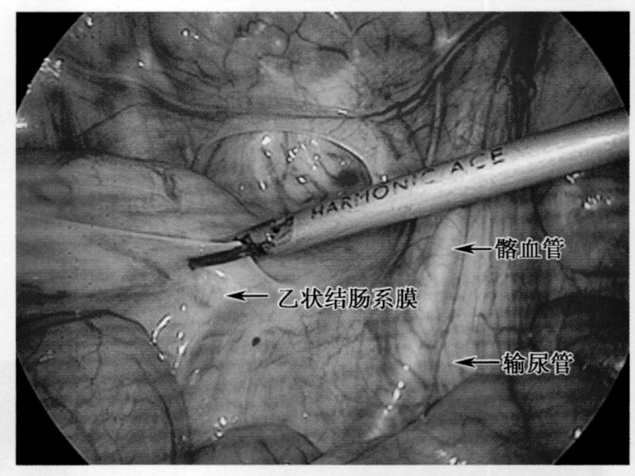

图 9-10 腹腔镜下所见输尿管、髂血管、输精管及精索血管等

于直肠后间隙作钝性分离直至尾骨尖水平。同时游离两侧直肠侧韧带,注意不要损伤外上角的输精管,直肠前壁不游离(图 9-11)。

5. 转至会阴部手术 应用肛门牵拉器暴露肛门,保护齿状线。

6. 分离直肠后间隙 于齿状线上方 0.5~1.0cm 处用针形电刀在直肠后壁做一个 2.0~2.5cm 的全层横切口(图 9-12)。

近端缝线牵引便于分离,应用血管钳或手指钝性分离直肠后间隙至与盆腔直肠后间隙相通

（图 9-13）。

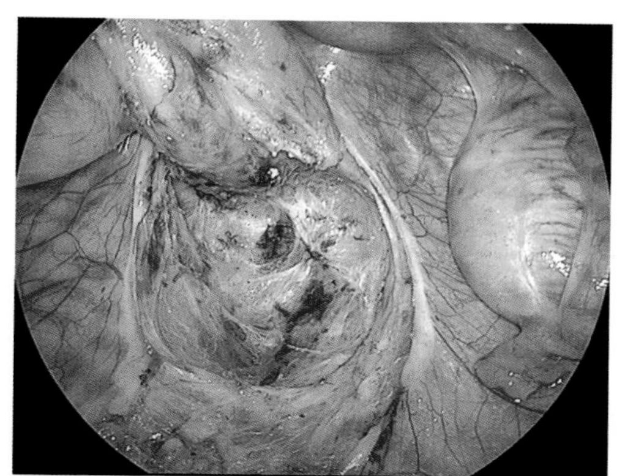

图 9-11　分离直肠后间隙

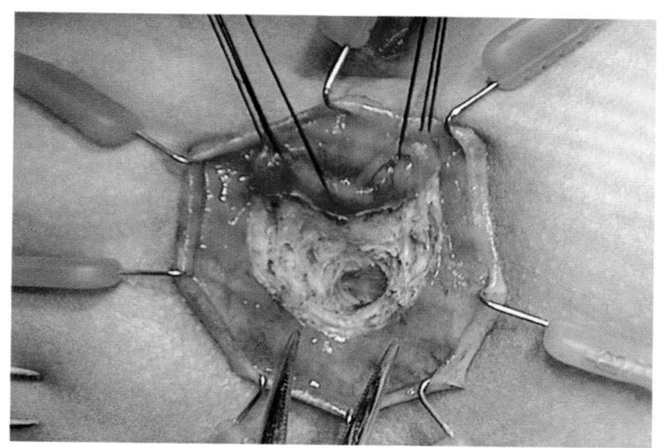

图 9-12　直肠后壁 2.0cm 全层切口

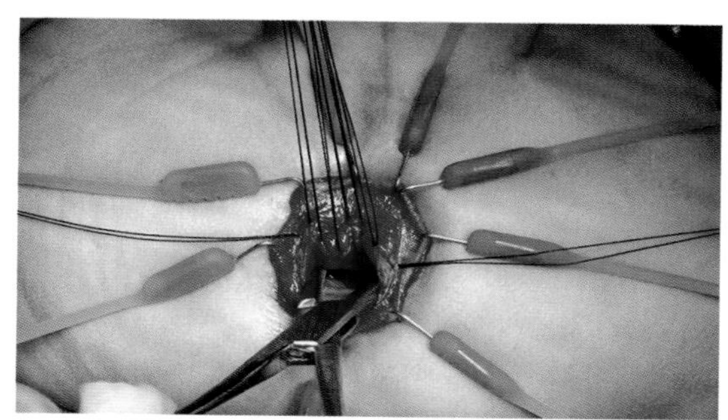

图 9-13　分离直肠后间隙

7. 肛门外横断直肠　腔镜监视下术者通过直肠后壁切口用卵圆钳夹住已经游离的直肠上段后壁（图 9-14、图 9-15）。将肠管折反拖出至肛门外（图 9-16）。尽量下拖直肠，于肛门外用切缝器横断直肠（图 9-17）。使直肠残端保留 4~6cm（新生儿 3~4cm），将直肠回纳入盆腔。

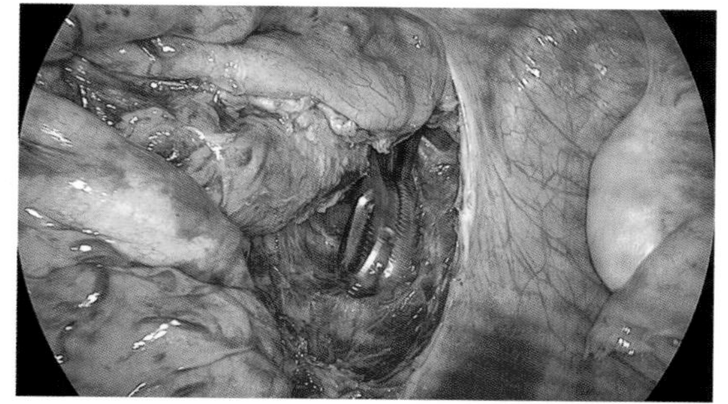

图 9-14　卵圆钳自直肠后间隙进入盆腔

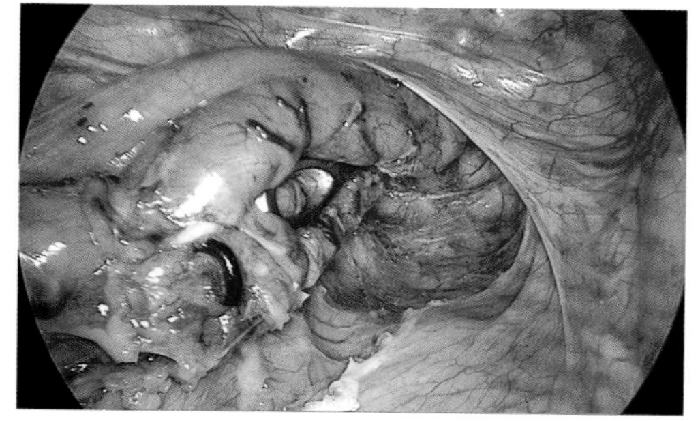

图 9-15　卵圆钳夹住直肠上段后壁

8. 缝合　拖下升结肠，保留升结肠 15~20cm，注意不要将回盲部拖到直肠隧道中，以免引起梗阻。此时需要助手再次建立气腹进一步完成腹腔镜下升结肠 Deloyers 翻转，避免肠管扭转。分别吻合升结肠前壁与直肠后壁上缘（图 9-18）及升结肠后壁与直肠后壁下缘（图 9-19）。前壁采用间断缝合，后壁采用连续缝合，前壁缝线保留，作牵引时使用。

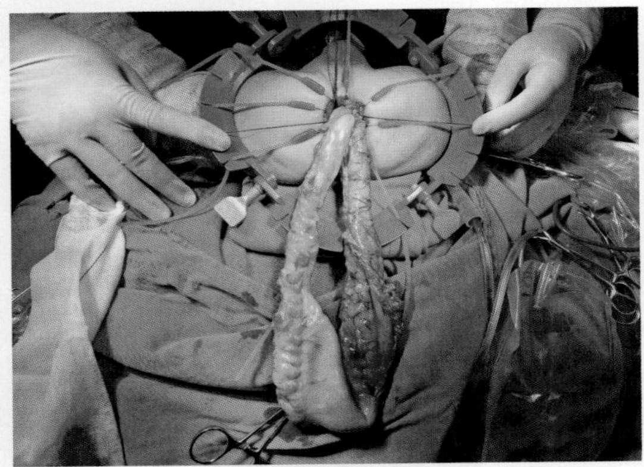

图 9-16　结肠拖出至肛门外

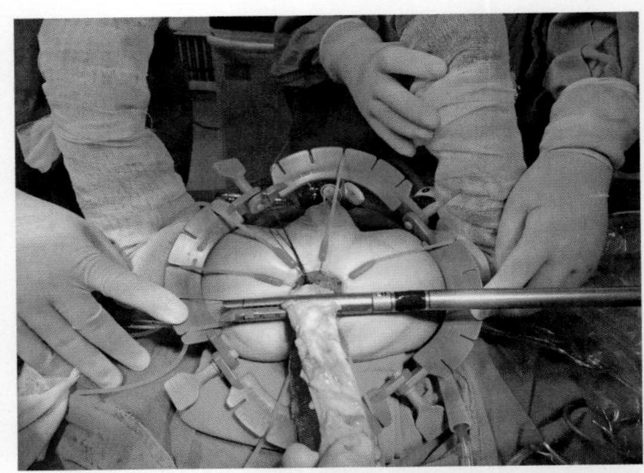

图 9-17　切缝器肛门外横断直肠

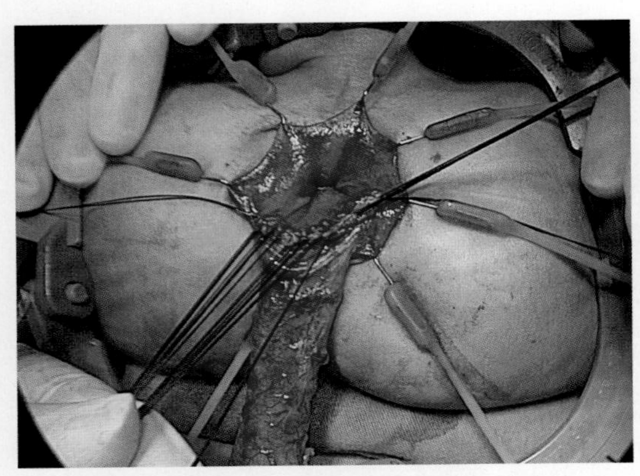

图 9-18　升结肠前壁与直肠后壁上缘吻合

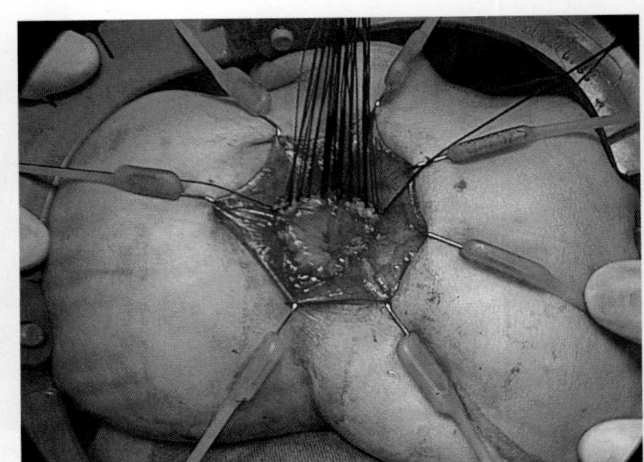

图 9-19　升结肠后壁与直肠后壁下缘全层连续吻合

9. “紧顶技术”　将切缝器两肢分别放入无神经节细胞的直肠和有神经节细胞的升结肠(图 9-20)。用力向盆腔使切缝器上肢的顶端达直肠盲端顶部(图 9-21)。向外牵拉直肠与升结肠缝线，切开直肠后壁与升结肠前壁间隔，同时完成直肠与升结肠侧侧吻合，此为“紧顶技术”(图 9-22)。

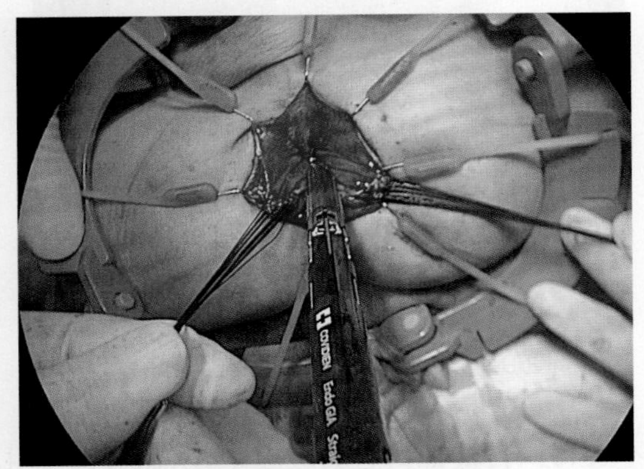

图 9-20　于吻合直肠后壁与升结肠前壁间放入切缝器

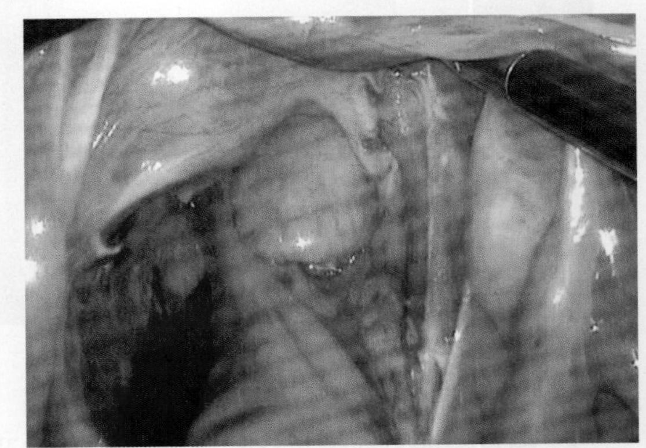

图 19-21　腹腔镜下观直肠盲袋顶端切缝器位置

10. 放入肛管　撤离牵拉器前放入肛管，保留 5 日左右(图 9-23)。

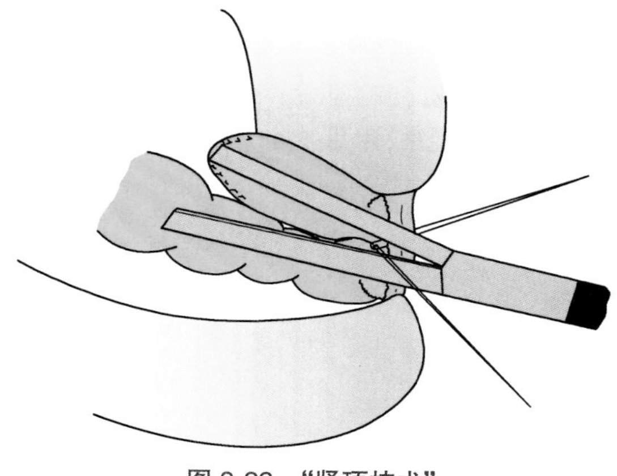

图 9-22 “紧顶技术”

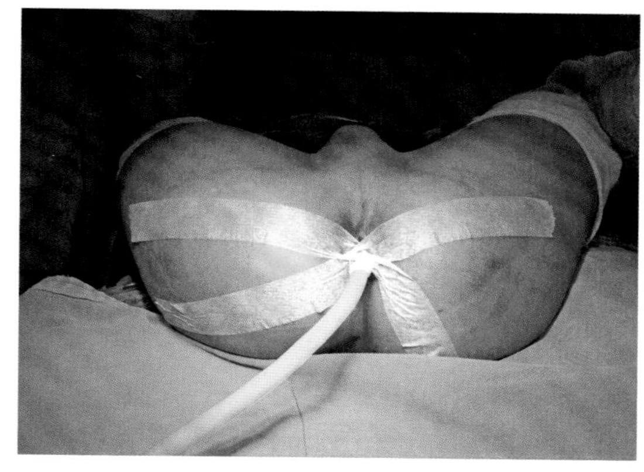

图 9-23　置入肛管

11. 术毕观察　更换无菌手套，再次重建人工气腹，仔细观察肠管血运、有无扭转和出血等（图 9-24）。

12. 处理伤口　拔出 Trocar，解除气腹，缝合脐部及其他腹膜切口，皮肤胶粘合脐部伤口。

机器人 Duhamel 拖出术（视频）

三、手术注意事项

1. 行结肠大部分切除时，患儿的头侧和尾侧均要放置显示器。

2. 手术流程中“先上后下”即是先游离上腹部结肠，然后游离下腹部结肠和盆腔直肠。“先外侧后中间”即是先游离结肠韧带，然后游离结肠系膜血管，这样可以减少患儿体位的变换次数，缩短手术时间。

3. 行结肠大部分切除时需要离断结肠中动脉，保留升结肠动脉分支。血管较粗时，先用 Hem-o-lock 夹夹闭，再用超声刀离断。

图 9-24　腹腔镜下检查拖出肠管

4. 游离直肠时，切断直肠系膜，钝性分离直肠后间隙，紧贴直肠游离侧韧带，直肠前壁不做解剖，减少或避免了排尿神经和性神经的损伤。

5. 直肠盲袋保留 4~6cm（新生儿 3~4cm），太短形成不了壶腹，太长可致盲袋炎。

四、并发症

腹腔镜 Duhamel 拖出术常见并发症的种类基本同其他类型腹腔镜手术。

1. 出血　主要是牵拉结肠损伤肠管壁或血管、系膜血管凝固不牢出血。术中牵拉肠壁要轻柔，系膜血管较粗时应多重凝固后再切断，若凝固不可靠可行 Hem-o-lock 夹夹闭。另外注意对于不同年龄段的患儿需要选择合适的钉仓，尽量避免术后便血或缝合不牢。

2. 吻合口瘘　主要是吻合不严密，或腹腔镜下游离病变肠管对于供应血管的保留不够，使吻合口处血运受影响。术中应仔细解剖肠管的各级血管弓。

3. 小肠结肠炎　需早发现早治疗，采用输液禁食、抗生素及洗肠 1 周多可好转，重症小肠结肠炎需及时行肠造口术。

另外，Duhamel 拖出术有其特殊的并发症。

4. 盲袋炎与粪石嵌顿 Duhamel 手术特有并发症，主要由于存在部分由无神经节细胞肠管组成的腔隙，需要保留合适的直肠盲袋（儿童 4~6cm，新生儿 3~4cm），直肠结肠间隔也要切割完全，盲袋太长或间隔切除不完全，均会导致盲袋粪石嵌顿，压迫直肠（闸门综合征），引起便秘复发。切缝器上肢的顶端应达直肠的盲端，采用"紧顶技术"完成间隔的完整切除。通过随诊观察，术后 1 个月残留间隔可回缩或消失（图 9-25）。

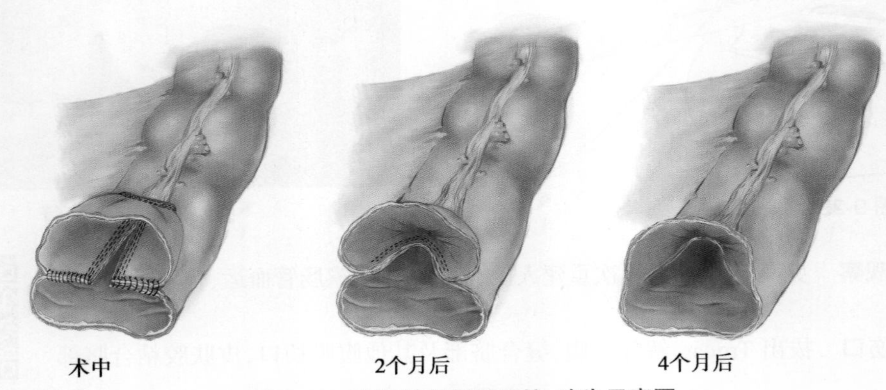

图 9-25　直肠结肠间隔回缩、消失示意图

5. 输尿管损伤 对于 Duhamel 拖出术，游离直肠后间隙时两侧输尿管很近，特别是左侧更近，新生儿更要小心。游离乙状结肠侧腹膜时应紧靠肠壁，如果损伤，可在腔镜下直接吻合或中转开腹吻合。

五、技术现状与总结

1994 年 Smith 等首先报道了腹腔镜 Duhamel 拖出术治疗 HD，初步证实该手术安全可行，但存在一定手术操作难度及术后特有的并发症。早期需要腹腔镜下使用切缝器械离断直肠，很难获得短直肠盲端，因此术后存在不同程度的便秘及粪石嵌顿。且婴幼儿本身腹腔空间小，使用 12mm 切缝器械操作起来也困难。

笔者单位采取改良的术式，将腹腔内横断直肠，改为经肛门直肠后拖出直肠，再进行直肠横断，这样能保证残留的直肠盲端短（5cm 左右），应用"紧顶技术"完成间隔的切断；同时降低了手术的难度，简单易行，手术时间缩短为 2~3 小时。但需要注意分离直肠侧韧带时避免损伤排尿神经。

在操作技巧熟练掌握的情况下，对于有适应证的患儿，如长段型 HD、TCA 术后复发者，改良的腹腔镜 Duhamel 拖出术操作简便、创伤小，术后排便频率恢复快，需要扩肛的患儿少，同时并没有增加术后便秘及粪石嵌顿的概率。

（汤绍涛　曹国庆）

推荐阅读资料

[1] 阳历，李帅，汤绍涛，等 . 改良腹腔镜辅助 Duhamel 结肠次全切除术治疗长段型 HD. 中国微创外科杂志，2015, 15 (2): 132-135.

[2] ANTAO B, RADHWAN T, SAMUEL M, et al. Short pouch and low anastomosis Duhamel procedure results in better fecal control and normal defecation pattern. Dis Colon Rectum, 2005, 48 (9): 1791-1796.

[3] BAX N M A, VAN DER ZEE D C. Laparoscopic removal of aganglionic bowel using the Duhamel-Martin method in 5 consecutive infants. Pediatr Surg Int, 1995, 10 (4): 226-228.

[4] BONNARD A, DE LAGAUSIE P, LECLAIR M D, et al. Definitive treatment of extended Hirschsprung's disease or

total colonic form. Surg Endosc, 2001, 15 (11): 1301-1304.

[5] DE LAGAUSIE P, BRUNEAU B, BESNARD M, et al. Definitive treatment of Hirschsprung's disease with a laparoscopic Duhamel pull-through procedure in childhood. Surg Laparosc Endosc, 1998, 8 (1): 55-57.

[6] GEORGESON K E, ROBERTSON D J. Laparoscopic-assisted approaches for the definitive surgery for Hirschsprung's disease. Semin Pediatr Surg, 2004, 13 (4): 256-262.

[7] GHIRARDO V, BETALLI P, MOGNATO G, et al. Laparotomic versus laparoscopic Duhamel pull-through for Hirschsprung disease in infants and children. J Laparoendosc Adv Surg Tech, 2007, 17 (1): 119-123.

[8] LAMAS-PINHEIRO R, HENRIQUES-COELHO T, CARVALHO J L, et al. Duhamel pull-through assisted by transrectal port: a hybrid natural orifice transluminal endoscopic surgery approach. J Pediatr Surg, 2012, 47 (10): 1962-1965.

[9] NAH S A, DE COPPI P, KIELY E M, et al. Duhamel pull-through for Hirschsprung disease: a comparison of open and laparoscopic techniques. J Pediatr Surg, 2012, 47 (2): 308-312.

[10] SMITH B M, STEINER R B, LOBE T E. Laparoscopic Duhamel pull-through procedure for Hirschsprung's disease in childhood. J Laparoendosco Surg, 1994, 4 (4): 273-276.

[11] TRAVASSOS D V, BAX N M A, VAN DER ZEE D C. Duhamel procedure: a comparative retrospective study between an open and laparoscopic technique. Surg Endosc, 2007, 21 (12): 2163-2165.

[12] URUSHIHARA N, FUKUMOTO K, FUKUZAWA H, et al. Outcome of laparoscopic modified Duhamel procedure with Z-shaped anastomosis for Hirschsprung's disease. Surg Endosc, 2012, 26 (5): 1325-1331.

第十章
经脐部单切口腹腔镜 Soave 巨结肠拖出术

一、概述

先天性巨结肠症（HD）是以消化道远端肠壁黏膜下和肌间神经丛内神经节细胞缺如为特征的发育畸形。随着对 HD 研究的不断深入，其治疗从早期的分期手术演变为一期手术。腹腔镜手术改变了传统的手术途径，但维持了经典巨结肠拖出手术的原理。自 1994 年 Smith 首次成功应用腹腔镜辅助下完成 HD 拖出术以来，腹腔镜手术取得了长足的发展。2010 年，Muensterer 等报道了经脐单切口腹腔镜巨结肠拖出术（single incision laparoscopic endorectal pull-through，SILEP），在脐环放置 5mm 腹腔镜和 2 个 3mm Trocar，取浆肌层活检确定病变部位，游离腹膜反折以上直肠和乙状结肠完成手术。近年 SILEP 也越来越多地被国内不同医疗机构小儿外科专家尝试，并逐渐熟练掌握。

脐部是出生后脐带根部脱落形成的瘢痕，脐带内有卵黄管、脐尿管和脐动静脉。脐部外形在新生儿呈外突状，婴幼儿时期呈圆形漏斗状，随着其成长，身高增长的比例大，一般会形成纵长形脐；过于肥胖者，表现为横长形脐。在小儿，脐部是单孔腹腔镜手术唯一的入路。利用脐部天然瘢痕及局部皮肤褶皱遮盖手术瘢痕，减少了切口相关并发症，术后疼痛轻，避免了 NOTES 经胃、阴道或肛门的感染问题，还可以使用常规腹腔镜器械，是现阶段最为可行的经胚胎自然腔道内镜手术（embryonic NOTES，e-NOTES）的外科技术。但由于器械和腹腔镜的拥挤，使操作难度加大，需要术者具备更加熟练的腔镜操作技术和耐心。经脐部单切口腹腔镜手术作为一种减少腹部可见瘢痕的方法，近年来在成人外科领域中表现出流行趋势。在儿科病患群体中，经脐部单切口腹腔镜手术也作为基础内镜操作方法，常规应用于阑尾切除、胆囊切除及腹股沟斜疝修补等手术中。

二、手术适应证和禁忌证

1. 适应证

（1）短段型 HD。

（2）长段型 HD（移行区位于降结肠下部）。

（3）行结肠造瘘的短段型和长段型 HD。

2. 禁忌证

（1）一般情况差，合并小肠结肠炎，不能耐受麻醉和气腹。

（2）合并严重畸形如复杂先天性心脏病、肺部疾病等。

（3）移行区位于降结肠中部近端的 HD。

（4）腹腔内严重粘连。

三、手术步骤

（一）麻醉和体位

1. 麻醉　新生儿采用静脉、气管插管和骶管复合麻醉，较大儿童可选用静脉、气管插管和连续硬膜外阻滞麻醉，常规监测呼气末 CO_2 浓度。

经脐单孔巨结肠手术（视频）

2. 体位　新生儿、婴幼儿横放手术台末端，仰卧蛙状位，术者站于患儿的头部，助手站于患儿左侧肩部。儿童放于手术台末端，截石位，术者站于患儿的右侧，助手站于患儿左侧。

腹部、臀部、会阴部及双下肢消毒，并用无菌巾包裹双下肢，插入胃管及导尿管。

（二）手术过程

1. 放置 Trocar　以脐部瘢痕为中心，头 - 足方向纵向切开约 1.5cm（图 10-1）。横向拉开切口向两侧游离脐部皮下组织（图 10-2）。先在中央区放入 5mm Trocar，放入镜头，另 2 个操作孔 Trocar 穿筋膜入腹腔放于左右两侧。右侧 5mm Trocar 放入电凝钩或超声刀，左侧 3mm Trocar 放入操作钳（图 10-3）。

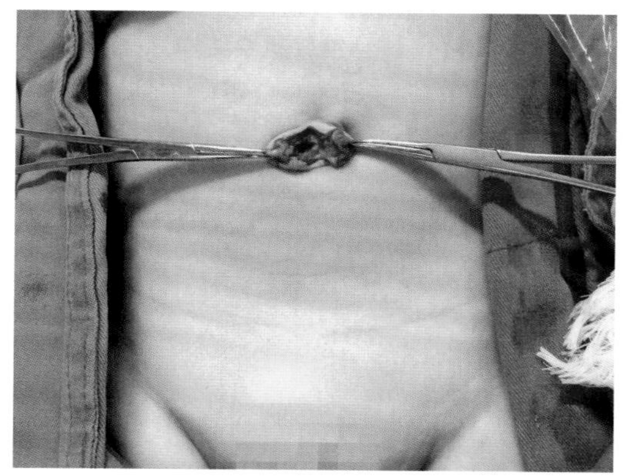
图 10-1　脐部纵向切开

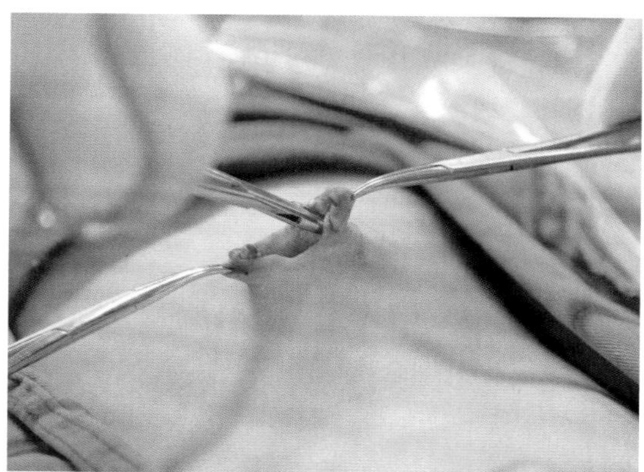
图 10-2　向两侧游离脐部皮下组织

2. 明确病变部位　找到狭窄肠段与扩张肠段的移行区（图 10-4）。于移行区近端肠管取肠壁浆肌层或全层组织送快速病理切片，查找神经节细胞，确保切除全部无神经节细胞肠段（图 10-5）。

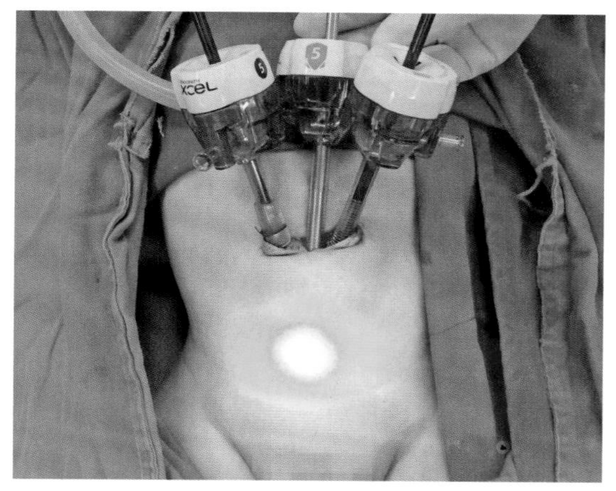
图 10-3　脐部放入 3 个 Trocar

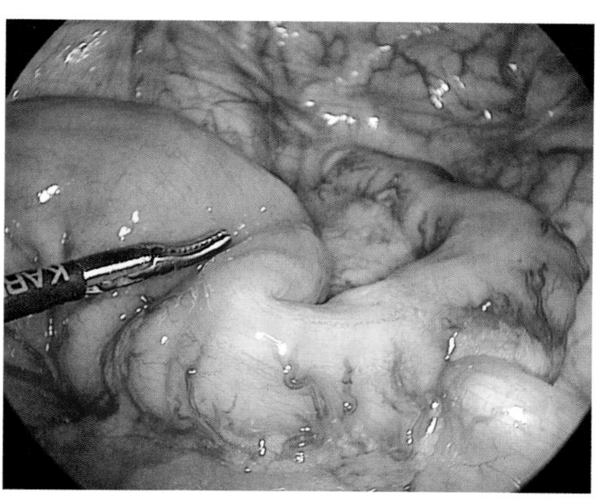
图 10-4　找到移行区

3. 游离直肠系膜 将手术台置于头低位，腹腔镜直视下辨清双侧输尿管、髂血管、卵巢或睾丸血管（图 10-6）。从腹膜反折上方 5 ~10cm 直肠乙状结肠交界处开始解剖，术者左手用抓钳向上提起结肠，绷紧系膜，右手用超声刀靠近肠管壁分离系膜。先将系膜切开一小孔（图 10-7）。沿此孔靠近肠管壁向下切割系膜，紧靠直肠游离直肠系膜至腹膜反折（图 10-8）。

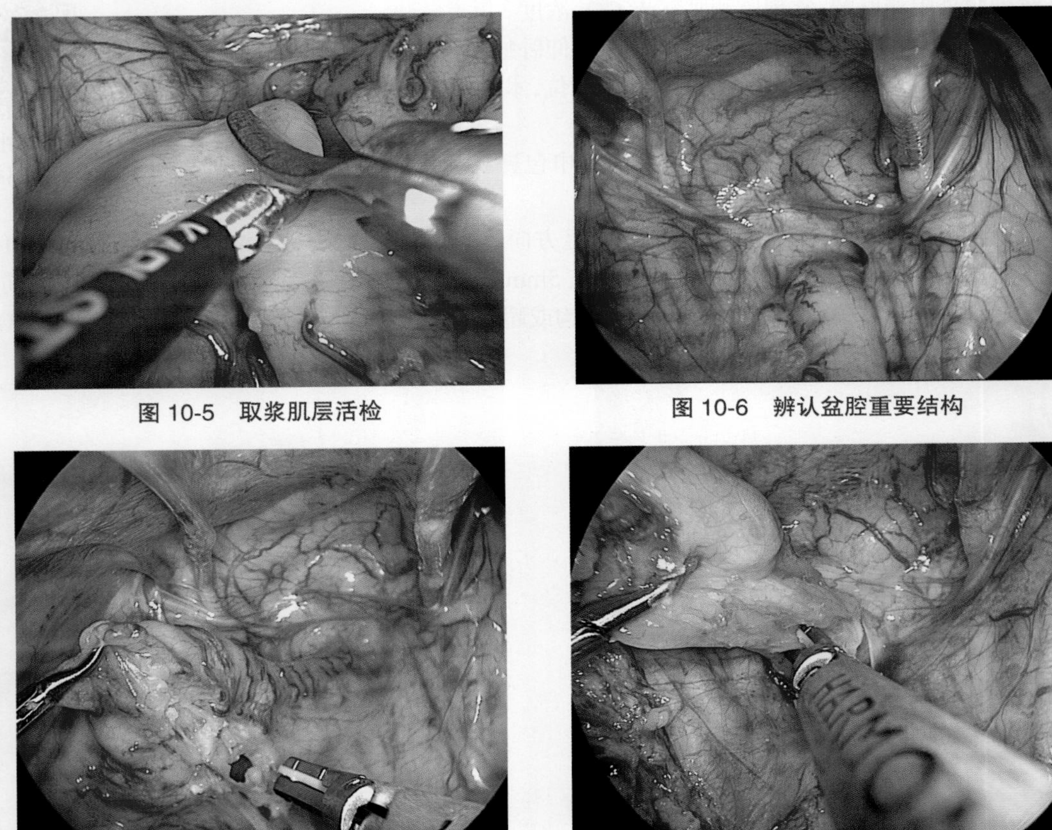

图 10-5 取浆肌层活检

图 10-6 辨认盆腔重要结构

图 10-7 切开结肠系膜

图 10-8 游离直肠系膜

4. 超声刀 继续向上用超声刀沿血管弓外切割乙状结肠、降结肠系膜（图 10-9）。直至预计切除水平，此时可见切除肠管明显的缺血区（图 10-10）。

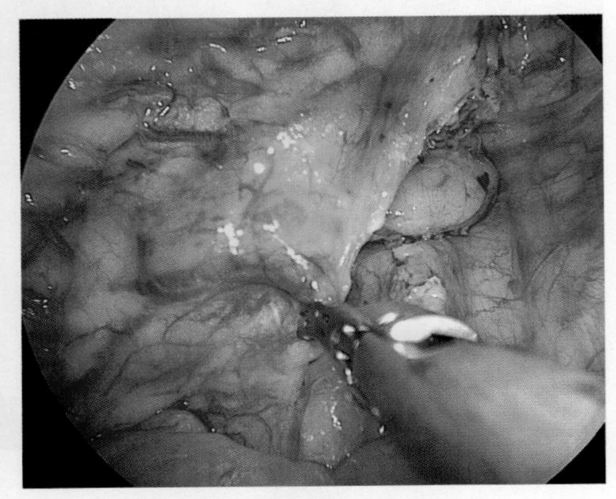

图 10-9 游离近端结肠系膜

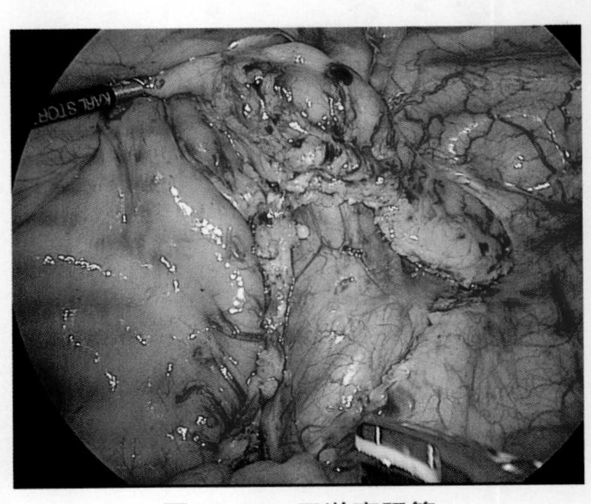

图 10-10 已游离肠管

5. **检查游离肠管长度** 将移行区下拖至盆腔检查游离肠管的长度(图 10-11)。

6. **转至会阴部手术** 应用肛门牵拉器暴露肛门,保护齿状线(图 10-12)。

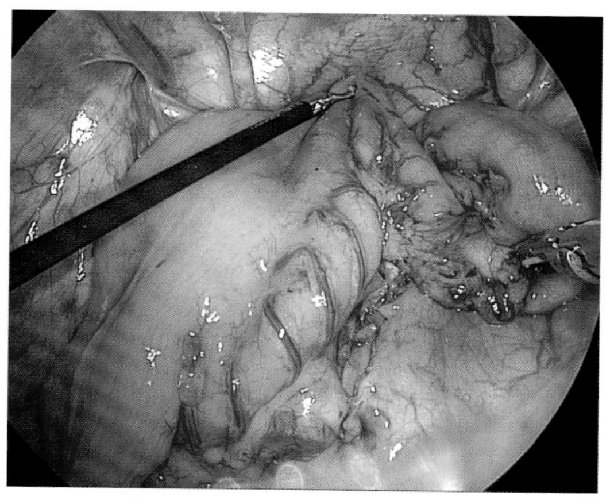

图 10-11 检查游离肠管长度

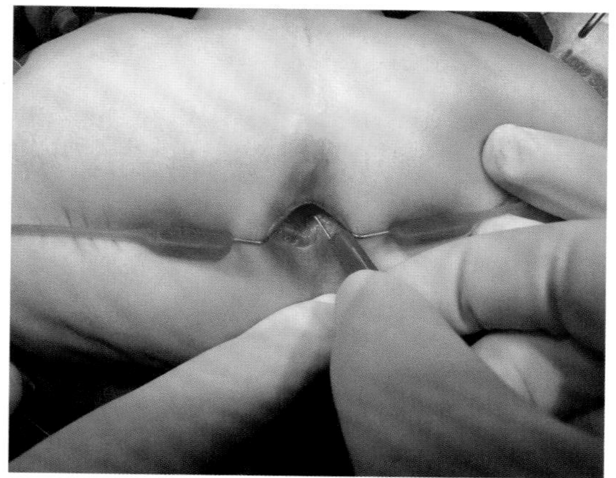

图 10-12 齿状线上方牵拉直肠黏膜

7. **止血** 在齿状线上方 0.5cm 处用针形电刀环形切开黏膜,电刀功率为 25W,电凝止血(图 10-13)。

8. **放置牵引线** 于近端黏膜切缘置 12~16 根牵引线,牵引线太少会撕脱黏膜(图 10-14)。

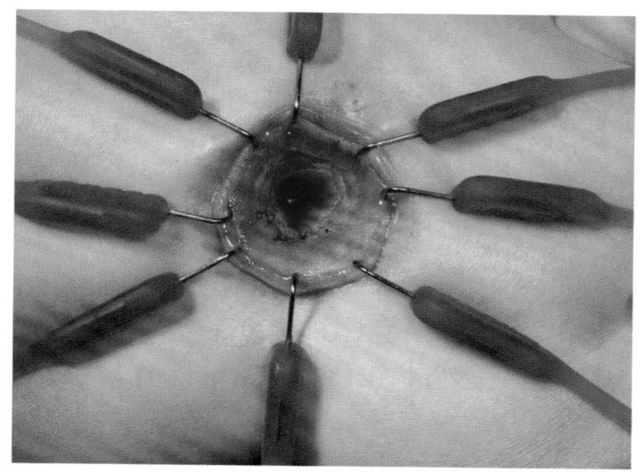

图 10-13 环形切开直肠黏膜

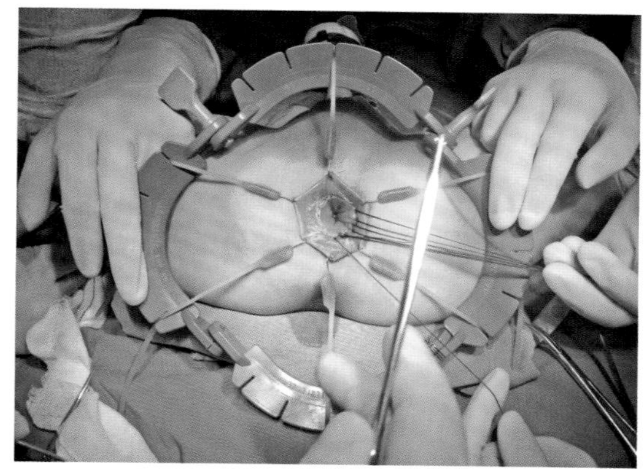

图 10-14 近端黏膜置牵引线

9. **建立黏膜下层平面** 先用针形电刀在四周建立黏膜下层和肌层之间的平面,此时可清晰见内括约肌边缘,接下来不要用电刀直接在黏膜下分离,以免切破黏膜(图 10-15)。

10. **分离直肠黏膜** 采用长肌鞘分离方法,术者持蚊式血管钳,夹住黏膜下的小血管和淋巴管,助手用电刀凝断(间接电凝),然后用剥离球推开分离黏膜,向近端继续解剖(图 10-16),一般 4~7cm。见直肠肌鞘从肛门内能轻松脱出,提示已达腹膜反折水平(图 10-17)。

11. **切开浆肌层** 从前方切开直肠浆肌层并环行切开直肠肌鞘进入腹腔(图 10-18)。

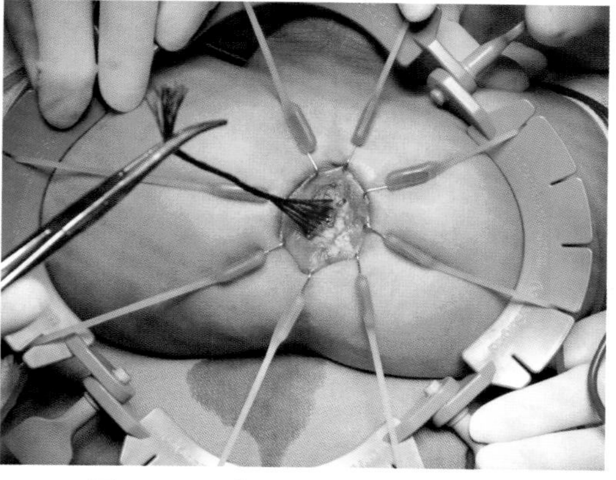

图 10-15 电刀建立黏膜下层平面

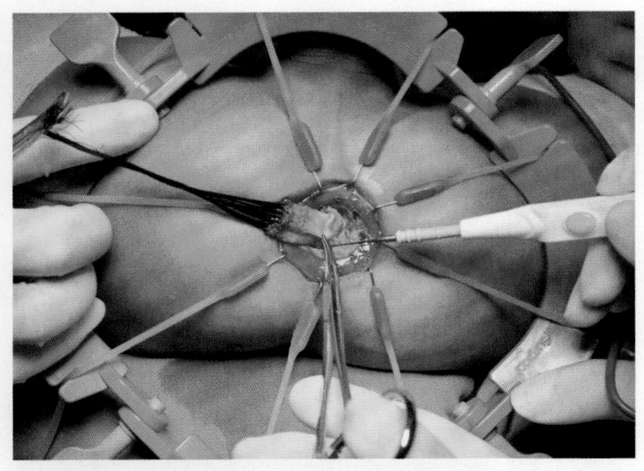

图 10-16 分离直肠黏膜

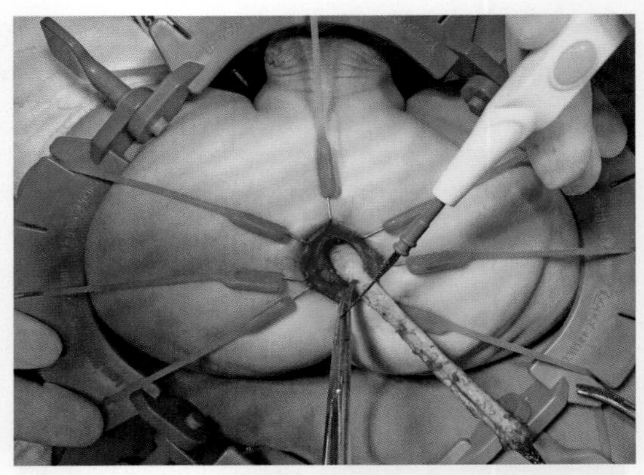

图 10-17 已游离的直肠黏膜管

12. 游离肠管 处理直肠系膜，使肠管完全游离（图 10-19）。

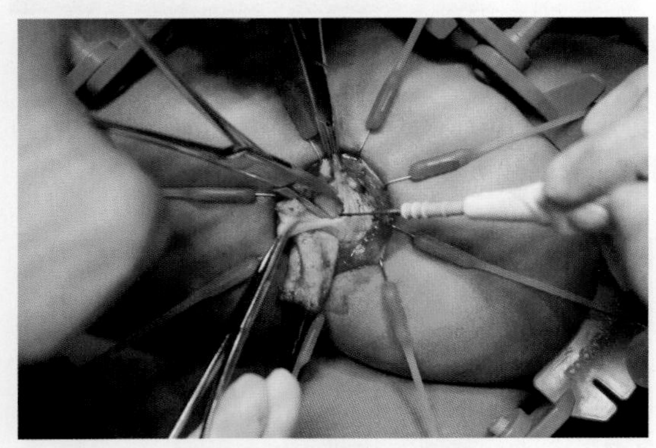

图 10-18 切开浆肌层

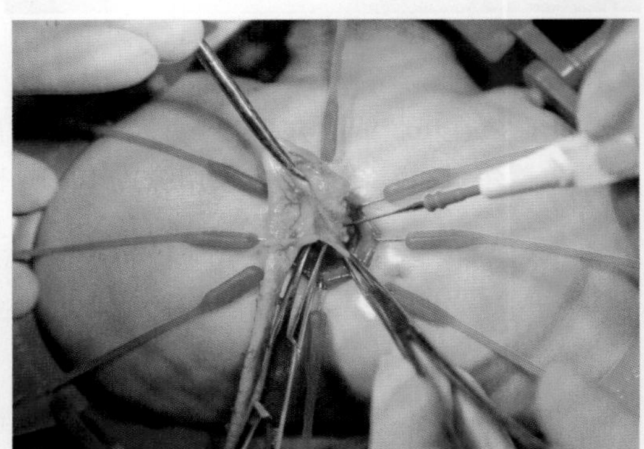

图 10-19 离断残留的直肠系膜

13. 暴露肌套 将黏膜管末端结扎消毒送入腹腔，留出空间暴露肌套（图 10-20）。

14. 肌鞘后壁部分切除 肌鞘后壁“V”形部分切除，尖端到达齿状线（图 10-21）。采用短肌鞘的方式，环形剪短肌鞘，保留 1~2cm（图 10-22）。

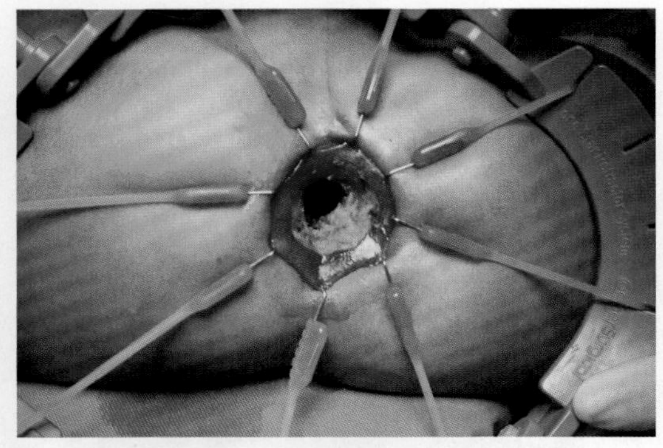

图 10-20 游离的直肠送入腹腔

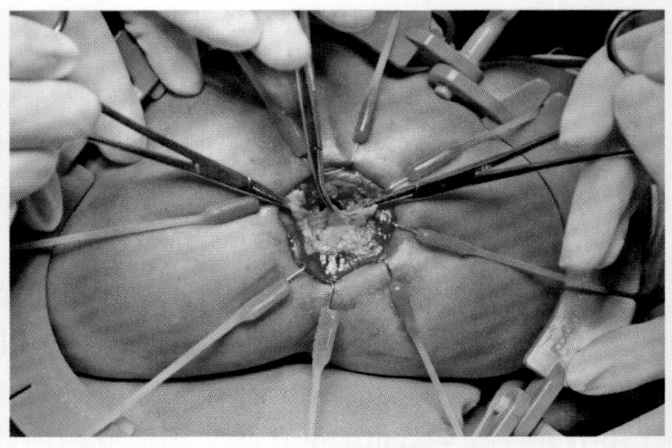

图 10-21 肌鞘后壁部分切除

15. 拖出结肠 拖出结肠，注意保持正确方向，以免肠管扭转（图 10-23）。如果不能确定方向，可以在腹腔镜直视下拖出肠管。

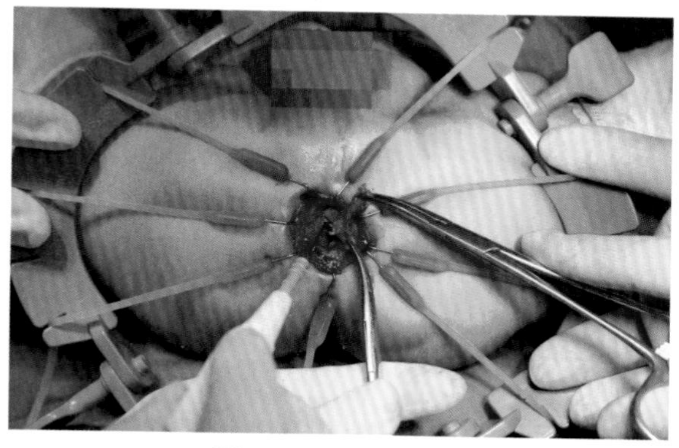

图 10-22　剪短肌鞘

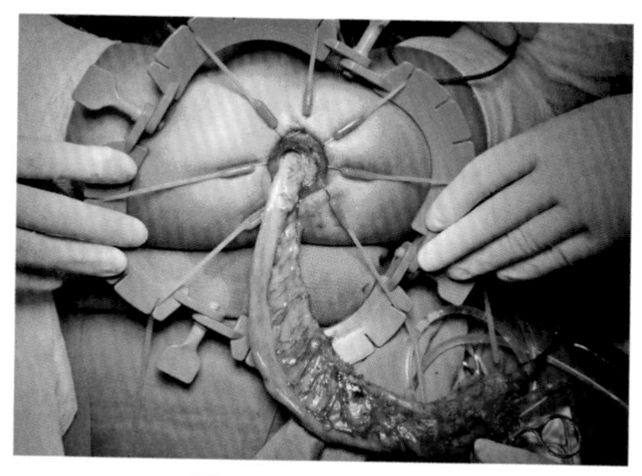

图 10-23　拖出结肠

16. 切除肠管并缝合　切断并移除病变肠管(图 10-24)。将近端正常的结肠与齿状线上直肠黏膜切缘用 5-0 可吸收缝线两层间断缝合,或一层连续缝合间断加针(图 10-25)。

长肌鞘分离 + 短肌鞘吻合(视频)

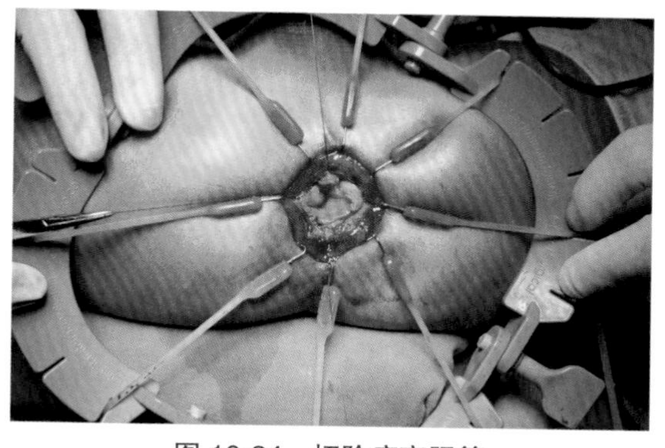

图 10-24　切除病变肠管

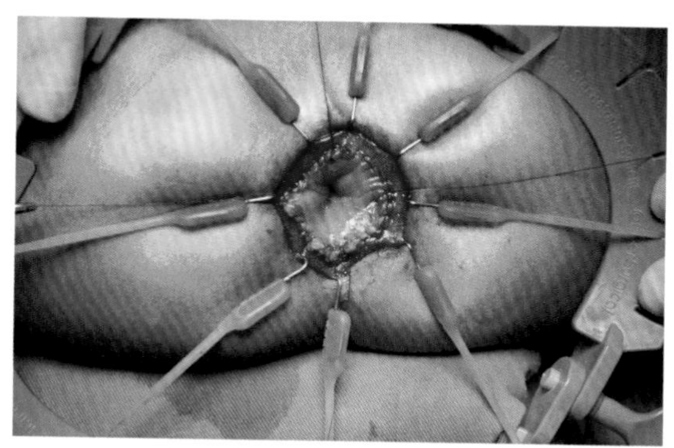

图 10-25　吻合完毕

17. 放入肛管　撤离牵拉器前放入肛管,保留 5 日左右(图 10-26)。

18. 术毕检查　更换手套,重建人工气腹,仔细检查拖出结肠有无扭转、出血等(图 10-27)。

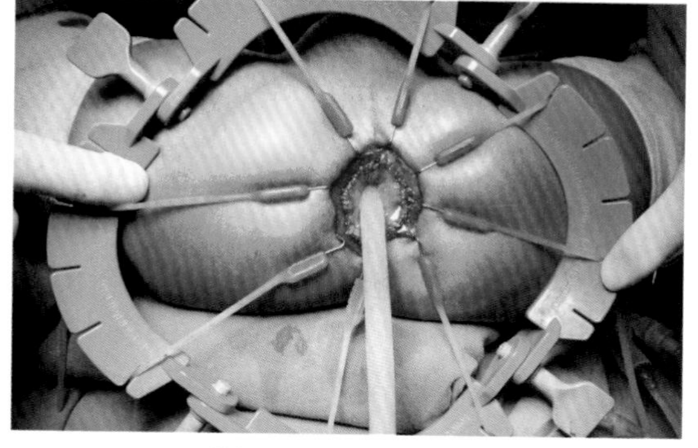

图 10-26　放入肛管

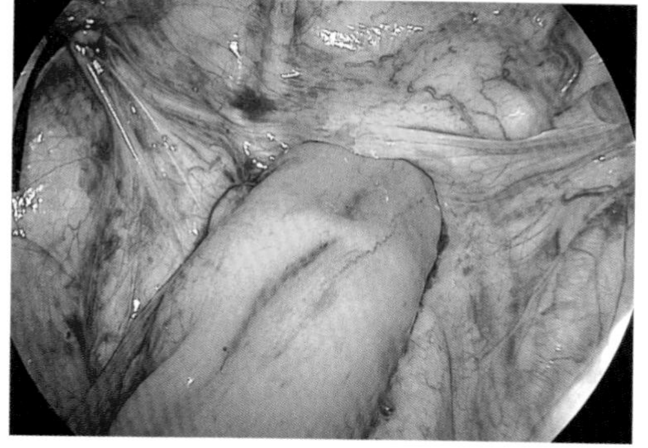

图 10-27　再次查看腹腔

19. 伤口处理　拔出 Trocar,解除气腹,缝合脐部腹膜切口,皮肤胶粘合脐部伤口。

四、手术注意事项

1. 小儿脐部为瘢痕组织，脂肪组织少，相对薄弱，切开容易。新生儿脐部内的卵黄管、脐尿管和脐动静脉未完全闭锁，切开脐部时需要一一结扎，有时需要将脐部组织整体取出。采用脐部单一切口时，正中切口放入镜头，左右两侧筋膜切口放入操作器械。

2. 在腹腔镜单孔手术中，成人有 TriPort™ Trocar、SILS™ Port Trocar、GelPort® 穿刺系统，以及前端可弯曲电子镜头、加长手术镜头、柔性关节器械、加长单孔器械、可转弯微创手术器械等。这些器械应用于小儿特别是新生儿和婴幼儿直径大、长度长，而且与其他器械一样，需要有学习曲线。在小儿，经脐部单切口手术应用常规的 3mm 或 5mm 腹腔镜器械既方便也经济实用。

3. 与常规腹腔镜巨结肠拖出手术一样，应准确辨认移行区，避免组织和器官特别是盆底和直肠周围神经丛损伤，保证拖下肠管血供好和无张力吻合。但单切口腹腔镜手术中，器械置入部位相对集中，难以形成操作三角。器械在体内和体外相互干扰，且器械和光源轴线平行，影响术者对深度和距离的判断，造成手术操作困难。特别注意左右 2 个 Trocar 与镜头应保持在同一水平线上，否则操作会更加困难。

4. 病变肠管移行段近端超过降结肠下 1/3 时，经脐单孔腹腔镜手术难度会增加，此时可视情况选择杂交经脐单孔腹腔镜(将脐部 1 个 Trocar 移至左侧腹壁)或多孔腹腔镜手术。

5. 脐部皮肤的缝合有一定技巧，检查切口创面，认真止血。重点是缝合脐部的深部筋膜，皮下组织不缝合，以便还原脐部原有的凹陷形态。应用 5/0 可吸收缝线缝合脐部皮肤，对合完整；也可以直接将皮肤对合，涂上皮肤胶。

五、并发症

经脐单切口腹腔镜手术常见并发症的种类基本同其他类型腹腔镜手术。

1. 出血 主要是牵拉结肠损伤肠管壁或血管、系膜血管凝固不牢出血。术中单手牵拉肠壁要轻柔，系膜血管较粗时应多重凝固，再切断，若凝固不可靠可行夹闭。

2. 输尿管损伤 单切口手术视野小，术中应仔细辨认。游离直肠后间隙时两侧输尿管很近，特别是左侧更近，新生儿更要小心。游离乙状结肠侧腹膜时应紧靠肠壁，如果损伤可在腔镜下直接吻合或中转开腹吻合。

3. 肌鞘内感染 Soave 术特有的并发症，与缺血、盆腔污染、黏膜剥离不全、肌鞘出血继发感染有关，目前罕见。局部通畅引流可好转，极少数在直肠周围形成瘘管或窦道，长期不愈，需要行肠造口术。

4. 吻合口瘘 术后少见并发症，与吻合口张力过高、血运不良、吻合口两侧肠管直径相差大和缝合不严密有关。出现吻合口瘘应及时肠造口粪便转流，少数瘘口较小，引流量少且引流通畅患儿可保守治疗。

5. 吻合口狭窄 与吻合口炎症、两侧吻合口径不对称、缝线和体质相关。明显扩张肥厚的肠管需要切除；拖出结肠肠管张力不可过大；吻合时应“V”形切开直肠肌鞘后壁，术后需扩肛 3~6 个月；如果保留长肌鞘，注意不要有翻转。应用可吸收缝线可以减少吻合口狭窄；一般狭窄行扩肛能够好转，少数需要在全身麻醉下切开狭窄环后壁。

6. 肛周糜烂 肛周皮肤糜烂是 HD 术后常见并发症，多发于结肠次全切除和结肠全切除术患儿，通常术后 3~6 个月消失。术后开始应用隔离霜涂抹肛周并用电吹风保持局部干燥，可减轻该并发症的发生或严重程度。随着术后恢复，大便次数逐渐减少，肛周皮肤将会愈合。造口师的护理对于预防和治疗肛周皮肤糜烂非常有帮助。

7. 便秘复发 常见原因包括病变肠管切除不充分导致遗留移行区或无神经节细胞肠段；近端肠管肠动力异常；机械梗阻如吻合口狭窄、Soave 术肌鞘翻转；内括约肌失弛缓症及排便习惯等。根据不同病因应采取相应措施。

8. 污便　真正的肛门失禁很少见，污便时有发生。污便与括约肌过度牵拉或吻合口离齿状线太近有关。应用肛门牵拉器可减少括约肌的损伤。黏膜切口至少距离齿状线 0.5cm 以上，吻合时不要损伤齿状线。污便对 HD 患儿生活质量造成较大影响。大多数儿童随着时间的推移逐渐好转。污便通常术后 1 年发生频率明显减少，通过合理的管理如施行饮食疗法和增加大便容积预后较好。如果在排便训练的年龄之后仍然发生污便，主要原因是便秘或肠动力过高，需要积极手术治疗。

9. 小肠结肠炎　腹腔镜 HD 术后小肠结肠炎的发生率为 14%~40%，与开腹手术相近，是目前导致 HD 死亡的主要原因。高危因素包括唐氏综合征、长段型 HD、术前小肠结肠炎和各种原因导致的出口梗阻。小肠结肠炎的发病原因未完全阐明，目前假说有肠道微生物群的生态失调、肠黏膜屏障功能受损、先天性免疫异常和细菌易位。早期诊断并及时治疗对于小肠结肠炎的预后很重要。一般通过输液、洗肠、抗生素治疗等能够缓解，少数重症患儿需要行肠造瘘。有艰难梭状芽孢杆菌感染的患儿选择甲硝唑或万古霉素治疗。如果 HD 术后反复发作小肠结肠炎，应考虑到可能存在机械性因素。大多数患儿的小肠结肠炎发生于术后 1~2 年，随着时间的推移得到改善。

六、技术现状与总结

2010 年 Muensterer 等率先报道了经脐单切口腹腔镜巨结肠拖出术，初步证实该手术安全可行，但存在一定手术操作难度。单切口腹腔镜手术中左手操作钳主要功能是提拉直肠乙状结肠，使系膜处于紧张状态便于游离。由于 3 个 Trocar 同时放于脐部，活动度受到限制。实际操作中可以免除左侧 Trocar，直接将 3mm 操作钳放入腹腔，使操作变得更加灵活、自如（图 10-28）。

单孔腹腔镜手术中，手术野的暴露非常重要，由于肠道不同于胆道和泌尿道，活动度较大，变换方向时操作较为困难，需要较长的学习曲线和丰富的腔镜操作经验，因此不适合于初学者。如果病变肠管太长，移行区位置高将增加手术难度。对于这类患儿可以在脐部放置 2 个 Trocar，另外一个移到左腹，采用免除 Trocar 技术直接放入 3mm 操作钳完成杂交 - 经脐单切口腹腔镜巨结肠拖出术（hybrid-single incision laparoscopic endorectal pull-through，H-SILEP）（图 10-29），明显改善 SILEP 操作视野，降低 SILEP 手术的难度。

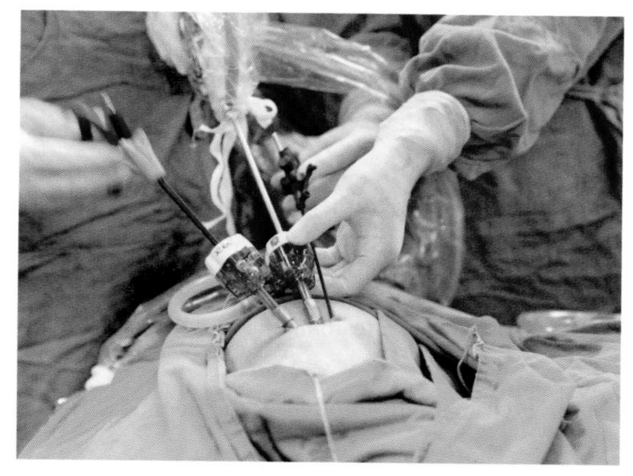

图 10-28　免 Trocar 技术

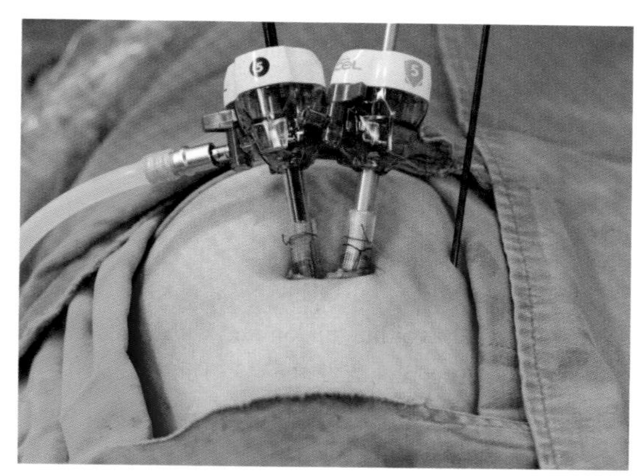

图 10-29　H- 经脐部单切口技术

最近的一项研究显示，常规多孔腹腔镜手术（conventional laparoscopic pull-through，CLP）、SILEP 和 H-SILEP 相比较，中期疗效和术后并发症相似，学习曲线、人体工程学 CLP 最佳；美容效果 SILP 最佳；H-SILP 兼顾两者的优点，规避了两者的缺点。建议腹腔镜手术入路应根据年龄、移行区位置和美容需求进行选择：SILP 更适合新生儿和婴幼儿常见型 HD 患儿；H-SILP 适用于长段型 HD 患儿或大于 1 岁常见型 HD 患儿;CLP 适用于 SILP 或 H-SILP 操作困难的 HD 病例。

与开腹手术相比,经脐单切口腹腔镜手术创伤小、疼痛轻、美容效果好、肠蠕动功能恢复快。与常规腹腔镜手术相比,经脐单切口腹腔镜手术手术时间、出血量、术中并发症和术后并发症相同,但经脐单切口腹腔镜手术没有缩短肠蠕动恢复时间和住院时间,两者近期疗效相似,但经脐单切口腹腔镜手术美容和微创的效果更明显。在熟练掌握操作技术的情况下,经脐单切口腹腔镜手术安全、有效,可获得良好效果。

(汤绍涛　常晓盼)

推荐阅读资料

[1] 曹国庆, 汤绍涛, 杨瑛. 腹腔镜治疗直肠乙状结肠型先天性巨结肠 122 例疗效分析. 临床小儿外科杂志, 2011, 10 (1): 1671-1635.

[2] 李索林, 于增文, 汤绍涛, 等. 单纯腹腔镜监视下经肛门直肠拖出次全结肠切除术. 中华小儿外科杂志, 2011, 32 (7): 311-314.

[3] 汤绍涛, 曹国庆. 先天性巨结肠症的诊治现状. 临床小儿外科杂志, 2012, 11 (1): 1671-635.

[4] 张茜, 曹国庆, 汤绍涛, 等. 杂交经脐单孔腹腔镜直肠内拖出术治疗先天性巨结肠症. 临床小儿外科杂志, 2016, 15 (1): 46-48.

[5] AUBDOOLLAH T H, LI K, ZHANG X, et al. Clinical outcomes and ergonomics analysis of three laparoscopic techniques for Hirschsprung's disease. World J Gastroenterol, 2015, 21 (29): 8903-8911.

[6] AUBDOOLLAH T H, TANG S T, YANG L, et al. Hybrid single-incision laparoscopic approaches for endorectal pull-through in Hirschsprung's disease. J Laparoendosc Adv Surg Tech A, 2015, 25 (7): 595-598.

[7] GEORGESON K E, ROBERTSON D J. Laparoscopic-assisted approaches for the definitive surgery for Hirschsprung's disease. Semin Pediatr Surg, 2004, 13 (4): 256-262.

[8] MUENSTERER O J, CHONG A, HANSEN EN, et al. Single-incision laparoscopic endorectal pull-through (SILEP) for Hirschsprung disease. J Gastrointest Surg, 2010, 14 (12): 1950-1954.

[9] ROTHENBERG S S, SHIPMAN K, YODER S. Experience with modified single-port laparoscopic procedures in children. J Laparoendosc Adv Surg Tech A, 2009, 19 (5): 695-698.

[10] TAM Y H, LEE K H, SIHOE J D, et al. Initial experience in children using conventional laparoscopic instruments in single-incision laparoscopic surgery. J Pediatr Surg, 2010, 45 (12): 2381-2385.

[11] TANG S T, YANG Y, LI S, et al. Single-incision laparoscopic versus conventional laparoscopic endorectal pull-through for Hirschsprung's disease: a comparison of short-term surgical results. J Pediatr Surg, 2013, 48 (9): 1919-1923.

[12] THOMSON D, ALLIN B, LONG A M, et al. Laparoscopic assistance for primary transanal pull-through in Hirschsprung's disease: a systematic review and meta-analysis. BMJ Open, 2015, 5 (3): e006063-e006063.

[13] VAHDAD M R, FOROUTAN A, NAJAFI S M, et al. Totally transanal LESS pull-through colectomy: a novel approach for avoiding abdominal wall incision in children with long-segment intestinal aganglionosis. J Laparoendosc Adv Surg Tech A, 2013, 23 (3): 276-280.

[14] VELHOTE M C, VELHOTE C E. A NOTES modification of the transanal pull-through. J Laparoendosc Adv Surg Tech A, 2009, 19 (2): 255-257.

[15] YANG L, TANG S T, CAO G Q, et al. Transanal endorectal pull-through for Hirschsprung's disease using long cuff dissection and short V-shaped partially resected cuff anastomosis: early and late outcomes. Pediatr Surg Int, 2012, 28 (5): 515-521.

第十一章
先天性巨结肠同源病的手术治疗

一、概述

先天性巨结肠同源病（Hirschsprung's allied disease，HAD）是否为确切的疾病一直存在争议，近些年研究结果已趋向肯定。可以通过各种组织学方法找到明确的HAD病理改变，发现不仅有黏膜下和肌间神经丛的异常，而且还有肌肉和神经肌肉接头及肛门内括约肌的缺陷。1971年瑞士病理学家Meier-Ruge首次描述结肠神经元发育异常（neuronal colonic dysphasia，NCD）的病理现象，近30年来越来越多的研究显示HAD是一类确有临床意义但又表现复杂的疾病。过去对该病的命名比较混乱，目前英文文献常用“neuronal intestinal malformations（NIM）”来概括，包括先天性巨结肠症（HD）在内的肠神经元分布异常的疾病，即对肠神经异常的总称。HAD临床症状酷似HD，但病理上与HD的神经组织改变不同，其本质特征是节细胞发育型肠神经分布异常（表11-1）。

表11-1 先天性巨结肠症与先天性巨结肠同源病的鉴别诊断

鉴别要点	先天性巨结肠症	先天性巨结肠同源病
病史、体征	典型	症状有波动，腹胀少见
钡剂灌肠	典型的狭窄段、扩张段、移行段	肠管普遍扩张，24小时/48小时钡剂残留
直肠肛管测压	直肠肛管抑制反射（RAIR）消失	85%存在RAIR；反射阈值增大；特征性“W”“U”形波
直肠黏膜活检（AChE）	阳性率高达90%以上	79%的患儿为阴性
病理学检查	神经节细胞缺如	神经节细胞减少、发育不良
PDP9.5和S-100染色	与HE染色对照检查	明确诊断

HD直肠肛管测压结果显示直肠肛管抑制反射（rectal anal inhibitory reflex，RAIR）为阴性，而HAD的RAIR结果为阳性，但波形不规则（图11-1）。

HD患儿钡剂灌肠结果可显示明显的狭窄段、移行段和扩张段，而HAD患儿结肠广泛扩张，24小时、48小时延迟摄片肠管内有大量钡剂残留（图11-2）。此外，钡剂灌肠结果显示多种肠管增长或增粗（图11-3、图11-4）。应注意的是在HD的患儿中有25%~35%合并有近端IND-B（图11-5）。IND-B的诊断需要依靠组织学和免疫组化。

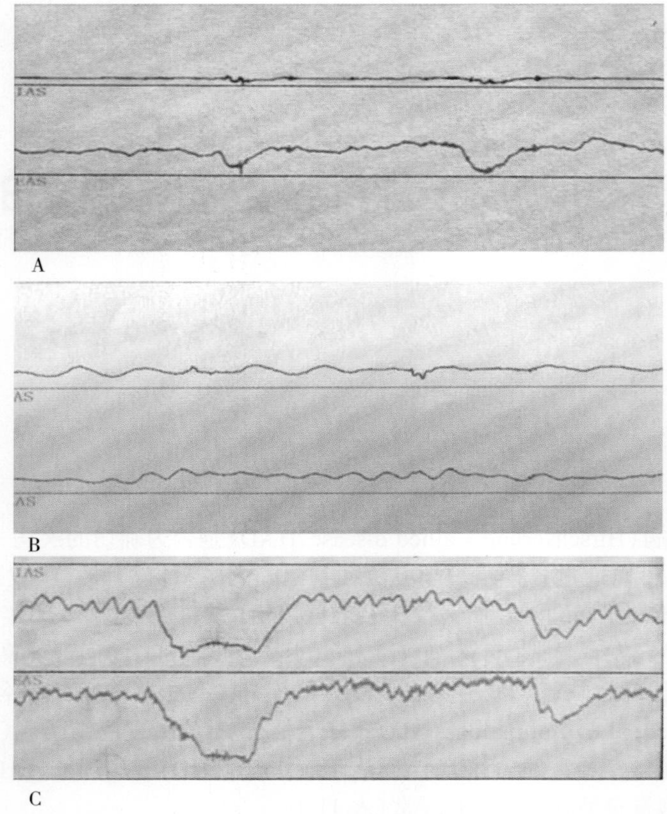

图 11-1　先天性巨结肠症与先天性巨结肠同源病直肠肛管测压诊断鉴别
A. 正常波形；B. 先天性巨结肠症无反射波；C. 先天性巨结肠同源病的 “U” 形波。

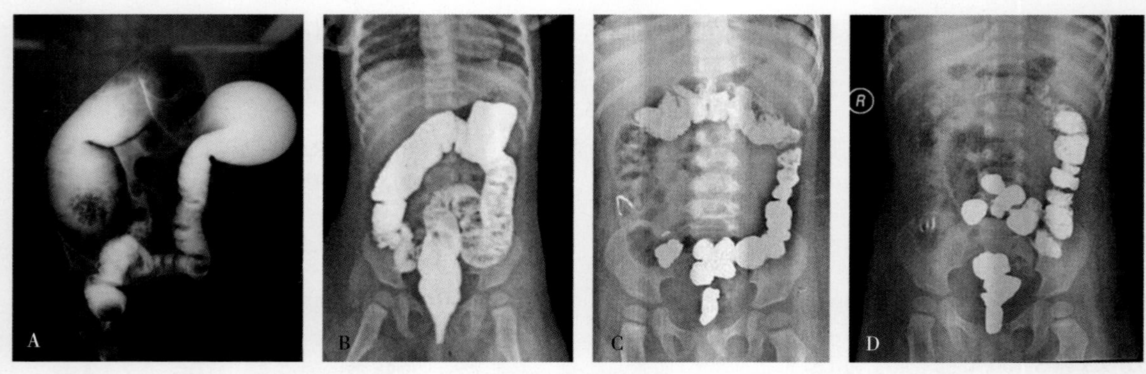

图 11-2　先天性巨结肠症与先天性巨结肠同源病钡剂灌肠检查特征
A. 先天性巨结肠症可见明显的移行区；B. 先天性巨结肠同源病可见肠管均匀扩张；C. 先天性巨结肠同源病 24 小时延迟摄片；D. 先天性巨结肠同源病 48 小时延迟摄片。

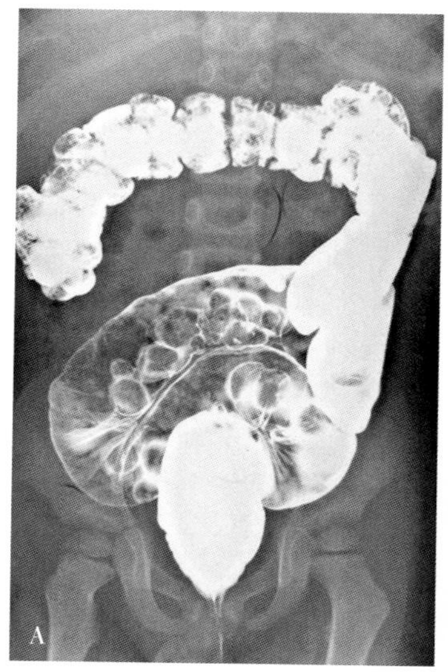

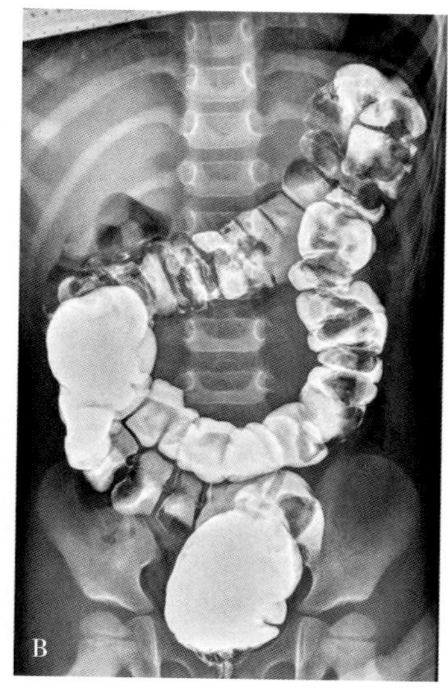

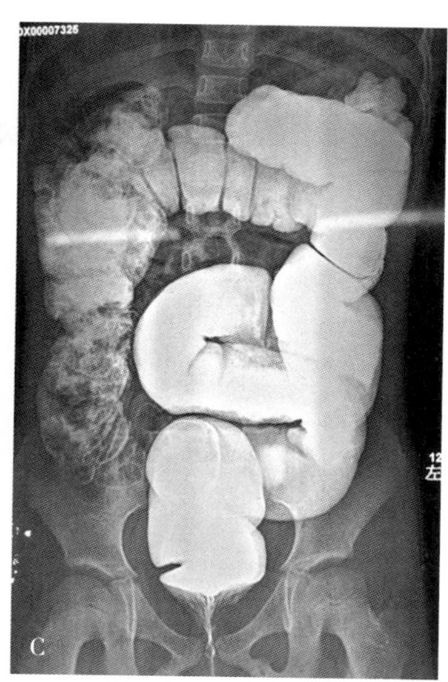

图 11-3　肠神经元发育不良 B 钡剂灌肠各种表现

A. 乙状结肠长；B. 脾曲高挂；C. 脾曲乙状结肠扭转。

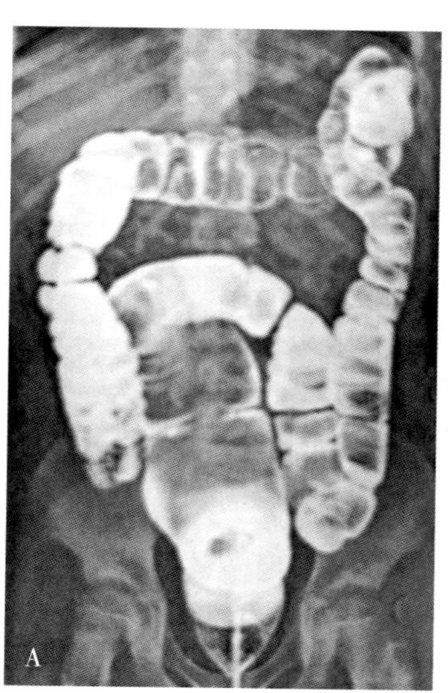

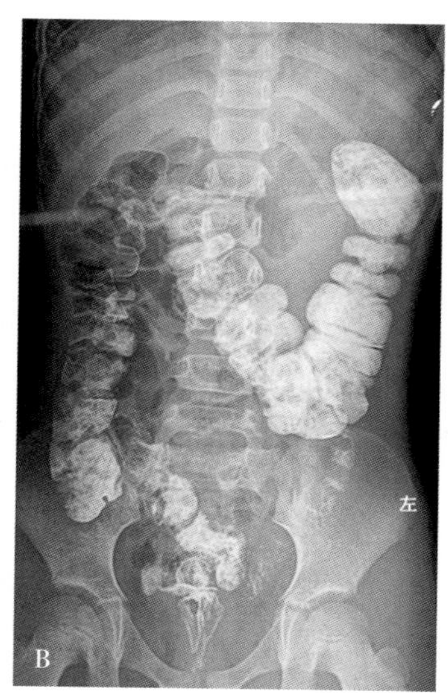

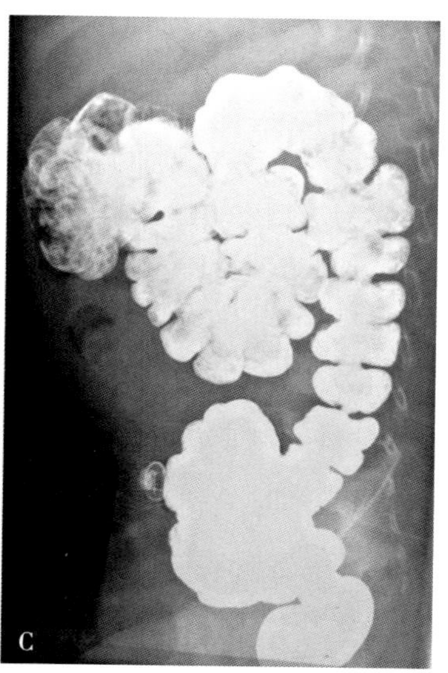

图 11-4　肠神经元发育不良 B 钡剂灌肠各种表现

A. 乙状结肠远端扩张，近端长且扭曲 B. 横结肠长且下坠 C. 肝曲位置高。

以往对 HAD 的治疗采用保守治疗或限制性手术如内括约肌切开术，然而许多患儿在儿童时期保守治疗有效果，但到成年后因为病情反复不得不接受手术治疗，占成人慢性便秘的 60%。病理研究表明，HAD 肠道神经病变并非如 HD 只局限于结肠远端，而要比 HD 广泛。因此，采用针对远端病变、由远及近的传统 HD 根治术式常无法彻底切除病变，容易复发。理论上根据术中多点全层或浆肌层活检结果判断切除范围，但取材、病理判断均存在一定问题，临床实际操非常困难。有专家统计，在所有接受手术的 HD 患儿的病理检查中，最终有 15%~20% 的患儿是 HAD。

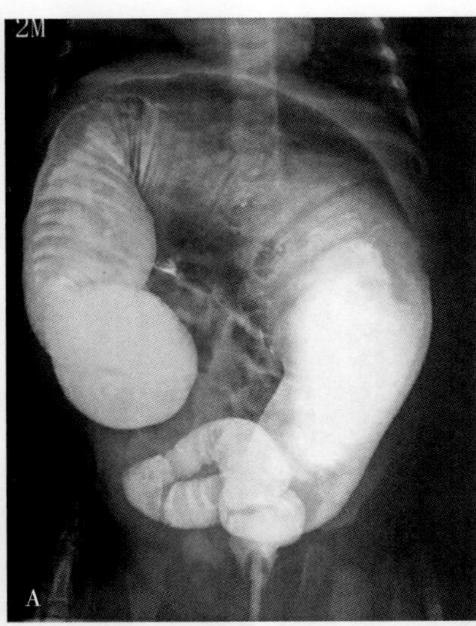
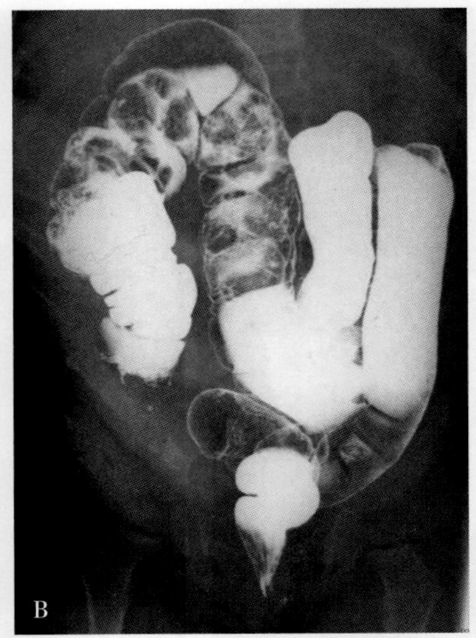

图 11-5 先天性巨结肠症合并近端肠神经元发育不良 B 钡剂灌肠表现

A. 狭窄段，移行段，扩张段肠管长 B. 近端肠管扩张，远端肠管扭曲，横结肠长且下坠，肝曲位置高。

HAD 临床分类如下。

(1) 神经节细胞减少症(hypoganglionosis)：占肠神经异常(neuronal intestinal malformations, NIM)的5%，也可存在于 HD 或肛门闭锁患儿的近端肠管。免疫组化染色(PGP9.5，S-100)显示神经节之间的距离是正常人的 2 倍(图 11-6、图 11-7)。神经节细胞数量较正常减少 40% 以上(图 11-8)。

(2) 肠神经元发育不良(intestinal neuronal dysphasia, IND)：占 NIM 的 20%~40%。1985 年，Munakata将 IND 分为 2 型：IND-A 罕见，占 5%，特点是肠壁肾上腺素能神经的先天发育不全或肾上腺素能神经支配血管的发育不全。IND-A 主要表现为新生儿期急性肠梗阻、腹泻及便血。IND-B 多见，占95%，特点是黏膜下丛副交感神经发育不良，发病年龄大，可见不同程度的慢性便秘，严重病例类似巨结肠。免疫组化染色(PGP9.5、S-100) 显示神经节巨大(图 11-9、图 11-10)，神经节中神经细胞>8 个(图 11-11)。诊断需要 30 张切片，15% 以上有黏膜下巨大神经节。

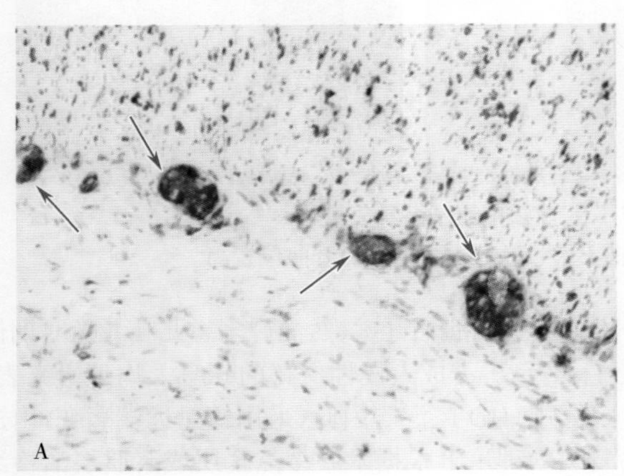
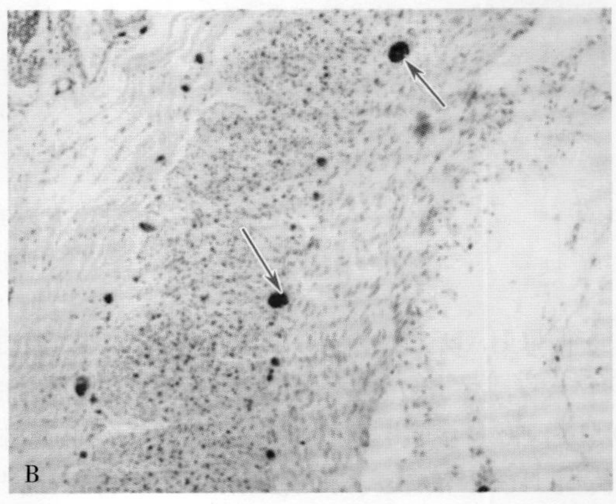

图 11-6 神经节细胞减少症 PGP 9.5 染色

A. PGP 9.5 正常(箭头)(×40)；B. 神经节细胞减少症(箭头)(×40)。

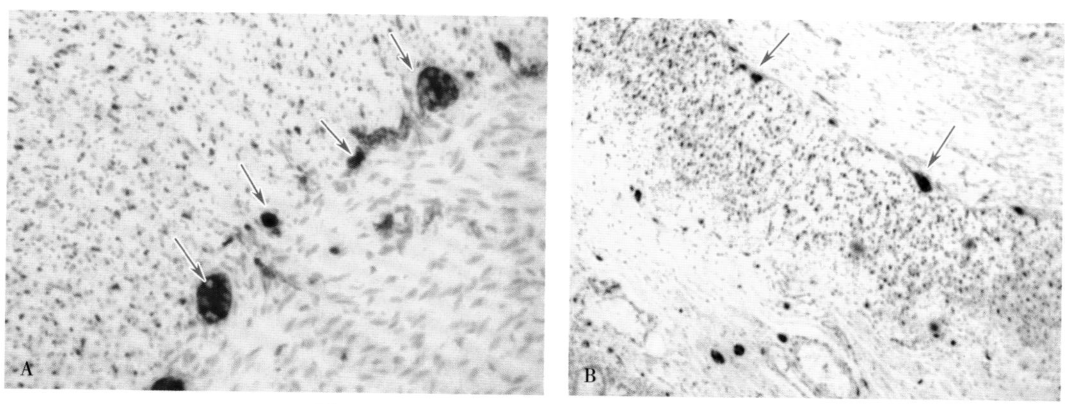

图 11-7　神经节细胞减少症 S-100 染色 1

A. S-100 正常(箭头)(×40);B. 神经节细胞减少症(箭头)(×40)。

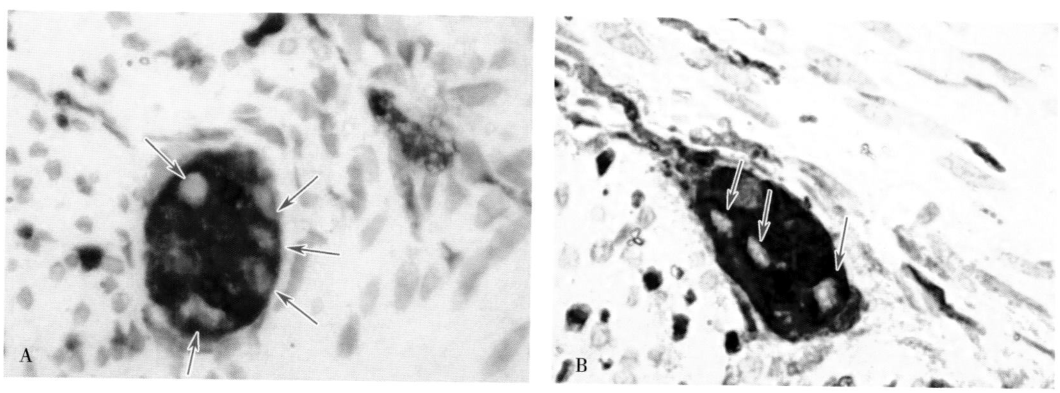

图 11-8　神经节细胞减少症 S-100 染色 2

A. S-100 正常,神经节细胞(+++++;箭头)(×400);B. 神经节细胞减少症,神经节细胞(+++;箭头)(×400)。

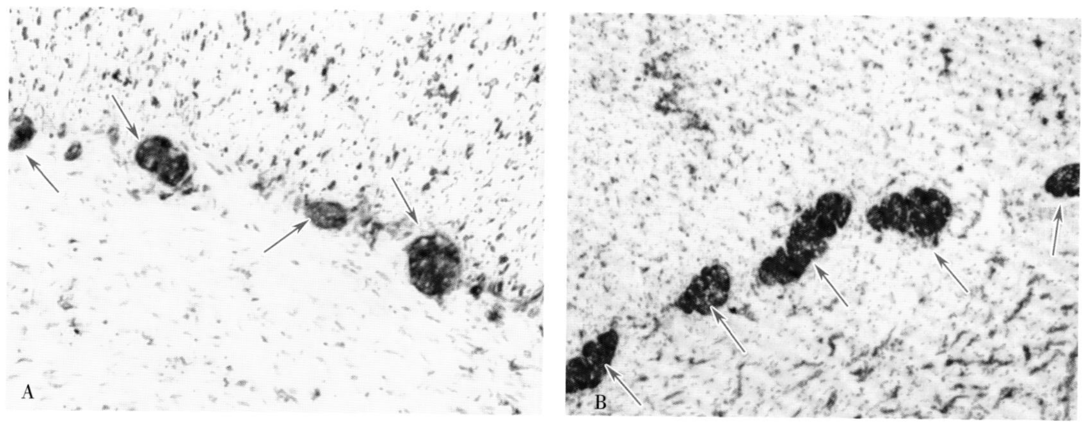

图 11-9　肠神经元发育不良 PGP 9.5 染色 1

A. PGP 9.5 正常(×40);B. 肠神经元发育不良(×40)。

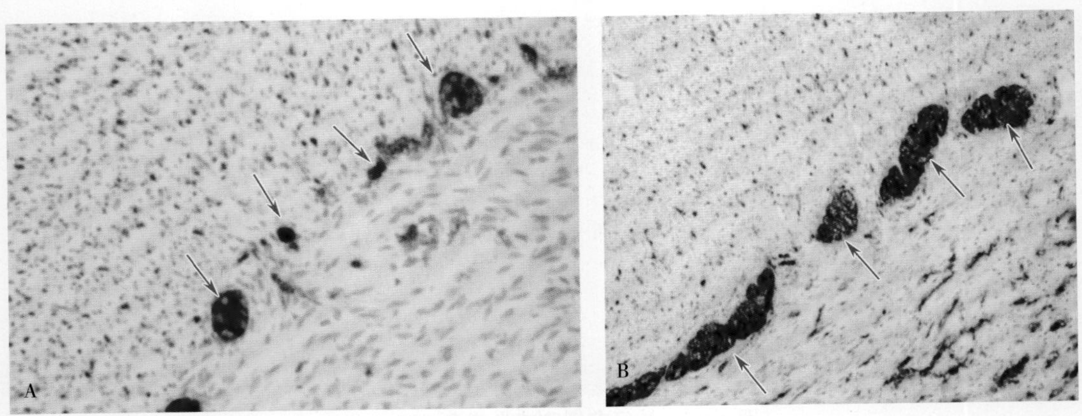

图 11-10　肠神经元发育不良 S-100 染色

A. S-100 正常（×40）；B. 肠神经元发育不良（×40）。

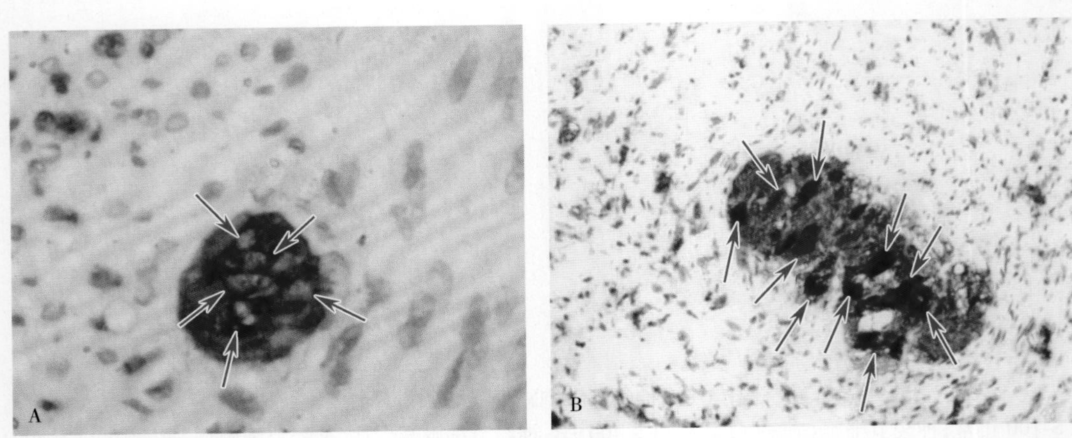

图 11-11　肠神经元发育不良 PGP 9.5 染色 2

A. PGP 9.5 正常，神经节细胞（+++++；箭头）（×400）；B. 肠神经元发育不良肠管 PGP 9.5 染色，神经节细胞（++++++++++；箭头）（×400）。

（3）神经节细胞未成熟（immaturity of ganglion cell）症：多见于早产婴儿及低体重儿，可单独发病也可出现在 HD 近端肠管。累及消化道范围常较广，症状轻重与节细胞未成熟程度有关（图 11-12）。出生后第 2 年以后“未成熟”指神经节细胞大小<50% 正常对照，又称为“发育低下”。

（4）肠神经元发育不全症（intestinal neuronal hypogenesis，INH）：难以发现肌间神经丛，以至肠壁内、外肌层呈“融合”现象。

（5）混合型：以 IND-B 混合型最为多见，常与 HD、神经节细胞减少症、节细胞发育低下等合并存在，以 IND-B 合并 HD 最为常见，且 HD 多为常见型，病变约 2/3 为局限型，1/3 为弥漫型，回肠出现 IND-B 的机会与无神经节细胞段的长短有关。

二、手术指征

1. 神经节细胞减少症治疗　与 HD 治疗方法类似，很少保守治疗成功。手术年龄 6 个月以上，应全部切除病变肠管，否则容易复发。病理判断病变范围有难度，预后不良。

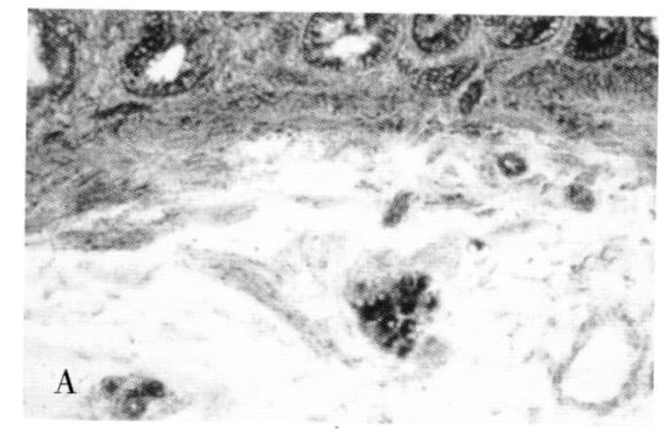

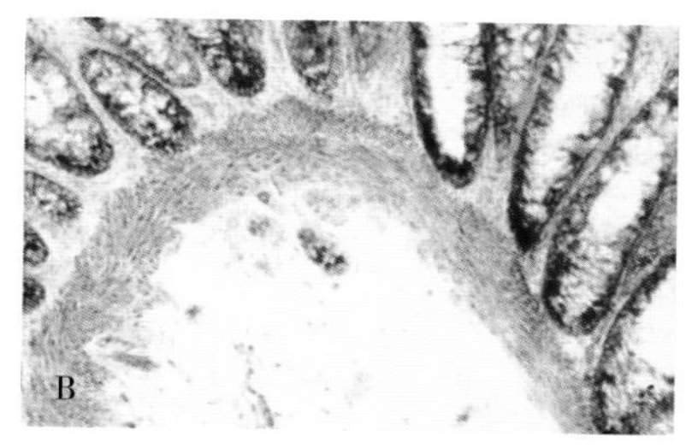

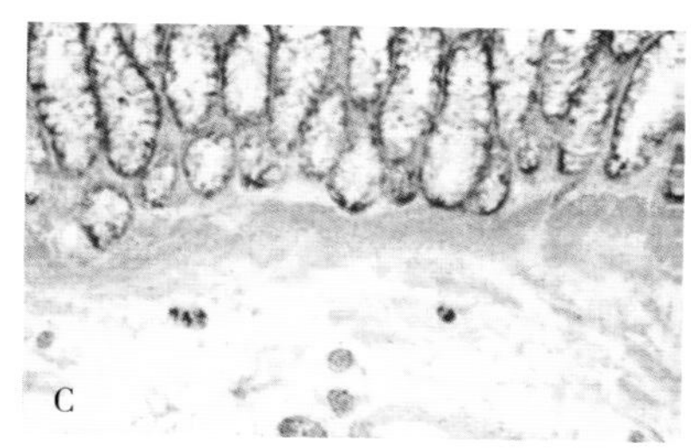

图 11-12　神经节细胞逐渐成熟

A. 2.5 年；B. 4.5 年；C. 6 年。

2. IND 治疗　IND-A 罕见，最显著的临床症状是肠梗阻和肠穿孔导致的便血。因此，目前认为 IND-A 应进行直肠乙状结肠切除术，甚至扩大结肠切除术。IND-B 发病早期无肠管扩张，多可保守治疗，包括饮食调整、口服缓泻药、扩肛、灌肠等，以扩肛效果最佳。如果保守治疗 12 或 24 个月以上，便秘症状逐渐加重，经常 4 日以上排便 1 次，可选择手术治疗（国外建议 4 岁）。弥漫型 IND-B 可选择肠造瘘术，部分患儿疗效欠佳，预后不良，虽可作小肠移植术，但也难解决其根本问题。切除病变肠段范围的多少无明确标准。对于 IND-B 患儿，无论远端肠管是否存在无神经节细胞肠段，其预后比 HD 患儿差。因此，建议扩大肠管切除的范围（结肠次全切除术），以预防这些不良后果。注意近端合并 IND-B 的 HD 患儿应多切除一些近端病变肠管，但没有必要切除整个累及肠段。

3. 神经节细胞未成熟症治疗　普遍存在，细胞随年龄的增长可进一步发育成熟。短段型多采用调整饮食、药物、扩肛、灌肠等保守治疗，使症状获得改善，一般无须手术治疗。长段型行肠造瘘，等待肠神经细胞发育成熟。肠造瘘口活检，如发现细胞成熟，再行肠吻合。但目前对其转化为成熟型的极限期尚无定论。少数病例经 4 年以上的观察神经节细胞仍未成熟，应考虑病变肠段切除。有些患儿经历多次手术、多次造瘘，预后仍然不佳。

4. 肠神经元发育不全症　本症病变范围广泛，要求切除病变肠段，预后不良。

HAD 的手术时机和切除范围见表 11-2。

表 11-2　先天性巨结肠同源病手术时机和切除范围

疾病	手术切除时机和范围
肠神经元发育不良 -B	大多数保守治疗 1~2 年，少数需要手术，结肠大部分切除的疗效肯定
神经节细胞减少症	几乎所有的患儿需要手术，病变肠管完整切除
神经节细胞未成熟症	多采用保守治疗，极少需要手术
肌间神经节细胞异位症	病变范围广泛，切除病变肠管
黏膜下神经节细胞异位症	保守治疗效果良好，伴有严重症状需要手术

三、手术步骤

结肠大部分切除术同第九章；左半结肠切除术同第十章。

四、手术注意事项

对于年龄小于 2 岁，特别是小于 1 岁的患儿，选择保守治疗。少数便秘严重出现腹胀或影响进食的患儿，术前、术中不能明确诊断者，行小肠造瘘。

对于 2 岁以上的患儿，可采用麻醉下全层多点活检，进行石蜡切片免疫组化染色明确诊断，行根治性手术。病理检查不确定时，术前钡剂灌肠和24小时延迟摄片观察钡剂残留位置对判断切除范围有实用价值，若钡剂残留在乙状结肠或直肠远端，主张行左半结肠切除术；若钡剂残留达降结肠近端、横结肠或升结肠，应行结肠大部分切除术。近年来随腹腔镜技术、机器人平台的不断发展和更新，这些手术均能在腹腔镜和机器人下完成，机器人辅助手术对于直肠解剖、盆底神经血管丛的保护有益。

手术方式的选择同HD手术。术中快速冰冻切片检查对判断病变范围没有意义，应根据便秘症状、术前钡剂灌肠24小时后延迟摄片结果、医生经验及家属的诉求综合判断。腹腔镜或机器人辅助结肠大部分切除术加升结肠Deloyers翻转术疗效确切。

五、并发症

同第九章。HAD患儿平均手术年龄比HD大，术后肛门皮肤破溃发生率低，大便频率恢复快，但肛门疼痛发生率高，主要是吻合口炎症累及齿状线下方皮肤；小肠结肠炎发生率比HD低。

六、技术现状与总结

HAD的临床疗效取决于疾病类型、手术切除肠管的多少及手术方式。在明确诊断之后，神经节细胞未成熟和大部分IND-B患儿经过饮食、药物、灌肠等保守治疗后症状可缓解。少部分IND-B患儿经过12~24个月的保守治疗后仍存在顽固性便秘则需手术治疗。神经节细胞减少症患儿一旦确诊也需要手术治疗。根据钡剂灌肠等检查明确病变部位后采取不同的手术方式疗效一般较好。对需要行结肠次全切除术的患儿选择结肠大部分切除术加升结肠Deloyers翻转、腹腔镜或机器人辅助肛门外横断直肠的Duhamel拖出术，操作方便，后期效果更好。

（汤绍涛　雷海燕）

推荐阅读资料

[1] 吉士俊，王伟，李正．小儿外科手术图谱．北京：人民卫生出版社，2006.

[2] 汤绍涛．小儿外科手术要点难点及对策．北京：科学出版社，2017.

[3] 汤绍涛，曹志清，阮庆兰，等．腹腔镜心形吻合术治疗先天性巨结肠与开腹手术比较．中国微创外科杂志，2005, 5 (9): 699-701.

[4] 王果，李振东．小儿外科手术学．2版．北京：人民卫生出版社，2000.

[5] 王国斌，汤绍涛，卢晓明，等．腹腔镜辅助下改良Swenson巨结肠根治术的初步观察．中华小儿外科杂志，2001, 22 (3): 136-137.

[6] AUBDOOLLAH T H, LI K, ZHANG X, LI S, et al. Clinical outcomes and ergonomics analysis of three laparoscopic techniques for Hirschsprung’s disease. World J Gastroenterol, 2015, 21 (29): 8903-8911.

[7] AUBDOOLLAH T H, TANG S T, YANG L, et al. Hybrid Single-incision laparoscopic approaches for endorectal pull-Through in Hirschsprung’s disease. J Laparoendosc Adv Surg Tech A, 2015, 25 (7): 595-598.

[8] CHUNG C C, TSANG W W, KWOK S Y, et al. Laparoscopy and its current role in the management of colorectal disease. Colorectal Dis, 2003, 5 (6): 528-543.

[9] SOUTHWELL B R, KING S K, HUTSON J M. Chronic constipation in children: organic disorders are a major cause. J Paediatr Child Health, 2005, 41 (1-2): 1-15.

[10] TANG S T, YANG Y, WANG G B, et al. Laparoscopic extensive colectomy with transanal Soave pull-through for intestinal neuronal dysplasia in 17 children. World J Pediatr, 2010, 6 (1): 50-54.

第十二章

腹腔镜全结肠型先天性巨结肠症手术

一、概述

全结肠型先天性巨结肠症（HD）又称全结肠无神经节细胞症（total colonic aganglionosis，TCA），是HD的严重类型，无神经节肠管累及全部结肠和部分小肠，占HD的2%~13%。75%的TCA累及末端回肠（50cm以内），20%的TCA累及回肠中部，5%的TCA累及空肠。有研究报道，TCA男女比例为0.8∶1，男女比例不均衡的原因尚不清楚，目前未发现HD是一种X连锁显性遗传病的证据。HD的发生具有家族倾向，直肠乙状结肠HD家族倾向的发生率为3.6%~7.8%，而TCA的发生率达15%~21%，罕见的TCA的发生率更高，为50%。目前普遍接受的观点是，肠神经系统（enteric nervous system，ENS）发育过程异常导致TCA患儿肠神经节细胞缺如。影响ENS发育的因素包括基因对早期神经嵴细胞迁移过程的干扰、迁移至ENS的神经嵴细胞减少、异常发育的神经嵴细胞迁移至ENS、生殖细胞及体细胞突变，以及局部组织环境的改变等。

TCA的遗传学因素与直肠乙状结肠HD相似，表现为3类特点：①突变的外显率低；②突变的外显率和表达存在性别差异；③基因突变的外显率取决于受累家族的无神经节细胞病变范围。与HD相关的突变基因大多被认为是易感基因，即突变增加了个体患HD的可能性，但对患病并无预测价值。至今，已发现多个人类的HD易感基因，即原癌基因*RET*（*RET*）、胶质细胞源性神经营养因子（*GDNF*）、神经营养蛋白（*NTN*）、内皮素B受体（*EDNRB*）、内皮素3（*EDN3*）、内皮素转换酶1（*ECE1*）、*SOX10*、*Phox2b*、*GFRq1*、*NRG1*、*NRG3*和*SIP1*基因等。*RET*突变发生于50%的HD家族性病例和15%~35%的散发性病例，而*EDNRB*突变仅见于5%的HD患儿。与HD相关的其他基因突变更加少见，有时只见于一个家族。

TCA直肠结肠标本的组织化学染色与HD不同，黏膜固有层中神经纤维染色密度从远端到近端明显降低是其显著特征，TCA伴肠壁副交感神经分布的中度发育不良，形态测定显示神经纤维分布明显减少。

对全结肠切除后的标本进行AChE组织化学染色，可确定远端结肠环肌的骶副交感神经分布范围及密度从肛门括约肌到左半结肠呈指数降低，到达结肠脾曲以上接近为零。在环形肌中平均神经纤维密度的指数分布在直肠远端最高。因此，从脾曲到肛门括约肌神经纤维的密度和环形肌的收缩强度逐渐增强，这就不难理解HD患儿所有临床症状均表现为远端直肠的过度收缩，不同长度TCA症均出现类似的临床症状和体征。

由于远端结肠环肌上神经纤维分布的指数规律，只有从直肠乙状结肠或降结肠远端取材，进行AChE染色显示骶副交感神经的分布才能作出HD的诊断。对于TCA患儿，从乙状结肠和横结肠取活检不能显示HD组织化学染色的特征，相反，只能观察到很少的单个AChE染色阳性神经。

TCA 主要表现为出生后无胎粪排出或胎粪排出延迟，大多数出现在新生儿时期，也有约 27% 的患儿出现在 6 个月或 1 岁以后。患儿频繁性呕吐，腹胀严重且呈进行性发展，出现反复发作的小肠结肠炎，甚至肠穿孔危及生命。直肠指诊多不能诱发排便，更无喷射状稀便排出，插入肛管腹胀解除不明显。

TCA 少见且诊断困难，X 线钡剂灌肠检查无明显的结肠狭窄。如果观察到钡剂回流进入肥大扩张的回肠，强烈提示 TCA 诊断，但是回盲瓣可能会阻挡回肠充盈。在这种情况下，TCA 需要与回肠闭锁或胎粪性肠梗阻相鉴别，最终需要依靠外科手术取肠管全层标本，冰冻切片组织学检查确定诊断。

1953 年，Sandegard 首次成功采用结肠切除、回肠肛管吻合术治疗 TCA，然而术后并发症（腹泻、脱水等）及死亡率大大高于病变累及直肠乙状结肠的 HD。为了提高结肠的吸收能力，1968 年，Martin 描述了一种改良术式，即 Martin 手术，该术式保留脾曲以下的无神经节结肠与小肠进行侧侧吻合。1981 年，Kimura 将无神经节右半结肠制成补片缝合到回肠的系膜对侧面，以达到减慢传输和增加吸收的效果。1984 年，Boley 采用了左半结肠做补片。然而通过长期的随访观察发现，这些改进的手术术后可引起严重的盲袋炎和小肠结肠炎。

目前，有关 TCA 治疗的手术方式尚未达成共识，经典 Martin 手术、Kimura 手术和 J-pouch 手术相对于 Swenson 手术、Soave 手术和 Duhamel 拖出术虽然减少了术后腹泻、肛周溃烂等并发症，但术后小肠结肠炎、梗阻、盲袋炎发生率高，且操作复杂，现已很少应用。近年来，Peña 主张回肠直肠的直接吻合（Soave 和 Swenson 手术），术后长期并发症更少，但需要保留 3~5 年的末端回肠造口。而 Moore 等认为，应用合适长度直肠盲端（Pouch）的 Duhamel 拖出术可以获得更加满意的长期排便功能。

将腹腔镜技术应用于 TCA 的治疗起步晚，推广慢。2011 年，de Lagausie 等首先分别报道了腹腔镜 Duhamel 拖出术及 Soave 手术治疗 TCA；2013 年，Miyano 报道了腹腔镜 Duhamel 拖出术治疗 TCA 并与开腹 Duhamel 拖出术比较，认为腹腔镜 Duhamel 拖出术安全可行，美容效果好，但手术时间长，平均需要 5~6 小时。2017 年，汤绍涛团队报道了肛门外横断直肠腹腔镜 Duhamel 手术治疗 TCA，采用经腹壁造口游离部分肠管，然后放入 Trocar 完成腹腔镜手术，应用肛门外横断直肠和“紧顶技术”完成肠管间隔（septum）的切除，手术时间从 5~6 小时缩短至 2~3 小时，并认为约 5cm 的直肠盲袋（pouch）既减少了排便频率和肛周皮肤破溃发生率，又避免了盲袋炎和减少了小肠结肠炎的发生率。本章重点介绍肛门外横断直肠腹腔镜 Duhamel 拖出术治疗 TCA。

二、手术适应证和禁忌证

1. 适应证 TCA。

2. 禁忌证 ①一般情况差，不能耐受麻醉和气腹；②合并严重畸形如复杂先天性心脏病、肺部疾病等；③腹腔内严重粘连患儿；④合并重度小肠结肠炎。

三、手术步骤

（一）腹腔镜回肠造瘘手术

1. 麻醉和体位

(1) 麻醉：采用静脉、气管插管复合麻醉，常规监测呼气末 CO_2 浓度。

(2) 体位：将患儿放置于手术台末端，仰卧位（图 12-1），术者站于患儿左侧，助手站于患儿右侧，腹部消毒，插入胃管及导尿管。

2. 手术过程

(1) 脐部切开直视下置入第一个 5mm Trocar，放入镜头。分别于左中腹、右中腹放入 3mm 或 5mm Trocar 作为操作孔（图 12-2），注入 CO_2 气体建立气腹，压力保持在 6~10mmHg，气体流量 1 岁以下患儿为 2L/min，1 岁以上为 5L/min。术中间断放气可预防高碳酸血症的发生。

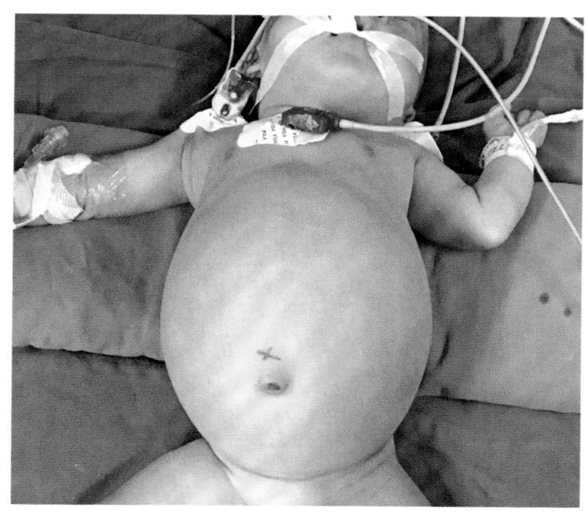

图 12-1 体位

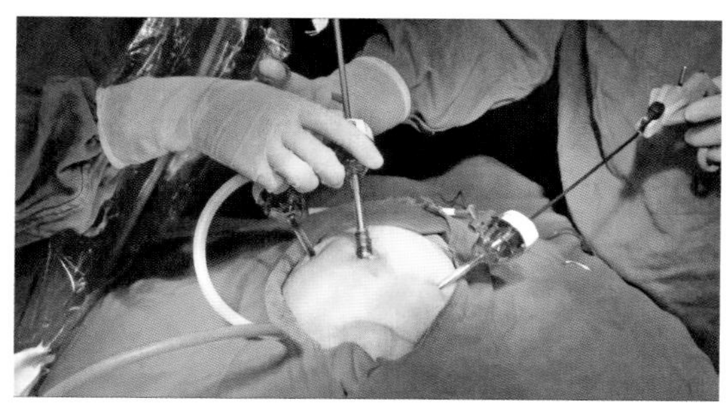

图 12-2 穿刺孔位置

(2)放入操作钳,找到回盲部,顺序找到末端回肠,去除气腹及 Trocar,经脐部将末端回肠及阑尾提出(图 12-3),扩张肠管切开减压(图 12-4)。

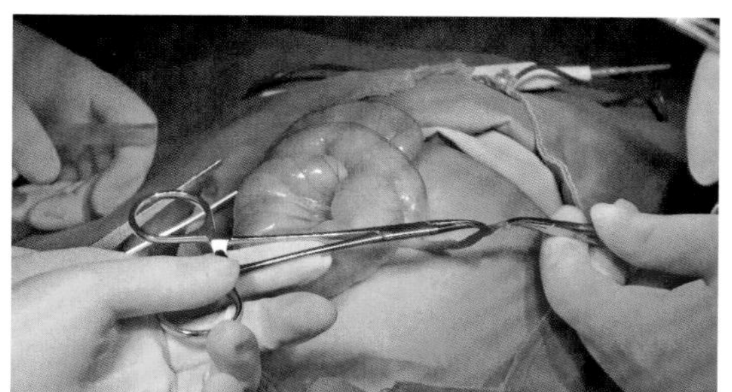

图 12-3 经脐部提出肠管

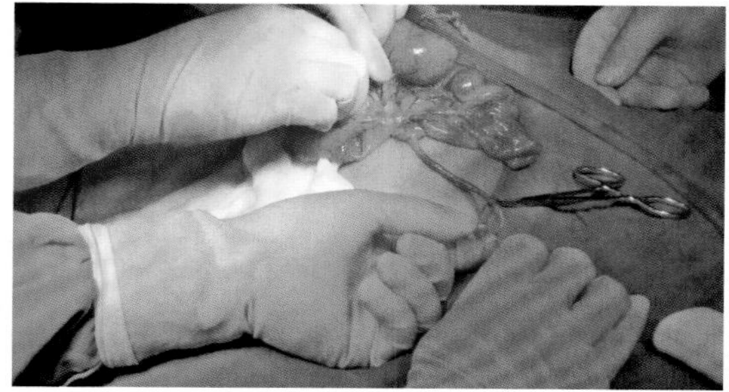

图 12-4 肠管减压

(3)阑尾根部双重结扎,妥善处理残端,切除阑尾并送检,查找神经节细胞(图 12-5)。

(4)切取狭窄区回肠全层组织 2~3 块及其他不同位置结肠肠壁送冰冻切片检查及常规石蜡病理检查(图 12-6)。

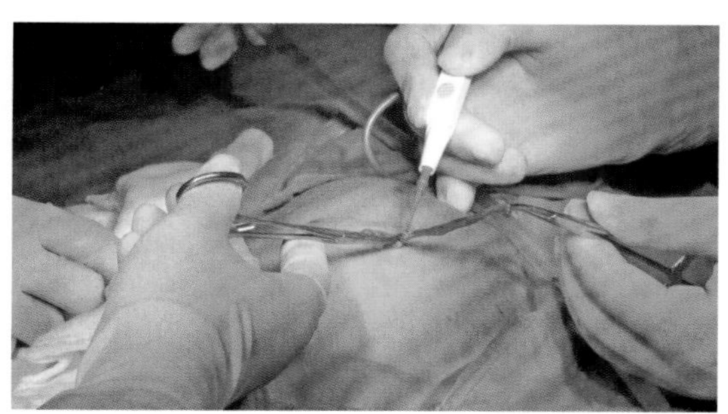

图 12-5 切除阑尾

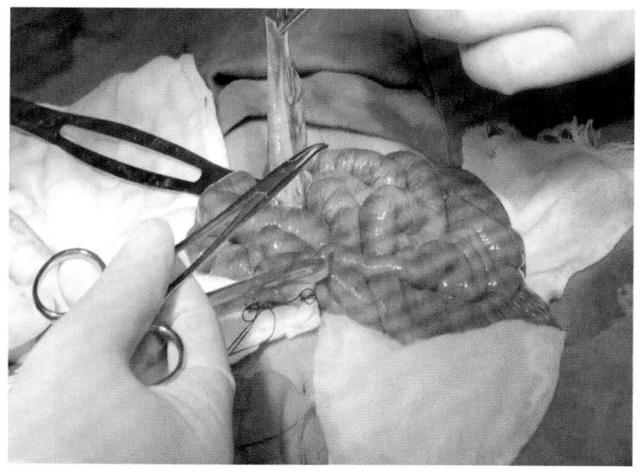

图 12-6 取末端回肠肠管进行病理检查

（5）在有神经节细胞回肠用切缝器离断，近端做造口，远端封闭，并缝合固定在近端回肠端系膜缘，便于二期手术时寻找（图 12-7）。

（6）回肠近端自脐部或右腹壁提出，缝合腹膜层及回肠浆肌层。凡士林纱布包扎，敷料包扎伤口（图 12-8）。

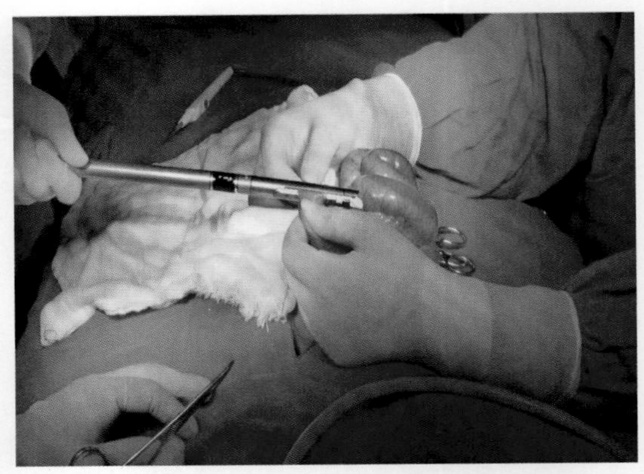

图 12-7 回肠造口

（二）腹腔镜全结肠无神经节细胞症拖出术

绝大多数 TCA 患儿需要小肠造瘘，少数患儿通过耐心、规则洗肠可以一期手术。

1. 麻醉和体位

（1）麻醉：采用静脉、气管插管复合麻醉，常规监测呼气末 CO_2 浓度。

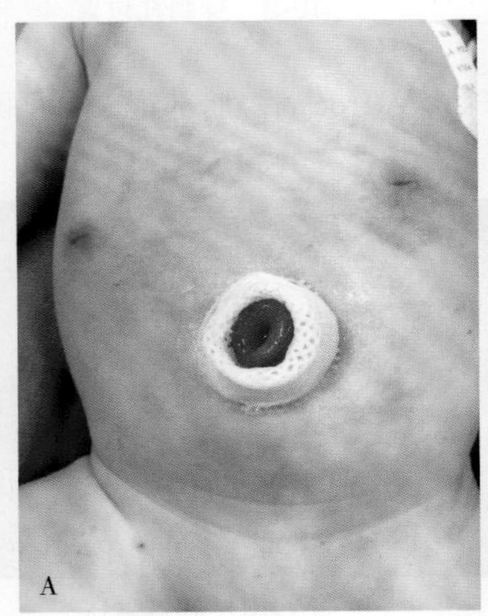

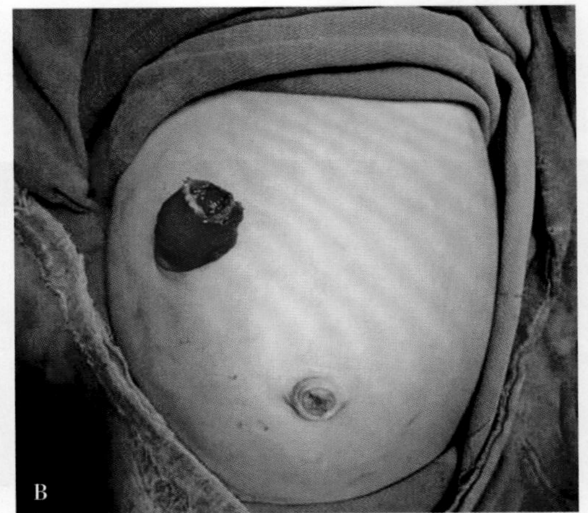

图 12-8 造口术后外观

A. 脐部；B. 右上腹

（2）体位：将患儿放置于手术台末端，仰卧蛙状位，术者站于患儿右侧，助手站于患儿左侧。腹部、臀部、会阴部及双下肢消毒，并用无菌巾包裹双下肢，插入胃管及导尿管（图 12-9、图 12-10）。

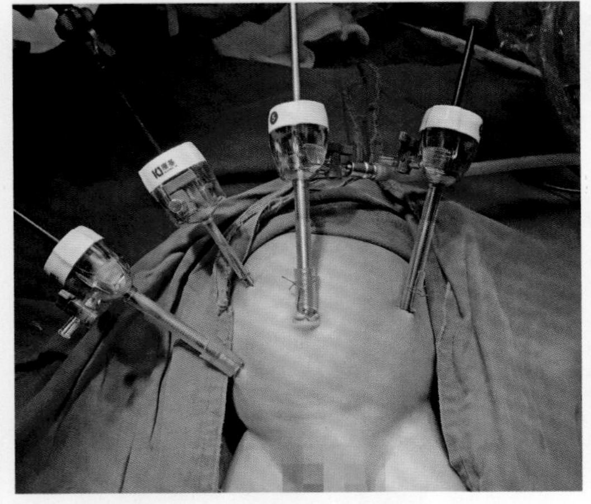

图 12-9 一期手术体位及穿刺孔位置

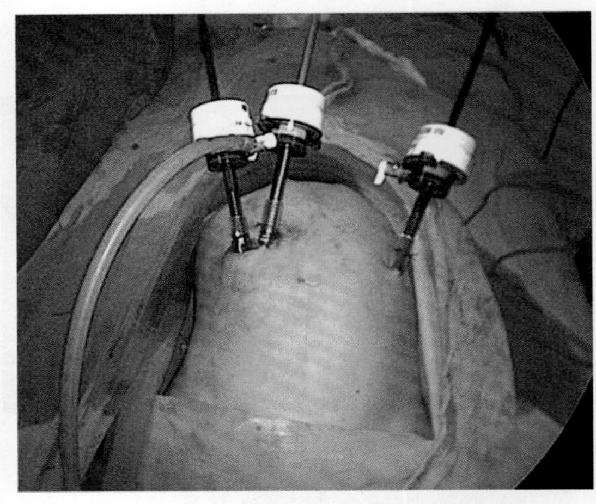

图 12-10 二期手术体位及穿刺孔位置

2. 手术过程

腹腔镜 TCA 手术(视频)

(1)于造口周围逐层切开进腹,用针形电刀直接切开瘘口周围的皮肤,分离肠管与腹壁间及肠管间粘连。腹腔镜小肠造口病例肠管周围粘连少,分离肠管与腹壁后,向外拖出近端肠管时可发现远端回肠盲端。经切口游离远端回肠及回盲部,边游离边向外拖出肠管。用超声刀继续游离升结肠、结肠肝区、横结肠,最远可达结肠脾曲,切缝器离断结肠(图 12-11)。将近端回肠与远端结肠缝线连接起来,便于后续从肛门拖出肠管。

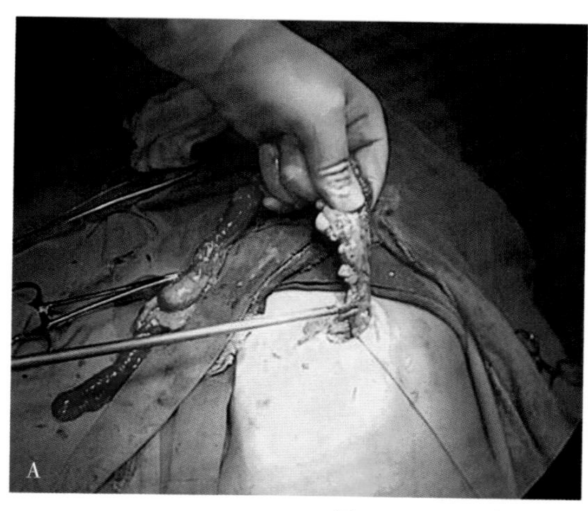

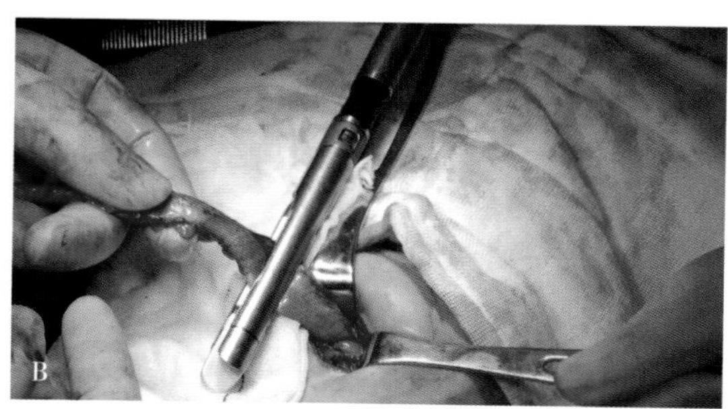

图 12-11　经造口游离肠管(A)并切断肠管(B)

(2)将肠管还纳入腹腔,造口腹壁切口处置入 2 个 5mm Trocar,左腹置入另外一个 3mm 或 5mm Trocar(图 12-10)。建立人工气腹后分别置镜、置钳,腹腔镜下游离降结肠、乙状结肠,直肠前壁切开腹膜反折,适当松解直肠侧韧带,充分游离直肠后间隙至肛提肌水平,将肠管逆时针翻转后经右侧腹拖至盆腔。解剖直肠时,应紧贴直肠壁,注意避免损伤直肠周围的输尿管、输精管,注意重点保护直肠侧壁的排尿神经。

(3)去除人工气腹,转至会阴部手术,应用肛门牵拉器暴露肛门,保护齿状线,于距齿状线上方 0.5~1.0cm 处全层切开直肠后壁 2.0~2.5cm(图 12-12),近端缝线牵引便于分离。应用血管钳钝性分离直肠后间隙,进入盆腔直肠后间隙。在腹腔镜监视下,经肛门直肠后切口用卵圆钳夹住已游离的直肠上端后壁(图 12-13),将直肠反折拖出至肛门外,用内镜下切割闭合器(Endo-Cutting stapler)在肛门外切断直肠,直肠残端保留 4.5~5.5cm(图 12-14)。

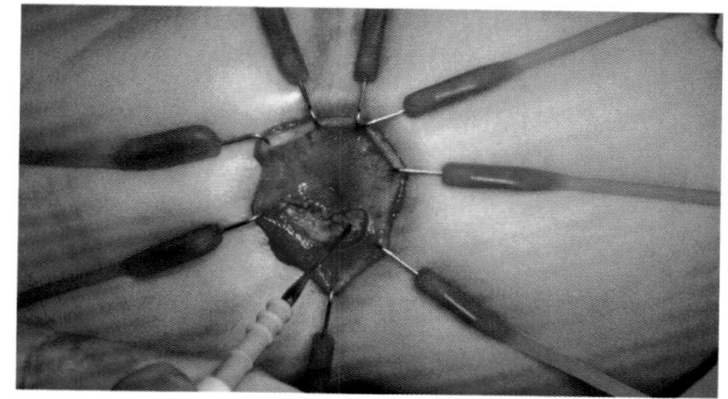

图 12-12　切开直肠后壁全层

(4)对拖下回肠与直肠残端的后壁切口进行端侧环形吻合,前壁采用间断缝合,后壁连续缝合。拖出过程应在腹腔镜监视下完成,避免肠管扭转。内镜下切割闭合器(Endo-Cutting stapler)两肢分别放入无神经节的直肠和有神经节细胞的回肠,切缝器顶到直肠盲端(图 12-15),牵拉前壁缝线(图 12-16),采用“紧顶技术”切开直肠回肠间隔(图 12-17),肛门放置 1 根肛管,保留 3~5 日。

(5)更换手套,重建人工气腹,腹腔镜下检查拖出回肠肠管无扭转。拔出 Trocar,去除气腹,缝合脐部腹膜切口,皮肤胶粘合脐部伤口。

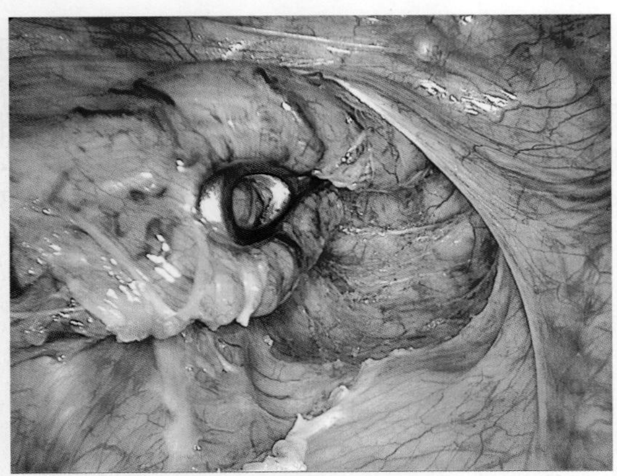

图 12-13 夹住直肠上端后壁反折拖出直肠

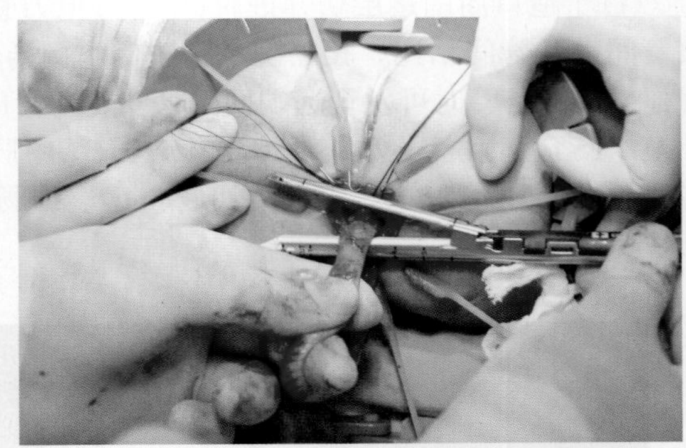

图 12-14 离断直肠

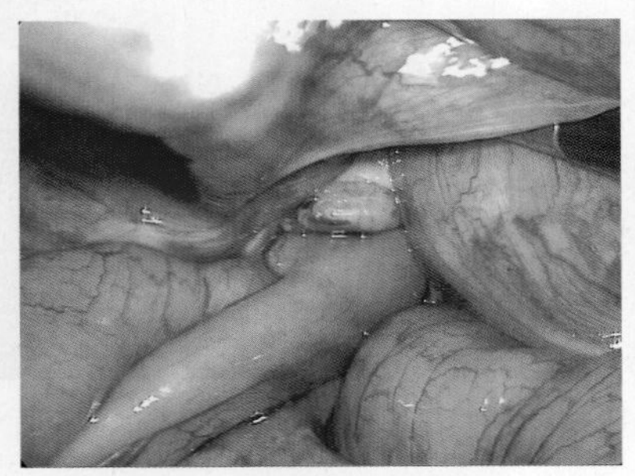

图 12-15 直肠与回肠吻合(切缝器顶到直肠盲端)

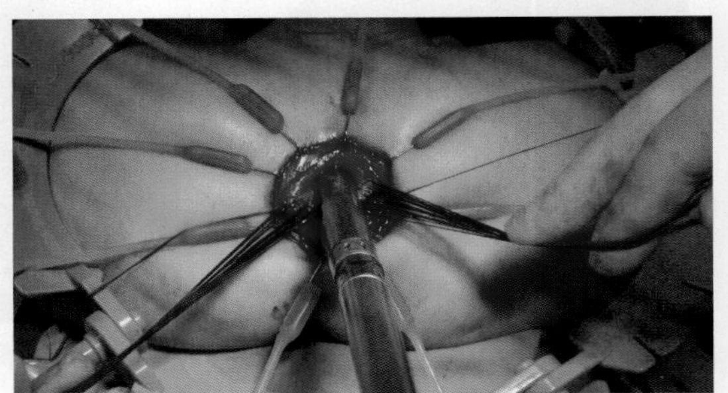

图 12-16 直肠与回肠吻合(送入切缝器,牵拉缝线)

3. 其他腹腔镜或开腹手术术式

(1)经典腹腔镜 Duhamel 拖出术:经右下腹 12mm Trocar 置入切缝器(图 12-18),在盆腔离断直肠(图 12-19),但该术式需用 12mm Trocar,且婴幼儿盆腔小,盆腔内使用切缝器械操作困难,保留直肠残端长,有盲袋形成风险,目前应用很少。

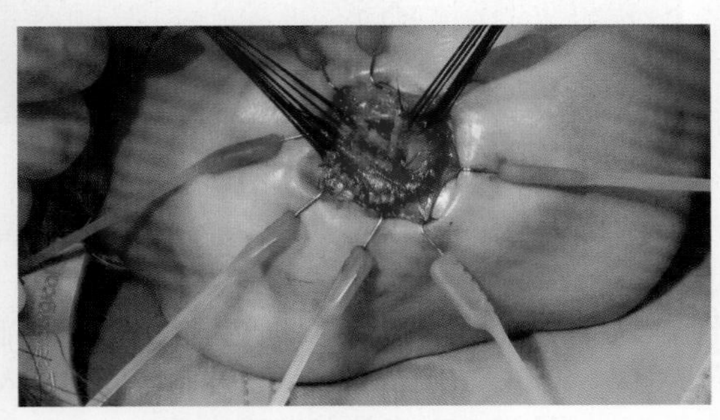

图 12-17 切开直肠回肠间隔

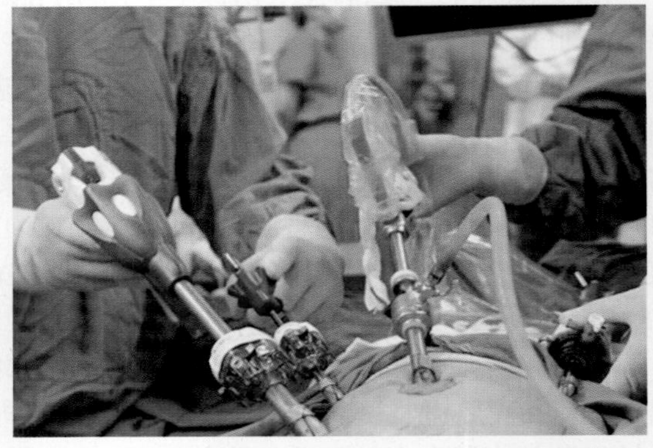

图 12-18 经典腹腔镜 Duhamel 拖出术 Trocar 布局

(2)Martin 手术:从回盲部、升结肠开始游离至乙状结肠,切除部分末端回肠、回盲部、升结肠、横结肠及降结肠,从直肠后间隙拖出回肠,将回肠乙状结肠侧侧吻合(15~20cm)。此种术式减少了术后腹泻的发生率,但保留的无神经节细胞的结肠较长,术后小肠结肠炎发生率高。

(3)Boley 手术:保留部分升结肠,切除横结肠、降结肠、乙状结肠,以 Soave 法将直肠黏膜切除,保留直肠肌鞘,将游离的回肠末端自直肠肌鞘内拖出。然后将升结肠 15~20cm 与回肠行侧侧吻合术,此种术式易发生鞘内感染及小肠结肠炎。

(4)Kimura 手术:先行回肠造瘘,数周后行回肠升结肠侧侧吻合 10~25cm,侧侧吻合肠管和横结肠造瘘,6~12 个月时切除横结肠和左半结肠,拖出侧侧吻合肠管,按 Swenson 法与直肠吻合,可降低营养不良、低蛋白血症、脱水的发生率,但术后小肠结肠炎发生率高。

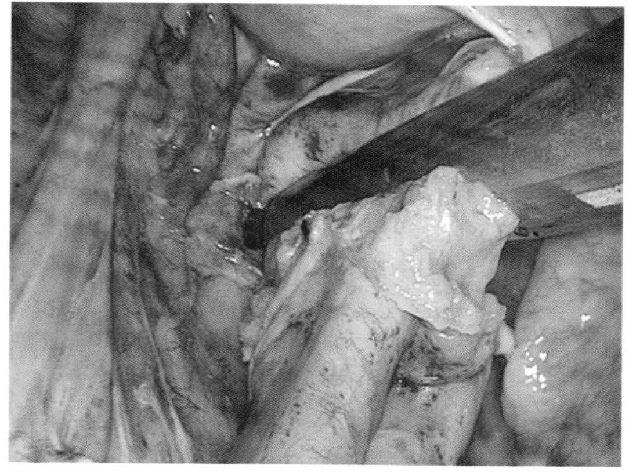

图 12-19 盆腔内横断直肠

(5)Suaer 手术:保留回盲瓣,在距回盲瓣 2~3cm 处切断回肠,游离 20cm 正常回肠,回肠近端与升结肠侧侧吻合,远端与直肠吻合,回盲部残端与回肠斜行吻合。此种术式降低了切除回盲瓣后维生素、脂肪酸等吸收不良的发生率,但术后小肠结肠炎发生率高。

(6)Rehbein 手术:切除全部结肠,将回肠直肠吻合。术后腹泻及水、电解质紊乱的发生率高。

四、手术注意事项

1. 术前准备 术前灌肠,使用抗生素,以减少术后腹腔及伤口感染、吻合口瘘的发生。调整患儿身体状态,如营养状况、内环境等,以增加患儿的手术适应能力。随着加速康复外科(ERAS)理念在临床中的应用,术前洗肠的频率和强度逐渐减少。

2. 腹壁造口位置 造口的位置既要考虑手术探查的充分性及术中取活检的可行性,又应便于护理及进行二期手术,常规造口选择在右侧腹壁或脐部。

3. 病变肠管的判断 术中明确病变的肠管长度至关重要,若病变肠管切除不全,可能导致便秘复发、频繁的肠炎等不良后果。TCA 患儿术中需要常规多点切取肠管全层标本,快速冰冻病理检查。

4. 盆腔重要组织和器官的保护 游离直肠时先辨认两侧输尿管、髂血管、输精管的位置,特别是左侧输尿管更靠近直肠,避免损伤。直肠侧壁旁的排尿神经术中不可见,应紧靠肠壁游离,避免受伤。

5. 直肠盲袋长度 经直肠后壁切口拖下直肠时需要游离部分直肠侧韧带,切缝器紧靠肛门口外横断直肠,直肠盲袋长度 4~6cm(新生儿 3~4cm)。

6. 直肠回肠间隔切除 经肛门将内镜下切割闭合器两臂分别置于无神经节细胞的直肠和拖出的肠管内,回肠前壁与直肠的吻合缝线不剪断作为牵引,向外拉紧,同时内镜下切割闭合器向盆腔顶于直肠盲端,保证残留结肠直肠间隔全部切断。切割完毕可再次指诊检查,若发现间隔切割不够,可再用一钉仓切割。注意不同年龄应用不同的钉仓型号,以免导致出血或缝合不完全。

7. 及时中转开腹手术的情况 ①不能耐受气腹;②难以控制的出血;③意外输尿管损伤腔镜下难以缝合;④粘连松解困难。

五、并发症

目前,TCA 患儿的生存率已经得到了很大的提高,术后并发症的发生率也在逐渐下降,小肠结肠炎是 TCA 最常见的并发症,发病率为 30%~75%。在一项 58 例患儿的研究中,55% 的 TCA 患儿术后发生过一次或多次肠炎,其中 5 例患儿需要进行扩肛,注射肉毒杆菌或内括约肌切开治疗小肠结肠炎可供选择。

(一)腹腔镜回肠造瘘手术相关并发症

1. 造口肠管回缩 与保留在腹壁外的肠管较短、肠系膜长度不够等相关,若肠造口回缩至皮肤平面以下,肠内容物进入腹腔,应重新游离肠管进行造口术。

2. 造口肠管坏死 与肠系膜损伤、肠管系膜长度不够、肠系膜扭转、肠系膜受压等相关。腹壁外肠管坏死可切除,若腹腔内肠管坏死,应重新行造口术。

3. 造口狭窄 与切口较小、切口缝合过密、局部组织瘢痕等相关,注意进行造口扩张,防止切口感染。

4. 造口肠管脱垂 与造口肠管近端游离度大、腹壁薄弱、腹压增高等相关,应进行造口肠管的回纳,避免肠管坏死,若出现肠扭转、缺血坏死等情况,应行急诊手术,重建造口。

5. 造口旁疝 肠管经造口旁膨出,与腹壁薄弱、腹压增加、局部感染、造口位置选择不当、缝线脱落等相关,应注意选择合适的造口位置及大小,避免感染,尽量减小腹压,较小的疝可以加压包扎,必要时行疝修补术或造口移位。

(二)腹腔镜全结肠无神经节细胞症手术相关并发症

1. HAEC TCA 患儿是术后 HAEC 的高危因素,除与患儿肠道微生物群的生态失调、肠黏膜屏障功能受损、先天性免疫异常和细菌易位等因素有关外,还与梗阻因素有关,包括吻合口梗阻、小肠神经发育异常及肠粘连等因素。腹腔镜手术相对开腹手术吻合口梗阻发生率低、肠粘连程度轻,因此腹腔镜手术 HAEC 发生率低于开腹手术。直肠后壁切口不要太高,可减少内括约肌痉挛引起的梗阻。

2. 吻合口瘘 应用切缝器吻合,发生吻合口瘘较罕见。但若存在肠管血运不佳或局部感染,吻合口瘘的发生也不可避免。

3. 出血 包括肠系膜、骶前血管、肌鞘内出血等。术中轻柔操作,仔细分离,充分确切止血等,可减少出血,超声刀、电凝等的正确使用也是避免出血的重要手段。

4. 尿潴留 损伤盆神经丛可导致术后尿潴留。游离直肠侧韧带时,紧贴直肠精细解剖有利于避免该神经的损伤。

5. 吻合口狭窄 Duhamel 拖出术吻合口宽大,吻合口狭窄发生率低。吻合口狭窄主要与新生儿肠管直径小、拖出肠壁缺血、挛缩等相关。出现狭窄时可进行规律扩肛,严重时进行麻醉下扩肛或手术解除狭窄。

6. 便秘复发 发生率低于其他类型 HD。完整切除狭窄段肠管,切除足够的近端扩张肠管;避免吻合口狭窄;避免反复发作肠炎,可减少便秘复发的概率。

7. 污便及肛门失禁 Duhamel 拖出术直肠前壁完整,相对于其他手术方式,污便及肛门失禁发生率低。污便及肛门失禁主要与括约肌损伤、直肠后壁切口过低损伤齿状线等相关,需进行直肠肛管测压等检查评估污便的原因,近期可进行排便训练、洗肠、药物应用和饮食调节等治疗,部分可以改善或消失。若持续存在或逐渐加重,可行腹腔镜 Malone 造瘘顺行性洗肠。

六、技术现状与总结

采用何种手术方式治疗 TCA 仍然存在争议。随着 da Vinci 机器人手术在小儿外科的应用,da Vinci 机器人治疗 TCA 也显示出优势。初步实践结果表明,da Vinci 机器人手术盆腔解剖更精确、神经血管损伤更小、出血更少、缝合更加确切容易。

腹腔镜手术的优势之一是减少腹壁创伤,美容效果更好。然而 TCA 患儿大多数需要进行末端回肠造瘘,还瘘后遗留的腹壁瘢痕降低了腹壁美容效果。受经脐部手术的启迪,笔者团队设计了腹腔镜一期经脐部造口(图 12-20),二期还瘘时经脐部游离肠管(图 12-21、图 12-22),然后放入 Trocar 完成腹腔镜手术(图 12-23),使腹壁的外观达到了一期腹腔镜的手术效果(图 12-24)。

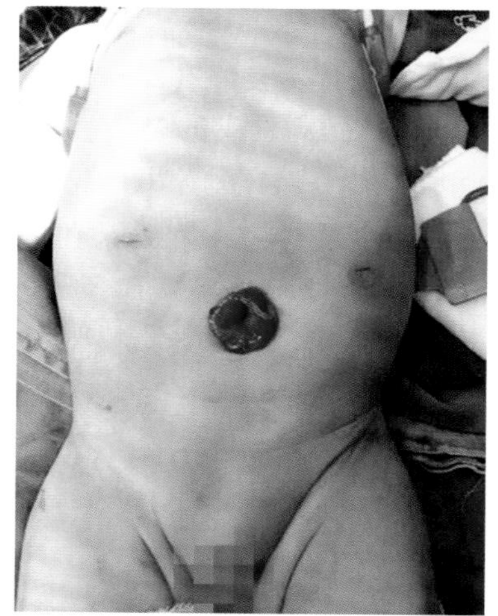
图 12-20　经脐部造口

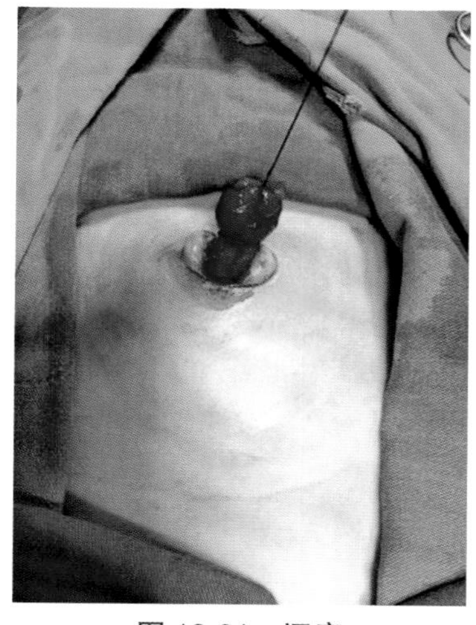
图 12-21　还瘘

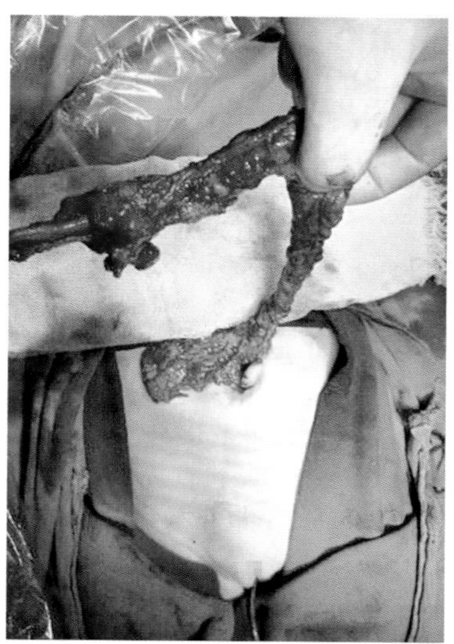
图 12-22　脐部游离部分结肠

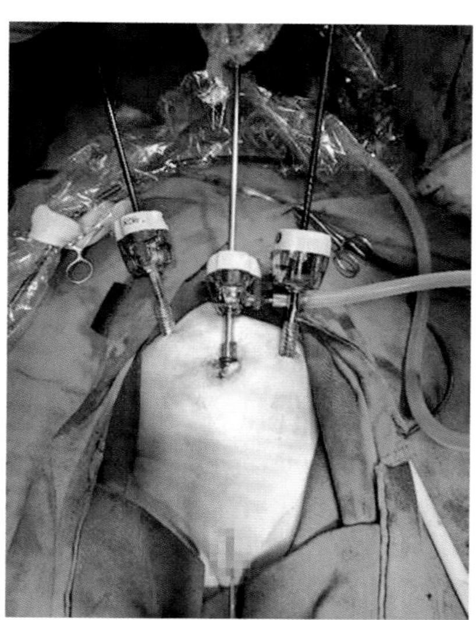
图 12-23　经脐部放入 Trocar 完成腹腔镜手术

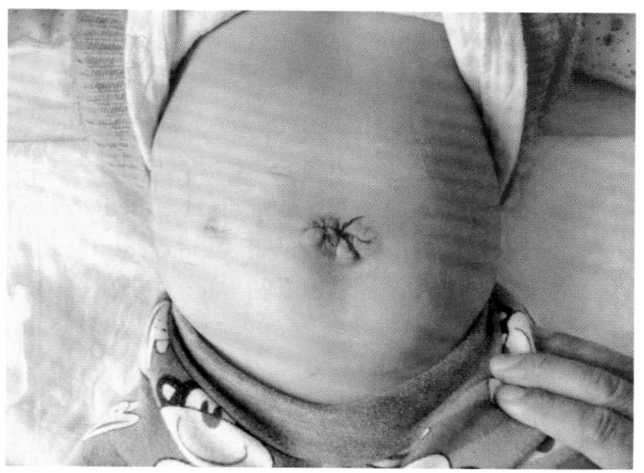
图 12-24　脐部外观

Tsuji 等报道,48 例 TCA 患儿中,82% 患儿 5 岁时存在污便,10 年及 15 年后,污便的发生率分别下降至 57% 和 33%;Menezes 和 Puri 等的研究发现,52% 的患儿控便能力良好;Laughlin 等在 739 例行拖出手术的患儿中,396 例患儿有长期随访资料,其中 60% 患儿可达到满意或正常的控便,40% 的患儿远期随访预后不良,需进行永久性造瘘、扩肛或洗肠。Bischoff 等观察进行结肠切除、回肠直肠吻合术的 27 例 TCA 患儿,15 例 3 岁以上的患儿可自主控便。以上均为开腹手术的长期随访结果。腹腔镜 TCA 手术的病例数少,随访时间短。笔者团队完成了 24 例 TCA 患儿的腹腔镜手术,平均随访时间 46 个月,1 年内 HAEC 的发生率是 56.3%,1 年以后为 12.5%,排便功能优良率为 83.3%,3 例患儿发育迟缓,2 例患儿体重不足,其他患儿生长正常。

（汤绍涛　普佳睿）

推荐阅读资料

[1] 李颀,李龙,姜茜.全结肠切除回肠肛管吻合及肛门内括约肌部分切除术在全结肠型巨结肠手术中的应用.临床小儿外科杂志,2015, 14 (2): 92-95.

[2] 杨少波,郑珊,张毅,等.Soave 术根治全结肠型巨结肠中远期预后的相关因素分析.临床小儿外科杂志,2015, 14 (6): 509-511.

[3] 钟微,余家康,夏慧敏,等.回肠拖出 Soave 术治疗全结肠型巨结肠的中远期疗效评估.临床小儿外科杂志,2012, 11 (5): 340-343.

[4] BISCHOFF A, LEVITT M A, PEÑA A. Total colonic aganglionosis: a surgical challenge. How to avoid complications? Pediatr Surg Int, 2011, 27 (10): 1047-1052.

[5] BLACKBURN S, CORBETT P, GRIFFITHS D M, et al. Total colonic aganglionosis—a 15-year single center experience. Eur J Pediatr Surg, 2014, 24 (6): 488-491.

[6] CHANDELIA S, NANGIA S, SAILI A. Total colonic aganglionosis—a diagnostic intricacy. Indian J Pediatr, 2013, 80 (9): 789-790.

[7] CHEUNG S T, TAM Y H, CHONG H M, et al. An 18-year experience in total colonic aganglionosis: from staged operations to primary laparoscopic endorectal pull-through. J Pediatr Surg, 2009, 44 (12): 2352-2354.

[8] KHALEGHNEJAD TABARI A, FOROUTAN H, BANANI A, et al. State's pull-through for total colonic aganglionosis and GI dismotility. Arch Iran Med, 2013, 16 (5): 277-280.

[9] LAUGHLIN D M, FRIEDMACHER F, PURI P. Total colonic aganglionosis: a systematic review and meta-analysis of long-term clinical outcome. Pediatr Surg Int, 2012, 28 (8): 773-779.

[10] MARQUEZ T T, ACTON R D, HESS D J, et al. Comprehensive review of procedures for total colonic aganglionosis. J Pediatr Surg, 2009, 44 (1): 257-265.

[11] MIYANO G, NAKAMURA H, SEO S, et al. Laparoscopy-assisted Duhamel-Z anastomosis for total colonic aganglionosis: outcome assessed by fecal continence evaluation. J Laparoendosc Adv Surg Tech A, 2017, 27 (3): 302-305.

[12] MIYANO G, OCHI T, LANE G J, et al. Factors affected by surgical technique when treating total colonic aganglionosis: laparoscopy-assisted versus open surgery. Pediatr Surg Int, 2013, 29 (4): 349-352.

[13] MOORE S W. Total colonic aganglionosis and Hirschsprung disease. Pediatr Surg Int, 2015, 31 (1): 1-9.

[14] MOORE S W. Total colonic aganglionosis in Hirschsprung disease. Semin Pediatr Surg, 2012, 21 (4): 302-309.

[15] NAH S A, DE COPPI P, KIELY E M, et al. Duhamel pull-through for Hirschsprung disease: a comparison of open and laparoscopic techniques. J Pediatr Surg, 2012, 47 (2): 308-312.

[16] O'HARE T, MCDERMOTT M, O'SULLIVAN M, et al. A retrospective cohort study of total colonic aganglionosis: is the appendix a reliable diagnostic tool? J Neonatal Surg, 2016, 5 (4): 44.

[17] STENSTRÖM P, BRAUTIGAM M, BORG H, et al. Patient-reported Swedish nationwide outcomes of children and adolescents with total colonic aganglionosis. J Pediatr Surg, 2017, 52 (8): 1302-1307.

[18] URUSHIHARA N, FUKUMOTO K, FUKUZAWA H, et al. Outcome of laparoscopic modified Duhamel procedure with Z-shaped anastomosis for Hirschsprung's disease. Surg Endosc, 2012, 2 6 (5): 1325-1331.
[19] YEH Y T, TSAI H L, CHEN C Y, et al. Surgical outcomes of total colonic aganglionosis in children: a 26-year experience in a single institute. J Chin Med Assoc, 2014, 77 (10): 519-523.
[20] ZHANG X, CAO G Q, TANG S T, et al. Laparoscopic-assisted Duhamel procedure with ex-anal rectal transection for total colonic aganglionosis. J Pediatr Surg, 2018, 53 (3): 531-536.

第十三章
腹腔镜下 Deloyers 升结肠翻转术

一、概述

Deloyers 升结肠翻转术于 1964 年由 Deloyers 首次报道，是指左半结肠及横结肠切除后，完全游离右半结肠及其系膜，围绕回结肠血管蒂逆时针旋转 180°，将结肠肝曲下拉至盆腔，与直肠或肛门吻合。这种手术方式能有效降低吻合口张力，不影响肠管的血供，同时保留了部分大肠和回盲瓣，避免回肠直肠吻合或回肠肛门吻合，有利于改善患儿长期和短期的排便功能。需要指出的是，右半结肠翻转移位常需要结扎中结肠血管，导致切除过多的结肠。若右半结肠动脉缺如，结肠的保留将会遇到困难，但此种情况少见。

2016 年，Sciuto 首次应用腹腔镜 Deloyers 升结肠翻转术治疗成人直肠和结肠肿瘤，认为该手术是一种安全可行的方法。因此，对于有经验的医生，Deloyers 翻转术也适用于腹腔镜手术。随着技术的发展，开腹和腹腔镜 Deloyers 升结肠翻转术应用于小儿疾病的治疗，特别是在大肠息肉病和长段型先天性巨结肠症（HD），并且逐渐成为小儿腹腔镜外科医生不可或缺的关键技术。

二、手术适应证和禁忌证

（一）适应证

1. 扩张段长的 HD 大龄患儿的痉挛段虽不超过乙状结肠，但因就诊较晚，结肠代偿性肥厚扩张已累及降结肠或脾曲横结肠，需要切除到近结肠肝曲或升结肠。

2. 长段型 HD 其痉挛段在降结肠，去除移行段及扩张段后仅剩部分横结肠和升结肠，因结肠系膜及血管牵拉，无法将剩余结肠经左侧腹部下拖至盆腔与肛门吻合。

3. 肠神经元性发育不良或肠神经节细胞减少症 属于巨结肠类同源病，占因便秘诊断 HD 中的 10%~30%，实施常规的 HD 根治手术效果不佳，术后多发生便秘，需要行结肠次全切除术。

4. 复发性 HD 需要进一步切除肠管，不能实现从左腹下拖结肠吻合。

（二）禁忌证

腹腔粘连严重，分离操作困难。

三、手术步骤

（一）麻醉和体位

1. 麻醉 新生儿采用静脉、气管插管和骶管复合麻醉，较大儿童可选用静脉、气管插管和连续硬膜外阻滞麻醉，常规监测呼气末 CO_2 浓度。

2. 体位 新生儿、婴幼儿横放在手术台末端，仰卧蛙状位，术者站于患儿的头部，助手站于患儿左侧肩部。将患儿放于手术台末端，截石位。腹部、臀部、会阴部及双下肢消毒，并用无菌巾包裹双下肢，插入胃管及导尿管。

（二）手术过程

1. 放置 Trocar 于脐窝处从头 - 足方向纵向切开皮肤约 5mm，开放式置入 5mm Trocar 放置 30° 镜头，右下腹和左侧腹分别置入 2 个 5mm Trocar 放置超声刀和操作钳，右上腹置入 3mm Trocar 放置牵引钳。

腹腔镜升结肠翻转术（视频）

2. 游离结肠系膜 探查腹腔，明确病变部位，采用“先上后下、先外侧后中间”的手术流程。“先上后下”是先游离横结肠、降结肠、升结肠，再游离乙状结肠和直肠。“先外侧后中间”是先游离胃结肠韧带、脾结肠韧带、肝十二指肠韧带及结肠侧韧带，再游离结肠系膜。可以减少方向的变换次数，缩短手术时间。

3. 离断动脉 行结肠大部分切除时需要离断结肠中动脉，保留右半结肠血管和回结肠部血管，特别注意回结肠交界外侧的侧腹膜游离要充分，保留升结肠 15~20cm（图 13-1）。如果需要切除更多的结肠，需要分离右半结肠血管，仅保留回结肠部血管（图 13-2）。

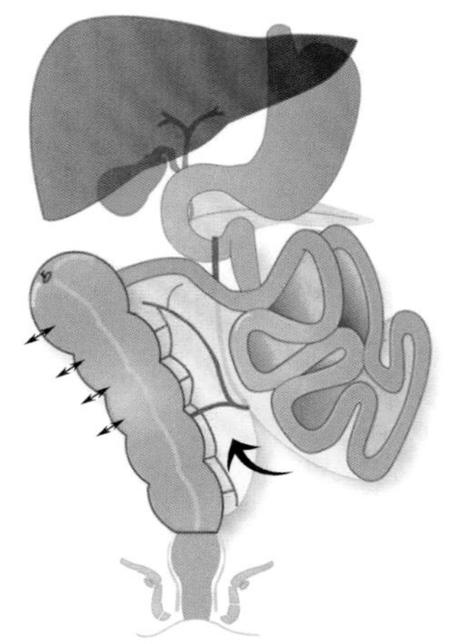
图 13-1 保留右半结肠血管和回结肠部血管 Deloyers 翻转术

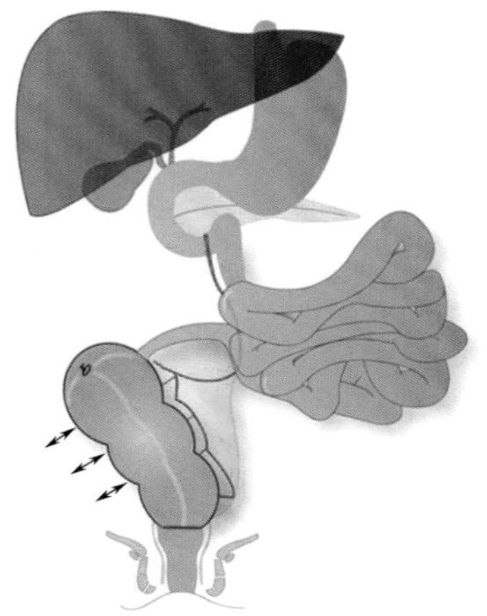
图 13-2 保留回结肠部血管 Deloyers 翻转术

4. 切除阑尾 术者左手和助手同时提起横结肠，术者右手夹住阑尾（图 13-3），将回盲部连同升结肠一起从横结肠下后方推至结肠上区至肝下（图 13-4、图 13-5），这时转交给助手通过 5mm 肠钳或分离钳夹住阑尾，术者将横结肠及横结肠以远肠管从小肠腹侧拉向右下腹（图 13-6），而将小肠推向左上腹（图 13-7），直至观察到回盲部系膜血管紧贴后腹壁，不压迫肠管（图 13-8）。最后切除阑尾。

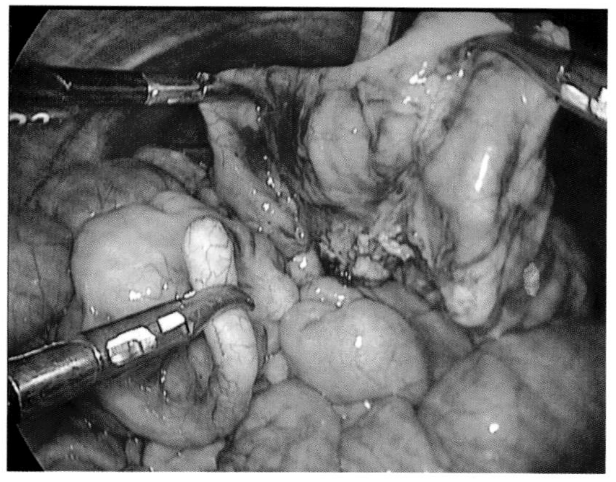
图 13-3 提起横结肠和夹住阑尾

5. Deloyers 翻转 拖下升结肠，注意不要将回盲部拖到直肠隧道中，以免引起梗阻。助手再次建立气腹将升结肠逆时针转动（图 13-9），同时术者在肛门外边拖边逆时针旋转（图 13-10），结肠系膜紧贴后腹壁，完成腹腔镜下升结肠 Deloyers 翻转（图 13-11）。将升结肠与齿状线上直肠采用 Duhamel 拖出术或 Soave 拖出术吻合方式，可以实现良好血供且无张力的结肠直肠吻合术（图 13-12、图 13-13）。

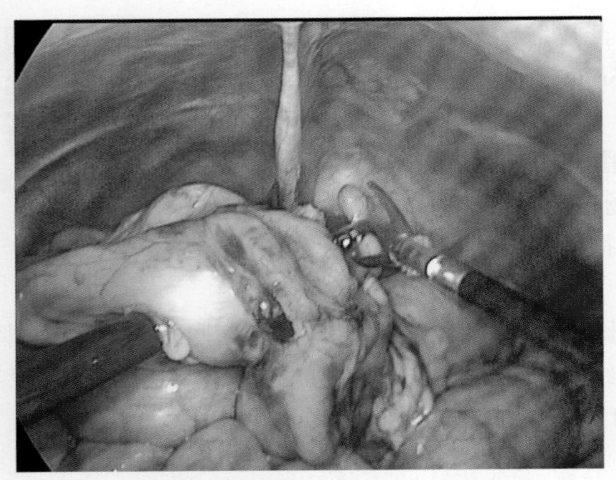

图 13-4　将回盲部从横结肠下后方推至结肠上区

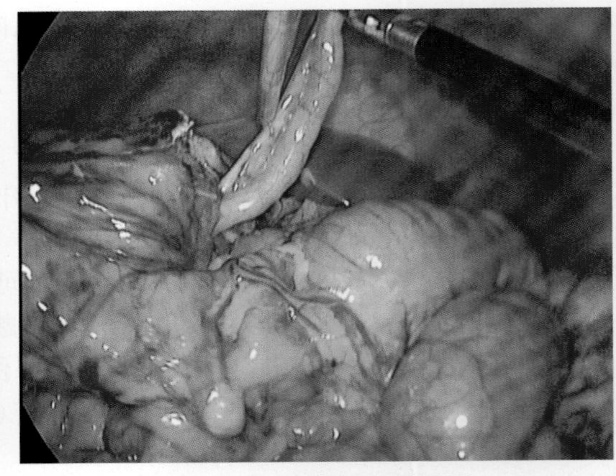

图 13-5　回盲部达到肝下

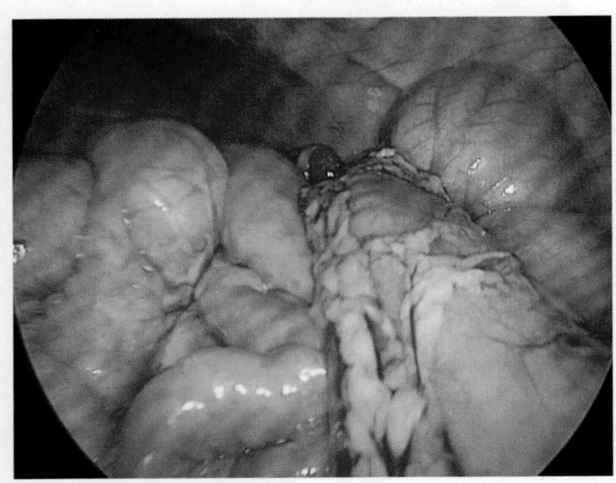

图 13-6　将横结肠以远肠管从小肠腹侧拉向右下腹

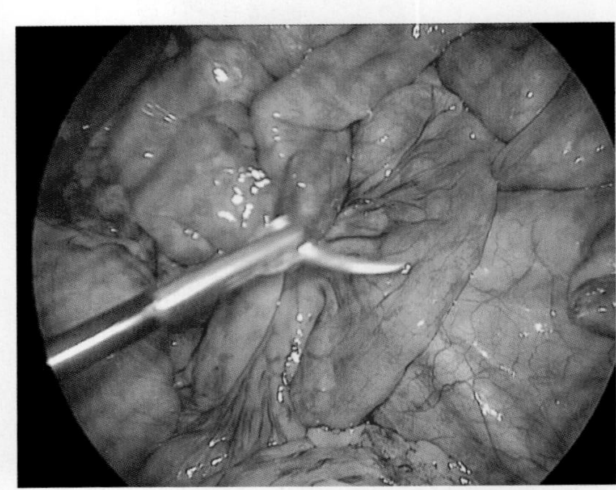

图 13-7　将小肠拉向左上腹

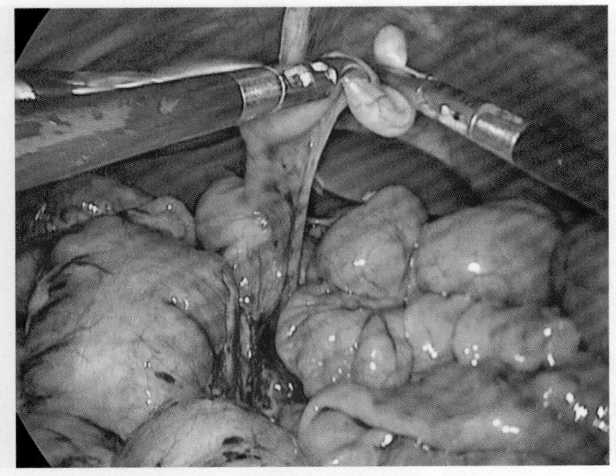

图 13-8　回盲部不压迫小肠

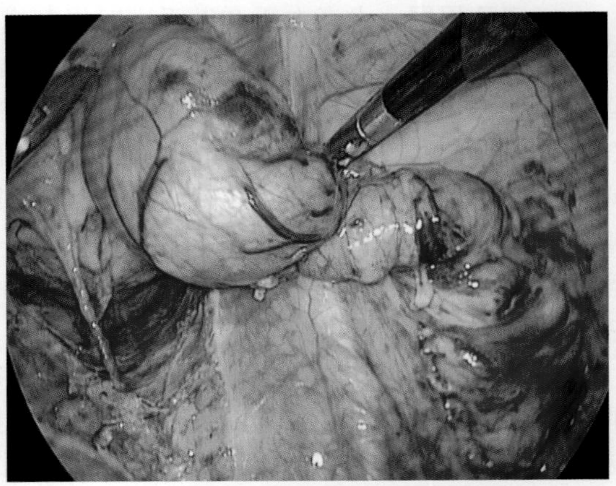

图 13-9　将升结肠逆时针转动

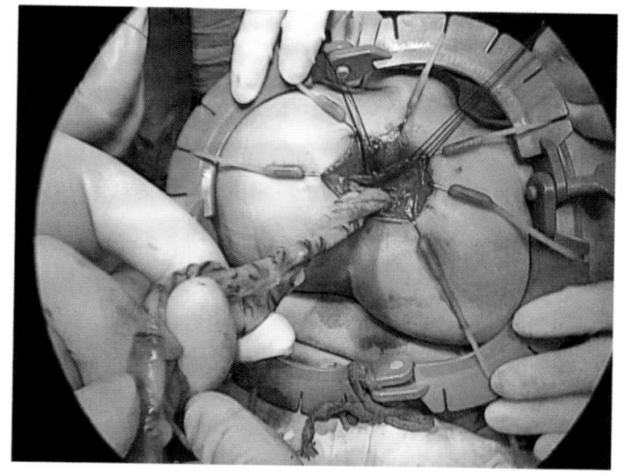

图 13-10　边拖边逆时针旋转

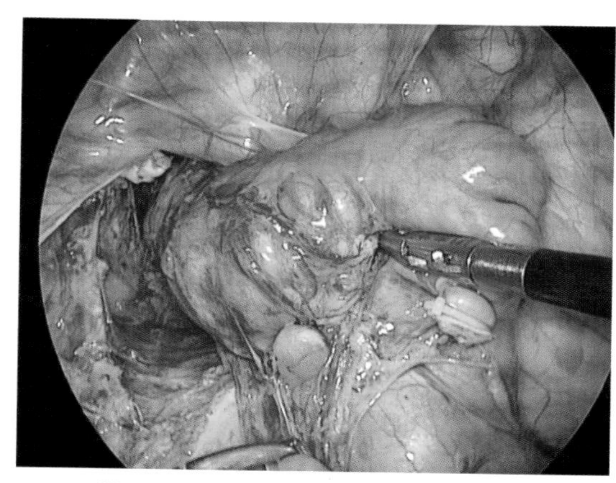

图 13-11　完成腹腔镜 Deloyers 翻转

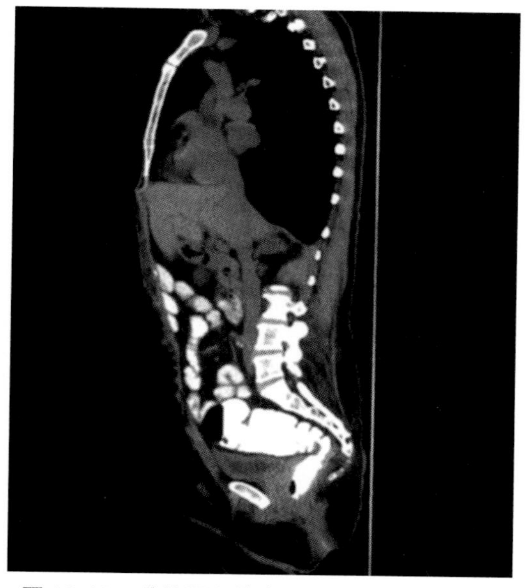

图 13-12　升结肠翻转术用于结肠直肠吻合术 CT 矢状位成像

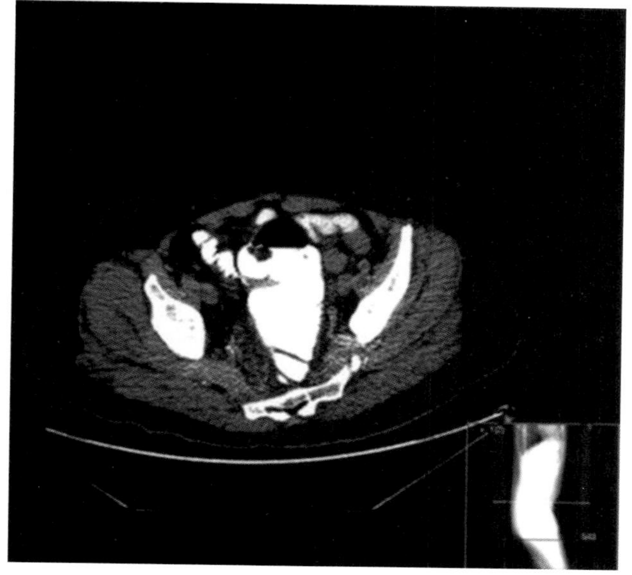

图 13-13　升结肠翻转术用于结肠直肠吻合术 CT 轴位成像

（三）手术注意事项

1. 腹腔镜 Deloyers 升结肠翻转术时，患儿的头侧和足侧均要准备观测显示器。

2. 先保留阑尾，腹腔内升结肠旋转时可以作为夹持点，以免损伤升结肠肠管。旋转动作流程化，转动方向和角度确切，不至于过度旋转或旋转不足。

3. 旋转拖出肠管时，手法轻柔，应边拖边旋转，切忌拖出后再旋转。下拖时注意力度，以免拉伤系膜血管。如果下拖升结肠困难，多半是回盲部交界部外侧的侧腹膜游离不充分，需要进一步松解。

4. 强调术者与助手协调配合，腹腔内操作与肛门外操作协调配合。

（四）总结

腹腔镜 Deloyers 升结肠翻转术应用于儿童安全、可行。腹腔镜升结肠逆时针翻转操作以阑尾为轴心，术者与助手配合，腹腔内操作与肛门外操作配合，具有创伤小、操作容易、失误率低等优势。

（李　康　杨　瑛）

推荐阅读资料

[1] 李索林，李英，超李萌．腹腔镜次全结肠切除术 (Deloyers 术). 临床小儿外科杂志，2007, 6 (1): 67-69.

[2] 李索林，于增文，汤绍涛，等．单纯腹腔镜监视下经肛门直肠拖出次全结肠切除术．中华小儿外科杂志，2011, 32 (7): 311-314.

[3] 汤绍涛，王勇，童强松．腹腔镜下结肠切除、直肠内拖出术治疗巨结肠类缘病．中国微创外科杂志，2007, 7 (9): 834-836

[4] ANTONA A D, REGGIO S, PIROZZI F, et al. Laparoscopic 3D high-definition deloyers procedure: when, how, why？Updates Surg, 2016, 68 (1): 111-113.

[5] KONTOVOUNISIOS C, BALOYIANNIS Y, KINROSS J, et al. Modified right colon inversion technique as a salvage procedure for colorectal or coloanal anastomosis. Colorectal Dis, 2014, 16 (12): 971-975.

[6] MANCEAU G, KAROUI M, BRETON S, et al. Right colon to rectal anastomosis (Deloyers procedure) as a salvage technique for low colorectal or coloanal anastomosis: postoperative and long-term outcomes. Dis Colon Rectum, 2012, 55 (3): 363-368.

[7] RYAN J. Right colonic transposition technique. Dis Colon Rectum, 2012, 55 (11): e364.

[8] SCIUTO A, GRIFASI C, PIROZZI F, et al. Laparoscopic Deloyers procedure for tension-free anastomosis after extended left colectomy: technique and results. Tech Coloproctol, 2016, 20 (12): 865-869.

[9] SHARIFF U S, KULLAR N, DORUDI S. Right colonic transposition technique: when the left colon is unavailable for achieving a pelvic anastomosis. Dis Colon Rectum, 2011, 54 (3): 360-362.

[10] TANG S T, YANG Y, WANG G B, et al. Laparoscopic extensive colectomy with transanal Soave pull-through for intestinal neuronal dysplasia in 17 children. World J Pediatr, 2010, 6 (1): 50-54.

[11] ZHANG X, CAO G Q, TANG S T, et al. Laparoscopic-assisted Duhamel procedure with ex-anal rectal transection for total colonic aganglionosis. J Pediatr Surg, 2018, 53 (3): 531-536.

[12] ZHANG X, YANG L, TANG S T, et al. Laparoscopic Duhamel procedure with ex-anal Rectal transection for right-sided Hirschsprung's disease. J Laparoendosc Adv Surg Tech A, 2017, 27 (9): 972-978.

第十四章
da Vinci 机器人腹腔镜先天性巨结肠拖出术

一、概述

自 1886 年丹麦医生 Hirschsprung 描述了先天性巨结肠症（HD）后，对其治疗方法历经了 200 余年的探索。随着研究不断深入和技术不断进步，HD 的治疗从最初的开腹分期手术发展到现在的一期腹腔镜微创手术，在保证疗效的同时，患儿术后疼痛轻、恢复快且美容效果好。但腹腔镜手术，特别是直肠的解剖、结肠系膜的游离等操作较开腹手术困难、学习曲线长等，需要术者具备熟练的腔镜操作技术和经验。

为了克服传统腹腔镜手术的弊端，如机械活动范围受限、操作不够灵活、工作视野有盲区等，机器人手术系统应运而生。与腹腔镜手术相比，机器人手术系统具有高清的影像系统和更好的器械灵活性，便于在盆腔狭小空间和重要组织旁进行操作，学习曲线短。2011 年，Hebra 等首次报道了机器人辅助 Swenson 巨结肠拖出术，2015 年 11 月武汉协和医院在国内首次完成了机器人辅助 Soave 巨结肠拖出术，近期疗效等同于腹腔镜手术。

二、手术适应证和禁忌证

1. 适应证 ①常见型 HD；②长段型 HD；③全结肠型 HD；④行结肠造瘘的巨结肠症；⑤复发性 HD。

2. 禁忌证 ①一般情况差，合并小肠结肠炎，不能耐受麻醉和气腹；②合并严重畸形如先天性心脏病、肺部疾病等；③再次手术，腹腔粘连严重，分离困难。

三、术前准备

（一）常规术前准备

1. 术前检查 术前应检查排除其他严重畸形。

2. 营养评估 术前应对患儿进行营养评估，对严重营养不良的患儿应进行 1~2 周的营养支持治疗以改善其营养状态，纠正贫血和水、电解质、酸碱代谢失衡。

3. 结肠灌洗 根据患儿年龄和肠管扩张情况，若新生儿、婴儿肠管扩张不严重，洗肠 2~5 日即可手术；大龄患儿或肠管扩张严重者，需洗肠准备 7~14 日或更长时间。也可以指导家长术前在家进行数日或数周的结肠灌洗（温生理盐水 10~20ml/kg），可有效提高灌肠效果及缩短住院准备时间。

4. 其他 术前 1~3 日口服肠道抗菌药物如新霉素、甲硝唑；进入手术室后放置胃管和导尿管。

（二）机器人手术前准备

1. 放置 Trocar 提前摆好患儿体位，完成腹壁 Trocar 位置标记，Trocar 之间距离 5~8cm（图 14-1）。

2. 对接机器人 机器人系统自检,包括主控台、床旁机械臂系统和成像系统。机械臂套入专用无菌套,调整好机械臂各个关节至合适角度(图 14-2),为机器人对接(docking)做准备。

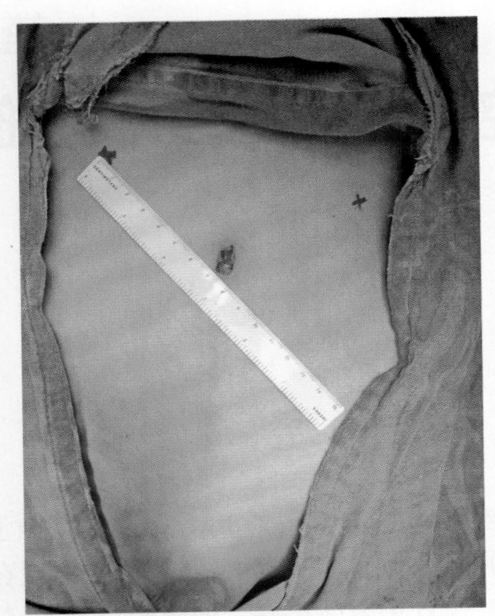
图 14-1 Trocar 位置标记

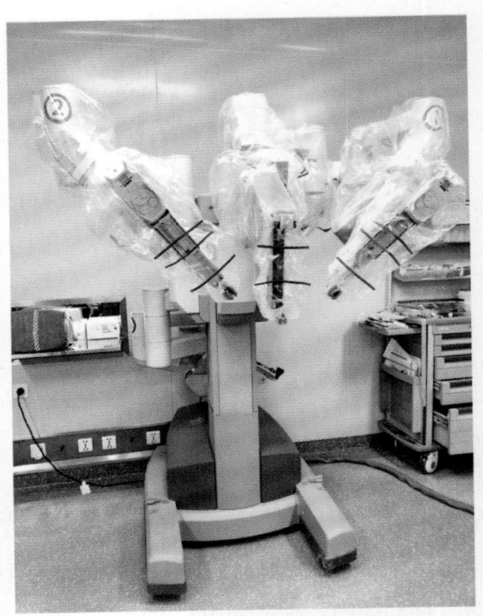
图 14-2 机器臂套入无菌套

四、手术步骤

(一) 麻醉和体位

1. 麻醉 新生儿采用静脉、气管插管和骶管复合麻醉,较大儿童可选用静脉、气管插管和连续硬膜外阻滞麻醉,常规监测呼气末 CO_2 浓度。

2. 体位 取截石体位,患儿整体垫高 10~15cm(图 14-3)。腹部、臀部、会阴部及双下肢消毒,并用无菌巾包裹双下肢,插入胃管及导尿管。短段型和移行区位于降结肠中段以远的长段型 HD 患儿取头低足高位,机器人于足侧对接;移行区位于降结肠近段的长段型和全结肠型 HD 患儿取头高足低位,机器人先于头侧对接(图 14-4),完成横结肠或升结肠、降结肠近端游离后,再于足侧对接,调整体位,完成乙状结肠、直肠游离。或应用普通腹腔镜首先完成横结肠或升结肠、降结肠近端游离,然后采用头低足高位,机器人直接于足侧对接。

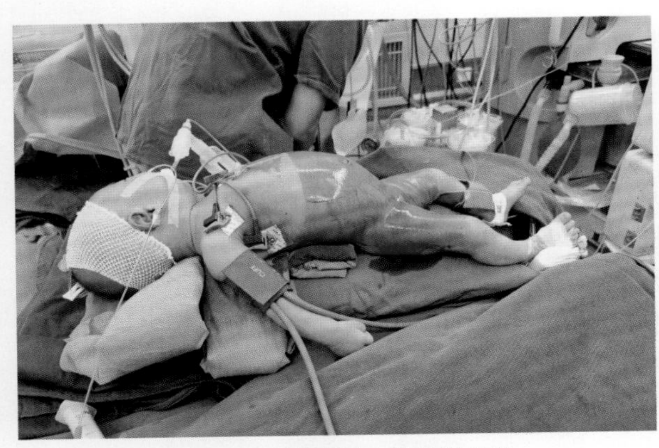
图 14-3 整体垫高,仰卧蛙状位

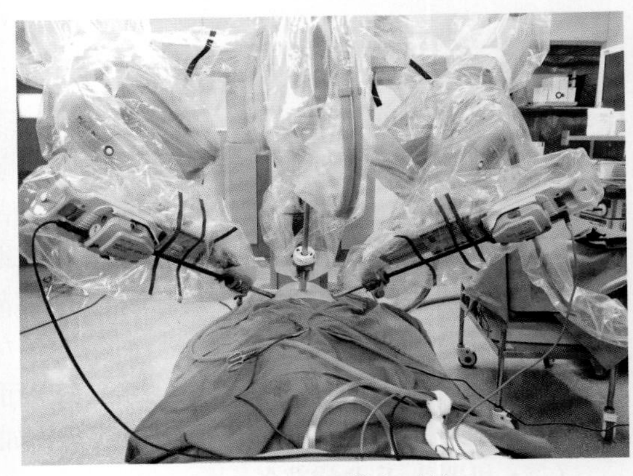
图 14-4 机器人对接

（二）手术过程

机器人 Soave 手术（视频）

1. Trocar 位置 采用脐部开孔技术，置入 12mm Trocar，放置内镜摄像头，注入 CO_2 气体建立气腹，压力保持在 8~12mmHg，气体流量为 2.5~4.5L/min；右上腹和左上腹分别置入 2 个 8mm da Vinci Trocar，放置操作器械，左手放置马里兰抓钳，右手放置电钩或超声刀。左下腹放置 5mm Trocar 为辅助孔，放置吸引器、针线等（图 14-5）。

2. 对接机器人 调整好 Trocar 位置及手术台位置，完成机器人对接（图 14-6）。

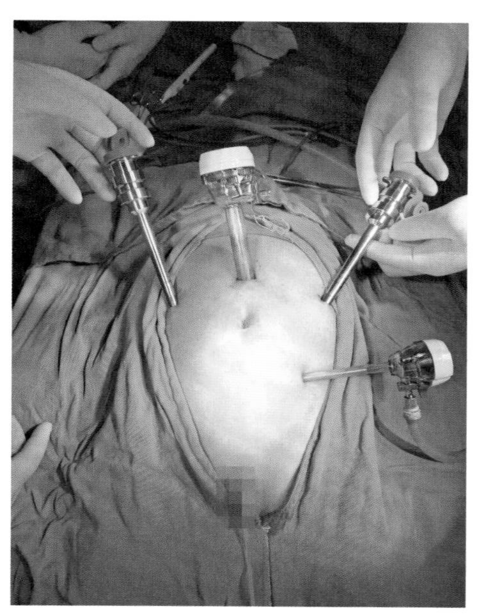
图 14-5 Trocar 位置

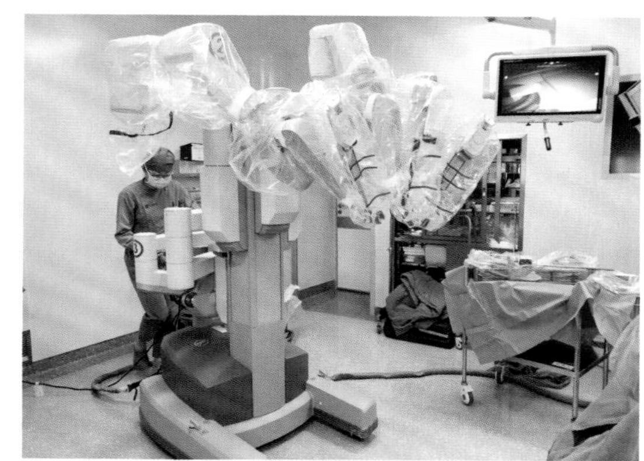
图 14-6 机器人对接过程

3. 明确病变部位 找到狭窄肠段与扩张肠段的移行区，于移行区近端肠管取肠壁浆肌层或全层组织查找神经节细胞（图 14-7），确保切除全部无神经节细胞肠段。

4. 游离肠管

（1）机器人 Soave 手术

1）从腹膜反折上方 5~10cm 直肠乙状结肠交界处开始解剖，术者左手用抓钳提起结肠，绷紧系膜，右手用超声刀靠近肠管壁分离系膜。先将系膜切开一小孔。沿此孔向上用超声刀沿血管弓外切割乙状结肠、降结肠系膜，直至预计切除水平。继续靠近肠管壁向下切割系膜，在腹膜反折处改用电钩分离，后方在直肠后骶前间隙游离，此间隙是无血管区，在机器人视野下显示非常清晰（图 14-8）；前方和侧方先切开直肠的浆膜层（图 14-9），用电钩向下在直肠浆膜（外膜）层下游离（图 14-10），游离层面在浆膜层和直肠纵肌层之间（图 14-11），进入盆腔深部后缝线悬吊膀胱颈或宫颈便于暴露（图 14-12），左手向头侧牵拉直肠，从直肠后看见耻骨尾骨肌肌腹表明已到齿状线附近（图 14-13）。

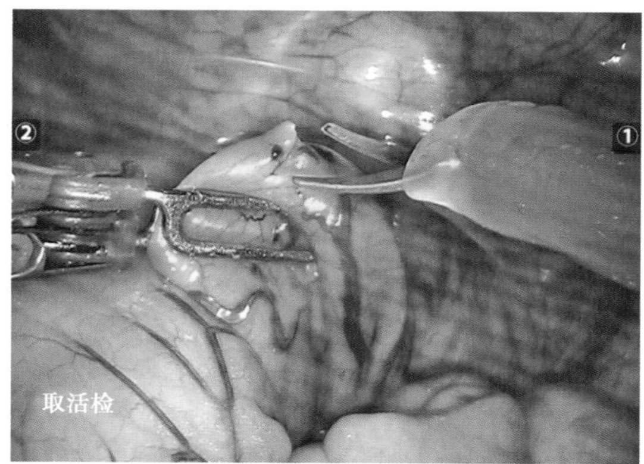

图 14-7 移行区近端肠管活检

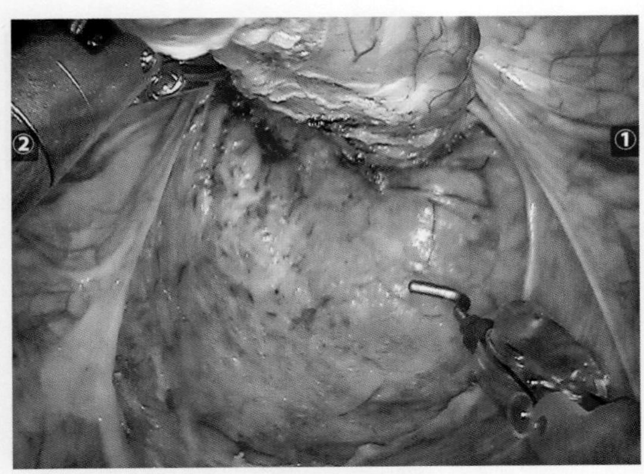

图 14-8　直肠后间隙无血管区

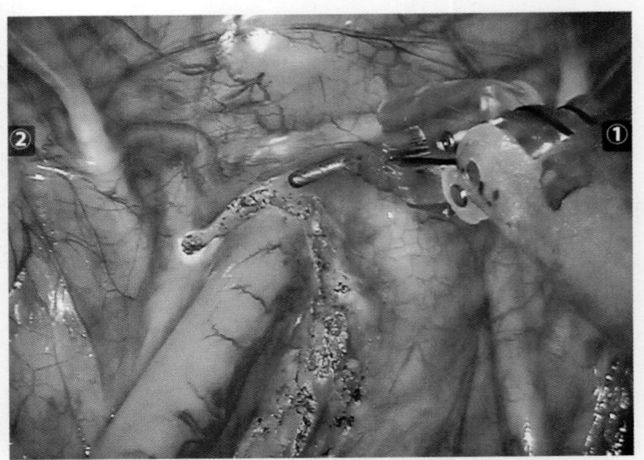

图 14-9　切开直肠浆膜层

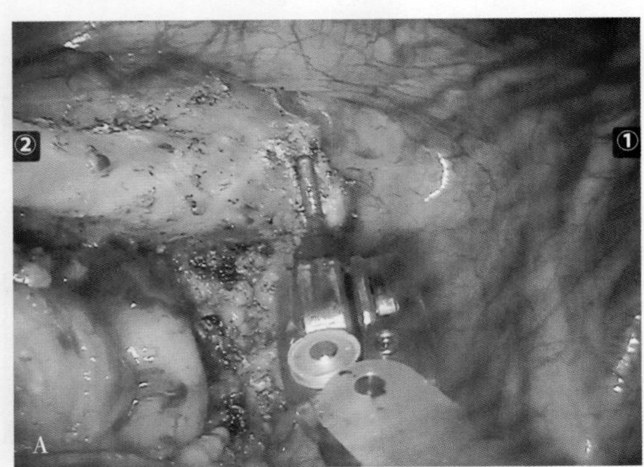

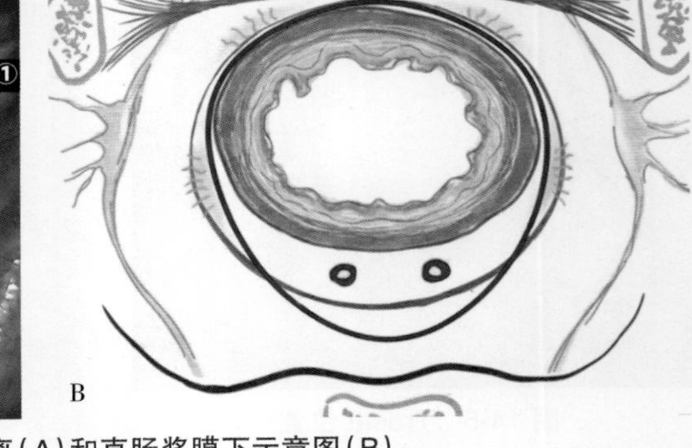

图 14-10　直肠浆膜下游离(A)和直肠浆膜下示意图(B)

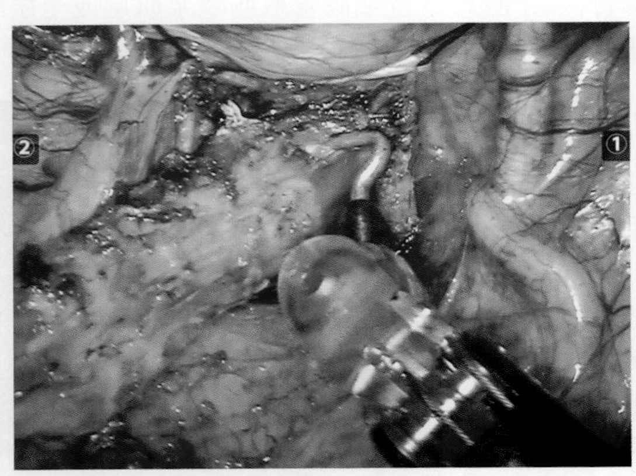

图 14-11　直肠肌层

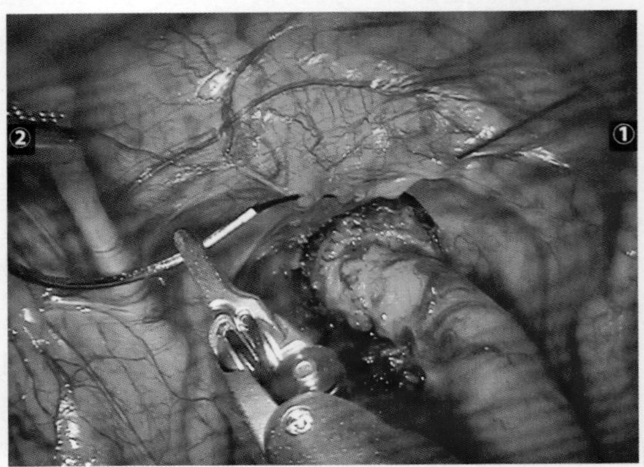

图 14-12　悬吊膀胱颈

2)解除机器人与患儿的对接,转至会阴部操作。经肛门齿状线上切开直肠黏膜,向盆腔分离黏膜 0.2~0.3cm,即可见到机器人游离平面。向四周突破浆肌层进入腹腔(图 14-14),近端肠管拖出吻合(图 14-15)。机器人辅助拖出手术经盆腔直肠内解剖,经肛门操作少,肛门牵拉时间短。有利于直肠周围神经和括约肌的保护。

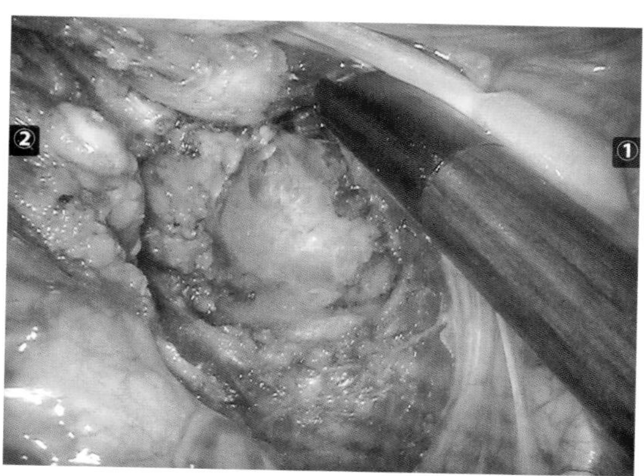

图 14-13 耻骨尾骨肌肌腹

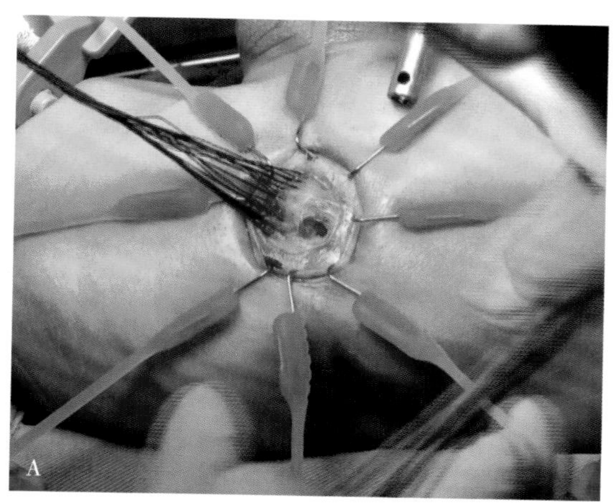

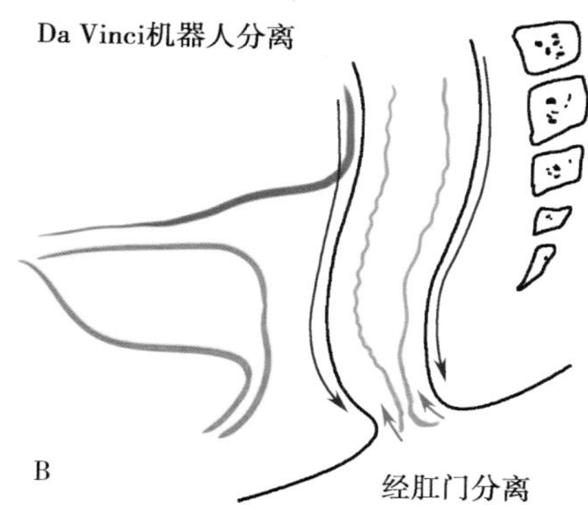

图 14-14 切开浆肌层进入腹腔(A)和经肛门解剖示意图(B)

(2)机器人 Duhamel 拖出术

1)普通腹腔镜完成横结肠、升结肠和降结肠游离。从胃结肠韧带开始游离,游离横结肠脾曲、降结肠、乙状结肠、横结肠肝曲、升结肠及回盲部。离断结肠中动脉及结肠远端血管,保留升结肠或回结肠动脉分支。

2)机器人完成直肠系膜游离。直肠后壁游离至尾骨尖附近(图 14-16);侧壁在浆膜层和直肠肌层之间游离,一般 2~3cm;前壁切开腹膜反折即可(图 14-17)。

3)于腹膜反折上 2cm 用 2-0 缝线结扎直肠(图 14-18),以免肠内容物外露。在缝扎线远端剪断直肠(图 14-19)。

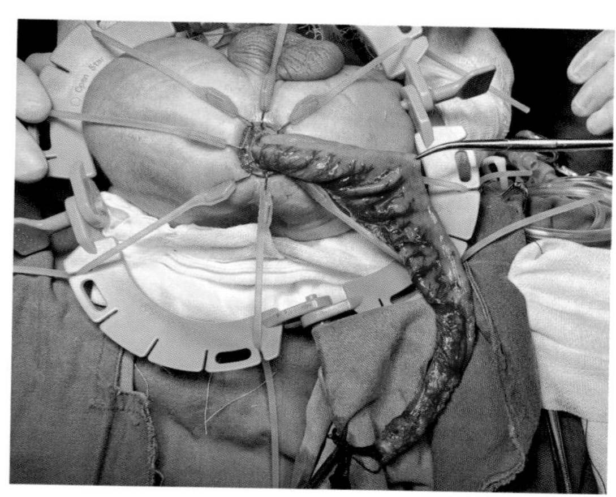

图 14-15 拖出肠管

4)从直肠残端后方拖出正常肠管(图 14-20),会阴部完成端侧吻合,然后经肛门将腔内切缝器两肢分别放入无神经节的直肠和有神经节细胞的升结肠或回肠,切缝器顶端通过直肠盲端切口(图 14-21),完全切开直肠后壁和拖出肠管前壁的间隔(图 14-22),同时对直肠与结肠侧侧吻合。

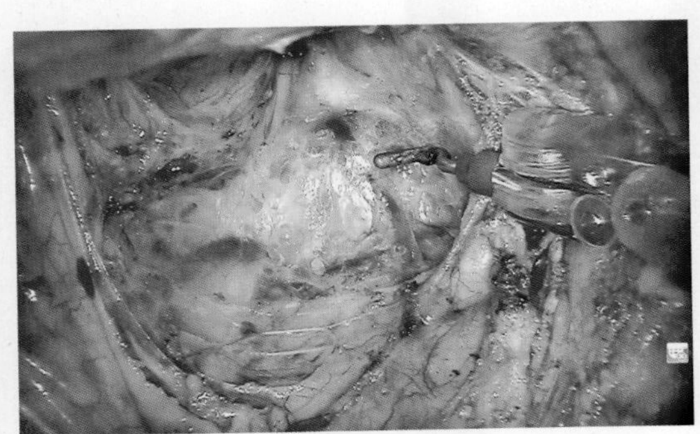

图 14-16 直肠后壁游离

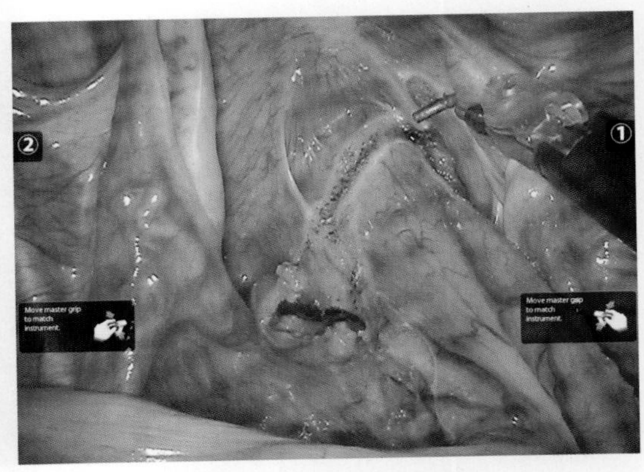

图 14-17 切开腹膜反折

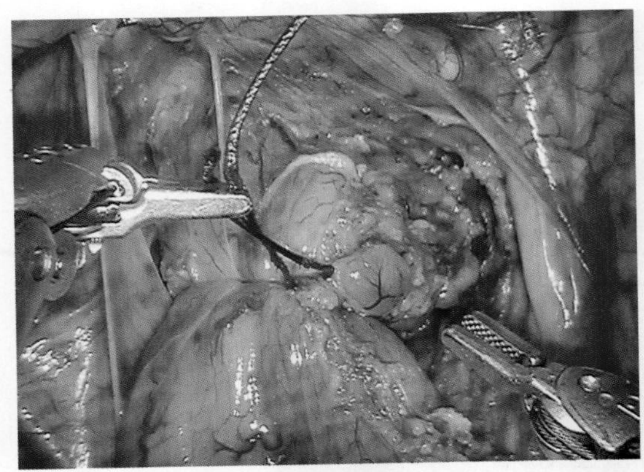

图 14-18 结扎直肠

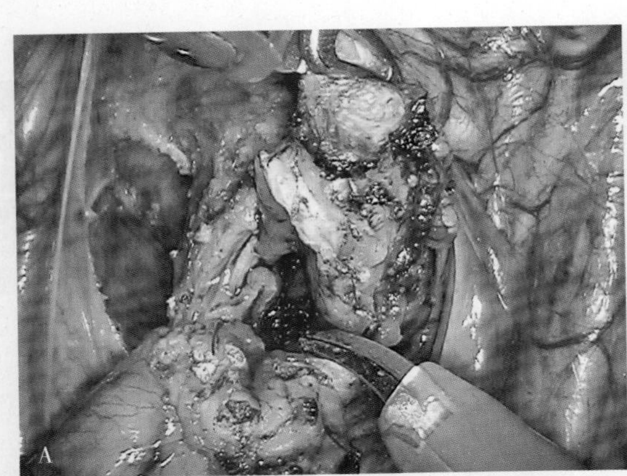

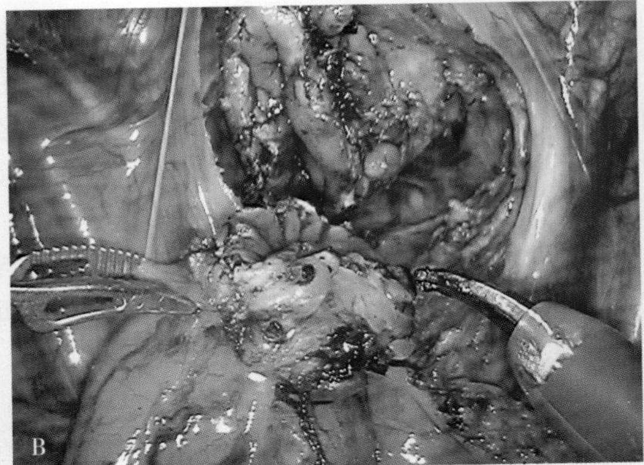

图 14-19 剪断直肠(A)和剪断后两断端(B)

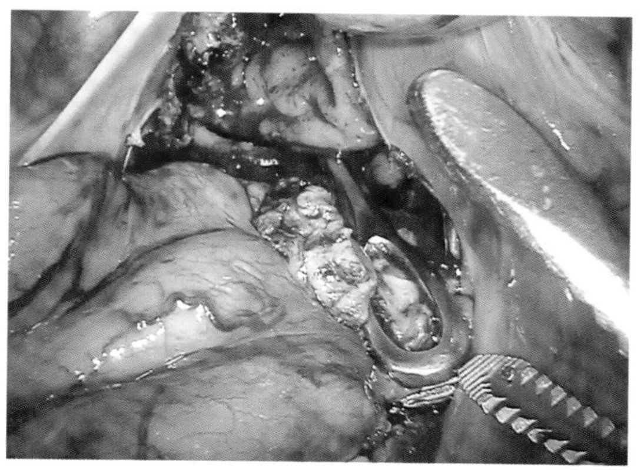

图 14-20　于直肠后拖出肠管

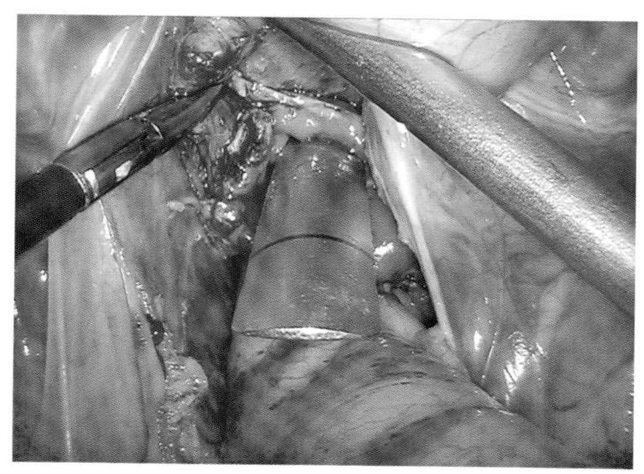

图 14-21　切缝器通过直肠断端

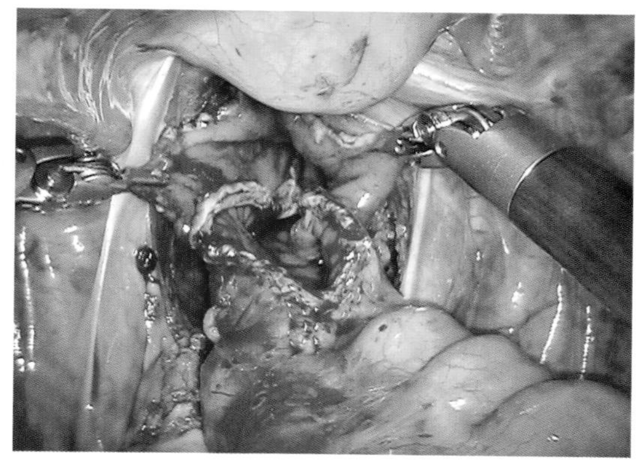

图 14-22　完全切开间隔

5）再用 4-0 可吸收缝线间断或连续缝合直肠前壁（图 14-23、图 14-24）。该术式完全切开直肠结肠间隔，消除直肠盲袋，但存在一定程度的盆腔污染。

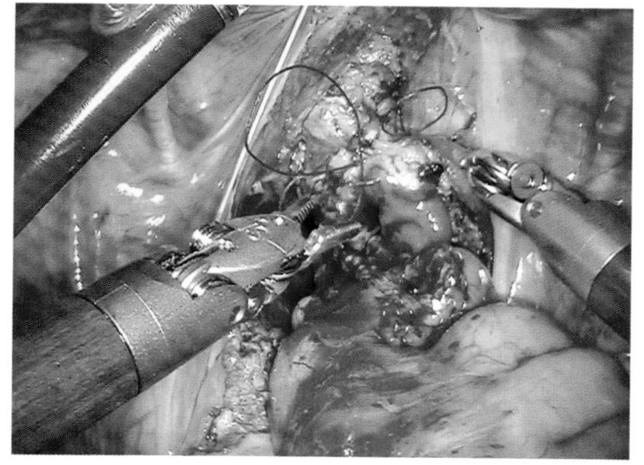

图 14-23　缝合直肠前壁

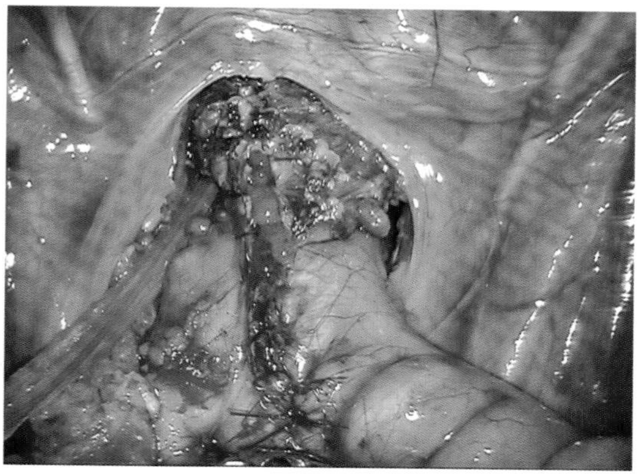

图 14-24　缝合完毕

6）解除机器人与患儿的对接，放置肛管。

五、手术注意事项

1. 术前应妥善调整好患儿体位及机器人位置，一旦机器人对接则不能再调整。

2. 婴幼儿由于腹腔体积和腹壁的体表面积小，手术过程中需要创造尽量大的空间以便机器臂的活动和腹腔内操作。将患儿整体垫高 10~15cm，以便 Trocar 尽量靠近两侧腹壁，且操作时能有效避免机器臂与手术床相撞。Trocar 之间的最小距离可以为 5cm，气腹后该距离可以达到 6~7cm。镜头 Trocar 应垂直而不是斜行插入腹腔，最大限度增大镜头与病变区的距离，操作器械 Trocar 仅插入数毫米并妥善固定，可有效扩大腹腔操作空间。

3. 机器人操作器械缺乏触觉反馈，夹持缝线或组织时要特别小心，用力一定要轻，逐渐适应，以免缝线断裂或组织损伤。操作全程目镜需可视两个操作器械，手柄的移动范围不能太大，对直肠的解剖应缓慢进行。

4. 经盆腔解剖直肠前壁或侧壁时，解剖层次一定在直肠浆膜下，直肠的剥离面应该是直肠纵肌层。如果见到直肠黏膜层，应进行校正，以免直肠破损。直肠后壁的解剖没有必要在浆膜下，骶前间隙疏松无血管，分离容易。

5. 其他注意事项同腹腔镜手术（见第七章 ~ 第十三章）。

六、并发症及处理

1. 机器人手术特有并发症

（1）穿刺相关并发症：小儿腹肌薄，支撑力不足，机器人 Trocar 尖端比常规腹腔镜更钝，切口要足够，穿刺时更要用巧力，以免损伤腹腔镜内组织和器官。

（2）Trocar 疝：小儿腹壁薄，要全层缝合关闭 ≥ 5mm 的 Trocar 孔，而机器人镜头为 12mm，专用 Trocar 直径为 8mm，因此机器人手术后需要确切缝合穿刺孔。

（3）其他并发症（见第九章和第十章）。

2. HD 手术相关并发症 见第九章和第十章。

七、技术现状与总结

2011 年，Hebra 等将 da Vinci 机器人外科手术系统应用于 HD 的治疗，与传统腹腔镜手术相比，尽管延长了手术时间，但直肠的解剖和切除更加完整，盆腔自主神经功能得到了更好的保护，术中出血量更少。目前，全球文献报道的机器人 HD 手术例数较少。从 2015 年年底开始，笔者团队开始实施 da Vinci 机器人 HD Soave 样手术，目前已经完成了 200 多例，发现机器人手术直肠解剖更清晰、更精准，出血量更少，但远期随访正在进行中。

对于长段型 HD 可采用传统腹腔镜与机器人结合的手术方式，用腹腔镜游离肠管及肠系膜，用机器人解剖盆腔和直肠，达到二者完美结合的目的。对直肠的解剖可沿用经典经腹腔 Soave 手术的经腹腔理念，不同的是采用浆膜下（腹膜反折下称为直肠深筋膜）游离直肠，解剖层面在直肠纵肌外，减少或避免直肠周围神经和血管的触及与损伤；向下直达齿状线附近，可以最大限度地减少经肛门操作及由此带来的括约肌牵拉性损伤。为了实现深部低位游离，采用左手向头侧牵拉有完整肌肉的直肠，使盆底变浅，既有利于直肠的解剖，又不至于肠管破裂，切开齿状线上直肠黏膜后稍做分离即进入腹腔，减少了肛门括约肌牵拉的时间和强度。机器人 HD 手术是否能使患儿长期排便功能提高，需要更多病例积累和长期严格的随访证实。

机器人手术的优势：①高清 3D、放大 10~15 倍视野区域，可清晰辨认直肠及直肠周围筋膜、神经及血管，识别出直肠纵肌外解剖层面；②接近甚至超过人手的灵活性，便于在狭小盆腔解剖游离直肠；③过滤震颤，图像画面稳定，便于器械在括约肌之间、神经旁操作。

虽然目前的 Trocar 和器械是基于成人外科开发的，但随着手术技术的日趋成熟和更新换代，适用于小儿的机器人外科手术系统将有更广阔的应用空间。基于现有的循证医学证据，加之微创理念和技术的进一步创新，腹腔镜 HD 手术已经进入了全面成熟和被广泛认可的时代，机器人手术有可能成为未来 HD 治疗的发展方向。外科医生需在把握 HD 手术原则的前提下权衡微创的利弊，从患儿利益出发，选择理想的手术策略，改善术后排便功能，争取良好预后。

（汤绍涛　张　茜）

推荐阅读资料

[1] 黄格元，蓝传亮，刘雪来，等. 达芬奇机器人在小儿外科手术中的应用（附 20 例报告）. 中国微创外科杂志，2013, 13 (1): 4-8.

[2] 汤绍涛，王国斌，阮庆兰. 腹腔镜辅助技术在先天性巨结肠手术中的应用价值. 中华小儿外科杂志，2007, 28 (7): 347-350.

[3] 杨振，黄格元. 机器人在小儿外科手术中的应用及争议. 临床小儿外科杂志，2016, 15 (4): 317-321.

[4] 尹强，周小渔，肖雅玲. 机器人辅助手术系统在小儿普外手术中初步应用探讨. 中国内镜杂志，2008, 14 (2): 183-184.

[5] HEBRA A, SMITH V A, LESHER A P, et al. Robotic Swenson pull-through for Hirschsprung's disease in infants. Am Surg, 2011, 77 (7): 937-941.

[6] GAO Y, LI G, ZHANG X, et al. Primary transanal rectosigmoidectomy for Hirschsprung's disease: preliminary results in the initial 33 cases. J Pediatr Surg, 2001, 36 (12): 1816-1819.

[7] GOSAIN A, FRYKMAN P K, COWLES R A, et al. Guildlines for the diagnosis and management of Hirschsprung-associated enterocolitis. Pediatr Surg Int, 2017, 33 (5): 517-521.

[8] LANGER J, CATY M, DE LA TORRE-MONDRAGON L, et al. IPEG colorectal panel. J laparoendosc Adv Surg Tech A, 2007, 17 (1): 77-100.

[9] LANGER J C, ROLLINS M D, LEVITT M, et al. Guidelines for the management of postoperative obstructive symptoms in children with Hirschsprung disease. Pediatr Surg Int, 2017, 33 (5): 523-526.

[10] ZANI A, EATON S, MORINI F, et al. European Paediatric Surgeons' Association Survey on the management of Hirschsprung disease. Eur J Pediatr Surg, 2017, 27 (1): 96-101.

第十五章
腹腔镜经脐部结肠造口术

一、概述

大多数先天性巨结肠症(HD)可以采用一期腹腔镜手术进行治疗,部分患儿因病情严重不能耐受一期手术,须分两期或三期手术完成,不仅可以降低手术风险,还能有效降低吻合口感染概率。一般认为常见型 HD 右半横结肠造口是较好的选择,1~2 个月后行造瘘口关闭及二期肠管拖出术;并发结肠穿孔者宜在穿孔近端正常肠管造口;全结肠型 HD 患儿需要行正常回肠造口。明确诊断后一期先行肠造口术,3~6 个月后行二期肠管拖出术,肠管造口闭合术可同期完成或 2~3 个月行三期手术。

结肠造口可分暂时性和永久性两种,其中暂时性造口多用双腔造口,永久性造口则多用结肠单腔造口。造口位置以横结肠或乙状结肠者为多,少数情况造口位于盲肠。一般情况下 HD 的暂时性肠造口多选择右半横结肠。双腔结肠造口可采用袢式或分离式造口。袢式造口简单,但并发症多;分离式造口转流效果好,瘘口黏膜脱垂发生率低,大多用于高位肛门闭锁患儿。

HD 肠造口的位置一般选择在腹壁的右侧,瘘口还纳后即使应用腹腔镜手术腹壁仍然留有较明显的切口瘢痕,影响腹腔镜手术微创效果。1982 年,Cameron 等采用经脐部分离式横结肠造瘘治疗肛门闭锁,分期开腹手术完成肛门成形术,认为经脐部造瘘安全、可行。2012 年,Hamada 等采用经脐部结肠袢式造瘘治疗中位肛门闭锁患儿,二期行 Peña 手术,三期还瘘后腹部无可见瘢痕,达到了很好的微创效果。采用改良的经脐部结肠分离式造瘘,制造高耸的双筒结肠造瘘口,远端造口部分封闭且高于近端,2~3 个月后关闭瘘口的同时经脐部放置 Trocar,二期完成腹腔镜手术,在保证造瘘转流效果的同时,术后效果接近一期腹腔镜手术。本章重点介绍 HD 的经脐部结肠造口术。

二、手术适应证和禁忌证

1. 适应证 ① HD 并发重度小肠结肠炎,肠管扩张不能用灌肠法维持排便,均需急诊行结肠造口术;②重度营养不良,不能耐受一期手术;③长段型 HD 术前清洁洗肠困难;④全结肠型 HD。

2. 禁忌证 ①有凝血功能障碍;②腹胀严重,难以耐受气腹。

三、手术步骤

(一) 术前准备

1. 术前检查 术前完善相关检查,明确诊断及了解病变的范围。

2. 术前肠道准备 术前每日用生理盐水做结肠灌洗,以便清除结肠内粪便,解除腹胀,恢复肠道通畅,减轻中毒症状,改善营养状况,治疗肠炎,使患儿情况逐渐好转。同时灌肠可有效地解除功能性结肠梗阻,使部分扩张的肠管逐渐恢复至正常,便于术中决定切除的范围。灌肠的时间根据患儿年龄大小、肠管扩张程度而不同。

3. **液体管理**　如有水、电解质紊乱，应及时给予纠正。贫血者可少量多次输血。

4. **肠道准备**　给予肠道内营养制剂（深度水解营养制剂等），积极改善营养不良，提高患儿机体抵抗力。

5. **使用抗生素**　术前3日口服庆大霉素和甲硝唑，减少肠道内细菌，降低术后感染发生率。

6. **其他**　术前需要放置胃管，手术区消毒后放置导尿管。

（二）麻醉和体位

采用静脉、气管插管复合麻醉，仰卧位（图15-1）。

（三）腹腔镜经脐横结肠双筒造口术

1. **消毒、铺巾**　以脐部为中心消毒、铺巾（图15-2）。

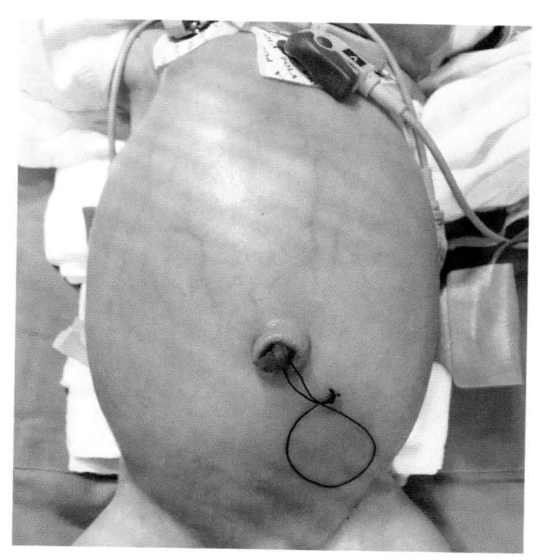

图15-1　仰卧位，全身麻醉

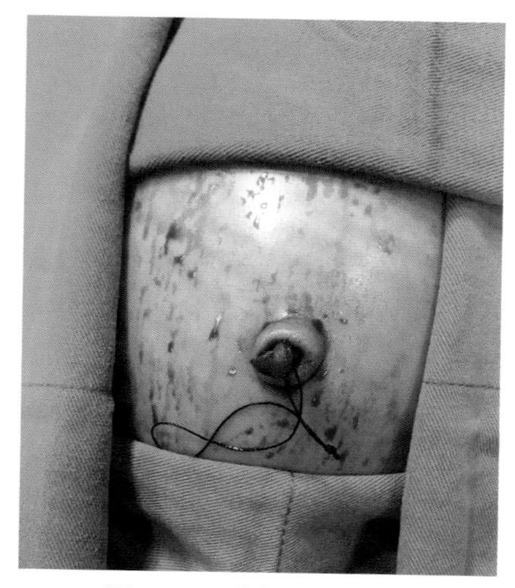

图15-2　脐部消毒、铺巾

2. **切口**　沿脐缘做环脐部圆形切口，直径2~3cm，新生儿未脱落的脐带血管及脐尿管残留组织则予以结扎切除（图15-3、图15-4）。

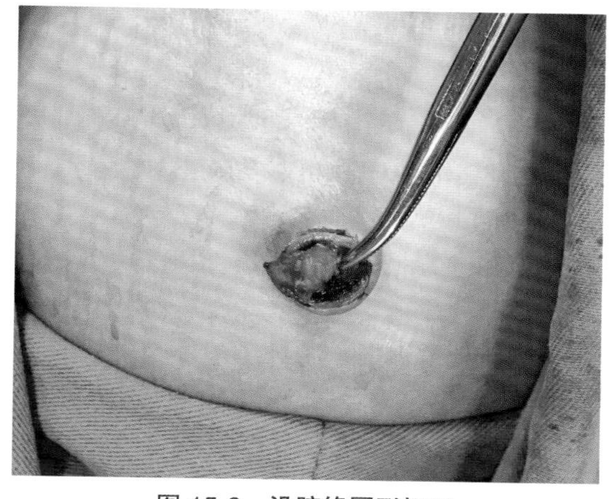

图15-3　沿脐缘圆形切口

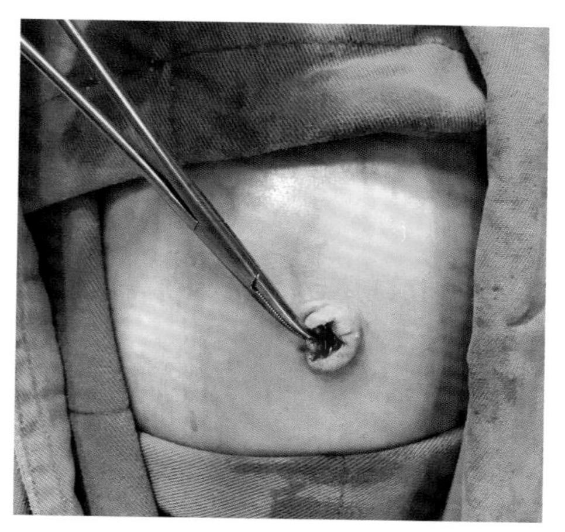

图15-4　切除残留脐带，进入腹腔

3. **放置Trocar**　经此切口放置5mm或10mm Trocar，并妥善固定，建立气腹，作为观察孔。脐旁

4~5cm 左侧腹放置 3mm 或 5mm Trocar 作为操作孔(图 15-5、图 15-6)。操作困难时可于右侧腹、脐旁再放置 1 个 3mm 或 5mm Trocar,辅助操作。

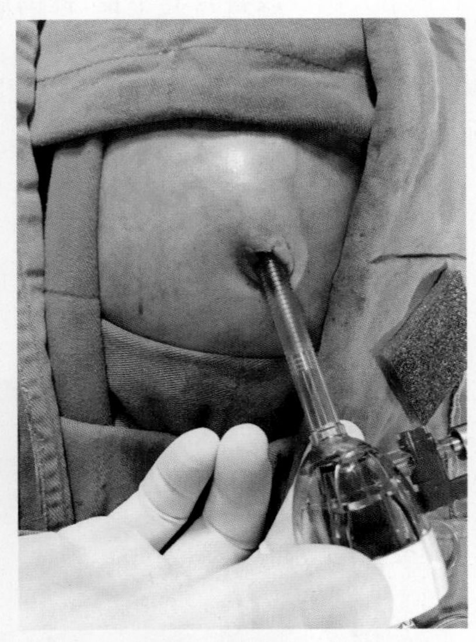

图 15-5 脐部放置 5mm Trocar,放入镜头

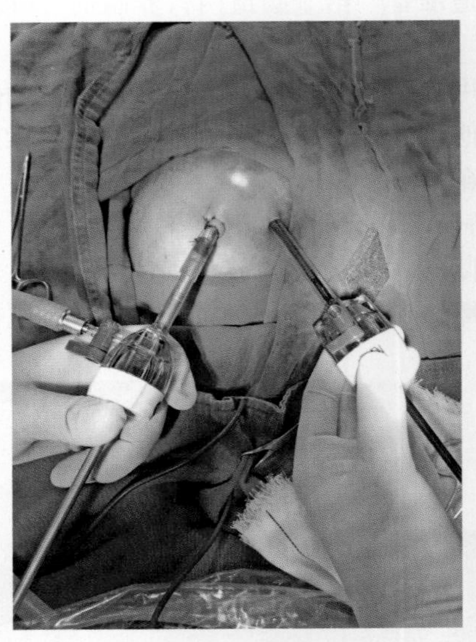

图 15-6 左侧腹、脐旁放置 5mm Trocar,置操作钳

4. 腹腔镜探查 腹腔镜下探查结肠,找到横结肠,于预造口部位轻轻抓住结肠。当结肠扩张明显时,可于预造口肠管处先行穿刺,排出肠内积气,使肠管体积变小,便于经脐部拖出(图 15-7、图 15-8)。

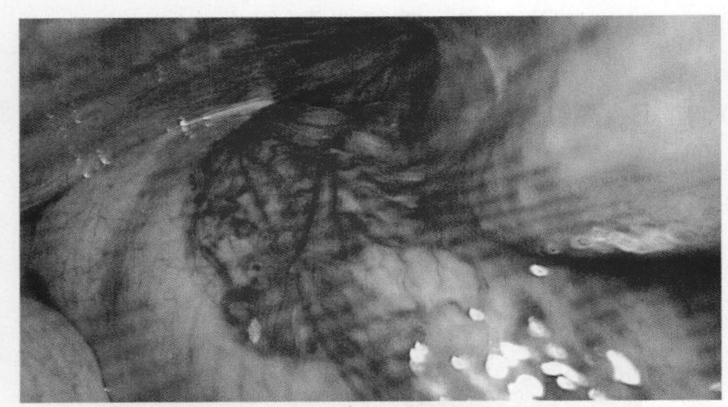

图 15-7 腹腔镜下探查结肠

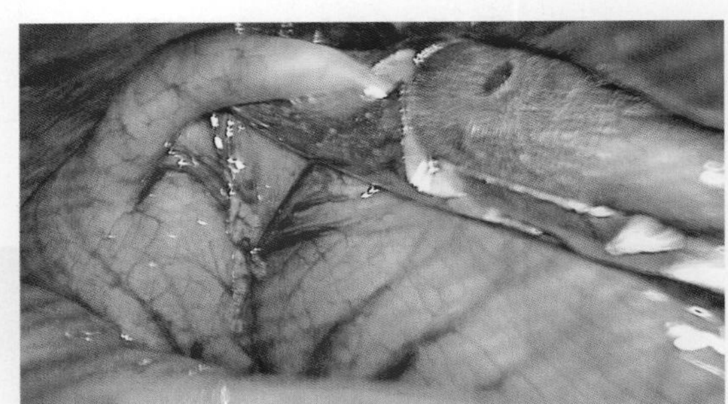

图 15-8 轻轻夹住结肠预造口处

5. 调整切口 手术转至脐部,拆除脐部 Trocar,根据年龄或横结肠直径调整脐部切口大小(图 15-9、图 15-10)。

6. 经脐孔拖出结肠 操作钳抓住结肠送至脐部下方,经脐部拖出(图 15-11、图 15-12)。

7. 准备横结肠 向外拖出横结肠,保持近端出口端有一定张力。经此处横结肠系膜穿一橡胶管牵引,以免回缩。横结肠比较游离,无须过多游离松解,适当切除附着的网膜(图 15-13)。

8. 固定肠管 拖出肠管血运正常,保留外置结肠长度 3~4cm,5-0 可吸收缝线将结肠浆肌层与腹膜间断密集缝合,肠系膜处寻找肠壁与腹膜缝合(图 15-14)。

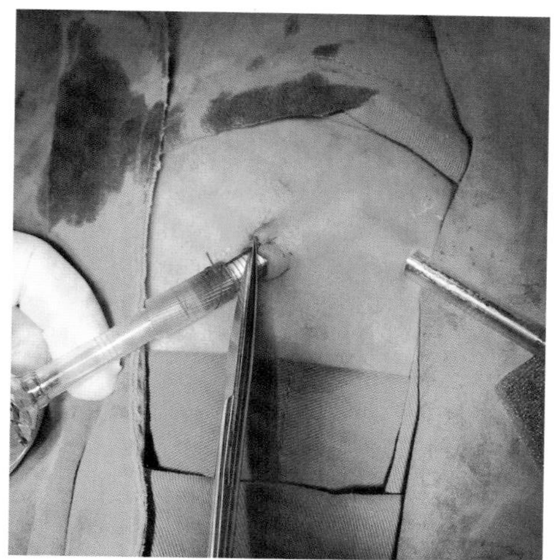

图 15-9 拆除脐部 Trocar

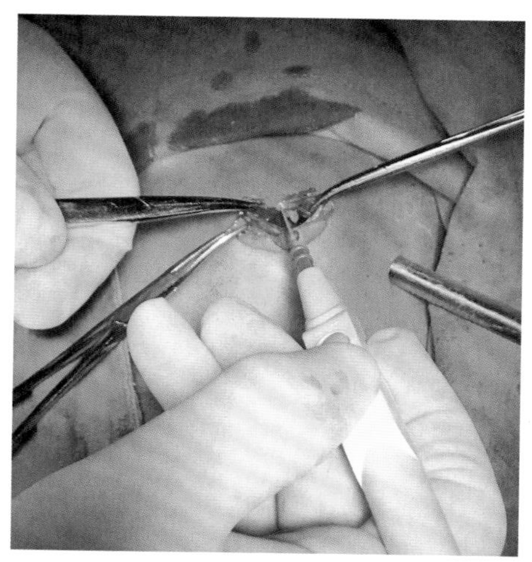

图 15-10 适当扩大脐部切口

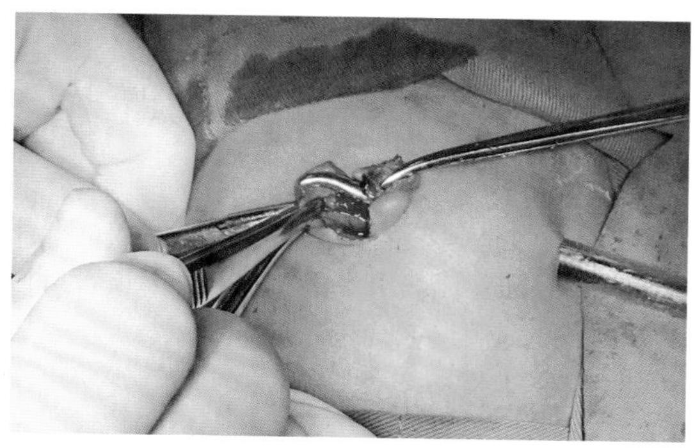

图 15-11 操作钳将肠管送至脐部

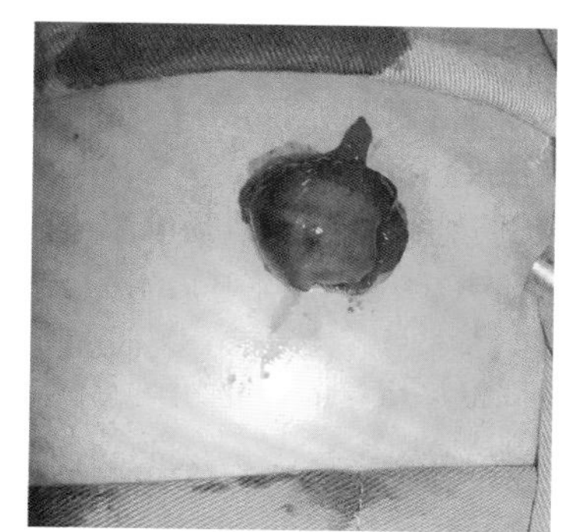

图 15-12 拖出结肠

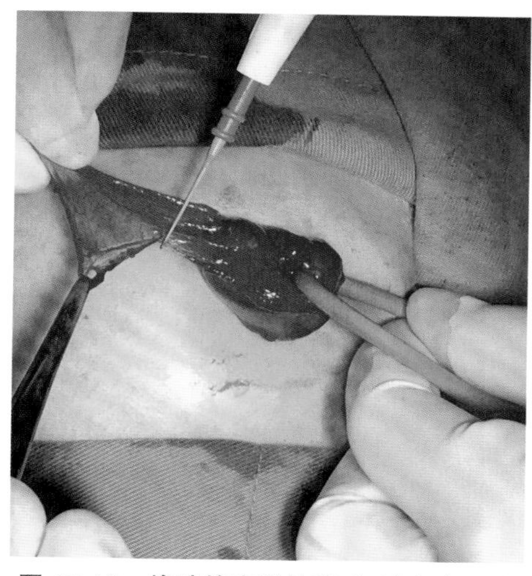

图 15-13 橡胶管牵引结肠，切除多余网膜

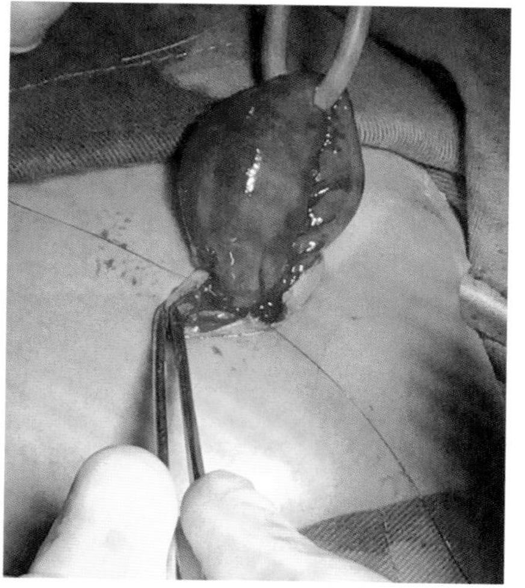

图 15-14 固定肠管于腹膜

9. 离断肠管 完全离断拖出的结肠袢，近端凸出体表 3cm，远端高于近端 1cm，同时远端瘘口封闭一半，避免近端肠内容物进入远端。将相邻两肠管浆肌层对缝，封闭两肠管之间的间隙。关闭腹腔前，

脐部腹膜下涂透明质酸钠防止粘连，便于二期手术时分离(图 15-15~ 图 15-17)。

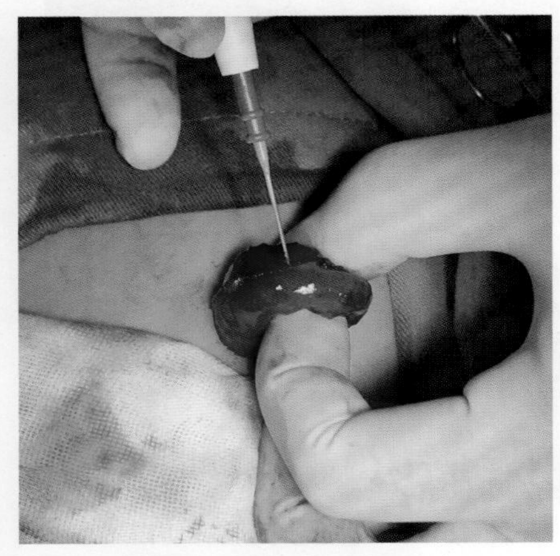

图 15-15　离断结肠

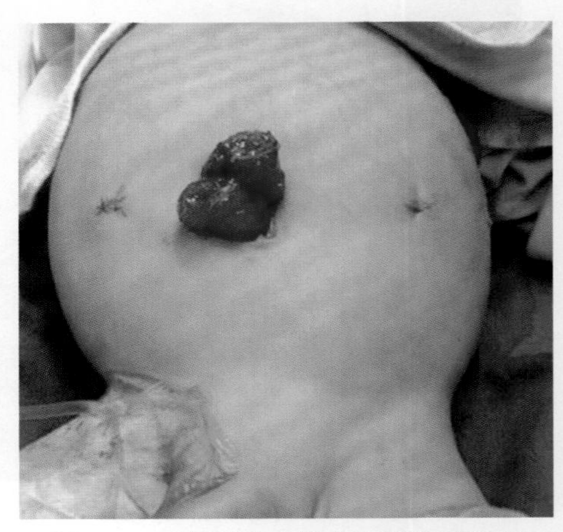

图 15-16　远端凸出体表高于近端结肠

10. 包扎造口肠管　用凡士林纱布环绕填充肠管周围皮下空隙，凡士林纱布覆盖造口肠管，术后 3 日套结肠造口袋护理。

(四) 腹腔镜经脐横结肠单筒造口术

单筒造口手术操作简单，术后肠管脱出等并发症少，而且造口袋容易管理，以往多数情况用于永久性肠造口。HD 患儿是远端的部分肠梗阻，随着对 HD 患儿肠道管理水平的提高，远端肠管可以从肛门排空粪便，实施单筒造口术同样可以达到减压或转流的目的，应用越来越多。

以横结肠造口为例，手术麻醉及腹腔镜的操作同双筒造口术。

(1) 将横结肠提出脐部切口外，逐一结扎离断结肠系膜血管。

(2) 在准备造口的肠管上置肠钳切断肠管，切缘以 0.5% 活力碘棉球消毒。远端肠管断端行双层连续缝合后放回腹腔。为了便于下次关瘘手术寻找远端肠管，可用细丝线将该肠管末端缝合 1~2 针固定于近端肠管附近。

(3) 保证近端肠管血供，勿使肠系膜发生扭转或有张力，腹壁外近端肠管凸出体表 3~4cm，以防造口肠管回缩。

(4) 将拖出肠管浆肌层与脐缘腹膜缝合固定，凡士林纱布填充肠管周围间隙(图 15-18)。

(5) 72 小时后开放造口肠管，造口处套上结肠造口袋护理。

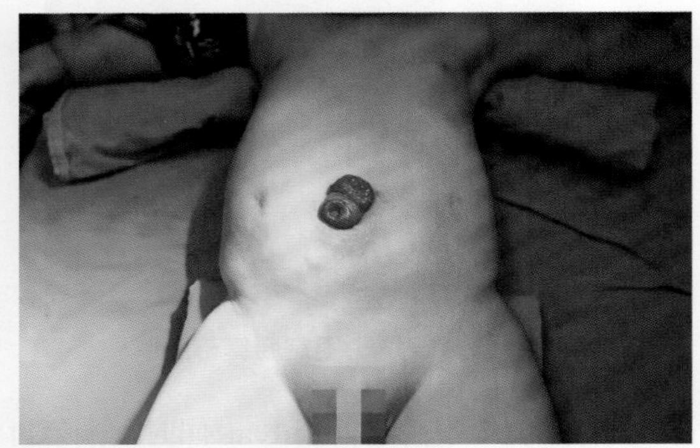

图 15-17　术后 3 个月结肠造口外观

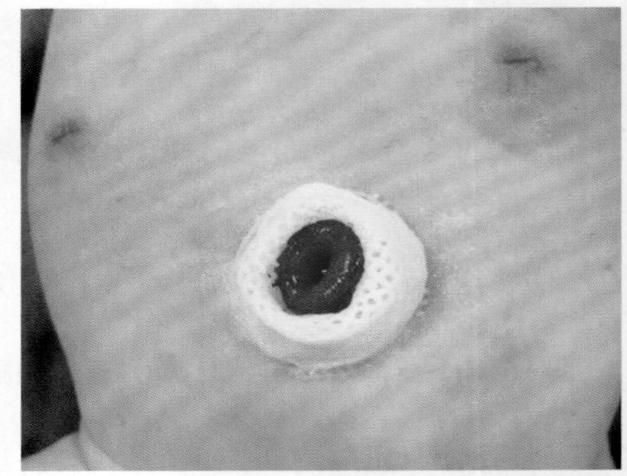

图 15-18　凡士林纱布填充肠管周围间隙

四、手术注意事项

1. 术后持续胃肠减压，静脉营养支持，给予静脉滴注抗生素。
2. 注意造口及皮肤的护理。
3. 每日观察造口肠管的血运情况，及时发现、处理造口并发症。
4. 术后 2 周开始扩张造口肠管，每次 5~10 分钟，持续 3~4 周，防止造口狭窄。

五、并发症及处理

1. 造口肠管坏死　主要原因是游离造口肠管时损伤肠系膜血管使血供障碍；肠系膜游离不充分，肠管拉出腹腔后系膜过度紧张；肠管拉出腹腔时，肠系膜扭转；腹壁皮肤和筋膜切口太小，压迫肠管和肠系膜。如坏死仅限于腹壁外肠管而腹腔内肠管已与腹壁粘连时，则待坏死分界线清楚后切除坏死肠壁，继续护理造瘘口。如为腹腔内造口肠管坏死，则应行开腹手术切除坏死肠段，重行造口术。

2. 造口肠管回缩　主要原因为肠系膜游离长度不够或保留在腹壁外的肠管过短。一旦发现造口肠管缩至皮肤平面以下，肠内容物流入腹腔形成腹膜炎，应再次手术切除坏死肠段，重行造口术。

3. 造瘘口狭窄　近期狭窄多因造口时皮肤和筋膜切口太小，一般不主张将肠壁与皮肤和筋膜缝合，术后伤口瘢痕挛缩会引起造口狭窄。后期狭窄往往是未行扩张术或造瘘口周围感染瘢痕收缩所致。因此，行造口术时皮肤切口大小应适宜，即造口肠管拉出后切口内能容术者示指顺利通过。术后注意造口皮肤护理，防止切口感染，2 周后每日用适宜大小的扩肛器扩张造瘘口，每次 5~10 分钟，持续 2~4 周。

4. 造瘘口旁漏便　这种情况对于缺乏经验的术者比较常见。特别是在新生儿，由于肠管壁薄弱脆嫩，缝合时容易穿透肠壁，缝合针太粗或缝合针距偏大腹胀时撕裂肠壁，导致肠穿孔。少数情况下，扩张造口时也可使肠管破裂。

5. 造口旁肠管膨出　是较严重的并发症。多因造口肠壁与腹壁缝合时针距过大；术中缝针穿透造口肠管黏膜，肠液泄漏处切口感染；肠管与腹壁间未形成粘连或缝线脱落；术后严重腹胀、哭闹和剧烈咳嗽使得腹内压急剧增高，也可使肠管经造口旁膨出。应立即送入手术室，于麻醉状态下将膨出肠管冲洗消毒，还纳入腹腔，重新将造口肠管与腹壁妥善缝合固定。

6. 造口肠管脱垂　是常见的并发症。肠管呈肠套叠状由造口肠管脱出形成肠脱垂，多数为横结肠造口位置选择偏左侧或乙状结肠造口位置过低，近端肠管太松而脱出。应及时将肠管复位，用盐水纱布覆盖造口处，并稍加压包扎。从造口放一粗柔软多侧孔引流管进入肠道 5~8cm，管外用胶带或专用装置固定于腹壁，可有效预防肠管脱垂。不能复位、反复脱垂甚至有坏死趋势者，应进行手术游离造口肠管，切除脱出肠管，重新行肠造口术。

7. 肠梗阻　临床上表现为肠梗阻或肠绞窄，若有肠管疝，必须急诊手术探查，将肠管复位，并妥善缝合造口肠管与腹壁间的间隙。

六、技术现状与总结

结肠造口术作为挽救生命或分期手术的初期治疗手段，大多为暂时性造口，待二期行 HD 根治术后，三期再行造口关闭，或二期同时关闭造口。造口的位置根据 HD 类型的不同而不同，多数情况下选择横结肠造口术，全结肠型 HD 选择末端回肠造口。无论选择何处造口，必须保证造口处肠管有正常的神经节细胞，否则患儿术后仍不能正常排便，症状难以缓解。

研究表明，腹腔镜结肠造口术与开腹手术相比，术后伤口疼痛轻，肠道功能恢复快，住院时间短，术后并发症发生率低。腹腔镜经脐部结肠造口的优势在于容易安放造口袋、愈合后瘢痕不明显，二期或三期手术还瘘时可直接放入 Trocar 完成腹腔镜 HD 根治手术（图 15-19），术后脐部伤口亦较美观，多期手术达到一期腹腔镜手术的微创效果（图 15-20、图 15-21）。

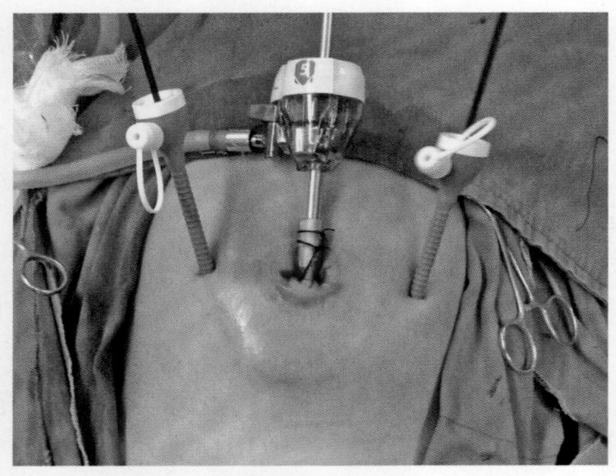

图 15-19　经还瘘口放入 Trocar

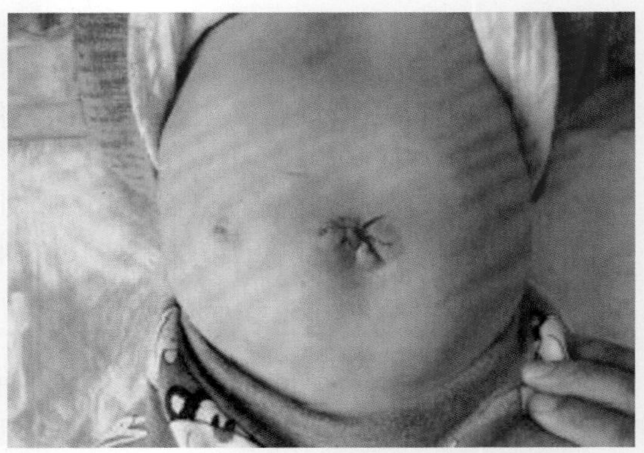

图 15-20　结肠造口关闭术后 2 周外观

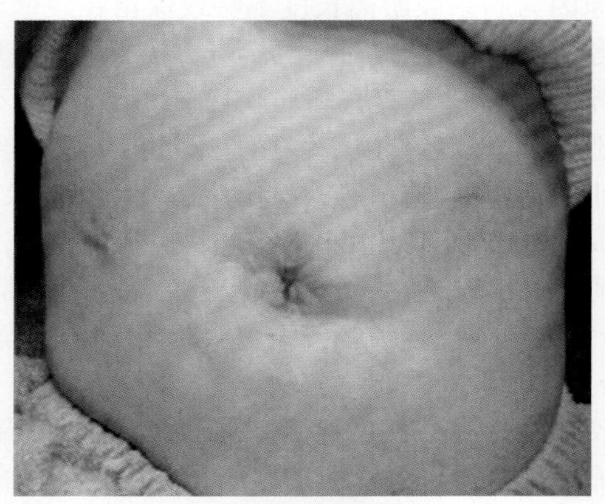

图 15-21　结肠造口关闭术后 2 个月外观

（毛永忠　池水清）

推荐阅读资料

[1] 汤绍涛. 小儿外科手术要点难点及对策. 北京：科学出版社, 2017.

[2] 王果, 李振东. 小儿腹部外科学. 郑州：中原农民出版社, 1999.

[3] GINE C, SANTIAGO S, LARA A, et al. Two-port Laparoscopic descending colostomy with separated stomas for anorectal malformations in newborns. Eur J Pediatr Surg, 2016, 26 (5): 462-464.

[4] NGUYEN H M, CAUSEY M W, STEELE S R, et al. Single-port laparoscopic diverting sigmoid colostomy. Dis Colon Rectum, 2011, 54 (12): 1585-1588.

[5] ROSEN M J, COBB W S, KERCHER W S, et al. Laparoscopic versus open colostomy reversal: a comparative analysis. J Gastrointest Surg, 2006, 10 (6): 895-900.

[6] YANG L, TANG S T, LI S, et al. Two-stage laparoscopic approaches for high anorectal malformation: transumbilical colostomy and anorectoplasty. J Pediatr Surg, 2014, 49 (11): 1631-1634.

第十六章

复发性先天性巨结肠症的腹腔镜手术

复发性先天性巨结肠症(postoperative recurrence of Hirschsprung's disease)是先天性巨结肠术后的并发症之一,也是再次手术的一个重要原因。HD术后仍有约10%的患儿出现便秘复发。术后初期便秘复发,多由吻合口水肿、排便疼痛和炎症刺激等引起肛门括约肌暂时性失弛缓所致,经过药物或3~6个月扩肛治疗,症状可以得到改善。少数顽固性便秘者,其便秘复发的原因除了与手术本身如吻合口狭窄、病变肠管切除不彻底和肠动力问题等有关外,也与首次手术方式有密切关系,如Duhamel拖出术梗阻性盲袋、Soave手术肌鞘翻转等。复发性HD患儿均需要再次手术。根据便秘复发原因不同,再次手术的手术方式也不同。

第一节　复发性先天性巨结肠症的病因

HD术后便秘复发患儿再次就诊时,需要由高度专业的团队来处理,至少应包括小儿外科医生、放射科医生、病理科医生、营养师等。

首先,需了解既往诊疗过程,查阅既往影像学资料、手术记录及术后病理结果,判断是否符合巨结肠的诊断;掌握首次手术的大体病理及手术步骤、病变肠管切除范围、吻合方式等;掌握详细的饮食和首次手术后的排便史,疾病发生及进展过程。对便秘复发的病因、治疗方案选择及预后进行初步判断。

其次,腹部检查和直肠指诊是必要的。通过腹部检查和触诊了解疾病的严重程度,应注意患儿腹胀的程度及是否存在腹部包块。直肠指诊可了解吻合口有无狭窄、肛门括约肌张力和有无痉挛、拔指后是否有气便喷射样排出等典型症状,初步判断梗阻情况、是否存在小肠结肠炎、是否存在拖出术后肠管缺血或扭转、是否存在盲袋过长,必要时内镜辅助检查部位较高的狭窄、肠管扭转。直肠肛管测压为巨结肠诊断的最常用检查之一,对远端肠管保留过多的便秘复发患儿具有一定的诊断价值。

最后,再次行钡剂灌肠和24小时排钡X线摄片,有助于明确肠管扩张情况、有无明显狭窄段、肠管形态及有无钡剂残留,对便秘复发的病因及再次手术的方式及切除肠管的长度均具有指导作用。直肠黏膜活检是必要的检查之一,可明确肠管黏膜及肌层有无神经节细胞。

综合上述资料进行分析,明确HD术后便秘复发的病因,其中包含病理性和解剖性两个方面。

一、病理性巨结肠术后便秘复发

(一)近端遗留无神经节细胞病变肠段和移行段肠管

近端遗留无神经节细胞病变肠段和移行段肠管指术后遗留部分无神经节细胞病变肠段,或肠神经节细胞发育不良或减少的移行段肠管,约占术后便秘复发的70%。患儿病程越久,近端结肠继发性扩张越显著。可见明显狭窄段或扩张段(图16-1)。再次活检及免疫组化染色可见神经节细胞缺乏、减少或发育不良,或神经节细胞出现空泡样变性,即可诊断。

(二) 远端肠管保留过多

首次手术中,如果齿状线上方切口太远(新生儿1cm以上或婴幼儿2cm以上),可能遗留较长的直肠狭窄段,与手术不规范有关,临床上少见。

钡剂灌肠可见远端明显狭窄段,吻合口位置比较高。术中盆腔内可见明显痉挛的病变肠管。再次手术前行吻合口远端直肠黏膜活检,不能发现黏膜下和肌间神经节细胞,或可见发育不良的神经节细胞,且神经纤维粗大。

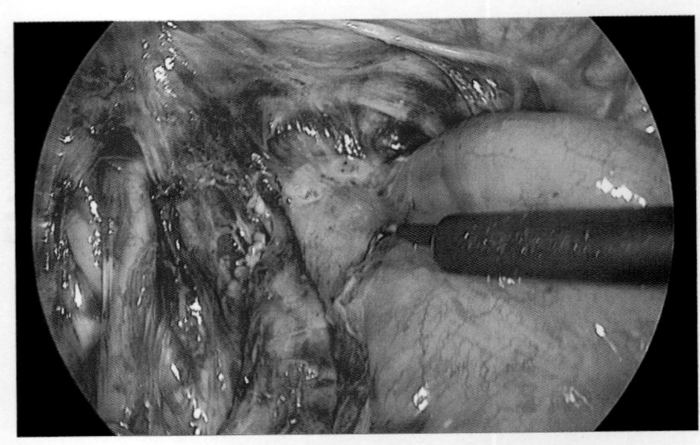

图 16-1 腹腔镜下见远端肠管狭窄

(三) 先天性巨结肠症合并近端巨结肠同源病

约8%的HD患儿合并有近端巨结肠同源病(HAD),典型表现是扩张段比较长,即使经过规则洗肠,扩张段肠管直径和长度变化也不明显。HAD主要包括肠神经元性发育不良(intestinal neuronal dysplasia,IND)、肠神经节细胞减少症(hypoganglionosis,HG)和神经细胞未成熟症(immature ganglia,IG)。IND又分为A型和B型,IND-B占95%。临床上以巨结肠合并IND-B最常见。这类患儿复发后,经过扩肛、灌肠等保守治疗,便秘症状无明显缓解,再次行钡灌肠示部分肠管扩张(图16-2),24小时延迟摄片见结肠内大量钡剂残留。直肠黏膜活检及免疫组化检查可以发现神经节细胞,IND-B病变肠管肌间神经节细胞数量明显增多;HG病变肠管肌间神经丛及节细胞数量明显减少;IG肠管神经节细胞数量一般无明显变化,但神经节细胞体积小。

二、解剖性巨结肠术后便秘复发

(一) 吻合口狭窄,合并或不合并吻合口瘘

导致吻合口狭窄的原因:①首次手术后发生吻合口瘘,造成局部感染、瘢痕挛缩;②吻合口两侧肠管直径相差明显或缝合技术不当;③下拖肠管系膜游离不充分,张力较大,导致局部缺血缺氧引起肠管神经节细胞继发性变性和损伤。直肠指诊可触及狭窄环,钡剂灌肠检查提示近端肠管扩张,远端肠管变细(图16-3)。

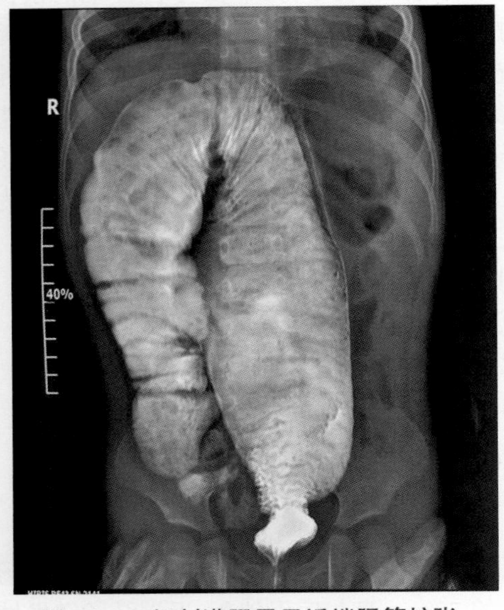

图 16-2 钡剂灌肠显示近端肠管扩张,病理结果为肠神经元发育不良B

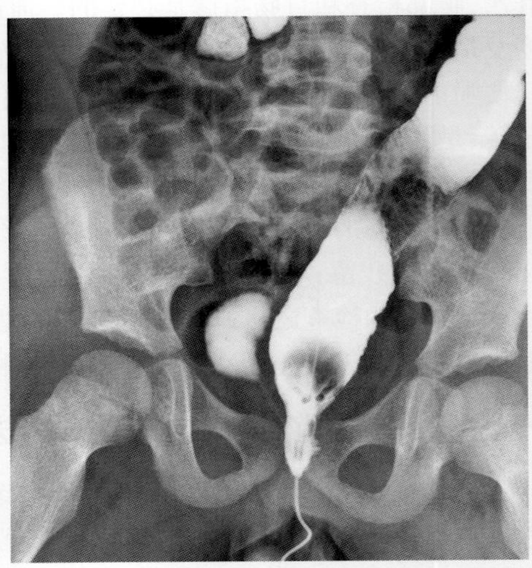

图 16-3 近端肠管扩张,远端肠管变细

（二）残留肥厚性扩张段肠管

HD 扩张段肠管是继发性改变，肠壁内存在神经节细胞。如果肠管明显肥厚，肠壁内神经节细胞会出现变性或相对不足，是术后便秘复发的又一原因，这种情况术后也容易引起小肠结肠炎的反复发作。

（三）Duhamel 拖出术梗阻性盲袋 /Soave 肌鞘

Duhamel 拖出术吻合口前壁由无神经节细胞肠管组成，如果直肠保留较长或间隔切割不完全，容易形成长的直肠盲端，不仅会压迫拖下的肠管，而且会产生炎症和出口梗阻。钡剂灌肠可以发现大而长的直肠盲袋（图 16-4）。Soave 手术保留过长的直肠肌鞘（图 16-5），狭窄的直肠肌鞘未做切开处理，形成狭而长的拖出通道，或经肛门拖出术后肌鞘间隙感染，使拖出通道发生挛缩性狭窄，或肌鞘太长拖下肠管时使其翻转，形成吻合口梗阻。直肠指诊可触到狭窄袖口。影像学检查可显示袖口样狭窄或骶前突出。

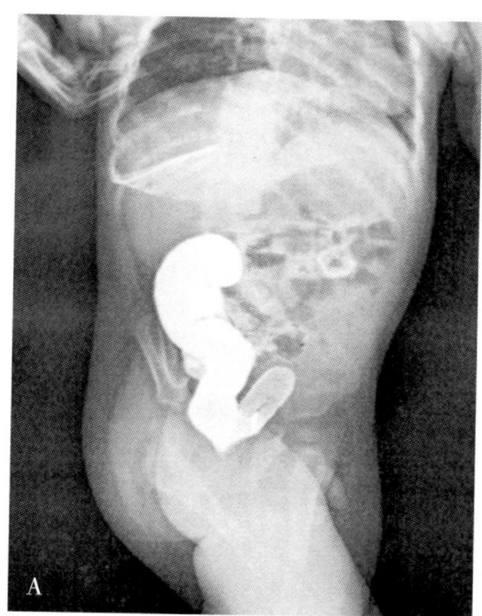

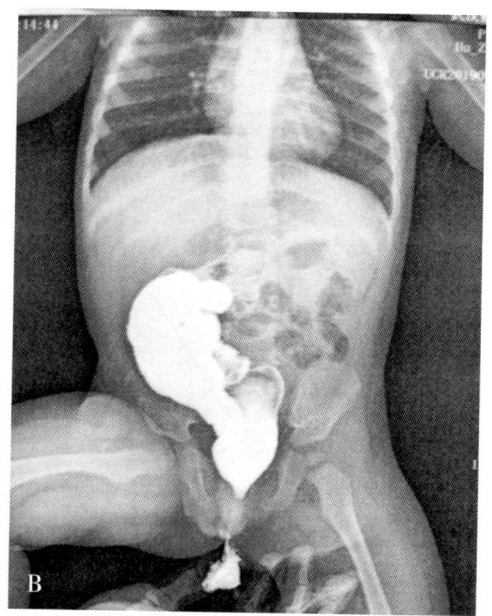

图 16-4　X 线钡剂灌肠

A. 右旋侧面观显示长的直肠盲袋；B. 正面观显示粗大的直肠盲袋。

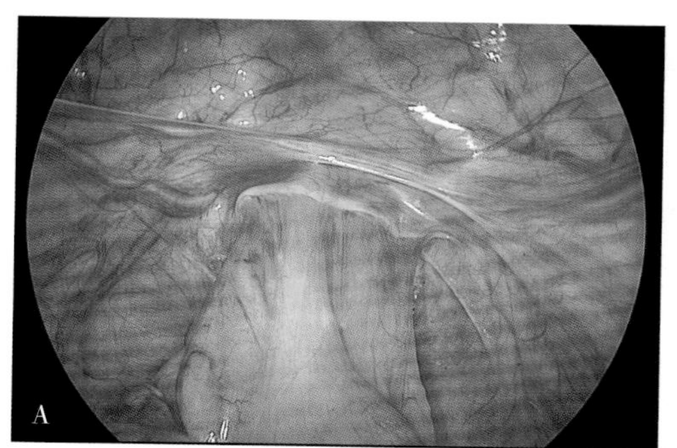

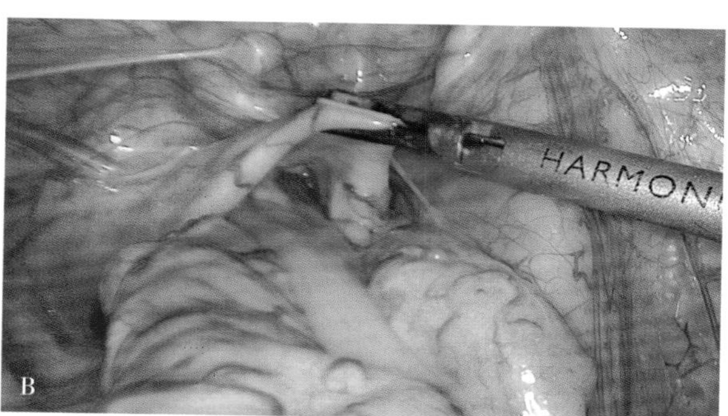

图 16-5　Soave 术后腹腔镜检查

A. 正常肌鞘长度；B. 环状肌鞘保留过长。

（四）拖下肠管扭转

拖下肠管轻度扭转一般不会形成梗阻，如果在盆腔内 180° 扭转后拖下，则形成出口梗阻导致腹胀和便秘复发。通过相关病史、肛门指诊、结肠镜辅助检查发现扭转或迂曲肠管可确诊。

(五) 其他导致便秘复发的疾病

HD 合并唐氏综合征、神经性耳聋及中枢神经系统病变者易出现便秘复发症状。

(汤绍涛　周　莹)

第二节　复发性先天性巨结肠症手术入路和手术方式的选择

便秘复发再手术前，要尽可能了解首次手术的术式和病理检查情况，再次行钡剂灌肠、直肠肛管测压和直肠黏膜活检等检查，明确便秘复发病因，充分地综合评估后决定再次手术的入路和术式。

一、经会阴入路手术

(一) 吻合口狭窄松解

单纯的吻合口狭窄多见于术后数周，经过规律、循序渐进的扩肛治疗可缓解，一般不需要手术治疗。如果瘢痕厚，可以在全身麻醉下切开瘢痕后壁，然后逐渐扩肛，切勿用暴力以免撕裂吻合口前壁的尿道或阴道。1~3 岁患儿扩肛至 17~18 号即可。

(二) 结肠直肠间隔切开

Duhamel 拖出术结肠直肠间隔切除不彻底，先用手指摸到间隔，然后缝线向外牵引，应用腔镜下的切缝器 Endo-Cutting 60 经肛门采用“紧顶技术”切开间隔(图 16-6、图 16-7)。术前可以先应用腹腔镜观察盆腔情况，可以发现直肠盲袋顶部(图 16-8)。如果直肠盲袋特别长，需要经腹腔横行切除部分直肠。

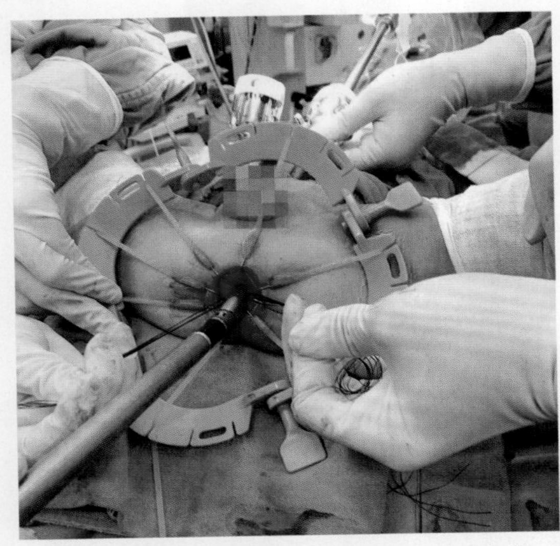

图 16-6　应用“紧顶技术”切开结肠直肠间隔

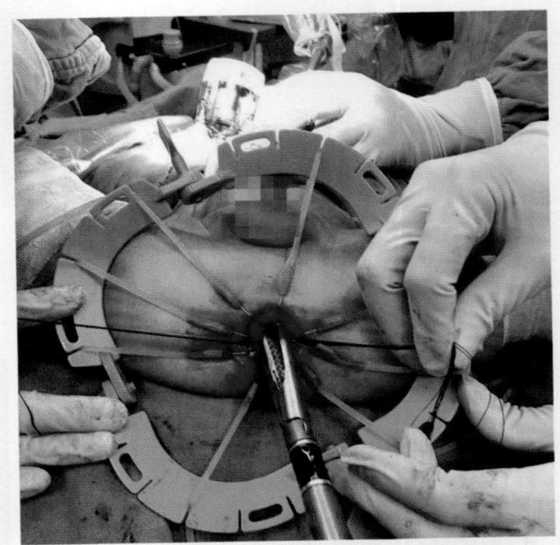

图 16-7　结肠直肠间隔切开后

(三) 内括约肌切除术

肛门内括约肌失弛缓，或远端病变肠管段距肛门不超过 5cm 者，应行肛门内括约肌切除术，齿状线上切除宽 0.5cm、长 2.0~4.0cm 的内括约肌条，再配合扩肛治疗，可以达到缓解便秘的目的。

二、腹腔镜辅助直肠拖出术

腹腔镜经腹部充分游离肠系膜，术中通过观察和取肠壁活检确定移行区的位置，确保完整切除无神经节细胞段肠段；而且利用腹腔镜观察下拖肠管是否存在扭转、肠管血运等情况，已成为 HD 手术的主流术式。经肛门游离直肠黏膜，即使再次手术大多数情况也是可行。因此，腹腔镜辅助 Soave 手术可作为二次手术的首选术式。

如果首次手术选择 Soave 手术或 Swenson 手术，再次手术可优先选择 Soave 手术。大多数情况下手术进展顺利，如果肌鞘内手术分离困难无法完成，行 Duhamel 拖出术可以避免肌鞘剥离，直接将异常肠段自直肠后拖出，但若距离第一次手术时间太近（1 年以内），直肠侧支循环尚未充分建立，直肠横断后血供会受到影响，容易发生吻合口瘘。如果首次手术选择 Duhamel 拖出术，再次手术可选择 Swenson 手术。如果近端肠管过短，不能拖出吻合，可游离近端肠管将升结肠行 Deloyers 翻转下拖吻合。

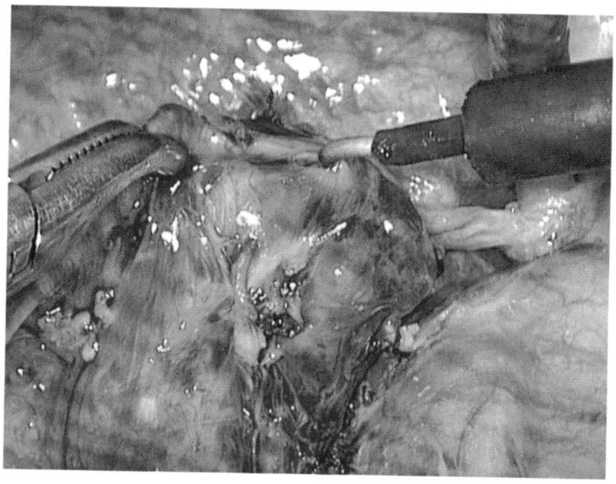

图 16-8　腹腔镜下见过长的直肠盲袋

三、腹腔镜下直肠离断 + 吻合术

直肠扭转导致的便秘可在腹腔镜下行盆腔内直肠离断，将远端肠管旋转 180° 复位，再吻合即可。如果直肠因血供不足导致瘢痕性狭窄，可在盆腔内离断直肠后，切除远端肠管，继续游离近端肠管进行拖出吻合。

四、腹腔镜联合后矢状入路直肠拖出术

对于伴有肛门狭窄和盆腔粘连的巨结肠复发患儿，直肠黏膜剥离或直肠游离均存在困难，可采用腹腔镜游离近端肠管，经后矢状切口切开横纹肌复合体和直肠后壁，直视下剥离直肠黏膜，将近端肠管下拖吻合。如果同时合并直肠尿道瘘或阴道瘘（图 16-9），可以在直视下修补（图 16-10），同时拖下肠管覆盖瘘口（图 16-11）。

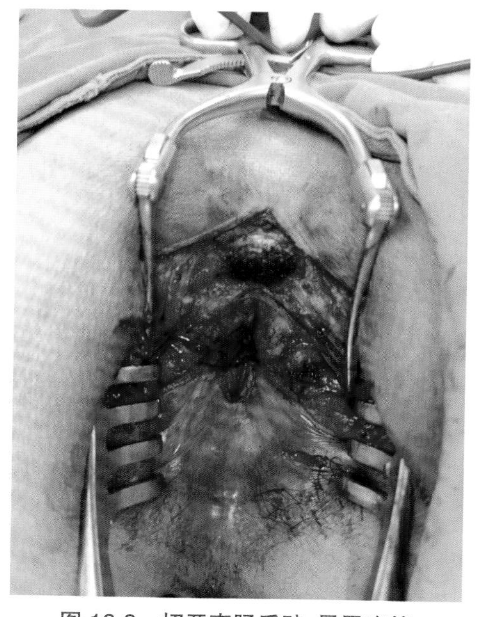

图 16-9　切开直肠后壁，暴露瘘管（直肠尿道瘘）

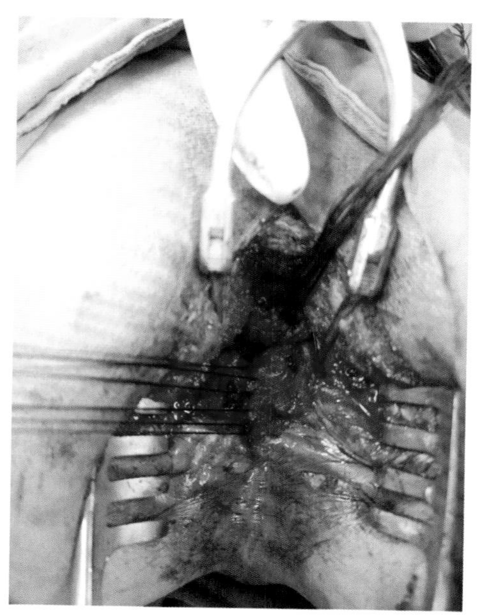

图 16-10　直视下缝合瘘管

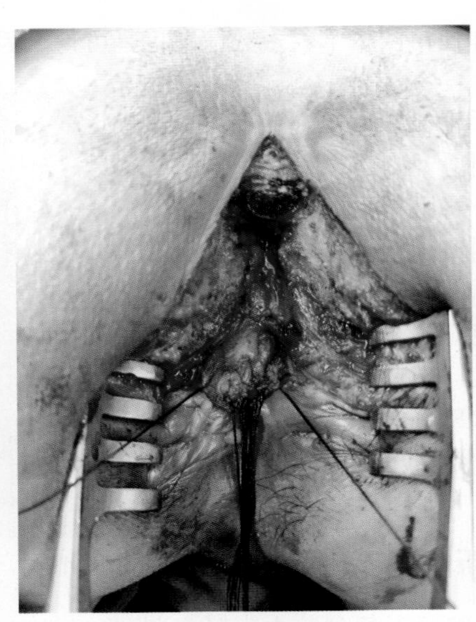

图 16-11　下拖肠管覆盖

五、分期吻合

若患儿存在严重营养不良、小肠结肠炎等情况，造口术为首要选择。若患儿病情好转（营养状况改善或小肠结肠炎缓解等），可行腹腔镜辅助病变肠管拖出术。多次手术患儿，肠管粘连紧密，分离困难不能行病变肠管拖出时，可以考虑永久造口。

大龄（>3 岁）复发性 HD 患儿，术后更容易出现腹腔感染、肛周脓肿和吻合口瘘等，可以采用分期吻合的方式，先将肠管从肛门拖出（图 16-12），7~10 日后再行吻合术（图 16-13），可以避免吻合口感染或瘘的发生。

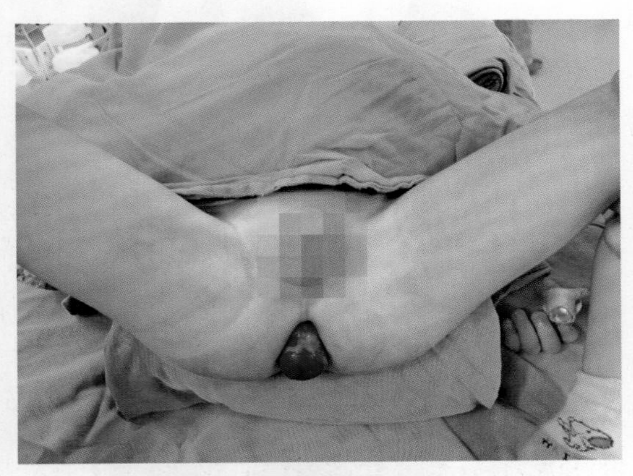

图 16-12　肠管拖出肛门外 5~6cm

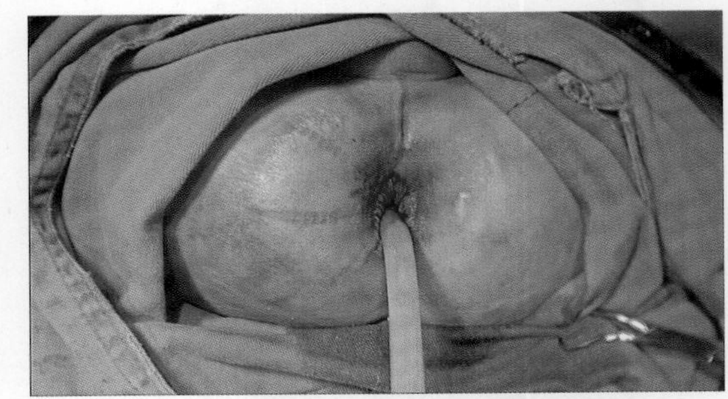

图 16-13　10 日后吻合，放置肛管

综上所述，复发性 HD 病因复杂，手术选择多样。因此，再次手术不仅需要充分地评估病情和准确地判断病情，更需要根据病情灵活选择甚至术中调整手术方式，这是提高再次手术的成功率、减少并发症的关键。

（汤绍涛　周　莹）

第三节　复发性先天性巨结肠症手术处理典型案例

患儿，男，11 岁。因“先天性巨结肠术后 10 年，便秘、腹胀 3 年”入院。

患儿 10 年前因腹胀、便秘于外院就诊，诊断为 HD，经回流灌肠 3 周后行腹腔镜巨结肠 Soave 根治术（切除肠管长度不详），术后间断出现腹胀，扩肛 2 个月后患儿腹胀缓解，排便次数增多。术后约 5 个月患儿出现小肠结肠炎，经扩肛、洗肠缓解。之后患儿间断有 3~4 日不排便情况，用药物或开塞露症状可以减轻。3 年前便秘加重、腹胀明显，4~7 日排便 1 次，排便后腹胀可稍缓解。入院后查体腹部稍胀，肛门指诊吻合口较紧。行钡剂灌肠提示直肠远端狭窄，近端肠管扩张明显（图 16-14）。

直肠黏膜活检提示距离肛门口 3cm 处肠壁黏膜下层未见钙视网膜蛋白阳性染色，即未发现神经节细胞。

诊断：复发性 HD。

因考虑患儿为再次手术，便秘复发时间长，术后吻合口瘘发生率高，综合考虑先行腹腔镜探查并行扩张结肠切除，术中见肠管粘连（图 16-15~ 图 16-17），游离直肠侧壁、后壁，直肠前壁粘连紧密（图 16-18、图 16-19），与输精管分界不清，放弃游离。

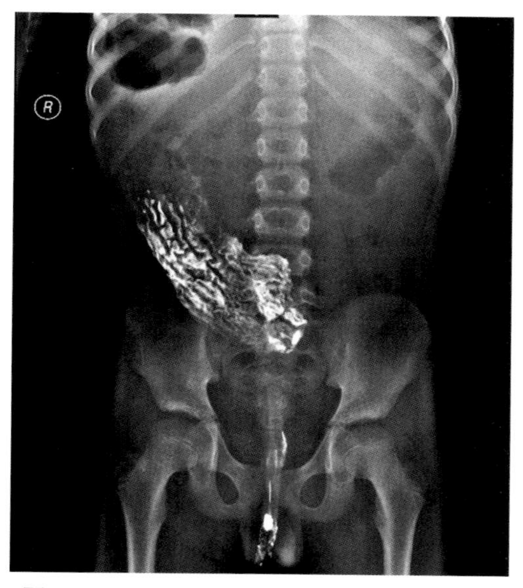

图 16-14　钡剂灌肠示直肠远端狭窄，近端肠管扩张（黏膜相）

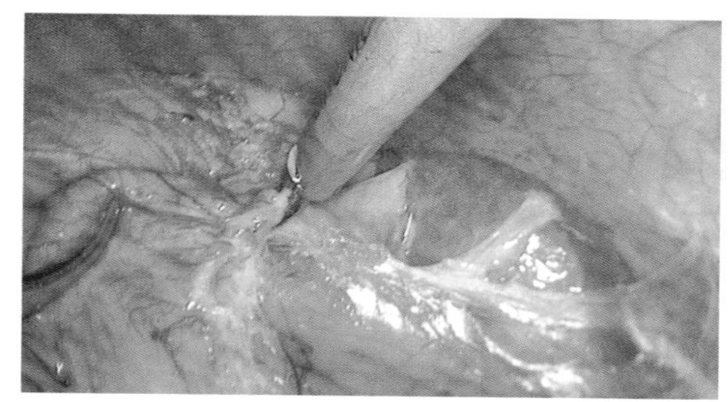

图 16-15　分离肠管脾曲粘连

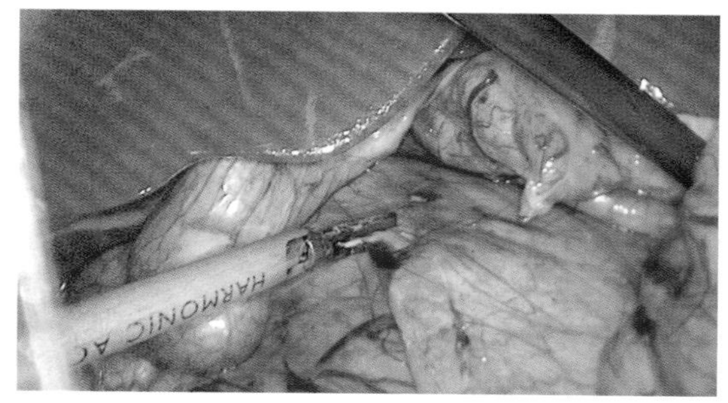

图 16-16　分离肠管肝曲粘连

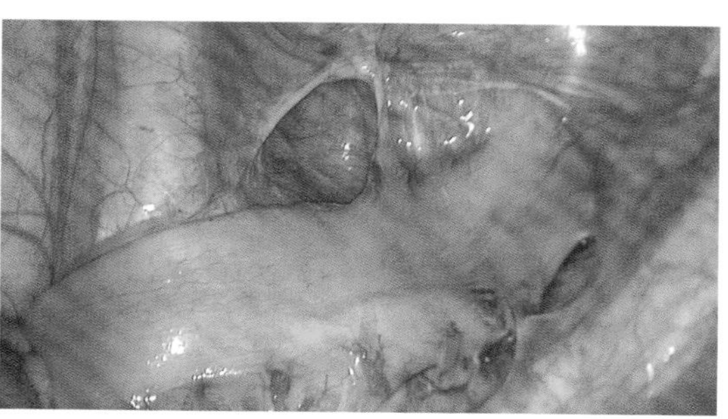

图 16-17　直肠周围粘连

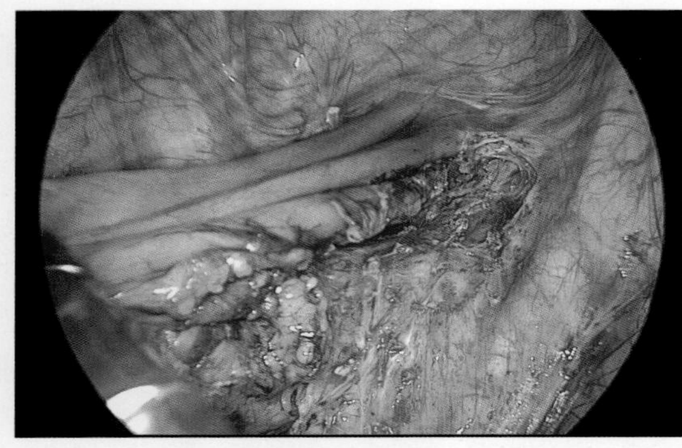

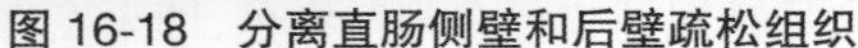

图 16-18　分离直肠侧壁和后壁疏松组织

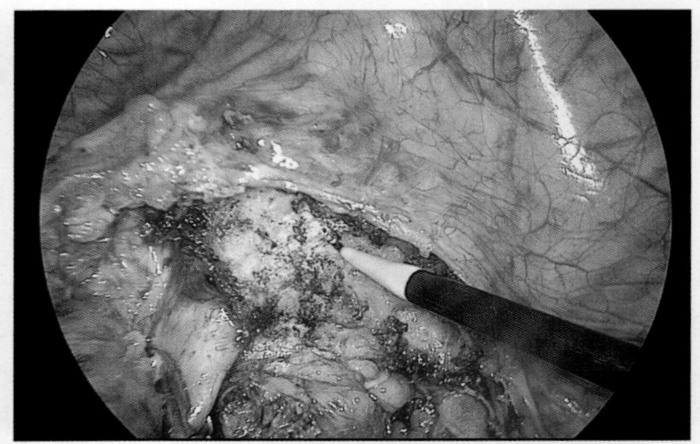

图 16-19　直肠前壁粘连重

继续游离近端肠管约 40cm，行升结肠 Deloyers 翻转后下拖至盆底。经肛门在齿状线上 1cm 切开，剥离直肠黏膜，分离 5mm 后后壁、侧壁见直肠肌层，前壁分界不清，电凝去除黏膜，继续游离至盆腔。将已游离的升结肠从肛门拖出，缝合固定升结肠肠壁浆肌层于肛门切口处，暂不行一期吻合。肛门口外露结肠肠管长约 6cm，2 周后行二期肠管肛门吻合术。

术后，患儿恢复顺利。切除肠管病理检查示结肠肠管扩张，肠壁增厚，纵行切取全段结肠及直肠取材制片，镜下结肠及直肠肌间及黏膜下层均见较多神经丛结构，神经节大，有 14~15 个神经节细胞；两侧手术断端肌间及黏膜下层神经丛内均可见神经节细胞；结肠及直肠呈慢性炎症改变。

综合以上治疗经过及数次病理检查结果，患儿便秘复发可能因多次肠炎导致远端肠管神经节细胞变性、消失，近端肠管合并 IND-B。此次术后 2 周患儿病情稳定并出院，术后随访 1 年，无便秘复发情况，每日大便 1~5 次。

（汤绍涛　周　莹）

推荐阅读资料

[1] 李威汉 . 先天性巨结肠根治术后再次手术的原因分析及处理策略 . 广西 : 广西医科大学 , 2016.

[2] 孙金锁 , 付焕明 , 刘晖 . 先天性巨结肠症术后复发原因探讨 . 中国现代医学杂志 , 2013, 23 (30): 86-88.

[3] 王果 , 冯杰雄 . 小儿腹部外科学 . 2 版 . 北京 : 人民卫生出版社 , 2011.

[4] 王国斌 , 汤绍涛 . 先天性巨结肠症及其同源病 . 武汉 : 华中科技大学出版社 , 2013.

[5] 魏明发 , 吴晓娟 , 易斌 , 等 . 先天性巨结肠多次手术后复发便秘再行改良 Martin 手术的远期效果观察 . 中华医学会第八次全国小儿外科学术会论文集 , 2010.

[6] COE A, AVANSINO J R, KAPUR R P. Distal rectal skip-segment Hirschsprung disease and the potential for false-negative diagnosis. Pediatr Dev Pathol, 2016, 19 (2): 123-131.

[7] COE A, COLLINS M H, LAWAL T, et al. Reoperation for Hirschsprung disease: pathology of the resected problematic distal pull-through. Pediatr Dev Pathol, 2012, 15 (1): 30-38.

[8] DINGEMANN J, PURI P. Isolated hypoganglionosis: systematic review of a rare intestinal innervation defect. Pediatr Surg Int, 2010, 26 (11): 1111-1115.

[9] MULLER CO, ROSSIGNOL G, MONTALVA L, et al. Long-term outcome of laparoscopic Duhamel procedure for extended Hirschsprung's disease. J Laparoendosc Adv Surg Tech A, 2016, 26 (12): 1032-1035.

[10] RALLS M W, FREEMAN J J, RABAH R, et al. Redo pullthrough for Hirschsprung disease: a single surgical group's experience. J Pediatr Surg, 2014, 49 (9): 1394-1399.

[11] RINTALA R J, PAKARINEN M P. Long-term outcomes of Hirschsprung's disease. Semin Pediatr Surg, 2012, 21 (4): 336-343.

[12] SHENG Q, LV Z, XIAO X. Re-operation for Hirschsprung's disease: experience in 24 patients from China. Pediatr

Surg Int, 2012, 28 (5): 501-506.

[13] TEITELBAUM D H, CORAN A G. Reoperative surgery for Hirschsprung's disease. Semin Pediatr Surg, 2003, 12 (2): 124-131.

[14] TRAN VQ, TRUONG DQ, GOYENS P, et al. Rectal suction biopsy with calretinin immunohistochemistry in patients suspected with residual aganglionosis after operation for Hirschsprung disease. J Pediatr Surg, 2017, 52 (10): 1597-1601.

[15] NEUVONEN MI, KYRKLUND K, LINDAHL HG, et al. A population-based, complete follow-up of 146 consecutive patients after transanal mucosectomy for Hirschsprung disease. J Pediatr Surg, 2015, 50 (10): 1653-1658.

[16] PINI-PRATO A, MATTIOLI G, GIUNTA C, et al. Redo surgery in Hirschsprung disease: what did we learn ? Unicentric experience on 70 patients. J Pediatr Surg, 2010, 45 (4): 747-754.

[17] PENA A, ELICEVIK M, LEVITT M A. Reoperations in Hirschsprung disease. J Pediatr Surg, 2007, 42 (6): 1008-1013.

[18] PENG C, CHEN Y, ZHANG T, et al. Redo surgery in Hirschsprung's disease for postoperative distension and constipation. Zhonghua Wei Chang Wai Ke Za Zhi, 2015, 18 (12): 1235-1239.

[19] WESTER T, GRANSTROM A L. Botulinum toxin is efficient to treat obstructive symptoms in children with Hirschsprung disease. Pediatr Surg Int, 2015, 31 (3): 255-259.

第十七章
腹腔镜先天性巨结肠症手术并发症和防治

一、概述

1948 年,Swenson 首次报道了手术切除无神经节细胞肠段治疗先天性巨结肠症(HD),就此拉开了 HD 外科治疗的序幕。最初的手术方式分为 3 步,即先行肠造瘘,随后行开腹肠切除,最后关闭肠造瘘。到 20 世纪 80 年代,由于对 HD 的病理解剖有了更深入的理解,加上技术的进步,HD 一期根治术逐渐成为主流,大大减少了患儿及家属的痛苦。20 世纪 90 年代初,Georgeson 等介绍了一种经肛门联合腹腔镜切除病变肠管的微创手术方式——腹腔镜辅助 Soave 拖出术,给 HD 的外科治疗带来了新的里程碑式的进步。近年来,腹腔镜辅助 Soave 拖出术已成为治疗该病的标准术式。进入 21 世纪,da Vinci 手术机器人的出现进一步将微创化、精细化的手术理念推向了另一个高度,高清的三维成像系统、抖动过滤程序及多维度的仿生机械手使得原本在传统腹腔镜下难以完成的操作得以实现,实现了技术上的又一次提升。

纵观 HD 手术发展历史,外科医生的主要目的一方面是获得最佳的手术效果,另一方面则是尽量减少手术对患儿的创伤,在取得良好排便功能的同时获得更好的美容效果,并最大限度减少术中及术后并发症。然而,尽管对 HD 的手术及围手术期管理进行了不断优化,但其相关并发症并不鲜见。

一组纳入 6 785 例患儿的研究报道,术后早期吻合口瘘占 7.2%,吻合口狭窄占 15.2%,伤口感染占 11.2%,直肠回缩占 2.2%,肠梗阻占 11.2%。晚期并发症排便障碍占 3.6%,直肠盲袋占 3.35%,便秘复发占 9.4%,污便占 21.25%,肠炎占 7.3%,复性巨结肠占 8.6%,排尿异常占 9.7%,内括约肌痉挛占 11.9%,吻合口狭窄占 11.2%,死亡占 2.2%。当然,上述并发症的发生率与不同的手术方式亦有密切联系。一项荟萃分析比较了开腹手术与腹腔镜手术术后不同并发症的发生率,共纳入 18 篇文献 1 412 例患儿。结果显示,开腹手术术后便秘的发生率为 21%,明显高于腹腔镜手术(10%)。对于术后出现污便/大便失禁,开腹手术的发生率也明显高于腹腔镜手术,分别为 33% 和 25%。但在小肠结肠炎和吻合口狭窄等方面,二者并无差别。

某些并发症如术中出血、周围组织器官损伤等可以通过提高手术技能、升级手术器械等手段予以减少或避免;但有些并发症,如 TACE,至今仍是 HD 患儿死亡的最主要原因,无论术前还是术后均可发生,并且与手术方式无关。其发病机制目前有诸多假说但并不十分明确,需提早发现、尽快处理才能挽救患儿生命。HD 根治术无论在过去和现在,仍然存在诸多并发症,小儿外科医生应特别重视对其进行预防和处理。

二、腹腔镜技术相关并发症

小儿腹腔镜技术相关并发症的发生率为 1%~3%,主要与术者的腹腔镜操作熟练程度及开腹手术经验有关。与穿刺有关的并发症有腹膜外漏气、血管损伤、内脏损伤及切口感染等。

(一) 出血

术中应仔细操作，第 1 个 Trocar 采用开腹式放置并缝合固定，其他 Trocar 在腹腔镜监视下放置，尽量避免并发症的发生。放置 Trocar 时一般需要在腹壁做约 0.5cm 小切口，可能会有少量出血，一般行压迫处理即可。少数情况下可能损伤腹壁下动脉，引起较大出血。因此建议首先经脐置入腹腔镜，在腹腔镜监视下双侧腹壁下动脉可清晰显示，然后安全置入 Trocar。

(二) 放置 Trocar 相关损伤

小儿腹盆腔相比成人较浅，如用力不当和角度掌握不当，容易造成腹腔内脏器损伤。最常见的是内芯刺破肠管，初学者容易发生。建议穿刺时 Trocar 与腹壁垂直并旋转(20% 压力，80% 旋转)，控制进入腹腔的深度，刺破腹膜后改变角度，指向无器官区域，顺利置入(图 17-1、图 17-2)。另外，术前肠道准备也很重要，肠管明显胀气时腹腔内操作空间小，容易损伤，遇此情况可于术前用肛管排气，这样也便于后续的腹腔镜下游离及操作。此外，还应注意在下腹部放置 Trocar 时注意勿损伤双侧髂血管，上腹部放置 Trocar 时勿损伤膈肌。总之，一定要在腹腔镜监视下操作，避免盲穿，并注意体会用力，有效避免不必要的损伤。

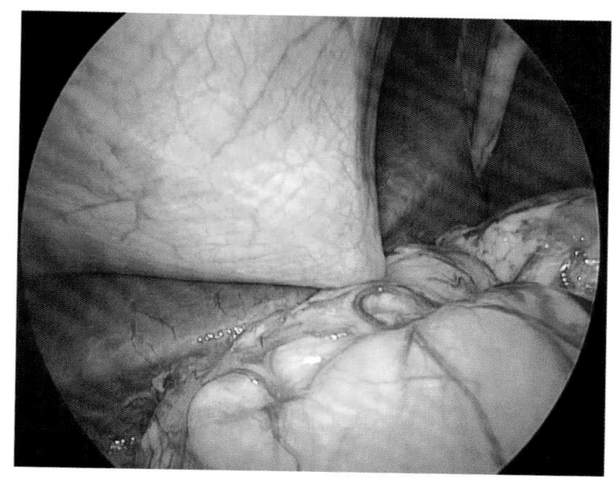

图 17-1　Trocar 垂直刺穿腹膜

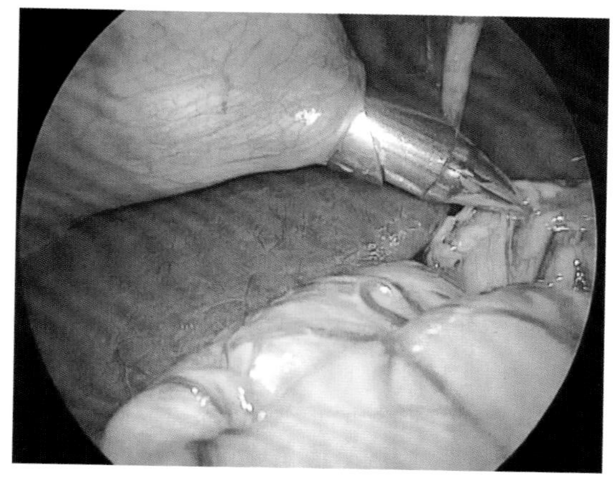

图 17-2　改变 Trocar 方向

(三) 外科器械的热电效应致脏器损伤

新生儿脏器稚嫩，各种器械放入及操作要在监视下进行，电凝、电切功率要在 20W 以下，必要时将塑料 Trocar 推进仅露出器械尖端放电，避免副损伤。

(四) 与 CO_2 气腹相关的并发症

与 CO_2 气腹相关的并发症主要有高碳酸血症、呼吸循环功能改变、低体温等。充气后 CO_2 被腹膜大量吸收并影响膈肌运动导致高碳酸血症和潮气量减少，在新生儿增加充气压到 10mmHg 将影响潮气量 30%，交感神经反射刺激可引起心律不齐如窦性心动过缓、房室分离和结性心律等并发症。因此，充气压力应控制在 7mmHg 以下，术中应严密监测呼吸、循环参数，采用浅全身麻醉、气管插管和硬膜外麻醉可获得较好腹肌松弛的效果；高流量给氧以减轻气腹对通气的抑制，尽量避免使用肌松药带来的术后拔管时间延迟，一旦发生较严重的高碳酸血症和呼吸、循环不稳定，应暂停手术，释放腹内气体，待患儿情况平稳后再继续充气手术。为防止新生儿术中低体温，可使用手术辐射台或可加温气腹机。另外，还要维持术中水和电解质平衡，保证新生儿腹腔镜手术安全实施。

(五) 术后切口疝

腹腔镜术后切口疝的发生率与套管缺损的大小有关，缺损越大发生率越高，脐周套管口发生疝的概率较其他部位高，直径为 5mm 或以上的穿刺孔均需缝合。笔者曾碰到 1 例机器人辅助手术在术后 2

个月出现肠梗阻症状的患儿，后经手术证实为肠管腹壁疝，疝出部位为放置内镜镜头及 da Vinci 机器人 Trocar 的位置。分析原因，由于放置上述 Trocar 的孔相对腹腔镜较大（分别为 12mm、8mm），关闭时缝合欠严密，导致出现上述并发症。因此，关腹时均需严密缝合腹膜。

三、腹腔镜先天性巨结肠症术中相关并发症

（一）出血

术中的出血风险与病变肠管的长度有一定关系，长段型 HD 需要切除的病变范围较为广泛，涉及的系膜及韧带血管多，术中创面大，创面止血不彻底或电凝结痂脱落引起出血，影响手术视野。部分患儿由于反复发作小肠结肠炎，腹腔内炎症导致粘连较重，组织脆嫩，术中游离时格外困难，容易损伤。另外，由于腹腔镜下手术视野暴露的需要，助手需牵拉结肠或小肠，从而易损伤肠壁或血管。因此，在术中术者及助手牵拉肠壁要轻柔，系膜血管较粗时应在两侧"防洪堤"式双重凝固，再切断。大血管需要行血管夹闭。

（二）输尿管损伤

输尿管靠近术野，术中应仔细辨认（图 17-3）。游离直肠后间隙时两侧输尿管很近，尤其左侧输尿管，新生儿更要小心。游离乙状结肠侧腹膜时应紧靠肠壁，如果出现损伤可在腔镜下直接吻合或中转开腹吻合。机器人手术时代，输尿管和精索等结构放大显示更清楚，手术损伤的机会少。

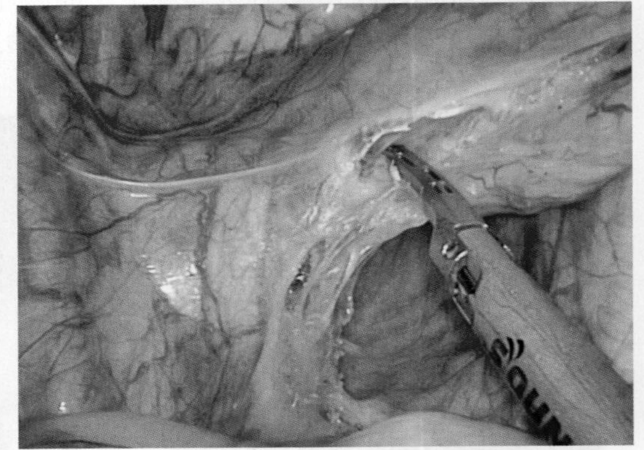

图 17-3 辨认输尿管

（三）肠管扭转

巨结肠拖出行结肠或小肠肛管吻合重建消化道是手术的重要步骤，在此过程中，保证肠管、系膜无扭转至关重要（图 17-4）。良好的"新直肠"位置有利于维持较好的血供。肠管成角或扭转轻者（图 17-5），可引起吻合口上端神经节细胞变性坏死继发巨结肠或同源病、便秘复发；肠管成角或扭转重者，则导致远端肠管缺血坏死、手术失败。一组纳入 218 例经肛门 Soave 手术治疗 HD 患儿的回顾性分析显示，术中有 2 例拖下结肠发生了 270° 扭转，随后重新进行了吻合。因此，在行拖下肠管与齿状线上直肠黏膜切缘两层间断缝合前，应再次经腹腔镜查看其位置，确认无扭转且张力适中后进行。

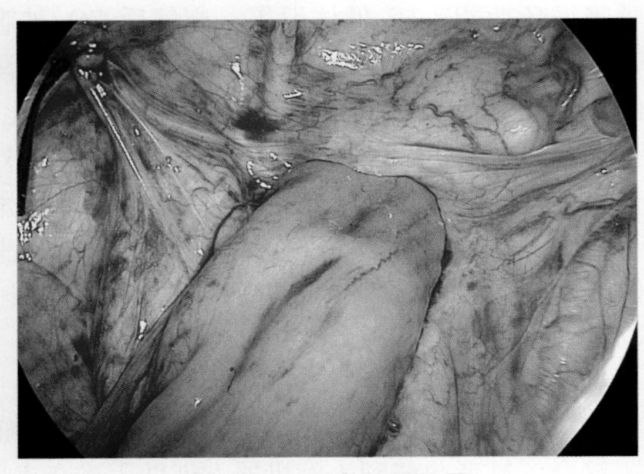

图 17-4 正常结肠位置

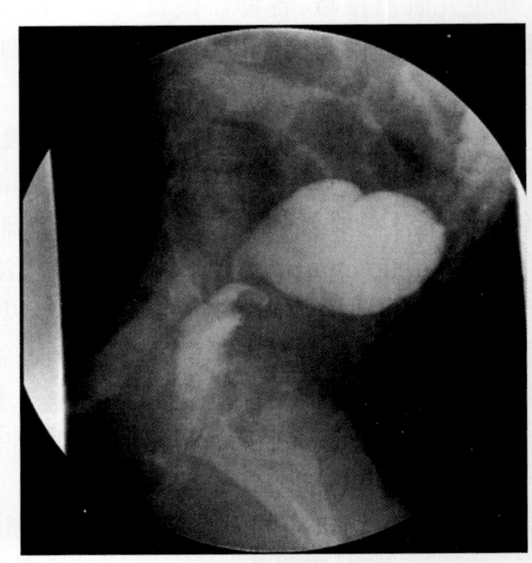

图 17-5 肠管扭转

（四）腹腔内污染

由于传统 Duhamel 拖出术存在盲袋综合征，人们对其进行了改良，比较常见的改良手术方式如腹腔镜下结肠 - 直肠 “Z” 形吻合。该术式需要在腹腔内离断结肠并将残端经肛门拖出（图 17-6）。由于离断结肠及 “Z” 形吻合均在腹腔内完成（图 17-7），所以易导致肠内容物流出至腹盆腔，造成不同程度盆腔污染。对于此类术式，应加强术前清洁灌肠。有学者建议在施行手术前再进行 1 次清洁灌肠可以减少术中污染，并在吻合完毕后行腹腔内冲洗。Takeshi Aoba 等报道了 26 例 “Z” 形吻合患儿的手术经验，其对所有患儿在术中进行生理盐水灌肠，术后患儿均未发生感染。但由于病例数较少，并且污染不可避免，仍应引起重视。

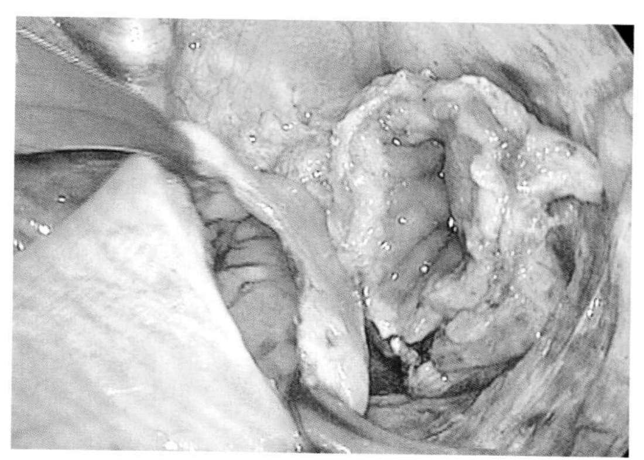
图 17-6 腹腔内离断结肠

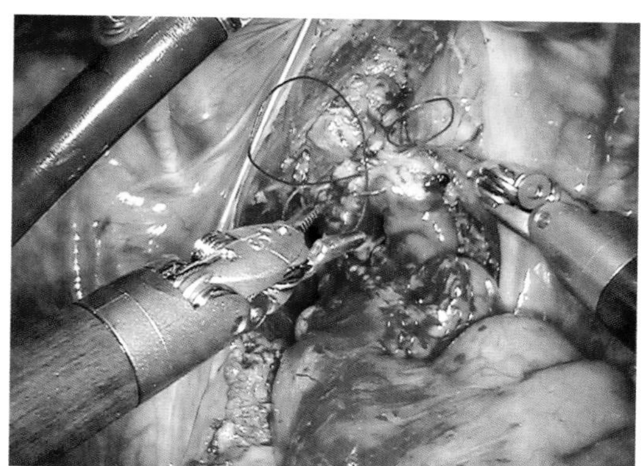
图 17-7 “Z”形吻合

（五）中转开腹

目前腹腔镜辅助经肛门巨结肠拖出术已在各大医院广泛开展，中转开腹的比例各不相同，与术者的手术经验、施行的手术方式、患儿自身条件、疾病的病理分型、术前肠道准备等密切相关。一项腹腔镜辅助下经肛门短肌鞘吻合术治疗的研究共纳入 218 例患儿，其中因腹胀肠管游离困难中转开腹手术 2 例，占总病例数的约 1%。均发生在早期腹腔镜手术阶段。该 2 例患儿扩张段肠管积气、积液明显、腹腔内操作空间小、结肠系膜显示不清，故中转开腹。之后对这类患儿常规在腹腔镜监视下放置肛管排气（图 17-8），此后未出现中转病例。

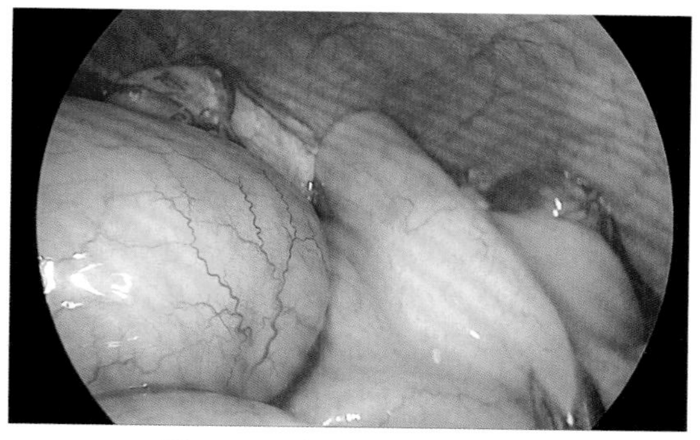
图 17-8 腹腔镜下放置肛管

（六）死亡

随着围手术期管理及麻醉水平的提高，目前术中死亡的病例已比较罕见。但施行各类根治术需严格把握手术指征。对于全结肠型 HD 腹胀明显、一般情况差或发生重度 HAEC 的患儿，应视情况施行一期肠造口术，尽量缩短手术时间；后期再行根治术，以免术中患儿不能耐受而死亡。

四、腹腔镜先天性巨结肠症术后近期常见并发症

（一）切口感染

开腹手术由于切口大，切口感染率 7.4%~17.6%。目前腹腔镜均采用小切口，切口感染率已下降至 1% 以下。引起感染的主要原因是腹腔内切除巨大肠管，肠内容物漏出，导致切口污染。此外，某些

长期便秘患儿肠内容物大量贮积，形成巨大粪石，术前灌肠无法完全消除，需要在术中取出，从而造成污染。

减少切口感染的主要方法是加强术前肠道准备：术前必须经过 1~2 周巨结肠清洁灌洗，完全清除积粪及积气；术前调整饮食，以深度水解的营养素为主，减少大便残渣；对于大龄儿童，可于术前口服不经肠道吸收或吸收较少的抗生素，如甲硝唑等，也可行甲硝唑保留灌肠。术中注意保护切口，尽量避免在腹腔内离断、吻合肠管，若为术式需要，则需加强术前肠道准备及术中冲洗，并注意术后引流。

（二）肛周皮炎

肛周皮炎又称肛周糜烂，是术后早期最常见的并发症，主要发生在出生 3 个月以下小婴儿和行结肠切除过多的患儿。考虑为术后早期肛门控制能力和新直肠贮粪功能差导致排粪次数多所致，并且与饮食（特别是乳糖）有一定关系。虽然隔离霜、止泻药有一定效果，但笔者认为保持肛门周围的干净与干燥更为重要。电吹风干燥效果好，简单实用，患儿症状一般 2~4 周可以好转。随着术后肛门及新直肠功能的改善，排粪次数减少，症状在术后 3 个月可基本消失。出生 3 个月以上行手术治疗的患儿肛周皮炎的发生率较低，约为 6%。

（三）吻合口瘘

吻合口瘘发生率占 3.4%~13.3%，腹腔镜手术后的发生率有所降低，是根治术早期最严重的并发症，往往造成盆腔脓肿、腹膜炎，甚至危及生命。其原因较多，具体如下。

1. 结肠末端供血不良 可导致术后缺血、坏死，吻合口裂开。因此在下拖肠管前必须确认末段肠管血供良好。下拖过程中系膜不可旋转、扭曲或牵拉过紧，以免损伤供应血管。吻合时一旦发现肠管血供不良，则必须切除该肠管，直至血供良好处方可吻合。

2. 盆腔感染 凡是在盆腔内施行吻合的术式均有发生盆腔感染的风险，若累及吻合口，必然造成吻合口瘘。对于放置引流管的患儿，应密切观察引流物的性状、引流量及体温等，若发现异常，尽早采取有效措施。

3. 肌鞘内感染 黏膜剥离不全或止血不彻底以致肌鞘内积血、积液继发感染，引起吻合口瘘，目前发生率较低。

4. 吻合口肠壁间夹杂系膜组织 在腹腔游离结肠时，吻合口肠段附近有大量系膜组织，必须予以分离结扎，使肠壁浆肌层裸露，以利于愈合。直肠盆腔段钝性分离时，往往将直肠周围脂肪组织一并分离，如不清除脂肪组织，则结肠 - 直肠吻合后两侧肌层无法紧贴愈合，造成愈合不良而产生吻合口瘘。

5. 缝合不当 Duhamel 拖出术须将升结肠拖下与原直肠后壁端侧吻合，再将 Endo-GIA 切缝器两肢分别放入原直肠和新直肠，切开两段肠管间隔并行侧侧吻合。有时在缝合处漏针或遗留间隙，或切缝时选用钉仓型号不当导致钉仓脱落，术后可因粪液渗入而产生直肠周围感染，影响吻合口愈合。一般根据不同的组织厚度 Endo-GIA 切缝器有不同颜色的钉仓，绿色钉仓高度 4.8mm，适合于较厚组织，蓝色钉仓高度 3.5mm，灰色钉仓高度 2.5mm，白色钉仓高度 2.0mm，应根据患儿年龄选择合适的钉仓。

发现吻合口瘘后，如果尚未扩散至腹腔，并且引流通畅，患儿一般情况良好，可暂行引流、禁食、抗感染等保守治疗；如果扩散到盆腔或腹腔，估计上述措施不能控制者，应及时进行肠造瘘。否则不但感染发展危及患儿生命，而且往往在盆腔、肛周形成多个脓肿、窦道及无效腔，拖下的肠管因黏膜再生形成夹层，分泌物引流不畅，反复感染形成瘢痕增生，增加再次手术的难度。笔者曾分别在术后第 5 日和第 7 日发现 3 例吻合口瘘并发症患儿。1 例患儿行横结肠造瘘，2 个半月后治愈；另 2 例患儿放置腹腔引流管，引流通畅，同时留置肛管，经肠外营养、抗感染等治疗，分别于术后 28 日和 40 日治愈。吻合口瘘一般发生于术后约 1 周，在此阶段需密切观察患儿腹部体征、引流物情况、体温等，及早发现并及时处理，根据引流的情况采取保守治疗或行肠造瘘。最近有文献报道，术后 1 周内发生吻合口瘘，采取经肛门修补加引流，可缩短治愈时间，免除肠造瘘。

（四）术后肠梗阻

根治术后肠梗阻发生率为9.6%~17%。引起肠梗阻的原因多为术后粘连，少数为肠套叠。肠管大量切除后，腹膜创面暴露，易引起粘连，关腹时应将其腹膜化，并可根据情况于腹腔内注射或放置适量防粘连制剂，如几丁糖、粘克等。肠系膜根部缺损应仔细封闭，以防形成内疝。整理检查肠管应注意有无憩室、扭转等。当结肠大量切除时应注意肠系膜勿旋转扭曲。早期出现症状者应给予保守治疗，采取胃肠减压、禁食、肠外营养支持等，多数可以达到缓解症状并治愈的目的，需剖腹探查者极少，如保守治疗无效则应及时手术。

（五）污便、大便失禁

HD术后早期污便、大便失禁发生率高达30%~40%。患儿排稀便时常有少量粪便污染内裤，尤其是夜晚熟睡时，粪汁溢出污染内裤或被褥。轻者偶有发生，重者每晚出现，严重时可出现大便失禁，失去排便控制能力。污便多在半年后好转，约1年痊愈。晚期仍有污便者占20.5%，大便失禁占10%。引起这一并发症的原因主要是肛门括约肌和齿状线损伤。肛门内括约肌切除1/2或更多容易引起污便，相反，肛门内括约肌保留过多又可出现内括约肌痉挛导致便秘复发。究竟切除多少为恰当，目前尚无统一标准。一般认为，切除1/3~1/2肛门内括约肌可保留良好的排便功能。切口距离齿状线太近，易损伤排便感觉功能，导致污便发生。

（六）吻合口狭窄

吻合时应切开直肠肌鞘后壁，拖出结肠肠管张力不可过大。一般情况下，行Duhamel拖出术吻合者，由于吻合口宽大，术后需长期扩肛的概率较小。而行Soave手术吻合者，建议术后扩肛约3个月，并且在随访过程中根据肛门指诊的结果指导其是否需要继续扩肛，或改变扩肛频率及扩肛棒的型号。如果保留长肌鞘，注意不要有翻转。

五、腹腔镜先天性巨结肠症术后远期常见并发症

（一）便秘复发

便秘复发主要是由于切除病变肠管不够，遗留移行区或无神经节细胞肠段，术前根据钡灌肠确定移行段并不确切，应常规术中活检明确病变部位。根治术后约10%的患儿发生便秘，其原因如下。

1. 狭窄段切除不足 主要指术后遗留部分无神经节细胞病变肠段或肠神经节细胞发育不良的移行肠段。2011年，一项荟萃分析对1985—2011年有关HD术后残留无神经节细胞肠段的29篇文献进行分析，发现在555例再手术病例中，337例（60.7%）为术后残留无神经节细胞段或移行段。国内一组报道纳入HD术后便秘再手术患儿37例，其中因病变肠管切除不足14例，合并肠神经发育不良6例，盲袋综合征5例，其他原因12例。一般认为经典手术如Swenson手术、Duhamel拖出术、Rehbein手术和Soave手术等，术后并发症主要以各种瘘、吻合口狭窄和盲袋综合征为主。开展腹腔镜辅助经肛门一期拖出HD根治术后，吻合口瘘等并发症明显减少，但是残留无神经节细胞症等并发症增加，病变肠段切除不足必然导致便秘复发。

2. 远端肠管或肌鞘保留过多 首次手术过程中，如果远端肠管游离不充分，特别是直肠段切除不够，可能遗留较长的直肠狭窄段。经肛门拖出手术时，保留过长的直肠肌鞘，或对狭窄的直肠肌鞘未做切开处理，形成狭而长的拖出通道，或经肛门拖出术后肌鞘间隙感染，使拖出通道发生挛缩性狭窄等。上述情况均可引起术后便秘复发。美国辛辛那提儿童医院报道Soave手术后，部分病例出现便秘等出口梗阻症状，该医院2008—2012年Soave手术后肠梗阻患儿再次手术36例，其中17例（47.2%）显示Soave经肛门拖出通道呈“袖口征（soave cuff）”，其中大部分病例直肠指诊可触到狭窄“袖口”，影像学检查显示袖口样狭窄或骶前凸出影像。通过再手术切除“袖口”可有效缓解症状。

3. 近端扩大肠管切除不足 患儿病程越久，近端结肠继发性扩张越明显，肠壁神经节细胞越容易出现空泡变性甚至功能丧失。所以手术时宜完全切除病变肠段，保证拖下肠管功能正常。如果切除不

足，必然导致症状复发，再次手术由于腹腔粘连导致的损伤及并发症也更多。少数病例术中拖下肠管病理检查正常，但在术后一段时间症状复发，再次活检时发现神经节细胞缺乏或消失，称为获得性巨结肠。其原因可能与拖下的肠管缺血有关，也可能由于感染、肠道毒素等刺激引起肠神经元继发变性坏死所致，因此术中必须保证拖下肠管有良好的位置及血供。

4. 吻合口并发症 Khope 等报道 HD 再次拖出术中，30%~50% 的患儿是因吻合口狭窄导致的持续性肠梗阻症状。在一项对 19 例 HD 再手术临床资料的研究中，发现吻合口狭窄 5 例，残留无神经节细胞症 5 例。发生吻合口狭窄的主要原因是拖出结肠与肛管张力性吻合，发生吻合口裂开，形成吻合口瘘或瘢痕挛缩。也有报道发现如吻合口存在张力，可能导致局部缺血缺氧引起肠管神经节细胞继发缺血性变性和损伤。West 等报道 5 例获得性无神经节细胞症的患儿，认为可能因首次手术时近端结肠血管损伤或过度牵拉致暂时性缺血。也有学者通过动物实验建立结肠吻合口张力性缺血模型，发现远期虽然不能产生无神经节细胞肠段，但可引起神经节细胞数量减少。因肠壁神经组织对缺氧非常敏感，一旦受累即不可能恢复，以致发生变性萎缩而使便秘症状复发。故手术时应充分游离肠管，保证吻合肠管的血运，避免血管牵拉、压迫、扭转，如切除肠管过多，更应充分游离或逆时针旋转向下与远端吻合，避免张力吻合。

5. 肠炎反复发作 患儿术后小肠结肠炎反复发作，经久不愈，大量细菌毒素吸收，肠壁神经节细胞变性退化，失去蠕动功能。梗阻和肠炎互为因果，导致便秘复发。必须强调应对肠炎及时诊断，给予有效治疗，防止症状复发。

6. 先天性巨结肠症合并肠神经元发育异常 由于肠神经元发育异常尚无统一诊断标准，HD 合并肠神经元发育异常统计结果变化范围很大。这是因为小儿肠壁神经组织和神经节细胞发育是一个逐渐成熟的过程，2 岁前正常肠神经元呈中等成熟状态，约 4 岁才完全成熟，因此，对 1 岁以内患儿很难作出神经节细胞未成熟的病理诊断。同时，神经节细胞在肛门内括约肌处生理性减少，也可出现在 HD 的移行带或作为先天性巨结肠同源病的一个亚型。Schuhen 报道约 40% 的 HD 合并有肠神经元发育不良 B（IND-B），而 1/3 的 HD 患儿术后便秘复发与合并 IND-B 有关。Holsehneuder 等估计临床上表现为 HD 的患儿中仅约 50% 的病例为神经节细胞完全缺失的典型 HD，其余病例可能为不同类型、程度的肠壁神经组织发育异常或其他原因所致。

IND-B 病理组织学检查无统一判定标准；可独立或与 HD 合并存在，临床表现酷似 HD，钡剂灌肠检查缺乏特异性，直肠肛管抑制反射消失或不典型。我国有学者对 217 例临床诊断为 HD 患儿做病理切片重新进行病理学分析，结果显示 217 例临床诊断为 HD 的病例中，典型 HD 仅占 41.74%，临床上表现为 HD 的患儿中 58.53% 为 IND-B。目前形成共识的是肠神经元发育异常是 HD 术后便秘复发的重要原因之一。

7. 合并其他神经系统病变 文献报道，HD 合并唐氏综合征、神经性耳聋及中枢神经病变者，治疗效果不佳，虽手术切除病变肠管，但仍易出现便秘复发症状。

（二）先天性巨结肠相关小肠结肠炎

先天性巨结肠相关小肠结肠炎（Hirschsprung-associated enterocolitis，HAEC）是 HD 最常见和最严重的并发症，文献报道发病率为 14%~40%，病死率可达 30%。患儿全身症状可突然恶化，出现严重腹胀、呕吐及暴发性腹泻。由于腹泻及扩张肠管内大量肠液积存，可产生脱水、酸中毒、高热、脉搏细速、血压下降，若不及时治疗，可导致患儿死亡。临床研究及动物实验证实，HAEC 可发生于从出生到成年的任何阶段，术前、术后均可以发生。目前尚无针对 HAEC 的特异性治疗，基本的治疗方案包括静脉滴注抗生素、结肠灌洗及肠外营养支持等。

1. HAEC 相关病理生理机制 肠道淋巴组织是全身最大的淋巴器官，可保护机体免受各种有害抗原侵袭，包括食物抗原、肠道菌群及其毒素。过去曾认为 HD 病变肠段组织病理学改变是并发 HAEC 的主要原因，并认为肠梗阻是其始动因素。该观点提出由近端结肠扩张和粪便潴留导致的黏膜缺血和细菌入侵最终导致 HAEC，且 HAEC 只发生在扩张的有神经节细胞肠段。然而在行结肠造口粪便分流术后，部分病例原病变肠管仍有顽固性炎症反应，因此以上观点并不能完全解释 HAEC 的发生机制。又有学者提出了肠道感染学说，认为感染源包括细菌、真菌或病毒等病原体。Parsons 等发现 HAEC 患儿血液中艰难梭菌毒素明显增加，特别在新生儿中。国内也有相关文献，21 例并发 HAEC 的 HD 患儿中，铜绿假单胞菌感染占 14.3%，鼠沙门菌感染占 38.1%，杂菌感染占 19%。虽然越来越多的证据表明 HAEC 与肠道感染相关，但相关的研究结论并不一致。

肠道动力学异常及肠黏膜屏障功能损害等因素亦被认为与 HAEC 有很大相关性。笔者认为，术后 HAEC 是肠梗阻和肠黏膜抵抗力降低的共同结果，解除梗阻的同时促进黏膜屏障功能的修复是减少 HAEC 发生并改善预后的重要途径。

2. 肠道微生态改变在 HAEC 发病中的作用 随着新一代高通量基因测序技术的开发，肠道微生物组学得到了极大的发展。利用宏基因组学技术，使得全面和精确分析 HAEC 患儿肠道菌群成为可能。随着研究的深入，目前肠道微生态改变在 HAEC 中的作用也越来越受到重视。

临床随访发现，尽管手术切除了 HD 病变肠段，但 HAEC 的发病率仍然高达 40%。一项研究对肠道菌群与 HAEC 的关系进行了较为深入的探索。研究人员在手术的同时提取 2~12 月龄 HAEC 和 HD 患儿的肠道内容物标本，应用高通量测序技术比较其肠道菌群的组成发现，2 组患儿肠道菌群存在明显差异。结果提示，有无神经节细胞并不是影响 HAEC 发病的主要决定因素，而有无特定菌群的定植则可能是 HAEC 发生和发展的重要原因。同时，肠道菌群分布也与患儿的年龄有关，不同年龄阶段的患儿肠道菌群存在明显差异。因此，明确 HAEC 患儿肠道菌群的特异性及其随年龄、病程进展变化的规律，并寻找优化肠道菌群的干预措施，将对揭示 HAEC 的发病机制，以及寻找有效的防治方法起到关键作用。

越来越多的证据表明，肠道微生态改变是 HAEC 发生发展的独立危险因素，与是否手术并无直接联系。War 等首次应用 16s rRNA 焦磷酸测序技术对 HAEC 小鼠模型的肠道菌群进行分析。研究者采用内皮素受体 *B* 基因敲除小鼠建立了肠道无神经节细胞模型。然后在不同的时间点采集小鼠结肠粪便标本进行分析并与野生型小鼠进行比较。结果表明，随着年龄的增加，野生型小鼠与基因敲除小鼠的肠道菌群种类均逐渐增加，而基因敲除小鼠肠道菌群的增加幅度更大。在菌群种属方面，基因敲除组以拟杆菌门为主，而硬壁菌门则相对较少。以上结果表明肠道神经节细胞的发育对肠道菌群的组成有重要的影响。Pierre 等通过类似的研究进一步证实了这一观点。与内皮素受体 *B* 基因敲除小鼠相比，杂合子小鼠肠道菌群以硬壁菌门为主，而拟杆菌门和变形菌门则相对较少。进一步研究发现，基因敲除小鼠回肠分泌磷酸酯酶 A_2 的量减少且活性降低，而磷酸酯酶 A_2 是肠隐窝潘氏细胞分泌的重要抗菌活性物质。以上动物实验研究显示，HD 的病理生理改变并不仅仅局限于肠道神经节细胞的缺乏，与之相关的肠黏膜免疫功能的缺陷及肠道菌群的改变在其病理生理过程中亦扮演了重要的角色。

De Filippo 等收集了 1 例 3 岁 HD 患儿分别在 HAEC 发作期及缓解期的 15 份结肠粪便标本，然后通过扩增核糖体 DNA 限制性分析技术对这些标本进行了研究。结果表明，HAEC 发作期粪便内的菌群组成与缓解期明显不同。Yan 等收集了 4 例患儿不同节段的肠标本(2 例单纯 HD，2 例合并 HAEC)，并对其菌群组成进行了比较。结果发现，拟杆菌门在单纯 HD 中的比例最高；而在合并 HAEC 的标本中，硬壁菌门则为优势菌群。硬壁菌门和拟杆菌门之间的比例改变与 HAEC 之间的关系进一步证实了前述动物实验的结论和假设，即该比值的增加与 HAEC 的发生有正相关性。同时，优势菌群的改变减少了内源性胰高血糖素样肽 -2(GLP-2)的分泌，而这种肽类物质能增加肠道内皮之间连接的紧密性，从而减少内毒素吸收入血液。

另一项研究纳入了 19 例患儿，其中 9 例有 HAEC 病史。随后通过粪便中提取的总 DNA 对细菌及真菌菌种进行了分析。尽管细菌种属组成在 2 组患儿中存在差异，但此差异并无统计学意义。HAEC 组假丝酵母菌明显增加，而马拉色氏霉菌属则显著减少。该研究表明假丝酵母菌在 HAEC 的发病中可能起到了某种作用，其增加可能是 HAEC 治疗的结果，也可能是 HAEC 的发病因素，目前两者因果关系尚不明确。

需要强调的是，对于粪便标本的分析或许并不能完全揭示病变肠道的菌群分布，因此还需要进一步深入研究。另外，虽然目前已高度怀疑某些菌群可能与 HAEC 的发病相关，但进一步的分离、纯化及转染实验尚待开展。

越来越多的证据表明肠道菌群的改变可能通过影响肠道的免疫功能，从而增加 HD 患儿并发 HAEC 的易感性。但对于出现菌群改变的原因，目前尚不清楚。有研究表明，肠道动力改变可能是影响其菌群分布的重要因素。

3. 益生菌在治疗 HAEC 中的应用 益生菌是定植于肠道内的非致病菌，如乳酸杆菌、酪酸梭菌、双歧杆菌等。正常情况下，这些定植菌的生长不但可以抑制致病菌的黏附、生长，同时还可以帮助分解肠道中的益生素（如乳果糖、低聚果糖等），为肠黏膜上皮细胞提供营养、激活肠道免疫系统等。许多文献已经证明，补充益生菌既有一定程度的营养价值，还可抑制肠道致病菌繁殖、增强机体免疫力、促进肠黏膜屏障的修复。

最近一项前瞻性多中心随机对照临床试验对益生菌预防 HAEC 的作用进行了研究。该研究将纳入的患儿随机分为治疗组和空白对照组。治疗组连续 4 周每日给予口服益生菌治疗。在随访的 3 个月内，研究者对 HAEC 的发病率及严重程度进行了分析。观察指标包括 T 淋巴细胞亚型及 TNF-α、IFN-γ、IL-6 和 IL-10 等炎症因子。结果表明，与空白对照组相比，治疗组 HAEC 的发病率及严重程度均明显降低，TNF-α、IFN-γ 及 IL-6 等促炎因子在血液中浓度明显降低，而抗炎因子 IL-10 则显著增加。该研究表明，益生菌能显著降低 HAEC 的发病率，其机制与相关炎症因子的改变有关。

然而，以上结论并未在另一项研究中得到证实。由美国密歇根大学附属莫特儿童医院牵头的前瞻性随机、双盲、多中心、安慰剂对照临床试验，纳入了美国及埃及两家医院共 62 例患儿。研究的主要目的是观察巨结肠拖出术后应用益生菌制剂能否降低 HAEC 的发病率，结果显示两组患儿并无差异。但该研究纳入的病例数偏少，可能存在较大偏倚，且 2 组患儿在年龄及长段型 HD 的构成比上存在较大差异，均在一定程度上降低了研究的统计效能。

综上所述，结合目前的研究结果，可以认为 HD 所致的肠梗阻及肠动力改变导致了肠道微生态改变，而菌群失调则损害了肠黏膜免疫及屏障功能，从而增加了机体对致病微生物的易感性，导致了 HAEC。肠道益生菌制剂在预防和治疗 HAEC 中具有重要的作用。随着新一代基因测序技术的发展及精准医疗理念的深入，未来的治疗策略是在精确掌握患儿肠道菌群组成的基础上，进行个体化、特异性的益生菌治疗，从而提高治愈率，改善其预后。

（三）盲袋和闸门综合征

盲袋和闸门综合征为 Duhamel 拖出术特有的并发症，发病率占 6%~17.5%，其原因为直肠与结肠之间的间隔切除过低，间隔前直肠形成盲袋，间隔本身下垂形成闸门。肛门收缩时粪便向前进入盲袋，随着时间的延长盲袋内形成一大粪石，向前压迫膀胱，导致尿频、尿急；向后压迫结肠引起梗阻。闸门下垂，使括约肌不能收紧关闭肛门，导致污便。因此在 Duhamel 拖出术中，应用 Endo-GIA 切缝器切断直肠结肠间隔时，结肠前壁与直肠的吻合缝线不剪断作为牵引，向外拉紧，同时 Endo-GIA 切缝器向盆腔顶紧直肠盲端，使残留间隔在 0.5cm 以内，可以有效减少盲袋的形成。另外，Naoto Uru-shihara 等应用腹腔镜辅助“Z”形结肠和直肠侧侧吻合的改良 Duhamel 拖出术，术中在腹腔镜监视下完全切开直肠与结肠之间的间隔，然后再于腹腔内完成结肠 - 直肠吻合，这种手术技术可完全消除盲袋。

（四）慢性肠梗阻

慢性肠梗阻主要表现为腹胀、呕吐及持续严重的便秘。部分患儿有发热症状，提示可能存在 HAEC。大多数患儿只能依赖辅助措施，通过扩肛或灌肠的方式排便，而且排出的大便往往有恶臭味，同时有爆破样气体逸出。这些症状与术前的临床表现基本相同，并且发生的时间因人而异。部分患儿术后近期有较好的排便功能，在很长一段时间后逐渐出现梗阻症状；另一些患儿在术后可能并无明显改善。其发生率在不同的文献报道中有较大差异，这与不同研究对梗阻的定义及随访的频率有关。最近的文献显示，术后远期肠梗阻的发病率为 8%~30%，合并有唐氏综合征的患儿发病率更高。长段型患儿术后更容易出现腹胀、呕吐及 HAEC 等，但便秘的发生率相对较少。在一些患儿中梗阻与大便失禁可能同时存在。巨结肠拖出术后发生肠梗阻的主要原因包括机械性肠梗阻、复发性或获得性巨结肠、近端结肠或小肠动力障碍、内括约肌痉挛及排便习惯异常引起的功能性巨结肠等。

1. 机械性肠梗阻 主要与吻合口狭窄有关，部分 Soave 手术的患儿术后可出现肌鞘翻转。解决肌鞘翻转不能仅仅依靠切开，建议采取短肌鞘吻合的方式。可通过直肠指诊结合造影的方式明确诊断，对部分吻合口缩窄患儿可通过扩张吻合口予以解决。如果狭窄部位过高或过窄，需要在麻醉下进行。如果扩张无效，患儿可能需要再次手术。

2. 获得性无神经节细胞症 部分患儿接受巨结肠拖出术后仍可能发生顽固性梗阻症状，究其原因，可能为病理医生对术中快速病理检查的错误判断，或将移行肠段而非正常肠管拖下做了吻合。临床观察发现，巨结肠移行段并不对称，许多外科医生主张在术中活检有神经节细胞的部位近端数厘米以上切除肠管，以避免残留过多异常组织。另有一部分患儿近端肠管切缘可见正常神经节细胞，但随着时间推移，这些神经节细胞逐渐“消失”，即获得性无神经节细胞症。该情况可能与肠管的血供不良或吻合时张力过高，引起近端神经节细胞继发性变性坏死有关。尽管发生率不高，但仍有必要对顽固性肠梗阻患儿吻合口以上肠管行活检术以明确有无正常神经节细胞。绝大多数继发无神经节细胞症的患儿需要再次手术切除病变肠管，因此在行腹腔镜手术时首先应该明确无神经节细胞的肠段。

3. 肠动力障碍 目前越来越多的证据表明 HD 患儿近端有神经节细胞的肠管也可能存在动力障碍，可能局限于某一节段（尤其是左半结肠），也可能弥散存在。在某些病例肠动力障碍可能与近端肠管组织病理改变有关，如合并肠神经元发育不良（IND），但在一些近端组织学完全正常的病例中仍发现有肠动力障碍。对于一些患儿，如果发现其无机械性肠梗阻症状，并且活检发现有神经节细胞，应该检查肠动力情况。可选择的方法有直肠肛管测压、肠蠕动核素扫描等，必要时可行腹腔镜下全层活检以明确有无 IND。对于结肠慢性扩张、肥厚的患儿，肠动力检查可能产生假阳性结果。最好的方法是先行结肠减压，并在 6 个月后再行肠动力检查。如果发现局灶性肠动力障碍，可切除病变部位并将正常肠管拖下重新吻合。如果病变弥散，则无手术指征，可以给予灌肠、促胃动力药等保守治疗，更严重的病例可采取回肠造口术。

4. 肛门内括约肌痉挛 HD 患儿往往存在肛门直肠抑制反射消失，肛门内括约肌无法松弛。多数患儿术后能够逐渐克服这一问题并取得良好的排便效果，但部分患儿由于肛门内括约肌痉挛可导致持续梗阻症状。传统的处理方法是切除肛门内括约肌，且已被大多数医生所推荐。但由于随着时间的推移括约肌痉挛导致的梗阻症状会逐渐改善，因此用永久切除的方式来解决这一暂时性的问题可能并不是最佳选择，因此有学者建议采用可逆性的方法，包括内镜下注射肉毒毒素或应用产一氧化氮制剂局部使用。绝大多数情况下，需要重复使用以维持疗效。注射肉毒毒素还是一种有效的诊断手段，因为如果注射后无反应，则说明并不存在肛门内括约肌痉挛，行肛门括约肌切除术可能并不会有效。

5. 功能性巨结肠 仍有一部分梗阻的患儿原因并不清楚，并且括约肌切除及药物注射治疗对其没有作用。这些患儿的症状可能来源于其不良的“憋便”习惯，解决此类问题不能仅依赖药物或手术，而需要进行集束化管理，包括对饮食、缓泻剂使用、排便习惯及患儿心理等多方面的关注。在非常严重的情况下，可能需要行肠造口术并行顺行性灌肠。

6. 泌尿及性功能障碍 HD 根治术中盆腔底部的游离很可能损伤控制泌尿、生殖相关的神经，并且分离的范围距直肠壁越远损伤的风险越高。常有 HD 术后患儿出现白天或夜间遗尿甚至排便困难等尿动力学障碍。笔者曾碰到 1 例 6 岁复发性 HD 的患儿，术后 2 次拔出尿管后均出现排尿困难，带尿管出院 1 个月后自主排尿功能好转，予以拔除。许多研究并未报道接受 HD 根治术后的患儿成年后是否存在泌尿或性功能障碍，目前还缺乏这方面长期的病例对照随访研究。根据 Moore 等报道的一组纳入

178 例患儿的随访观察，仍有部分患儿成年后出现尿频及性功能障碍，发生率分别为 9.8% 和 11%。性功能障碍包括性交困难、勃起功能障碍甚至不育。绝大多数尿频的患儿同时伴有不同程度的小便失禁。相比于接受经肛门拖出术的患儿，接受 Swenson 手术或 Duhamel 拖出术者发生排尿功能异常的概率更高。因此强调在盆腔底部进行游离时尽量靠近直肠壁，减少对盆底神经的损伤。

7. 诊断及处理流程 根据 2017 年美国小儿外科协会巨结肠协作组的指南，术后出现慢性肠梗阻患儿的处理流程见图 17-9。

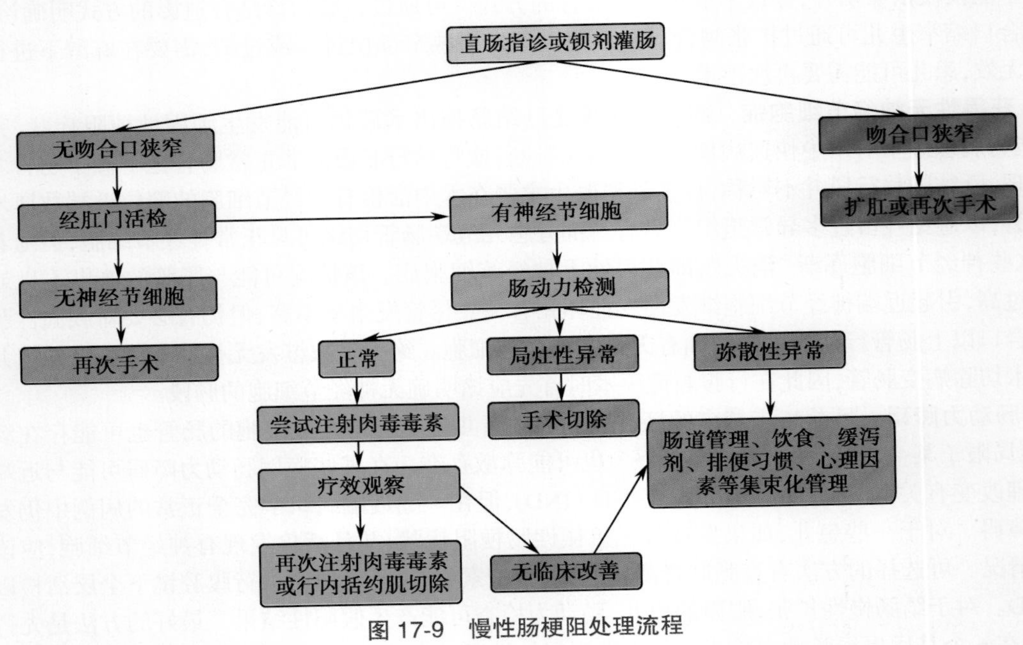

图 17-9 慢性肠梗阻处理流程

六、技术现状与总结

尽管 HD 术后存在诸多的并发症，但如肠梗阻、HAEC 及大便失禁等严重事件的发生率相对较低。长期随访表明，无论接受哪一类手术，大多数患儿能够逐步克服这些严重并发症，并且在社会适应及生活质量等方面与正常人基本无异。对于影响 HD 一期拖出术的远期疗效的因素，微创技术如腹腔镜 / 机器人技术及经肛门技术在其中的角色目前尚无定论，尚待随访观察。尽管早期有一些学者曾担心经肛门手术可能会增加术后大便失禁或污便的风险，但在 Teitelbaum 等的大样本多中心研究中并未得到证实。

总之，严谨而细致的外科操作，术中尽量减少对括约肌的机械牵拉及横纹肌复合体的损伤，对于保持术后良好的排便功能至关重要。

（汤绍涛 蒋 猛）

推荐阅读资料

［1］李龙 . 腹腔镜下结肠拖出治疗先天性巨结肠症 . 南京 : 中国 (南京) 肛肠外科国际论坛 , 2006.
［2］李索林 , 徐伟立 , 韩新峰 . 腹腔镜技术在新生儿和小婴儿外科中的应用 . 中国微创外科杂志 , 2004, 4 (5): 370-372.
［3］李颀 , 李龙 , 姜茜 . 全结肠切除回肠肛管吻合及肛门内括约肌部分切除术在全结肠型巨结肠手术中的应用 .

临床小儿外科杂志, 2015, 14 (2): 92-95.
[4] 毛永忠, 汤绍涛, 阮庆兰, 等. 结肠次全切除术治疗巨结肠同源病 23 例. 临床小儿外科杂志, 2007, 6 (4): 15-17.
[5] 孙小兵, 任红霞, 陈淑芸, 等. 经直肠鞘内拖出巨结肠根治术并发症分析. 中华胃肠外科杂志, 2015, 18 (5): 459-462.
[6] 阳历, 汤绍涛, 曹国庆, 等. 腹腔镜辅助下经肛门短肌鞘吻合术治疗先天性巨结肠症十年经验总结. 中华小儿外科杂志, 2012, 33 (4): 277-280.
[7] 张茜, 汤绍涛, 阳历, 等. 腹腔镜结合肛门外离断技术 Duhamel 手术治疗先天性巨结肠症的疗效观察. 实用医院临床杂志, 2016, 13 (4): 31-34.
[8] DE LA TORRE L, LANGER J C. Transanal endorectal pull-through for Hirschsprung disease: technique, controversies, pearls, pitfalls, and an organized approach to the management of postoperative obstructive symptoms. Semin Pediatr Surg, 2010, 19 (2): 96-106.
[9] DICKIE B H, WEBB K M, ERADI B, et al. The problematic Soave cuff in Hirschsprung disease: manifestations and treatment. J Pediatr Surg, 2014, 49 (1): 77-80, 80-81.
[10] FRYKMAN P K, SHORT S S. Hirschsprung-associated enterocolitis: prevention and therapy. Semin Pediatr Surg, 2012, 21 (4): 328-335.
[11] GOSEMANN J H, FRIEDMACHER F, URE B, et al. Open versus transanal pull-through for Hirschsprung disease: a systematic review of long-term outcome. Eur J Pediatr Surg, 2013, 23 (2): 94-102.
[12] RALLS M W, CORAN A G, TEITELBAUM D H. Reoperative surgery for Hirschsprung disease. Semin Pediatr Surg, 2012, 21 (4): 354-363.
[13] RINTALA R J, PAKARINEN M P. Long-term outcomes of Hirschsprung's disease. Semin Pediatr Surg, 2012, 21 (4): 336-343.
[14] TANG S, DONG N, TONG Q, et al. Laparoscopic assisted endorectal pull-through with posterior sagittal approach to the repair of postoperative rectourethral and rectovaginal fistula. Pediatr Surg Int, 2007, 23 (11): 1077-1080.
[15] TANG S, WANG G, CAO G, ET al. 10 years of experience with laparoscopic-assisted endorectal Soave pull-through procedure for Hirschsprung's disease in China. J Laparoendosc Adv Surg Tech A, 2012, 22 (3): 280-284.
[16] TANG S, YANG Y, WANG G, et al. Laparoscopic extensive colectomy with transanal Soave pull-through for intestinal neuronal dysplasia in 17 children. World J Pediatr, 2010, 6 (1): 50-54.
[17] URUSHIHARA N, FUKUMOTO K, FUKUZAWA H, et al. Outcome of laparoscopic modified Duhamel procedure with Z-shaped anastomosis for Hirschsprung's disease. Surg Endosc, 2012, 26 (5): 1325-1331.
[18] ZIMMER J, TOMUSCHAT C, PURI P. Long-term results of transanal pull-through for Hirschsprung's disease: a meta-analysis. Pediatr Surg Int, 2016, 32 (8): 743-749.

第十八章
腹腔镜先天性巨结肠症手术预后

一、概述

先天性巨结肠症（HD）自 1886 年 Hirschsprung 发现并描述后，其手术治疗方法经历了一系列的发展和演变。1948 年 Swenson 等创立直肠切除结肠肛门吻合术，首次提出了 HD 根治手术，该手术彻底切除了病变肠段，将神经节细胞发育正常的肠管和肛管保留在正常的解剖位置，避免了复发；但由于术中盆腔广泛分离，导致腹腔损伤较大、切口感染、盆神经损伤的并发症较高。1956 年 Duhamel 报道了直肠后经肛门拖出术，该术式避免了损伤直肠前方的血管、神经及尿道，但术后直肠前端容易形成盲袋导致大便积滞。1964 年，Soave 报道了直肠内拖出结肠肛门吻合术，该手术不需要游离直肠和解剖盆腔，对盆腔侵袭较小，但术后可能出现肌鞘感染、肛门狭窄及小肠结肠炎等。1995 年 Georgeson 等首次采用腹腔镜辅助 HD 根治术，其借助腹腔镜游离肠系膜和活检，正确定位异常肠管的范围，减少了手术创伤。

在腹腔镜辅助手术中，de la Torre-Mondregon 发现单纯经肛门也可以将直肠拖出，避免开腹，创伤更加减小，该技术于 1998 年在 *Journal of Surgery* 被报道，首次开启了完全从肛门游离直肠乙状结肠的途径。从 HD 根治术的演变可以看出，手术不断向着对腹腔和盆腔侵袭更小，对肛门直肠的游离操作更精细的方向发展，腹腔镜技术对 HD 手术的改进起到了推动作用。腹腔镜技术可以使医生了解腹腔肠管概况，切取肠壁组织活检进而明确病变范围，获取更多供拖出的肠管，这是传统开腹手术和单纯经肛门手术所不具备的优点。从处理远端病变来看，既往各种术式均从腹侧游离直肠，暴露不好，难以彻底切除直肠远端病变；腹腔镜技术从会阴侧游离远端直肠，使对内括约肌的处理更合理、更准确。目前，腹腔镜辅助 HD 根治术已经广泛应用于临床，腹腔镜手术方式和技术有了长足的进步，术后患儿的排便功能恢复情况、并发症发生率、伤口美观等方面也取得了良好的效果。本章对不同腹腔镜手术方式治疗 HD 的预后进行分析。

二、腹腔镜辅助先天性巨结肠症根治手术与开腹手术

HD 的开腹根治性拖出手术有 70 多年的历史，总体来讲，术后并发症如便秘、大便失禁、小肠结肠炎和疾病本身对患儿生活质量有显著影响，而其他并发症如肠瘘、肠梗阻和勃起功能障碍罕见。根据过去 10 年的相关文献报道，污便的发生率较高。Catto-Smith 等发现，患儿中 27% 有严重的便失禁。Heij 等也报道了术后便失禁发生率，常见型 HD 患儿中，17% 合并严重的便失禁。便失禁高发生率的原因很难确定，与手术技术、管理经验和患儿基础疾病有关。白玉作等和 Diseth 等的研究认为便失禁对患儿整体生活质量的影响最大，但随着时间的推移，便失禁总体发生率逐渐改善。在行开腹拖出型手术治疗 HD 后，便秘仍是患儿常见的症状。在对 178 例拖出型手术治疗的 HD 患儿的研究中，16 例 4 岁以上患

儿仍然有便秘或梗阻症状。研究结果显示,16 例中 13 例检查发现异常,包括 4 例有未完全切除的无神经节细胞肠段,9 例小肠神经元发育不良 B(IND-B)。

在大多数研究中,便秘的发生率为 6%~11%。Swenson 手术后便秘的发生率最高,为 14.4%~35.4%。Duhamel 拖出术后便秘的发生率最低,为 6.7%。小肠结肠炎是巨结肠拖出手术后常见的并发症,是目前患儿死亡的主要原因,大部分小肠结肠炎发生在巨结肠拖出手术后 2 年内。在不同的研究中,拖出手术后小肠结肠炎的发生率差异很大(2%~43%)。大部分小肠结肠炎患儿可采用保守治疗,少数重症患儿需要手术。

腹腔镜 HD 手术开展了 20 余年,近期随访文献多,长期随访少。腹腔镜 HD 手术以其创伤小、手术时间短、伤口美观、精准的优点受到广大小儿外科医生的青睐。有研究发现,与开腹手术组比较,腹腔镜手术组的 C 反应蛋白升高程度和发热持续时间明显低于开腹手术;两组手术时间、术中出血量未见明显差异,腹腔镜手术组的肠蠕动恢复时间、患儿住院时间比开腹手术组缩短,术后进食时间比开腹手术组提前;两组污便、肛周糜烂、肛周形状和药物治疗情况无明显差异。另一项研究显示,腹腔镜手术患儿术后进食时间早、住院时间短、伤口美观;术后粘连性肠梗阻和遗尿症较开腹手术组低,其他术后并发症方面两组无明显差异。

HD 术后小肠结肠炎、便秘、污便、大便失禁是评价 HD 手术效果的指标。评价开腹手术效果的指标有 10 年、20 年的长期随访结果,但腹腔镜手术长期随访数量有限,大多是术后约 5 年回顾性随访。有研究发现,腹腔镜手术随访患儿 5~85 个月,1.3% 出现吻合口瘘,6.46% 出现大便失禁,10.87% 出现便秘,9.14% 出现小肠结肠炎,由于并发症原因需要二次手术者约 5.8%;两组客观排便功能检查结果显示,肛管直肠压力差和肛管高压区长度平均值无明显差异,但均明显低于正常参考值;粘连性肠梗阻、吻合口瘘和狭窄等是术后小肠结肠炎的高危因素,腹腔镜手术组术后出现小肠结肠炎较少,可能与上述并发症少有关。另一项随访结果发现,术后 4 年的中度、重度大便失禁发生率在开腹手术组和腹腔镜手术组分别为 54% 和 23%;术后 6 年的中度、重度便失禁发生率在开腹手术组和腹腔镜手术组分别为 23% 和 0。

国外大组病例报道腹腔镜手术后平均住院时间是 3.7 日,国内腹腔镜手术后住院时间多大于 5 日,但随着病例的积累及家庭护理条件的提高,住院时间会逐渐缩短。对于大龄幼儿,需要游离直肠侧韧带,超声刀应尽量不要靠近膀胱,以免切割组织时高温传导影响术后膀胱的排空。对于长段型 HD 腹腔内操作较多,手术时间较长。在远期随访中发现,全结肠型 HD 术后肠道功能恢复时间、便秘及污便发生率等指标明显较其他类型 HD 高,可见腹腔镜技术对重症 HD 治疗的长期疗效无明显改观。

虽然腹腔镜手术是当前治疗 HD 的先进技术,但是仍存在一些并发症,还有待改进。除了腹腔镜技术本身的原因外,还可能与术者对腹腔镜的操作不熟练和不规范有关,但腹腔镜辅助治疗 HD 的整体疗效较开腹手术好。

三、腹腔镜辅助 Duhamel 拖出术治疗先天性巨结肠症

Duhamel 拖出术由于存在一个部分由无神经节细胞肠管组成的更大腔隙,便秘和粪便嵌塞成为 Duhamel 拖出术后一个特殊的问题。文献报道,保留短的直肠储袋是术后良好排便功能的前提,同时也能有效降低便秘和粪石形成等并发症发生率。经典腹腔镜辅助 Duhamel 拖出术从盆腔离断直肠,但由于患儿盆腔容积小,切缝器械大,转弯困难,因此很难低位封闭直肠残端从而保留过长的直肠储袋,这也是目前腹腔镜辅助 Duhamel 拖出术开展不太普遍的原因之一。

为解决以上问题,Lamas 等经肛门直肠后放入能转角的内镜切缝器低位切断直肠,但对婴幼儿操作仍存在困难。Naoto 等应用腹腔镜辅助结直肠侧侧“Z”形吻合,术中在腔镜监视下完全切开直肠结肠间隔,然后再于腹腔内完成腹腔镜下直肠和结肠前壁的缝合。这种手术技术完全消除了盲袋,但需要娴

熟的腹腔镜吻合技术、更长的手术时间，对于大多数小儿外科医生而言操作存在困难，而且该手术在腹腔内切开肠管后再吻合，发生盆腔感染和吻合口瘘的风险高。采用腹腔镜监视下游离直肠系膜及直肠后间隙后，经肛门从直肠后拖出结肠，肛门外贴近肛门口用 Endo-GIA 切缝器切断直肠并封闭，采用"紧顶技术"切断直肠结肠间隔操作容易，手术时间明显缩短。通过 6~46 个月随访，未发现患儿出现盲袋炎或粪石形成，术后大便频率恢复正常平均时间是 3.6 个月，4 岁以上患儿无大便失禁。

腹腔镜辅助 Duhamel 拖出术吻合口宽大，一般不需要扩肛，但对于小于 3 个月的患儿，由于肠管直径相对较小，部分患儿需行扩肛预防吻合口狭窄。扩肛要求：大便频率 2 周以内每日 4~15 次，术后 1 个月每日 2~8 次，术后 3 个月每日 1~4 次，术后 6 个月每日 1~2 次，恢复到正常排便频率（每日 1~3 次）时间 2.2~5 个月，平均 3.5 个月。

Duhamel 拖出术保留了前壁部分无神经节细胞肠管，建立了无神经节细胞 - 正常神经节细胞肠管共同管道，增加了水分的吸收。保留短的直肠储袋是术后良好排便功能的前提，同时也能有效降低便秘和粪石形成等并发症发生率。将改良腹腔镜 Duhamel 拖出术应用于结肠次全切除的患儿既不会引起大便滞留或便秘，同时又减少了排便频率或污便的发生，能达到便秘和污便发生的最佳平衡。

四、腹腔镜辅助 Soave 手术治疗先天性巨结肠症

腹腔镜辅助 Soave 手术治疗 HD 时，虽然肌鞘分离费时且易出血，并可能引起便秘、肌鞘感染、小肠结肠炎等并发症。但保留一定长度的肌鞘可避免直肠周围结构如神经丛、阴道、尿道等的损伤。Nasr 报道保留短肌鞘术后需要扩肛的患儿少，小肠结肠炎的发生率更低。肌鞘后壁（内括约肌）"V"形切除可降低便秘的发生率且未增加污便的发生率。小肠结肠炎是 HD 主要的并发症之一，有 Soave 手术经验的医生报道术后 HAEC 的发生率为 14%~40%，与肌鞘的处理技术相关。

有学者分离直肠黏膜时采用长肌鞘，吻合时环形剪短肌鞘至 2~3cm，后壁肌鞘"V"形部分切除，尖端到齿状线以下，既避免了直肠周围结构的损伤，又可减少长肌鞘的缺点。该方法避免了便秘的发生且未增加污便的发生率。腹腔镜辅助下经肛门 Soave 手术并发症发生率最高的是肛周皮炎，其平均发生率为 35%，年龄越小发生率越高，与饮食（特别是乳糖）有一定关系，一般 2~4 周可以好转。另外，近期并发症还包括吻合口瘘、肌鞘感染、括约肌痉挛等较少见，远期并发症包括粘连性肠梗阻、小肠结肠炎、便秘复发、污便、尿失禁等。患儿术后 2 周内每日排便 3~12 次，术后 3 个月每日排便 1~5 次，直肠乙状结肠型 HD 术后的排便频率在术后 3 个月接近正常。结肠切除较多，术后排便频率恢复正常的时间会长一些。目前，随着手术技术的改进，术后优良的排便功能可以达到 90% 以上。术后排便功能评估见表 18-1，随访时间越长，排便功能越好。

表 18-1　不同随访时间的患儿排便功能评估（Wingspread 评分）　单位：%

随访时间	优	良	好
≤1 年	60	20	20
1~≤3 年	78	14	8
3~≤5 年	83	11	6
>5 年	93	3	4

采用电凝分离黏膜，长肌鞘分离、短肌鞘吻合，内括约肌"V"形部分切除可降低括约肌痉挛、吻合口狭窄、便秘的发生率，一定程度减少了小肠结肠炎的发生率，且不会增加污便的发生，长期随访排便功

能满意。

五、机器人辅助腹腔镜治疗先天性巨结肠症

2011 年 Hebra 等报道机器人辅助巨结肠拖出术，获得满意的近期疗效。与腹腔镜手术相比，机器人手术系统具有卓越的高清影像和更好的灵活性、抖动过滤功能及更短的学习曲线，机器人手术系统是否优于腹腔镜 HD 手术，目前尚无长期随访报道。

由于机器人手术系统操作器械较大，小儿腹腔容积较小，机械手操作空间有限，da Vinic 机器人手术系统在小儿外科应用受到限制，国内外仅有少量的报道。机器人 HD 手术的优势：①提供三维立体高清影像及 15 倍放大视野，具有比传统腹腔镜器械更好的灵活性和更大的活动范围，使术者的手术操作更为灵活、准确；②清楚显示结肠系膜血管弓，保证拖下肠管的血供；③更加清晰地显示直肠、输尿管、输精管、子宫和阴道等重要组织结构；④用单极电钩在浆膜下游离直肠，有效地避免直肠周围血管、神经副损伤，出血少，同时减少了经肛门游离直肠手术时间。

机器人手术治疗原理与开腹式手术相同，如果有腔镜操作经验，学习曲线会更快。da Vinci 机器人辅助 HD 手术平均时间 178~230 分钟，比传统腹腔镜手术平均时间 115 分钟。但随着机器人与患儿对接过程的熟练、助手和护士的配合更默契，手术时间会进一步缩短。da Vinic 机器人手术系统的不足是手术费用较传统腹腔镜手术增加约 30%，昂贵的手术费用制约了其在临床的广泛应用。另外，Si 型 da Vinic 机器人手术系统应用于需不断变换手术视野（或方向）的长段型或全结肠型 HD 手术会比较困难。

总之，选择适合的患儿，da Vinic 机器人手术系统治疗 HD 是安全可行的。采用该系统肠系膜和盆腔解剖结构显示更清晰，分离更精细，出血更少；肛门牵拉时间更短，括约肌牵拉程度更轻。随着手术机器人设备使用成本的下降及临床医生手术技能的提高，机器人手术系统治疗 HD 乃至在小儿外科领域的应用必将越来越广泛，但远期疗效有待进一步观察。

六、杂交经脐单部位腹腔镜直肠内拖出术治疗先天性巨结肠症

常规腹腔镜手术能够进行各种类型 HD 的治疗，但在腹壁留下 3~4 个 Trocar 孔瘢痕。单纯经肛门直肠拖出术能够完成直肠乙状结肠型 HD 手术，无腹壁瘢痕，但存在肛门括约肌的过分牵拉和病变肠管切除不足的风险。2010 年 Muensterer 等提出单纯经脐腹腔镜直肠内拖出术应用于 HD 的治疗。该术式创伤更小，术后疼痛更轻，美容效果更佳，但存在手术操作困难、视野暴露不佳等缺点。

杂交单孔经脐腹腔镜直肠内拖出术是在脐部放入镜头和一个操作钳，然后在左侧腹壁放入一个免 Trocar 的操作钳辅助手术，这种改进极大地改善了操作视野和操作的灵活性。适用于病变位于直肠、乙状结肠、降结肠的 HD 患儿。有研究报道 32 例 HD 患儿，平均手术时间为 115 分钟，术中平均出血量为 5ml。术后 25.6% 的患儿出现肛周皮肤破溃，经清洁、干燥、涂抹锌糊软膏后好转；无吻合口瘘发生；7.7% 出现肠炎，经禁食、胃肠减压、静脉滴注抗生素、全静脉营养和洗肠治疗后治愈。术后 1 周排便频率为 (5 ± 2) 次 /d，术后 3 个月为 (2 ± 1) 次 /d。随访 6 个月 ~3 年，腹壁几乎无可见瘢痕，无便秘复发。住院时间为 (7.5 ± 1.0) 日，肠蠕动恢复时间为 (21.5 ± 4.0) 小时。

单孔经脐腹腔镜直肠内拖出术可达到近乎无瘢痕的美容效果。由于肠道手术不同于胆道和泌尿道手术，前者活动度较大，变换方向经单孔操作较为困难，常需要较长的学习曲线和丰富的腔镜操作经验。因此不适合于初学者。而杂交单孔经脐腹腔镜直肠内拖出术学习曲线并不长，经过 5 例手术后，手术时间可明显缩短。术后 6 个月腹壁几乎无可见瘢痕，操作性与常规腹腔镜手术相似，克服了单孔腹腔镜手术操作困难的缺点，术后美容效果可媲美单纯经脐手术。

七、技术现状与总结

腹腔镜技术为 HD 的治疗带来了革命性的进步，具有避免开腹、精准游离盆底段直肠、精确处理内括约肌、全面探查腹腔和适用于处理各种类型 HD 的优点，由其衍生的单纯经肛门直肠内拖出手术大大减少了手术创伤和并发症的发生，改善了手术效果，使患儿获益扩大化，并逐渐取代常规开腹手术。但如果缺乏腹腔镜技术或腹腔镜技术经验不足，这种优势会转变为劣势，甚至给患儿带来更大的损伤。因此，在选择手术方式时，需要同时考虑到患儿病情和医生能力两方面因素，以给患儿带来最小的创伤、痛苦并最彻底地去除病因为治疗原则，以达到最佳治疗效果为目标，适时地选择医生最熟练并最符合患儿病情的手术治疗方式。

（杨德华　池水清）

推荐阅读资料

[1] 阳历，李帅，汤绍涛，等．改良腹腔镜辅助 Duhamel 结肠次全切除术治疗长段型先天性巨结肠症．中国微创外科杂志，2015, 15 (2): 132-135.

[2] 张茜，曹国庆，汤绍涛，等．杂交经脐单孔腹腔镜直肠内拖出术治疗先天性巨结肠症．临床小儿外科杂志，2016, 15 (1): 46-48.

[3] 张茜，汤绍涛，曹国庆，等．da Vinci 机器人辅助腹腔镜 Soave 拖出术治疗先天性巨结肠症．中国微创外科杂志，2016, 16 (2): 165-167.

[4] AUBDOOLLAH T H, LI K, ZHANG X, et al. Clinical outcomes and ergonomics analysis of three laparoscopic techniques for Hirschsprung's disease. World J Gastroenterol, 2015, 21 (29): 8903-8911.

[5] AUBDOOLLAH T H, TANG S, YANG L, et al. Hybrid single-incision laparoscopic approaches for endorectal pull-through in Hirschsprung's disease. J Laparoendosc Adv Surg Tech A, 2015, 25 (7): 595-598.

[6] SCHOLFIELD D W, RAM A D. Laparoscopic Duhamel procedure for Hirschsprung's disease: systematic review and meta-analysis. J Laparoendosc Adv Surg Tech A, 2016, 26 (1): 53-61.

[7] THOMSON D, ALLIN B, LONG A M, et al. Laparoscopic assistance for primary transanal pull-through in Hirschsprung's disease: a systematic review and meta-analysis. BMJ Open, 2015, 5 (3): e006063.

[8] TOMUSCHAT C, ZIMMER J, PURI P. Laparoscopic-assisted pull-through operation for Hirschsprung's disease: a systematic review and meta-analysis. Pediatr Surg Int, 2016, 32 (8): 751-757.

第十九章
经肛门先天性巨结肠症根治术

一、概述

手术是先天性巨结肠症（HD）的根治性治疗方法。对 HD 的根治手术原则包括切除无神经节的直肠、乙状结肠和紧靠移行段已明显扩张的近端结肠，将正常神经的肠管拖出并与肛门吻合。经典的 HD 根治术包括 Swenson、Duhamel、Soave 及 Rehbein 手术。大宗病历长期随访结果表明，各种术式远期并发症的发生率、排便控制功能相似。早年因营养不良、严重小肠结肠炎多，HD 根治术一般分三期施行，对患儿确诊后先进行结肠造口，至 6 个月 ~1 岁后行根治术，2~3 个月后再关闭肠造口。20 世纪 70 年代后期，HD 根治术逐渐变为二期，即在行根治术的同时关闭肠造口。20 世纪 80 年代后，随着早期诊断、麻醉、围手术期管理水平的提高，逐渐开始一期 HD 根治术，手术年龄逐渐提前到婴幼儿乃至新生儿期。20 世纪 90 年代国内外众多学者主张婴儿、新生儿一期 HD 根治术。

随着腹腔镜技术进步和微创理念普及，1994 年 Smith 报道小儿腹腔镜 Duhamel HD 根治术，1995 年 Georgeson 报道腹腔镜 Soave HD 根治术在婴儿的应用，1996 年 Curren 报道腹腔镜 Swenson HD 根治术。Georgeson 所报道的腹腔镜一期 HD 根治术主要包括镜下结肠浆肌层活检确定移行段水平；游离拟切除肠管与直肠至尾骨尖水平；经肛门直肠黏膜切除，后正中纵行切开直肠肌鞘，正常结肠经直肠肌鞘拖出与肛门吻合。该手术操作简单、损伤小、并发症少，患儿恢复快、住院时间短，排便控制良好，是目前应用广泛的根治术式，适用于不同年龄各型 HD 的根治。

1998 年，De la Tore 和 Ortega-Salgado 首先报道经肛门 HD 根治术，之后 Langer（1999 年）、Albanese（1999 年）相继报道采用该术式治疗 HD。经肛门 HD 根治术的过程：经肛门切除直肠黏膜、结肠，于直肠肌鞘后正中纵行切开，经直肠肌鞘拖出正常结肠，在齿状线上 0.5~1.0cm 处与肛门吻合。与腹腔镜辅助的 HD 根治术相比，操作更为简单、腹腔干扰少，进食早、费用低，腹部无瘢痕。适用新生儿、婴幼儿常见型 HD。之前报道的经肛门巨结肠根治术肌鞘长，一般 6~7cm，残留较长的直肠壁；Duhamel 拖出术后发现，随着术后时间的延长，残存的直肠前壁影响直肠排空功能；虽然切开了直肠肌鞘后壁，但仍有肌鞘折叠套入导致术后梗阻，需再次手术；另外，还可发生已切开的直肠肌鞘再愈合、拖出结肠被挤压；结直肠环形吻合易出现狭窄。

经肛门先天性巨结肠症根治术（transanal rectosigmoidectomy for Hirschsprung's disease）步骤为：①肛门切口设计前高后低，拖出结肠与肛门斜行吻合，吻合口宽大；②切除腹膜外肌鞘至 P-C 线水平，残留肌鞘较短，同时直肠前壁保留可保存直肠壁的压力、化学传感器，维持较好的排便反射功能；③肌鞘后壁"Y"形切除，增大直肠后空间，利于新直肠壶腹形成；部分切断肛门内括约肌（上 1/3 部），解除内括约肌痉挛。该术式自 1999 年开始应用至今，经不断改进优化，证实了其在 HD 根治术后早期、中期、长期并发症及排便控制效果上具有优势。适用于对新生儿、婴幼儿常见型 HD 的根治，对 HD 再次手术、继发性巨结肠、特发性便秘、结肠多发息肉病、直肠血管畸形、乙状结肠冗长症治疗也可获得满意效果。

二、术前评估

1. 一般原则 ①对病情稳定、一般状况良好、无严重并发症(小肠结肠炎、败血症)和伴发症的HD新生儿,以及有新生儿病理诊断、手术经验的医院,可在新生儿期行一期根治术;②新生儿期诊断明确后,非手术对症治疗改善一般条件,维持患儿正常生长发育,待患儿体重增至4kg以上行一期根治术。

2. 患儿评估 新生儿HD常表现为肠梗阻,年长儿为便秘,少数患儿以HAEC,甚至肠穿孔为首发症状。新生儿HD必须与其他肠梗阻病因进行鉴别,如肠闭锁、肛门直肠畸形、肠旋转不良、胎粪性肠梗阻等。经仔细询问病史、体格检查、腹部平片、水溶性对比剂灌肠造影,多可提示诊断。确诊或排除需直肠黏膜吸引活检。

以肠穿孔为表现的新生儿应复苏后紧急肠造口,术中、术后诊断或排除HD可能。以肠梗阻或HAEC为表现的HD患儿尽早复苏:静脉输液并输注广谱抗生素、直肠刺激或洗肠、鼻胃管减压。新生儿、早产儿、低体重儿、伴有严重畸形如唐氏综合征、中枢通气不良综合征、先天性心脏病、泌尿及其他消化系畸形等,如复苏效果不佳,肠梗阻、HAEC继续加重需紧急肠造口减压,病情稳定后再制订治疗计划和手术顺序。

3. 肠道减压 新生儿HD非手术治疗应母乳或营养素配方喂养,每日肛门刺激(开塞露)或温盐水洗肠,以减轻腹胀、消除肠梗阻症状。肠道减压的标准是患儿食欲好,无腹胀、腹泻等症状,体重增加,生长发育良好。必要时考虑腹部摄片观察肠道积气分布和扩张程度,调整洗肠盐水的容积、频次及洗肠管位置。预防HAEC发生的方法如口服肠道益生菌、预防性抗生素使用尚未得到确切效果。

必须告知家长,等待手术期间有发生HAEC的风险;居家治疗的重点是有效的肠道减压,洗肠如操作不当,可发生水中毒或肠穿孔;如非手术治疗无效或出现HAEC征象,应及时就近入院,必要时造口分流减压。超过1岁患儿确诊需要直肠全层活检。少数常见型HD近端肠管肥厚扩张、粪便嵌塞严重,应考虑作转流性肠造口。

4. 结肠造影 结肠造影是明确移行段位置、临床分型及选择手术入路的可靠方法。约10%新生儿、全结肠型HD无明确扩张段,造影不能显示。12%患儿病理移行段位置与造影显示的移行段位置不一,即造影移行段更远。短段型HD可因肛门插管过深未能显示移行段。造影质量直接影响移行段的显示。因此,必须高度重视并规范结肠造影操作。

检查注意事项:①HAEC者应在炎症控制后进行。检查前不做肠道准备,应停止直肠灌洗1~3日,检查当日避免进行肛门操作如扩肛或肛门塞药,以免扩张段减压、移行段变形导致假阴性;②近期有腹部正立位平片或先摄平片排除肠穿孔;③新生儿、婴幼儿有肠梗阻症状者用等渗非离子可溶性对比剂,年长儿采用稀钡,浓度为成人对比剂的2/3;④软质无气囊导管或未充气气囊导管,插入肛门1~2cm,妥善固定;⑤用50ml针管缓慢推注温对比剂,先侧位,见到移行段立即摄片,改为正位,继续缓慢注入,结肠脾区显影后,注入气体,尽可能显示全部结肠框;⑥完全显示狭窄、移行及扩张段者,造影完毕。病理结果可疑或疑似同源病者,延迟24~48小时再摄片。

5. 适应证 新生儿、婴幼儿病理证实的原发性常见型HD,占HD的70%~80%;Soave、Swenson手术后短段结肠再拖出;部分疾病的直肠乙状结肠切除,包括原发/继发直肠狭窄所致的继发性巨结肠,非手术治疗无效的特发性便秘、乙状结肠冗长症、直结肠多发息肉病、血管畸形。

6. 禁忌证 长段型、全结肠型、全肠型HD,腹腔严重粘连者。

三、手术步骤

1. 体位 截石位。常规消毒、铺巾后,适当扩肛、直肠腔消毒。

2. 直肠黏膜切口　切口位于直肠后壁齿状线上 0.5~1cm、直肠前壁 2~3cm，呈前高后低的斜面。拉钩牵开肛门，暴露直肠肛管解剖（图 19-1），辨认齿状线，先在 3 点、6 点、9 点、12 点肛门皮肤交界处与肛门外 3~4cm 皮肤缝合增加暴露。如使用 Lonestar 牵开器，在上述四点置钩，然后在设计的切线位置放置钩针，将直肠黏膜向外翻出并覆盖齿状线（图 19-2）。8~10 个钩针均匀分布，保证直肠黏膜平整、切线位置准确。电刀标记预设切线（图 19-3），在其近端 3~5mm 处直肠黏膜间断缝丝线 1 周作为牵引线（图 19-4）。

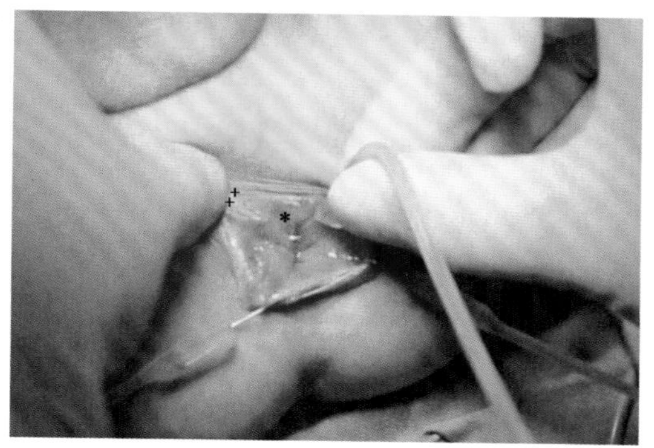

图 19-1　肛管解剖

"+" 肛门皮肤线，"*" 齿状线。

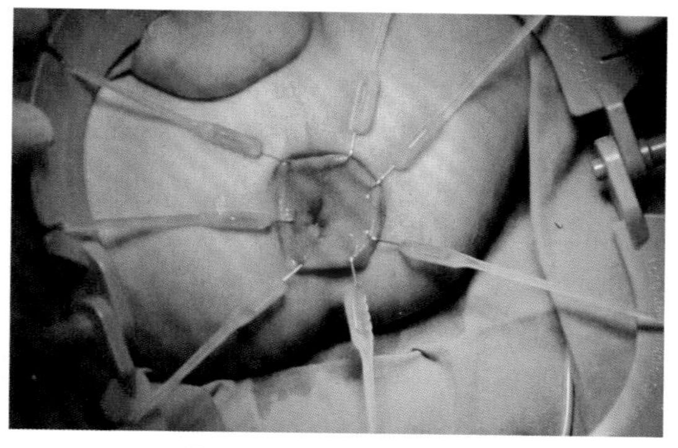

图 19-2　肛管黏膜牵开

直肠黏膜切口位于后壁齿状线近端 0.5~1.0cm，前壁 1.0~2.0cm，应用肛门钩针将直肠黏膜向外翻出并覆盖齿状线。8~10 个钩针均匀分布，保证直肠黏膜平整、切线位置准确。

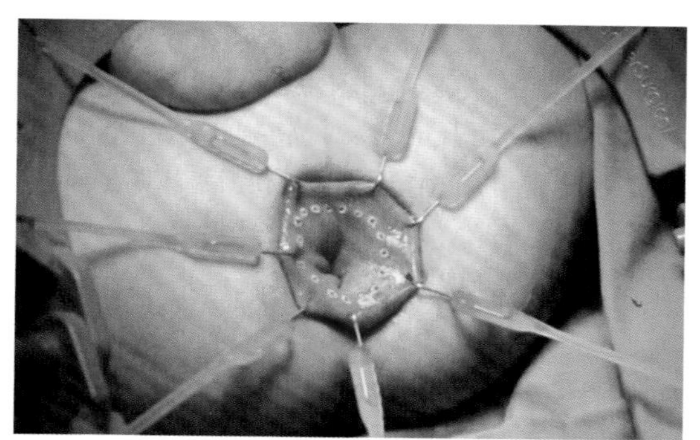

图 19-3　直肠黏膜切线标记

电刀标记预设切线。

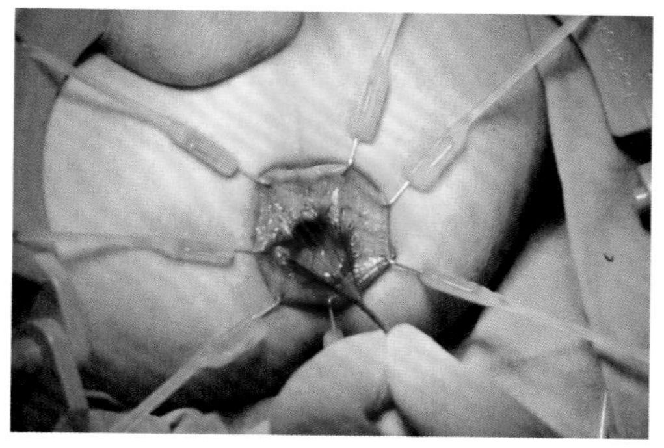

图 19-4　牵引线位置

在预切线近端 3~5mm 处直肠黏膜间断缝丝线 1 周作为牵引线。

3. 直肠黏膜管切除　用针状电刀切开直肠后壁黏膜，小心将其与肌层分开，建立正确的解剖层次。再逐渐向两侧壁扩展，最后达直肠前壁，将直肠黏膜游离成为直肠黏膜管。注意新生儿、反复 HAEC 者黏膜层次不清，易破裂。牵引直肠黏膜管，向近端钝性分离，遇到黏膜下血管仔细电凝止血。游离直肠黏膜管 6~8cm 后，见肌鞘呈"宫颈样"突出且游离度大，此为进入腹腔的标志。新生儿、小婴儿肠壁肌肉薄，可看到盆腔液体。在肌鞘前壁横行切开一小口，确认进入腹腔，横断肌鞘一周进入腹腔。一些常见型 HD 患儿，腹膜反折水平的直肠明显肥厚扩张且游离度小，直肠侧后壁宽而长、脂肪组织较多，操作困难，容易发生直肠扭转。在直肠前壁做好标记（缝线或钳夹），牢记肠管纵轴方向，防止直肠、结肠扭转。在腹膜外游离直肠、切除直肠肌鞘时，必须紧贴肠壁操作，用低功率电凝准确止血，以防止损伤输精管、精囊或阴道、输尿管，降低盆腔神经损伤概率。

4. 腹膜外直肠肌鞘切除 切除腹膜外的直肠肌鞘前壁达 P-C 线水平，残存的肌鞘前壁长约 3cm，肌鞘后壁做“V”形切除（图 19-5）。后壁“V”形切除后，游离远端直肠后壁正中黏膜 3~5mm，暴露肛门内括约肌，依具体情况切断部分内括约肌，后壁肌鞘切口呈“Y”形（此步骤可延后在吻合前进行，以防结直肠游离拖出过程中的牵拉进一步加重内括约肌损伤）。

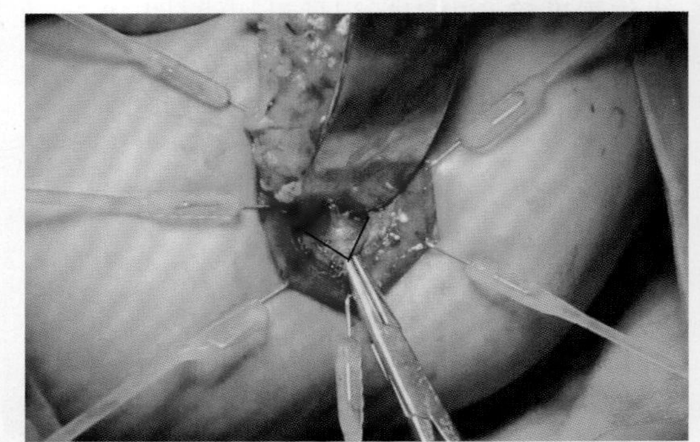

图 19-5 直肠肌鞘后壁“V”形切除

5. 游离直肠上段和/或乙状结肠 直视下游离直肠、乙状结肠，肠系膜妥善结扎、缝扎，以免系膜血管回缩难以止血。直肠上动脉常为最紧张部位，可以先游离肠管系膜对侧的侧腹膜，再剪开肠系膜浆膜增加游离度。也可以先拖出近端的乙状结肠肠管，自近端向远端处理直肠上动脉和直肠后壁。继续向近端游离见扩张段，在结肠颜色、管径、厚度、柔韧度大体正常处作结肠活检。活检部位也可以参考术前造影移行段位置来判断。

6. 肠壁活检 肠壁 3 点、6 点、9 点、12 点全层活检，明确肠神经节细胞有无和数量。有条件者快速 AChE 染色评估肠神经纤维情况。一般以游离至活检正常部位的近端至少 5cm 作为拟切除吻合部位。处理拟保留结肠系膜时应远离肠壁，在第三级血管弓近端离断，保证预留结肠血供和神经正常。已游离到乙状结肠中段移行段/扩张段仍不明显、反复活检肠神经情况难以确定者，应考虑长段 HD 可能，及时辅助绕脐小切口或腹腔镜游离，避免无神经节肠段残留或拖出肠管紧张。

7. 结肠裁剪 如拟吻合结肠管径过粗，可于结肠系膜对缘做结肠全层裁剪或部分浆肌层切除、缝合，长度 2~3cm 即可。

8. 结肠肛门吻合 检查无活动性出血，再次检查拖出结肠系膜张力，拖出结肠血供、有无扭转、有无小肠或大网膜等嵌入。冲洗术区。依情况决定做内括约肌部分切开或修补。将拖出结肠与周围组织对等缝合四针固定。于固定线远端 0.5~1cm 处切开拖出结肠前半周，清理消毒肠腔后以 4-0 可吸收缝线做结肠全层、肛管间断缝合完成前半周吻合。同法完成后半周吻合。

9. 术毕处理 未插尿管者，经直肠 Crede 法挤压排空膀胱。直视下插入肛管并固定。去除肛门缝线或拉钩。

四、术后处理

术后 6~8 小时试饮水，排便后拔除胃管。应用镇静剂或止痛剂。视患儿需要进流食。静脉应用抗生素 72 小时。酌情考虑营养支持。患儿完全进食（乳）后出院。术后 2 周复查，直肠指诊检查吻合口情况。每周扩肛 1 次，测量吻合口直径，至吻合口平整柔软为止。观察患儿生长发育，保持每日排便 1 次。定期来院复查。如患儿有腹胀、稀便及发热应及时就诊。

随访：术后第 1 个月每 2 周 1 次，术后第 2~6 个月每月 1 次；半年后每 3 个月 1 次，至患儿 1 岁；其后每年 1 次，至少到 5 岁。推荐终生随访。

五、并发症及其防治

各种根治术术后均有一定比例的早期和晚期并发症。HD 根治术早期并发症包括吻合口瘘（2.2%~17.4%）、盆腔脓肿、吻合口狭窄（3%~15.1%）。晚期并发症包括持续肠梗阻症状、便秘复发（约 10%）、污便和失禁（约 10%）。HAEC 在术后早期、晚期均可发生。

1. 吻合口瘘 为根治术后早期最严重的并发症。可能与拖出结肠末端血供不良、肌鞘内积液感染、吻合口肠壁之间夹杂脂肪垂、缝合不当等有关。各种根治术拟保留结肠要保留结肠边缘血管弓，保证动静脉血流通畅。肠管下拖时反复查看血供情况，确保肠系膜无张力、无扭转；拖出结肠与肛管管径差异过大时，可行拖出结肠裁剪（浆肌层切除）、折叠缩小管径后吻合。采用两层吻合：第一层四等分间断缝合结肠浆肌层和肛管、肠管纵轴方向、肛管侧要深；第二层拖出结肠全层和肛管切缘缝合，保证对合平整无折叠。

为预防感染，必须强调术前严格肠道准备，这在目前探索加速康复外科技术、缩短平均住院日趋势下尤为重要。对于横结肠、降结肠严重扩张，肠壁增厚炎症明显或肠腔内有巨大粪石者应考虑术前肠造瘘。拟一期根治者，入院后、术前评估肠管准备情况，必要时麻醉后再次洗肠。术中可以在充分直肠腔消毒后，用带缝线碘附纱布填塞直肠上端。术中精准操作，谨防游离肠管破裂或肠黏膜残留。严格无菌操作，对于各种需盆腔内切开肠管或吻合者尤为重要。有术中大量粪便溢出可能时应进行预减压，妥善保护手术野，更换污染物品。

如发生吻合口瘘，必须迅速作结肠或回肠造瘘以避免盆腔形成广泛的瘢痕而难以处理。控制盆腔炎症、吻合口瘘及窦道，3~6 个月后再次手术拖出。盆腔漏出广泛或长期存在的窦道，采用以下方法处理可取得满意的效果。切除拖出的结肠到距齿状线 2.5cm 处，切除残余直肠黏膜，将正常的近端结肠经保留的短段直肠肌鞘拖至肛门，可吸收缝线间断缝合。盆腔底部放置硅橡胶管经下腹部引出，引流数日。如对一期吻合有疑虑，可将结肠拖出肛门外 5cm，结肠浆肌层与肛管缝合固定数针。肛门外多余结肠任其自行脱落，长时间未脱落者可切除。

2. 直肠回缩 预防的根本在于下拖的结肠充分游离，血供良好，吻合口无张力。施行一期吻合时，拖出结肠应在无张力下较拟吻合肠管长 0.5~1.0cm；全结肠型 HD、息肉病采用回肠拖出时，预留长度应为 2~3cm。需注意，如采用回肠 pouch 或 Duhamel 拖出术，因传输动力较低，拖出肠管等长即可。切口张力较大时，必须腹腔镜或中转开腹手术扩大腹腔游离范围，必要时采用一期切除吻合术。

3. 吻合口狭窄 最常见的原因是吻合口瘘、直肠回缩等。尽可能采用斜行吻合、直肠肌鞘部分切除。轻度狭窄仅扩肛即可，严重者则需手术治疗，包括狭窄切开、内括约肌切除甚至再次根治术。

4. 术后持续梗阻症状 新生儿拖出术后早期，尤其是拔出肛管后出现梗阻症状，首先考虑有无机械性梗阻原因，如拖出结肠扭转或腔内堵塞（如纱布）、肌鞘折叠 / 套入；其次考虑吻合口狭窄；再次考虑病变肠管切除不足（残留无神经节肠管、移行段拖出）或获得性肠无神经节细胞症（缺血或反复 HAEC 感染所致）；随后依次考虑 HD 同源病、内括约肌失弛缓症、异常排便行为，甚至结肠动力性疾病等。推荐的诊断和处理流程见图 19-6。

切开 / 切除肌鞘后壁，采用短肌鞘或经肛门 Swenson/Swenson-like “Soaveson” 等可以预防肌鞘相关并发症。良好血供、无张力、防漏缝合（water-proof）技术能够预防吻合相关并发症。临床症状与结肠造影、术中所见明显不一致时，要考虑到长段型 HD 或 HD 合并同源病如肠神经元发育不良（intestinal neuronal dysplasia，IND）或神经节细胞减少症（hypoganglionosis）的可能。术前结肠造影应显示全部结肠框。术中发现狭窄段已达降结肠，狭窄段虽不长，但肠管严重肥厚扩张难以拖出，反复多次活检仍然不能确定肠神经是否正常者，应果断中转腹腔镜或开腹手术。不可强求经肛门入路残留无神经节细胞肠段，致术后症状复发。

术中难以判断无神经节细胞肠段长度时宜先暂时造口，以避免因冰冻病理结果导致切除过多或不足。HD 同源病的治疗，短段病变或“跳跃型”巨结肠可切除，长段或多发者以观察为主。

5. 先天性巨结肠相关小肠结肠炎（HAEC） 是 HD 特有并发症，术前、术后均可发生，一般术后发生率、严重程度会低于术前。因缺乏客观诊断指标，不同研究报道的发生率为 14%~40%。近年多参考的诊断和治疗标准见表 19-1、表 19-2。

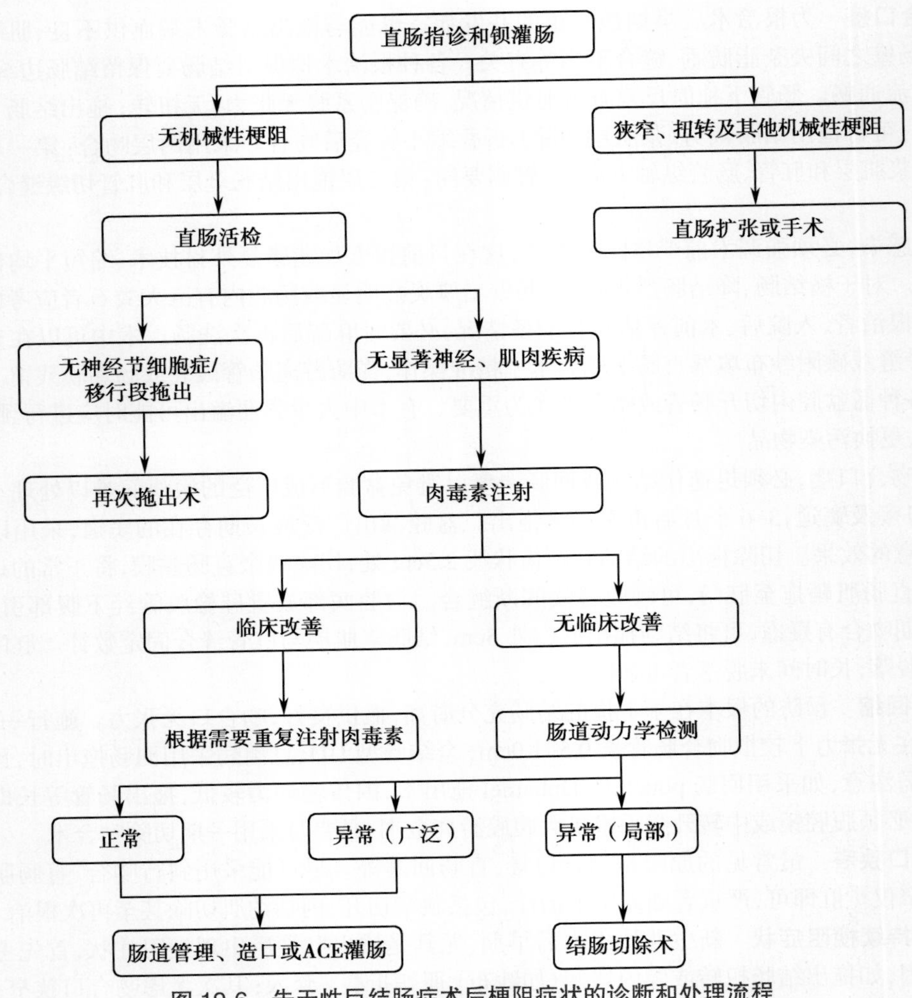

图 19-6 先天性巨结肠症术后梗阻症状的诊断和处理流程

表 19-1 先天性巨结肠相关小肠结肠炎（HAEC）诊断指南

等级	描述	临床病史	体格检查	影像学检查
Ⅰ级	疑似 HAEC	厌食 腹泻	轻度腹胀	正常 轻度肠胀气
Ⅱ级	确诊 HAEC	既往 HAEC 病史 严重腹泻 反复发热 嗜睡	发热 心动过速 腹胀 腹部压痛 直肠指诊后大量气体粪质喷出	肠梗阻 气 - 液平面 扩张肠袢 乙状结肠直肠交界截断

续表

等级	描述	临床病史	体格检查	影像学检查
Ⅲ级	重症 HAEC	顽固性便秘 意识迟钝	外周灌注不足 低血压 意识异常 明显腹胀 腹膜炎	肠壁积气 腹腔积气

表 19-2　先天性巨结肠相关小肠结肠炎(HAEC)治疗指南

分度	处置	饮食	抗生素	洗肠	手术
Ⅰ度	门诊	口服补液	甲硝唑(p.o.)	考虑洗肠	
Ⅱ度	门诊或住院	清水或禁食 静脉输液 禁食	甲硝唑(p.o./i.v.) 考虑广谱用药[氨苄西林(i.v.)和庆大霉素(i.v.)或哌西林/他唑巴坦(i.v.)]	洗肠	
Ⅲ度	住院或 ICU	禁食 静脉输液	甲硝唑(i.v.) 广谱用药[氨苄西林(i.v.)和庆大霉素(i.v.)或哌西林/他唑巴坦(i.v.)]	洗肠	非手术无效近端分流 气腹症者探查

注:p.o.,口服;i.v.,静脉注射。

6. 污便、肛门失禁　新生儿期根治术后排便次数多,易产生会阴湿疹。可口服思密达、洗肠、会阴保护,2~3 个月后逐渐减轻。排便控制功能异常的诊断如污便和失禁应在患儿长至生理性排便控制年龄后确定。因定义、评估标准及对象不同,有报道 HD 术后污便发生率 12%~56%,可能与新直肠壶腹、新直肠 - 肛管 - 括约肌协同机制尚未形成有关。污便表现为患儿排稀便时常有少量粪便污染内裤,尤以夜间多见,严重者可出现失禁。污便多在半年后好转,约 1 年消失。术后早期污便者,其远期排便控制较无污便者差。

远期发生真性大便失禁约 10%,是不可逆永久性并发症,严重影响生活质量。真性失禁的原因一般认为与新直肠感觉异常、齿状线损伤、内括约肌低压(切除过多、术中牵拉、括约肌本身神经异常)密切相关,具体诊断和处理流程见图 19-7。

7. 便秘复发　远期便秘复发率约 10%。除产生长期持续梗阻原因外,不良排便行为导致的继发性巨结肠为最常见原因。强调术后排便训练,养成正确排便习惯。术后早期(半年内)应保证每日排便 1 次,定时排空直肠,避免粪便嵌塞。如诊断为肛门内括约肌失弛缓症,多采用非手术治疗如扩肛、硝酸甘油膏外用、肉毒素注射等。肛门肉毒素注射无效者考虑内括约肌切开治疗。

8. 泌尿生殖功能、心理与生活质量　绝大多数患儿,尤其是常见型 HD 根治术后,泌尿生殖功能、心理与生活质量等同正常同龄儿。HD 根治术主要操作在盆腔,无论经腹还是经肛门途径,理论上存在泌尿生殖器官、盆腔内脏神经直接损伤可能。泌尿生殖器官损伤发生率 0.7%~2%。术后泌尿系统功能异常出现临床症状并不多见,膀胱测压提示少数患儿表现为逼尿肌去神经支配。极少数患儿出现尿失禁,大多出现在吻合口瘘、盆腔感染、直肠会阴瘘、残留无神经肠段或获得性肠神经节缺如再次拖出手术之后。输精管、精囊、精阜损伤偶有报道,但需手术修复。腹腔镜游离腹膜外段直肠可降低盆腔内脏神经损伤风险,但增加术后盆腔粘连、瘢痕,尤其多次手术者可出现输卵管积水导致女性不孕。长期随访也发现，少数男性出现勃起不能、倒精、性交满意度低。

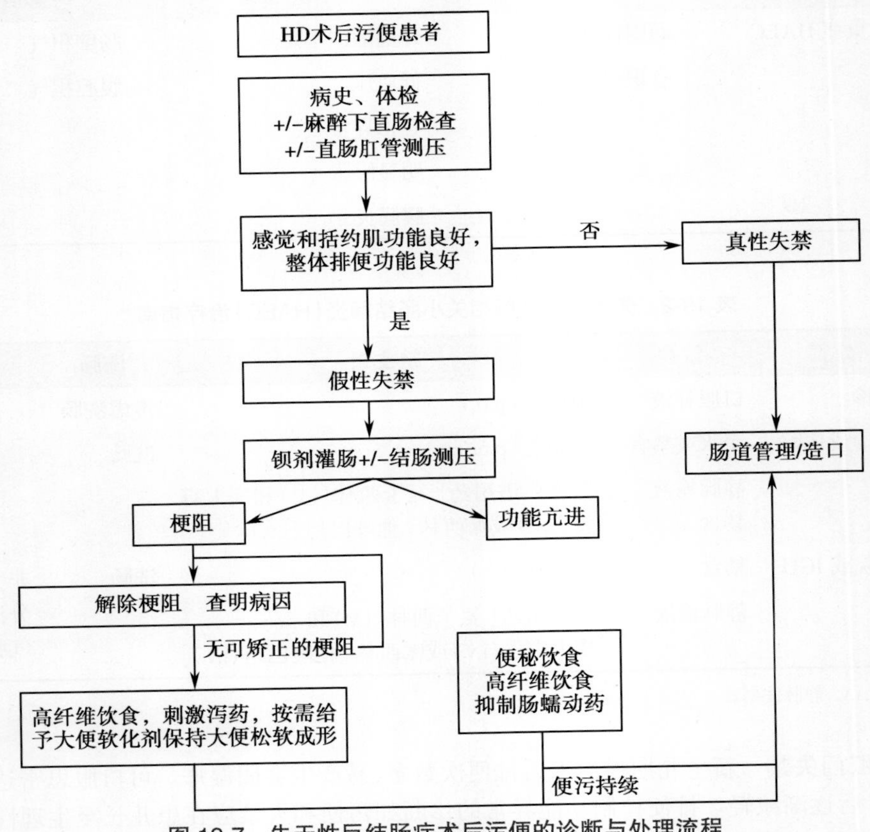

图 19-7　先天性巨结肠症术后污便的诊断与处理流程

上述原因加上反复 HAEC、肠功能不良，尤其是大便失禁会影响患儿心理发育，自卑、孤独、敏感、社会交往和融合困难。术后长期存在症状者，在肠功能评分（bowel function score）、健康相关评分（health-related score）、症状特异性评分（symptom-specific score）方面存在差异，应对 HD 术后患儿长期随访，查明原因并给予持续支持。

9. 甲状腺髓样癌　超过 30 年随访病例约 5% 可发现甲状腺髓样癌。目前推荐家族病例、长段型 HD（包括常见型 HD）筛查 *RET* 基因外显子 10、13 突变。

六、技术现状与总结

经肛门 HD 根治手术避免了从腹腔游离直肠，与其他经腹手术（腹腔镜或开腹）相比，创伤小、恢复快、费用低，腹壁无瘢痕，发生腹腔粘连性肠梗阻的可能性更低。笔者建议的手术名称中文是“经肛门先天性巨结肠症根治术”，英文是“transanal rectosigmoidectomy for Hirshsprung’s disease（经肛门直肠乙状结肠巨结肠切除术）”，适用于常见型 HD，尤其婴幼儿、新生儿病例。该术式除治疗原发性 HD 外，还可用于 HD 再次拖出、直肠狭窄所致继发性巨结肠、非手术治疗无效的特发性便秘、乙状结肠冗长症、直结肠多发息肉病、血管畸形的部分直肠乙状结肠切除。

自 1948 年 Swenson 提出巨结肠根治术以来，手术基本原则始终如一，即切除病变肠管，近端正常肠管与肛门吻合恢复肠道连续性，维持肛门排便控制功能。各种改良术式（直肠黏膜切除 Soave 手术、直肠后壁切除 Duhamel 拖出术、低位直肠切除 Rebein 手术）目的在于降低并发症和简化手术操作。HD

根治的主要手术目的是解除梗阻并维持肛门排便控制功能。

正常排便功能维持在肠反射水平依靠直肠壶腹有效储便、内括约肌功能完整、肛管感知正常。HD根治术后，新直肠能否有效储便（顺应性），拖出结肠运动功能如何直接影响排便功能控制。HD肛门内括约肌无神经节细胞，术前、术后均无肛门直肠抑制反射，术后括约肌功能在很大程度上依靠随意控制。正常肛管感知主要通过直肠齿状线近端的肛管移行上皮，便意的产生与齿状线上方感受器有关。各种根治术后长期随访表明：残留无神经肠管短，内括约肌切开彻底，如近端肠管（新直肠）蠕动功能正常，术后HAEC发生率低，但真性大便失禁发生率高；相反，近端肠管（新直肠）蠕动亢进或低下，内括约肌切除少，肛管完整，则表现为持续梗阻症状、反复HAEC，即使近端结肠残留少许无神经节肠段，但内括约肌、肛管完整性破坏，将产生大便失禁。因此，平衡根治彻底和维持排便控制功能是HD规范手术的核心。

直肠黏膜切线过低，直肠与齿状线、肛缘，甚至皮肤吻合是HD根治术后大便失禁的最常见原因。齿状线上2.5~3.0cm吻合，便秘和HACE发生率高；齿状线吻合易发生大便失禁。开腹手术和经肛门手术应用早期，推荐的直肠黏膜切线距齿状线0.5~1cm。近年来随着对术后控便功能的重视，且便秘、HACE处理相对容易，推荐直肠黏膜切线距齿状线1~2cm，强调按年龄调整，新生儿1cm，年长儿2cm。重视术中保护齿状线，尽可能降低扩肛、术中牵拉对内括约肌的影响。

HD是肠神经发育异常导致病变肠管失弛缓痉挛产生功能性肠梗阻，目前认为属多基因疾病，病因、发病机制不清，遗传方式、临床表型（病变范围、临床表现）差异很大。常见型HD男女比例为4∶1，散发，与*EDN*基因及其分子通路密切相关，病变位于直肠、乙状结肠；长段型、全结肠型HD男女比例1∶1，家族病例、显性遗传比例明显增多，与*RET*基因及其分子通路密切相关。

越来越多的基础和临床研究发现，拖出的近端结肠即使在神经节细胞数量、神经纤维直径正常处的近端5~15cm进行吻合，部分病例的结肠结构、神经递质及功能仍然存在异常，导致术后慢性梗阻症状，提示HD神经节细胞缺乏影响肠道蠕动功能的同时，对消化道功能也产生广泛影响。肠神经节干细胞移植治疗结果令人鼓舞，必将为HD个体化精准治疗奠定坚实基础。

（高　亚）

推荐阅读资料

[1] 高亚，李恭才，张宪生，等．一期经肛门巨结肠根治术15例报道．中华小儿外科杂志，2001, 22 (1): 21-23.

[2] DE LA TORRE L, COGLEY K, SANTOS K, et al. The anal canal is the fine line between “fecal incontinence and cjolitis” after a pull through for Hirschsprung disease. J Pediatr Surg, 2017, 52: 2011-2017

[3] NEUVONEN M I, KYRKLUND K, RINTALA R J, et al. Bowel function and quality of life after transanal endorectal pull-through for Hirschsprung disease: controlled outcomes up to adulthood. Ann Surg, 2017, 265 (3): 622-629.

[4] PAKARINEN M. Perioperative complications of transanal pull-through surgery for Hirschsprung’s disease. Eur J Pediatr Surg, 2018, 28 (2): 152-155.

[5] SAADAI P, TRAPPEY A F, GOLDSTEIN A M, et al. Guidelines for the management of postoperative soiling in children with Hirschsprung disease. Pediatr Surg Int, 2019, 35: 829-834.

第二十章

腹腔镜先天性巨结肠症手术医师的培训

第一节 培训基地和手术医师培养标准

腹腔镜先天性巨结肠症（HD）手术是小儿微创外科较为复杂的手术之一，要熟练地进行腹腔镜 HD 手术操作，除了应具备小儿微创外科医师一般的诊疗技能外，还需要进行 HD 手术的专科训练。为规范其诊疗管理，提高训练医师的技术水平，保证医疗质量和医疗安全，参照《卫生部内镜与微创医学培训基地建设标准》和《卫生部专科医师培养标准总则》，制定腹腔镜 HD 手术医师的培训基地标准和手术医师培养标准。

一、申报腹腔镜先天性巨结肠症手术医师培训基地的基本条件

1. 具备培训条件和能力的三甲医院或医学教学科研机构。
2. 申报专业（小儿外科专业）的内镜诊疗水平在本行政区域内处于领先水平。
3. 有丰富临床经验和较高授课水平的专职、兼职师资力量。
4. 配备符合基地建设标准并经技术能力评价机构认可的培训及考试设备。
5. 举办过全国或全省专业学术会议，或承担过国家级继续教育项目。
6. 经技术能力评价机构评价合格。
7. 申报专业（小儿外科专业）每年内镜手术量应达到一定例数。

二、腹腔镜先天性巨结肠症手术医师培训基地建设基本标准

（一）总体要求

培训教学场所规划设计科学合理，培训设施及培训专业设备具有先进水平，有管理机构和专职管理人员，有专职、兼职师资队伍，有统一的培训大纲及培训教材，培训基地每年培训专业内镜医师必须达到 100 名。

（二）基本标准

1. 场地建设

（1）教学场所：培训基地总建筑面积 1 000m^2，其中包括多媒体教室（可容纳 100 人以上）、小型会议室 2~3 间、考核训练室（80m^2 以上）、内镜操作模拟训练室（100m^2 以上）、模拟（动物）手术室（120m^2 以上）、动物准备间、器械消毒间等。

（2）管理场所：基地管理人员办公用房 2~3 间等。

（3）生活场所：培训基地治安状况良好，交通便利，可安排或提供受训人员膳食和住宿，生活设施基本齐备，膳食标准适中。

2. 组织管理

(1) 领导重视：培训基地工作应列入医院全面建设内容，由领导分管培训基地工作，培训基地主要负责人必须是专职，且有相应专业工作经历。

(2) 机构落实：根据专业性质和培训要求，每个专业培训基地至少应配备 2 名专职工作人员。

(3) 制度健全：应有相应的工作计划、培训方案和管理制度。

3. 师资教学能力

(1) 有 3~5 名符合条件的专职或兼职教学师资。

(2) 指导医师需有副高以上专业技术职称，从事本内镜专业临床 5 年以上，累计独立完成内镜手术 200 例以上；腹腔镜外科技术娴熟，均有良好的腹腔镜手术经验和独立处理腹腔镜手术围手术期问题的能力，以及手术室主管护师 1 名，教学组成员保持固定；在国家级学术刊物上发表过有重要影响力的学术文章，内镜专业技术达较高水平。

(3) 有较丰富的教学经验。

(4) 指导医师资质需经技术能力评价机构认可。

4. 培训设施

(1) 为体现公平、公正原则，确保培训质量，内镜医生的培训与考核必须规范统一。内镜技术培训基地的教学培训设备器材及专业内镜集成系统的配置必须经技术评价机构认可。

(2) 多媒体教室应具有会议功能，可举办学术会议和转播临床手术等，需配置电动屏幕、音响、投影、远程教学和转播系统等。

(3) 内镜基本技能训练室为基本技能操作教学训练设置，需配置专用腔镜模拟训练器设备 5 套以上和其他模拟训练器材。

(4) 内镜技术模拟考核室为教学阶段性和培训结束时技能考核设置，需配置带有触觉反馈和记录评价功能的模拟训练考核系统 2 套以上。

(5) 模拟手术室需按标准手术室构建，配有视讯系统，根据专业不同，配置手术床 2~6 张（动物），配备相应的专业内镜集成系统（包括吊塔、手术无影灯及常规设备）2~6 套。

(6) 动物准备室需配置麻醉监护系统。

(7) 器械准备室需配置专业内镜器械及常用消耗材料。

(8) 处理室需配置器械清洗消毒设备。

(9) 小型会议室需配置网络 IT 系统。

(10) 管理人员办公室需配置办公用具和办公设备（包括桌椅、橱柜、计算机、传真、复印设备等）。

(11) 会议场所、训练场所、生活场所均应有洗浴设施；会议和训练场所均有空气调节设施。

三、腹腔镜先天性巨结肠症手术医师培养标准

(一) 培训对象

1. 具有高等院校医学专业本科及以上学历，拟开展腹腔镜 HD 手术的人员。

2. 已从事临床工作并取得执业医师资格证书，经过普通专科医科培训合格后，或经过考核达到普通专科医师培训标准，要求参加小儿外科亚专科培训，接受 HD 手术培训的人员。

3. 临床研究生毕业人员须经培训基地进行临床实践能力考核，根据考核结果和既往参加临床实践的时间，确定其应进入的培训阶段和年限。

(二) 培训目标

经过培训使受培训医生达到“专科医师培养标准”所要求的小儿外科亚专科医师水平，能够开展腹腔镜 HD 手术。

(三) 培训要求

1. 专业理论 根据小儿外科亚专科医师培养标准细则要求，学习有关的专业理论知识，具有较系统的、扎实的专业知识，了解国内外本学科的新进展，并能与临床实际相结合。目的在于让学员熟悉和掌握小儿腹腔镜手术的基本理论知识。教学组成员采用幻灯或手术录像等形式，系统讲授腹腔镜手术理论知识，包括：①小儿腹腔镜手术仪器设备的组成、手术器械的工作原理和使用方法；②小儿腹腔镜操作的基本技能和基本技术，操作方法和技能演示；③常见小儿腹腔镜手术的操作方法和手术并发症的防治等；④熟知 HD 的病因、病理、发病机制、临床表现及治疗方面的国内外最新动态和进展；⑤小儿 HD 腹腔镜手术的围手术期处理，手术适应证、禁忌证。

2. 临床技能 具有较强的临床思维能力，掌握小儿外科主要疾病尤其是 HD 的诊断、鉴别诊断、治疗技术，熟悉门诊和急诊专科疾病的处理、危重患儿抢救，能独立处理某些疑难病症，能胜任总住院医师的工作，并对下级医师进行业务指导。

3. 专业外语能力 掌握一门专业外语，能比较熟练地阅读小儿外科专业的学术论文和文献资料，尤其是对小儿 HD 的相关国际文献的阅读。

4. 科研写作能力 掌握基本的临床科研方法，能结合临床实践，写出本专业具有一定水平的学术论文。

(四) 培训年限

培训年限一般为 1~2 年。

(五) 培训方法

以培养临床实践能力为重点，采取小儿腹腔镜手术基本技能训练、腹腔镜 HD 手术训练和临床实践相结合的培训方式。专业理论学习以自学为主，集中授课为辅。

1. 小儿腹腔镜手术基本技能训练 指对拟培训人员进行小儿腹腔镜手术基本技能的训练（主要包括腹腔镜下的钳夹、分离、打结、缝合等基本功的训练）、动物模型的腹腔镜手术训练及腹腔镜手术技巧（包括经腹壁悬吊牵引技术、腹腔内打结技术和腹腔镜缝合技术）的训练。

2. 腹腔镜 HD 手术的训练 指在熟练掌握小儿腹腔镜手术基本技能的基础上，逐步利用动物模型进行腹腔镜 HD 手术的训练（包括不同类型 HD 腹腔镜手术训练和腹腔镜不同手术类型训练）及临床实践。

(六) 考试考核

培训结束后，由基地对培训人员完成培训情况进行审核，审核通过者方可申请参加小儿外科专科医师培训阶段考核。培训基地将审核通过的医师名单报中国医师协会内镜医师分会小儿内镜外科专业委员会，后者依据亚专科医师培养标准的相关内容，组织以考查临床技能为主的考试考核，对合格者颁发中国医师协会内镜医师分会统一印制的《小儿内镜外科专科医师培训合格证书》。

对未按照要求完成培训内容或考前资格审查不合格者，取消其参加考试考核的资格，培训时间顺延；对弄虚作假者进行相应的处罚，对情节严重者取消其接受培训的资格。

（徐伟立　李索林）

第二节　医师培训方法

一、小儿腹腔镜手术基本技能训练

腹腔镜手术是现代科技发展与传统腹部外科结合的产物。腹腔镜手术中，术者是在二维视觉下进行的手 - 眼分离的操作，术中只有器械传导的间接触觉。小儿腹腔空间小，组织柔嫩易于损伤，因此学习小儿腹腔镜手术除需要有扎实的传统腹部外科基础外，还需要经过系统的腹腔镜理论学习和操作训练，才能顺利掌握。一般的训练分为3个阶段进行，分别为模拟训练箱操作训练、动物模型手术训练和临床实践训练。

（一）模拟训练箱操作训练

监视器显像下在空置的训练箱内进行模拟手术操作训练。自制或专用的训练箱均可使用，大小30cm（长）×20cm（宽）×15cm（厚）较适宜。箱内放置针线、动物组织或其他模型等物品，于训练箱表面按照菱形法则做3个孔洞，分别插入镜头和左右手操作器械。训练时，可以2~3个人一组，扶镜者将镜头插入箱中，操作者左右手导入器械面对显示器进行训练，扶镜者和操作者可以20分钟轮换1次。训练内容包括手眼协调和定向适应性、钳夹、组织分离和切割、打结、缝合等。采用小块布头进行模拟钳夹、切割和打结，待相对熟练之后可进行缝合、打结训练，依次进行操作训练。

1. 钳夹　边看镜像边用操作钳夹取箱内小物品如葡萄、黄豆等，培养二维视觉下的方向感及双手对操作钳的控制，体会钳夹力量大小和双手协调性。还可将上述小物品装入箱内小塑料袋中练习切除脏器的回收操作。可有两种训练方式：①豆子传递，将一个小碗内黄豆夹取移至另一个小碗中，统计1分钟内转移数量；②穿绳，在专用底板上，使用抓钳依次将软绳穿过孔洞，记录完成时间。

2. 分离　用操作钳将贴在箱内物品表面的黏膏逐渐取下，或用动物组织练习组织及血管的分离。一定注意双手的协调、实施的力度，避免力度过大导致组织或血管的损伤。

3. 切割　练习用剪刀剪纱布或乳胶手套等；在专用底板上，一手握持抓钳，一手握持剪刀，按图剪切图案，记录完成时间。还可用超声刀、剪刀或电刀练习切割动物组织。

4. 打结　腹腔镜术中打结方法分为腹腔内打结和腹腔外打结两种。前者为双手使用操作钳在腹腔内打结，后者为在腹腔外打结后用推结器推入腹内。另外还有单纯缝合打结及连续缝合打结：在专用底板上使用2-0带针缝线缝合。单纯缝合打结为缝一针打3个结，连续缝合打结为缝3针，两头各3个结，记录完成时间。

5. 缝合　训练箱内放置海绵或动物组织等，做切口后练习各种缝合方法。夹住缝线带入箱内后，左手钳帮助调节右手持针器夹持部位及方向，缝合时注意掌握运针方向防止组织割裂。

6. 腹腔镜模拟箱结合离体动物组织综合训练　将离体带胆囊的肝脏、脾脏或肠管置于训练箱内，运用电刀等器械练习胆囊切除、肝脾破裂修补术、肠管修补吻合术。不但要熟悉电刀、电凝、超声刀等器械的配套使用，还要综合运用钳夹、分离、切割、缝合、打结等技巧，特别注意缝合或打结时用力要适中，防止组织割裂。

训练箱训练是掌握小儿腹腔镜技术操作最重要的基础，要达到累计训练时间100小时以上，做到镜下能够得心应手地熟练进行分离、打结和缝合操作。由于使用的是腹腔镜设备，其感觉接近于腹腔镜手术，训练箱成本低廉、无须特殊设备，是初学者最好的训练工具。研究表明，腹腔镜模拟箱结合离体动物组织在规范化培训学员腹腔镜手术技能培训中的效果优于单纯模拟箱练习。

（二）动物模型手术训练

训练箱操作熟练掌握后，可进入动物模型手术训练阶段。此阶段是进入临床实践的基础，具有重要意义。研究表明，重视腹腔镜下动物组织模拟操作训练可提高腹腔镜培训的效果，值得推广。

1. 实验动物的选择　因为腹腔镜手术需要一定的手术操作空间，因此多选择猪、犬等体型较大的动物。但由于价格问题，家兔（约5kg）也可作为实验动物。

2. 麻醉方法　术前应建立静脉通道。较多采用诱导迅速的静脉全身麻醉（如静脉注射硫喷妥钠15~20mg/kg可维持30~50分钟的有效麻醉），完成气管插管后进行吸入麻醉如氟烷（1%~2%）或安氟醚（1%~2%）等。亦可使用硫喷妥钠与γ-羟基丁酸钠进行复合静脉全身麻醉（每毫升含γ-羟基丁酸钠50mg、硫喷妥钠25mg；混合液1~1.5ml/kg静脉注射或2~4ml/kg腹腔注射）。

3. 手术室配置　如图20-1所示，实验动物麻醉后，仰卧位固定（可根据需要调整体位）。

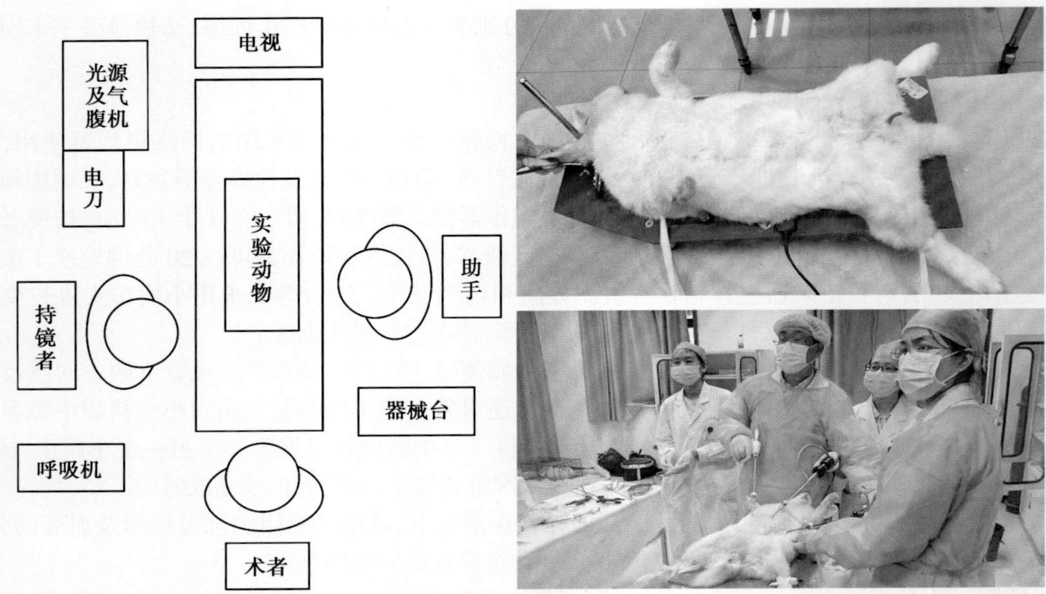

图 20-1 动物手术室配置

4. 训练内容 ① Trocar 置入、建立人工气腹、体位调整。术中 Trocar 放置及气腹建立有两种方式，一种为开腹式，先在脐部做小切口进入腹腔，直视下置入 Trocar，建立气腹后置入腹腔镜，在腹腔镜监视下放置其余 Trocar；另一种为气腹针穿刺腹腔，建立气腹，再放置第一个 Trocar，置入腹腔镜后在腹腔镜监视下放置其余 Trocar。两种方法均应掌握，但对初学者以切开置入法较为安全。②扶镜，不同角度暴露与手术者配合。③探查方法，从盆底往腹腔探查直肠、乙状结肠走向，以及系膜血管分布和分支情况。④游离结肠、直肠等，结扎乙状结肠系膜血管。⑤止血，电刀、超声刀等游离系膜血管和止血。⑥缝合盆底切开腹膜与下拖结肠固定。

5. 小儿腹腔镜手术技巧的训练

(1) 经腹壁悬吊牵引技术：小儿腹腔器官重量轻、体积小，因此，可以采用经腹壁悬吊牵引的方法通过牵引组织和暴露术野，甚至可以替代辅助器械，减少 Trocar 数目。

建立气腹后，腹腔镜监视下以直式或弯式缝合针，带 2-0 丝线，从术野的正上方垂直穿过腹壁进入腹腔；然后从腹腔内将针线拉入，而将线尾留于腹壁外。在腹腔内用持针器握针将其穿过所要牵引的组织或器官，确定牵拉不会造成组织或器官撕裂后，再将针从腹壁穿出。

出针点根据手术需要选择。在腹壁外缓慢提拉线的两端，待牵引组织达到暴露所需手术野后，以 2 把蚊式钳贴近皮肤水平分别夹合固定两端缝线。收紧缝线可使牵拉的组织抬高，放松可使缝线组织下降。手术结束后可在腹腔内将缝线剪断拉出。可用缝针在组织内连续缝合 2 针以增加对组织的拉力。也可在缝针穿过组织后，将缝线直接打结，单线牵引组织。因小儿腹腔器官柔软，体积小、重量轻，使用 1~2 针缝合牵引即可达到暴露手术野和固定腹内器官的作用。操作时注意提拉牵引缝线时一定要在腔镜监视下进行，避免用力过度撕裂组织或器官。对于恶性肿瘤手术，应避免此类操作。

(2) 腹腔内打结技术：主要分为腹腔内双钳和单钳打结方法

1) 双钳打结方法：取 8~10cm 针线缝合或环绕组织后，左手用弯钳夹住右侧线尾，线尾端位于弯钳的外弧侧；右手握持针器用其尖端在左手弯钳的内弧侧环绕缝线 1 周后，用持针器夹住左侧线尾，向相反的方向拉紧缝线后即成一单结。然后右手放松线尾，再向相反的方向环绕左手缝线 1 周后，抓住另一侧线尾拉紧即成方结。如果用持针器环绕左手缝线 2 周，夹右侧线尾反方向拉紧后可以形成外科结。

2）单钳打结方法：取连线缝针垂直经腹壁穿入腹腔，将其线尾留于腹壁外，针缝合或环绕组织后，拉过缝合部线的长度 5~8cm；然后用持针器握针尾，将其尖端环绕另一侧尾线旋转 1 周；放松缝针，从尾线的另一侧夹住针尖，将其牵出线圈，同时助手提拉腹壁外侧的线尾，术者在腹腔内用持针器夹住缝线，助手在腹腔外分别朝相反的方向拉紧缝线后即成单结。再握针尾反方向旋转尾线 1 周后，提拉针尖紧缩缝线形成方结。

3）注意事项：结扎血管时，尽量将血管周围组织剥离干净，使缝线单纯结扎血管，保证闭合血管确切；对拟结扎血管游离要有足够长度，至少大于 5mm，保证结扎后血管断端距离线结要有一定长度，防止结扎线滑脱；在结扎线的粗细选择上要合适，不可过粗以防线结不实。选择摩擦力大的多股编织丝线最佳，因采用此种丝线形成的线结不易松动。

（3）腹腔镜缝合技术

1）针线置入方法：有穿腹壁和经 Trocar 两种方法。前者适用于大针粗线，腹腔镜监视下，用直式或弯式缝合针，带 2-0 丝线，从手术野的正上方垂直经腹壁穿入腹腔，将线尾留于腹壁外，在腹腔内用持针器夹持针尖将其拉入腹腔。后者适用于小针细线，一般是 5-0 以下的丝线，在腹壁外以持针器握住距针尾 2cm 处的缝线，从直径 5mm 以上的 Trocar 导入腹腔。

2）调节握针方向：因为受固定 Trocar 的限制，持针器到缝合点的方向只能有一个，这样根据缝合面来选择持针方向就非常重要。首先用左手钳抓住针尖侧的 1/3 处，然后右手持针器轻轻含住针的尾侧 1/3 处，最后左手向前或向后推针尖调节握针的方向，达到缝合进针的方向后，持针器扣紧缝针，准备缝合。

3）缝合：缝合动作要准确轻巧，利用腕力来旋转持针器，将针按照缝针的弧度方向刺入组织。因为是在腹腔镜下显示的二维图像，因此为了使吻合口严密，避免针距过大或错过对应缝合组织形成吻合口瘘，要在镜头靠近组织的放大视野下显示相邻一针的缝线的位置后，选择与其合适的直线距离进行缝合。如为连续缝合，每一针都要确保拉紧缝合线。

4）缝针取出：与针线置入方法相似，亦有穿腹壁和经 Trocar 两种方法。前者是用持针器握针后，在针眼的附近将针尖穿出腹壁，助手在腹壁外握紧针。术者在腹腔内距线结 5~10mm 处剪断缝线后，助手拉出针线。后者是在腹腔内剪断缝线后，将针掰直使其弧度增大，然后用持针器的尖端距针尾 5~10mm 处握紧缝线，将针线从 Trocar 中或随之一同拉出腹腔。

5）注意事项：持针器一旦握紧缝针后，应保持在视野内活动，因为在视野外活动有刺伤或撕伤周围组织的可能。缝合时持针器要扣紧固定缝针，避免其转动针尖偏离缝合方向。如缝针在腹腔内丢失，寻找极其困难。因此在整个缝合过程中，缝针不可与线和器械分离。

（三）临床实践训练

受训者通过系统的动物手术训练，熟悉小儿腹腔镜手术环境后，即可以开始参加临床腹腔镜实践手术。分为以下 3 部分。

1. 观摩临床手术　包括观看小儿腹腔镜手术光盘，手术现场直播和进入手术室参观手术操作。了解各种仪器设备和手术器械的使用方法，小儿腹腔镜手术的过程、操作技术、手术方法及手术人员之间的相互配合。

2. 助手阶段　挑选操作技术好的学员与教师进行手术配合，为学员提供实践操作机会，一般应先充当扶镜者和助手。

3. 独立手术　积累一定的腔镜手术经验后，再在有经验的腹腔镜手术医生指导下独立手术。开展小儿腹腔镜手术的原则是从简单的自己非常熟练的开腹手术开始，如阑尾切除术、精索静脉结扎术等，熟练操作后再开展腹腔镜 HD 根治术等较复杂的手术。平时要多观摩学习各种腔镜手术的实际操作和录像资料，才能循序渐进。

我国有相当一部分小儿腹腔镜医师缺乏规范化的技术培训。在临床实践中存在的主要问题是缺乏规范培训、手术适应证选择不当、传统开腹手术经验不足、忽视围手术期麻醉管理。因此，无论外科医生，还是麻醉医生，均应经过规范培训，强调小儿腹腔镜外科技术的理论学习，强化基本技能操作训练，严格控制小儿腹腔镜手术临床准入资格。

二、腹腔镜先天性巨结肠症手术的训练

（一）腹腔镜先天性巨结肠症动物模型的选取和使用

国外文献报道，HD 手术训练的模型动物可采用新西兰兔或 BALB/c 小鼠，但考虑到腹腔镜手术的特点，建议使用新西兰兔进行模拟训练更为适合。

2003 年，Genc 采用新西兰兔模型实施了经肛门 HD 根治术，他们认为术中将二氧化碳注入黏膜下，进行直肠肛管黏膜的剥离快速有效、出血少，不会引起黏膜撕裂或穿孔；相反，直接分离则费时、困难、出血多，易致黏膜撕裂或穿孔。2005 年，Takegawa 和 Ortolan 采用模型兔成功模拟实施了经肛门 HD 根治术。实验中模型兔接受戊巴比妥钠静脉注射麻醉，暴露齿状线，肾上腺素溶液（1：100 000）黏膜下层注射，在齿状线上方 0.5cm 处分离肛门直肠黏膜鞘。所有的动物在最初的随访期均未出现感染，肠道功能迅速恢复。该研究中提出的实验模型对于训练和改进手术技术是非常有用的方法。由此可见，由于个体大小和术后抵抗力的优势，新西兰兔或体型较大的家兔（体重约 5kg）是非常适合进行腹腔镜 HD 手术训练的动物。

（二）腹腔镜先天性巨结肠症手术训练

1. 体位 将模型兔仰卧位置于缩短的手术台一端。固定模型兔四肢，对其腹部、臀部及会阴部备皮并消毒。

2. Trocar 的放置位置 根据模拟训练的不同术式采取不同的放置方式。

3. 确定手术范围 采用戊巴比妥钠静脉注射麻醉后，置入腔镜和操作钳，探查腹腔找到移行段和扩张段，浆肌层活检确定手术切除范围。

4. 离断切除肠管的系膜 从比较游离的乙状结肠开始分离切开结肠系膜，结扎切断或用双极电凝离断结肠的二级系膜的血管，松解降结肠侧韧带。根据需要决定系膜血管的离断水平和范围，使切除段肠管游离，紧贴直肠壁游离至腹膜反折水平后转向肛门处施行。

5. 经肛门拖出切除段肠管 可以模拟训练不同的手术方式，主要包括 Soave 手术、改良 Swenson 手术和 Duhamel 拖出术 3 种。

（1）Soave 手术：充分暴露模型动物会阴部。使用肛门牵开器牵开肛门并二次调整直肠前壁牵拉钩位置隐藏齿状线使直肠黏膜外翻。在齿状线水平以上后壁 0.5~1.0cm，前壁 1.5~2.0cm 呈前高后低位将直肠黏膜环周切开，沿黏膜下层向上分离直肠黏膜鞘直达腹膜反折水平后切开肌鞘，进入腹腔，与腹腔镜分离的平面相会合。再将肌鞘部分切除，保留短肌鞘，同时将后壁肌鞘切除约 1cm。在腹腔镜的监视下，将游离的肠管拖出，防止肠管扭转。近端正常结肠拖出至肛缘水平与肛管黏膜皮肤吻合。

20章 视频1

动物 - 腹腔镜巨结肠 Soave 术式（视频）

（2）改良 Swenson 手术：首先切开直肠、乙状结肠右侧腹膜，再切开左侧腹膜，辨清双侧输尿管、卵巢或睾丸血管，用超声刀游离直肠系膜和直肠侧韧带中上 1/3，直肠前壁腹膜反折下紧贴肠壁肌层游离，直肠后间隙分离至盆底筋膜，向上尽量靠近肠管二级血管弓根部处理乙状结肠系膜血管，这样可保留边缘血管，减少出血。对有张力的血管均应离断直至肠管，将其无张力拖下并与肛门吻合。长段型 HD 需行 Deloyers 升结肠翻转术，注意保留升结肠边缘血管弓，余结肠动脉均靠近肠壁凝切，再切断韧带，游离结肠框，同时切除阑尾。

用 5cm 钝头抓钳抓直肠上段并向肛门推送，同时自肛门伸入无齿卵圆钳抓钳与钝头抓钳会合，引导游离肠段套叠出肛门外，切开肠壁外鞘，将近段结肠拖出，达标志线，按改良 Swenson 手术重建消化道连续性，吻合口呈前高后低鸡心形。肛门内置橡胶管以观察排气、排便情况。再建气腹，观察拖下结肠

的血供、有无系膜及盆腔内出血及肠扭转情况，盆腔腹膜不缝合，骶前置引流管从肛门旁或左下穿刺孔引出，完成手术。

(3) Duhamel 拖出术：将模型动物取截石位，梅花状牵开肛门，将游离结直肠套叠式内翻拖出肛门外，横断切除直肠，并保留 6~8cm，可吸收缝线缝合关闭直肠断端后还纳；于直肠后壁齿状线上 0.5cm 全层切开，紧贴直肠后壁进入分离的骶前间隙，将游离结肠经直肠后壁隧道拖出肛门外（结肠次全切除时，应将游离升结肠按 Deloyers 法翻转后再经直肠后壁隧道拖出肛门外），切除暂时结扎的结肠断端，先将拖出的结肠系膜缘后半周与齿状线上直肠后壁采用可吸收缝线间断缝合吻合，再倒"V"形切除部分游离直肠后壁后，切口与系膜对缘结肠缝合吻合。若为全结肠型 HD，直肠后壁切开与腹内贯通后，将游离切除的大部分结肠经直肠后隧道取出，随后将远端游离回肠系膜缘向后经直肠后拖出与直肠后壁切口缝合吻合。

动物 - 腹腔镜巨结肠改良 Swenson 术式（视频）

经直肠后拖出肠管与直肠后壁切口吻合后，用 6cm-2.5mm Endo-GIA 切缝器将下拖结肠前壁和直肠后壁钉合切开，与保留直肠贯通形成直肠与下拖结肠侧侧吻合的宽大肠腔。若为全结肠型 HD，则行 Martin-Duhamel 手术，即先用 1 枚 6cm-2.5mm Endo-GIA 切缝器将下拖回肠前壁和直肠后壁钉合切开，再用 1~2 枚 6cm-2.5mm Endo-GIA 切缝器或 4.5cm-2.5mm Endo-GIA 切缝器将下拖回肠前壁和乙状结肠右侧壁钉合切开，完成直肠乙状结肠与拖出小肠侧侧吻合形成长而宽的肠腔。

（三）训练时注意事项

1. 术中出血的预防 术中牵拉或分离操作一定要轻柔，避免撕裂血管造成出血。血管需分离清晰后再结扎离断，应避免因血管周围组织过多结扎不牢导致出血。

2. 术中避免输尿管损伤 术中应仔细辨认左、右输尿管位置并加以保护，在结扎前应先检查输尿管，确保不会损伤后再进行操作。如果术中发现损伤，可以采用 6-0 可吸收缝线予以缝合修补，保留尿管。必要时可中转开腹直视下吻合修补。

3. 注意避免吻合口狭窄或吻合口瘘 吻合口狭窄多因吻合技术差或周围组织嵌压所致，因此术中应选择合适缝线，同时要将吻合肠管的周围和肠壁脂肪组织清理完毕后再行吻合。吻合口瘘与肠管游离不充分导致吻合口张力过高，或离断系膜血管超出了吻合口范围导致其血运不良有关。

4. 结肠次全切除 应将游离升结肠按 Deloyers 法翻转后再经直肠后壁隧道拖出肛门外，翻转后注意调整系膜无扭曲张力，小肠均推至左侧腹，防止嵌压。

（徐伟立 李索林）

第三节 腹腔镜先天性巨结肠症手术的学习曲线

随着医学的发展，现代外科已经进入微创外科和功能外科时代，最具代表性的就是腹腔镜技术。腹腔镜技术的发展日新月异，被普遍应用于外科手术中，而小儿外科专业的腔镜技术近几年也得到了突飞猛进的发展。然而，截至目前，全国能够开展腹腔镜手术的大多数医院，包括儿童医院和能够开展小儿外科专业的综合医院，其腹腔镜发展水平参差不齐，亟待规范化的培训和推广，这就需要制订每个专业规范化的培训策略和学习曲线，才能更好地掌握腹腔镜技术。

一、腹腔镜手术在小儿先天性巨结肠症诊治中的应用现状

腹腔镜手术的优势明显，如创伤小、恢复快及良好的美容效果，并且其远期疗效并不劣于传统手术，有着良好的社会效益。腹腔镜手术的腹腔内操作基本与开腹手术差别不大，其生理学基础在于减少炎症和免疫应答反应；术后恢复快的重要原因就是腹壁切口小，损伤轻微。由于腹腔镜的放大作用和超声刀损伤小的特点使手术可以在重要部位的附近进行，操作更精细、更彻底。目前绝大部分腹部外科手术

均能在腹腔镜下完成，各外科专业腹腔镜手术的适应证均不断得到拓展。近年来，随着腹腔镜技术在小儿外科专业的迅速发展和普及，大多数小儿消化道疾病包括 HD 等的诊治均可以通过腹腔镜微创技术得到解决。

国内的小儿腹腔镜手术虽起步较晚，但近年来，在一大批高水平的腹腔镜专家带领下，发展势头迅猛。小儿 HD 是小儿外科常见的消化道畸形之一，发病率达 1.4/5 000。因此如何更加微创、规范地治疗 HD 十分必要。

腹腔镜治疗 HD 的历史可以追溯到 20 世纪 90 年代。1994 年，Smith 等首次应用腹腔镜辅助 Duhamel 拖出术成功治疗 1 例 2 岁 HD 患儿，使得该手术避免了开腹。而在同一年 Curran 首先在动物模型杂交犬中进行腹腔镜 Swenson 手术并获得成功。1996 年，Curran 应用腹腔镜 Swenson 手术治疗了 8 例 HD 患儿并获得了满意的近期疗效。真正将腹腔镜技术应用于 HD 治疗并得到推广的是 Georgeson 医生。1995 年，Georgeson 等报道了腹腔镜辅助 Soave 直肠内拖出手术直肠内拖出手术，并于 1999 年将其进一步改进。Georgeson-Soave 手术要点是应用腹腔镜技术完成浆肌层或全层活检和结肠系膜游离，然后经肛门向头侧剥离直肠黏膜，拖下神经节细胞正常肠管与齿状线上直肠黏膜吻合。Georgeson-Soave 手术很快被世界各国很多医生所接受，并一度被确立为腹腔镜治疗 HD 的"金标准"手术。

腹腔镜辅助 Soave 手术、Duhamel 拖出术及 Swenson 手术均具有令人满意的效果，与传统开腹手术相比疼痛轻、美容效果好、疗效相当或更优。之后随着众多大样本随机对照试验研究及各大医疗机构的问卷调查的完成，腹腔镜手术在 HD 治疗中的根治性、安全性、术后长期疗效及手术方式的选择等方面也逐步完善，其应用也将越来越广泛。

由中华医学会小儿外科学分会制定的《腹腔镜先天性巨结肠症手术操作指南（2017 版）》进一步规范了腹腔镜技术在 HD 治疗中的应用，提高了该病的微创诊治水平。然而，随着微创技术在小儿外科的普及发展，同时也凸显出许多问题，很多医院虽然也购置了腹腔镜设备，但是由于种种原因未能顺利地开展小儿腹腔镜手术，而对于操作难度大、技术复杂的腹腔镜小儿 HD 手术的开展更是无从谈起，从而造成了设备的闲置和浪费。分析其中原因，初学者未能进行规范化的培训学习和掌握腹腔镜的手术技巧是重要的因素。

二、学习曲线阶段的认识问题

腹腔镜初学者通常是具有一定开腹手术经验的医生，刚开始接触腹腔镜手术的时候手术所花时间很长，极易疲劳，不如传统的开腹手术便捷。而且由于腹腔镜手术手 - 眼分离的特点，经常找不到操作器械和组织，进行分离和缝合非常"笨拙"，操作者极易产生烦躁的心理。这些诸多不利因素往往会影响初学者完成腹腔镜手术的信心，使得很多初学者在初始阶段就放弃了进一步学习的机会。另外，由于缺乏正确的引导和技术指导往往会造成手术并发症增多。在手术出现并发症后，盲目地认为相对于腹腔镜手术而言，开腹手术更安全、更简单，往往会产生畏难情绪，形成恶性循环。

目前，大多数医院尚不具备完善的腹腔镜培训中心，许多腹腔镜初学者通常需要到外院进修学习，再回到医院自行开展腹腔镜手术都会遇到诸多问题，如气腹建立不佳，造成操作空间太小，尤其对于小儿患者此问题更为突出；术者、助手、扶镜手的器械相互干扰影响操作和观察；术者、助手、扶镜手之间缺乏默契，配合生疏。因此，需要初学者树立信心，克服急躁情绪，打破开腹手术的思维定式，只要持之以恒，按照科学、规范的培训方法，一定可以掌握腹腔镜技术。

三、学习曲线定义、特点及其在腹腔镜先天性巨结肠症手术中的特殊性

学习曲线是指在不断学习中逐步完成并熟练掌握某一项技能的过程。一般认为腹腔镜学习曲线包括快速上升期和平台期两个阶段：快速上升期为 30~100 例；平台期则代表腹腔镜技术趋于熟练和稳定。以腹腔镜下结肠切除术为例，经过 100 例的术者，其手术时间、中转开腹率、患儿并发症和出血量均

达到相对稳定的状态，即术者已进入学习曲线的平台期。在学习曲线阶段，一定要在有经验的医生指导下进行，不能急于求成。各类腹腔镜手术的学习曲线不同，每位医生的动手能力也不尽相同，学习曲线是每位初学者的必由之路，只有经过科学规范的培训，才能逐渐成长为一名合格的临床腹腔镜外科医师。

腹腔镜初学者经过一定例数的实践操作，其腔镜手术效果明显改善，手术并发症减少，进而达到一个相对稳定的状态，这一阶段即为腹腔镜医生的学习曲线阶段。此阶段的学习曲线通常以初学者的技术达到相对稳定所需的手术例数来衡量。

研究发现，成人腹腔镜结直肠手术的学习曲线主要受手术例数及手术频度影响，随着手术例数的增加及手术频度的提高，手术时间显著缩短，一般于 40 例手术后手术时间相对较稳定，术者的操作技术可达到较熟练的状态。因为小儿腹腔空间小，麻醉和手术耐受力差等原因，对手术人员的要求更高，需要的手术例数会多于成人。

腹腔镜 HD 手术较开腹手术更为复杂，难于掌握，需在镜下分离系膜和肠管、切断血管、切除肠管和重建肠道等，手术操作难度较大，加之患儿年龄小、手术耐受力差、腹腔操作空间小等特点，以及腹腔镜手术特殊的视野及操作特性，使得腹腔镜 HD 手术存在一个较长的学习曲线。需要手术人员除充分掌握小儿外科专业知识、腹腔镜下解剖学知识外，还需要具备熟练的腔镜操作技术和规范的手术步骤。可以预计腹腔镜 HD 手术的学习曲线较单纯腹腔镜胆囊切除术、腹腔镜阑尾切除术等需要更长的时间和更多的手术例数。

手术例数对于技术稳定的影响毋庸置疑，但手术频度对其影响也很重要，尤其开展早期，手术频度对于手术的稳定性具有较大的影响。手术初期，由于对手术器械的操作熟练程度、镜下视野的适应程度及手术组成员间配合的默契程度均较低，如果不能保持较高的手术频度，则不利于快速熟悉操作技巧，不利于团队成员间的适应配合，进而不易形成稳定的手术操作流程，从而延长学习曲线，导致需经历更多的手术病例才能真正掌握腹腔镜技术。

当然，在腹腔镜技术开展早期，单纯依靠个人力量保持较高的手术频度比较困难。因此，成立手术技术攻关小组，建立固定的腹腔镜技术团队非常必要，唯有这样才利于保持较高的手术频度，并利于尽早实现技术定型。对于基层医院，腹腔镜技术开展早期，建议多聘请外院专家协助，保持较高的手术频度，在形成稳定的技术定型后再组织本院形成固定技术团队开展相应的腔镜手术，这样可能更利于学习曲线的顺利过渡。

四、初学者缩短腹腔镜先天性巨结肠症手术的学习曲线的方法

目前，腹腔镜手术已成为治疗 HD 的标准术式，而且微创一直是外科医师的追求，因此每位小儿外科医师均有必要掌握此项技术，这就需要认真学习、总结，使自己的腔镜手术更加完善，并尽量安全、有效地缩短学习曲线。如何减小诸多因素的影响、平稳地达到学习曲线平台是值得研究的课题。一般来说，初学者可以通过以下途径缩短腹腔镜 HD 手术的学习曲线。

（一）充分发挥团队作用

腔镜技术是一项团队工作，注意团队合作是关键。这就需要初学者建立熟悉和固定的腹腔镜团队，通过团队的合作，在不断地配合及交流中，积累经验，总结不足，互相鼓励，才能够缩短学习曲线。默契的团队协作在腹腔镜手术中占有重要地位。灵巧的手指与敏感的触觉是外科医师出色完成手术的基础，然而腹腔镜手术中微创器械的使用减弱了术者对腹腔脏器触觉的敏感性，在器械操作不熟练的情况下将加大手术难度。

此外，手术野均由扶镜手掌握与维持，团队协作很重要。扶镜手是腹腔镜手术顺利进行的基本条件，不仅要为手术组展现清晰稳定的手术图像，而且需要随手术情况展现远近范围和角度适当的视野。这就要求扶镜手时刻保持镜头洁净清晰，减少擦镜对手术连贯性的影响，特别是大出血时，视野清晰是

镜下成功止血的首要条件。如镜头污染失去视野，短时间内即可失去镜下止血的机会，被迫中转开腹，甚至误伤血管或脏器。

团队合作中要求术者有丰富的解剖经验、开腹手术经验及熟练的微创器械操作技术，以妥善解决各种困难，保证手术顺利完成；同时还要求第一助手在丰富的解剖、开腹手术及腹腔镜手术经验的基础上，协助主刀医生暴露手术部位、止血及缝合。研究表明，增加团队配合训练内容的腹腔镜培训课程更加符合腹腔镜手术的特点，可提高腹腔镜培训的效果，值得推广。

（二）建立立体的解剖思维

腹腔镜手术与开腹手术的入路不同，需要熟悉的解剖结构和关系不同，术者所面对的空间视角也不同，有些解剖结构在开腹状态下是不需熟悉的，但在腹腔镜手术中，如果稍有不慎，就可能造成副损伤从而引起并发症，因此，在腹腔镜操作中，术者需要再次熟悉解剖，建立立体解剖思维。如在腹腔镜 HD 行结肠次全切除手术时，需要将游离升结肠按 Deloyers 法逆时针翻转后再经直肠后壁隧道拖出肛门外，此时与开腹手术的解剖视野是不同的，需要术者熟悉解剖关系和正确无误的操作才能保证手术的安全、顺利实施。

（三）科学合理的学习和训练

腹腔镜手术的一些不足，如杠杆效应、降低触觉反馈及传统的平面显示图像已被认为是腹腔镜手术与开腹手术相比的主要缺点。这些缺点迫切需要外科医生的刻苦训练及先进的显示技术的发展。腹腔镜手术是二维图像下进行的操作，手 - 眼分离，缺少触觉。目前的三维腹腔镜能提高立体感，由于三维显示系统能改善学习曲线中各个阶段的表现，因此其可有利于受训者实施更加安全的手术操作。但由于资金问题，三维腹腔镜并非在国内各级医院均能进行合理有效地配置。而且早期的三维腹腔镜需医生佩戴头套式显示器，操作不便，移动时图像会变得模糊不清，分辨率低及术后视觉疲劳严重，造成头痛等不适，临床应用推广受限。

掌握腹腔镜下的操作需要通过不断实践和学习，最常用的方式是模拟训练，进而熟悉各种器械的操控，熟练转换不同的视角，能够完成简单的操作。在实际手术操作中，要从简单的手术操作开始学习，循序渐进，先作为助手参加手术，学习手术配合和扶镜。对于初学者而言，手术录像和现场手术的观摩是重要的学习手段，通过不断观看手术录像可以熟悉解剖结构和手术步骤，而观摩现场手术则可以身临其境地体会术者的操作技巧，还能够与术者面对面地进行交流。

1. 专业小组的建立 成立专门实施腹腔镜结直肠手术的小组，不断积累经验，达到一定的手术数量与适度的手术频度时，技术方面会产生质的飞跃，顺利跨越腹腔镜 HD 手术的学习曲线。

2. 具备丰富临床经验和腹腔镜操作技术 腹腔镜 HD 手术要求术者不仅有娴熟的腹腔镜操作技术，而且需要有相当丰富的开腹 HD 手术经验。腹腔镜 HD 手术学习曲线阶段的长短首先与小儿外科专业医师的临床经验和操作技术密切相关，单纯有腹腔镜技术或开腹 HD 手术经验者其手术学习曲线各不相同，学习曲线均较长。由于腹腔镜 HD 手术操作的复杂性，绝大多数医院尚处在早期发展阶段，因此目前术者均为具有成熟腹腔镜操作技术和丰富开腹结直肠手术经验的专业医师，这样就有利于缩短学习曲线时间，提高手术效果。

有计划培养专业医师必须对两方面进行正规培训，对有腹腔镜熟练技术又有开腹结直肠手术经验者，开展该手术约 25 例为术者学习曲线阶段。而对于初学者来说，学习曲线则需要 50 例以上，才有可能过渡到平台期。腹腔镜 HD 手术的学习曲线主要依据 5 个方面进行推断，包括手术时间、中转开腹率、术中及术后并发症、术后住院时间。为提高手术效果，减少并发症发生，学习曲线阶段施行此类手术应在有丰富经验的上级医师协助下进行，术中如果出现副损伤或并发症应及时中转处理，但中转并不意味着手术的失败。

总之，在微创外科和功能外科时代，外科手术的原则是在确保安全、准确和彻底清除病变组织的前提下，通过优化手术入路、改进手术操作及应用先进器械设备等措施，减少手术创伤，尤其在小儿患者，腹腔镜的操作技术对术者的要求更高。如何降低对患儿的创伤，使患儿在最短的时间恢复正常生活是每位小儿外科医师追求的目标。因此，每个腹腔镜医师均需要经过规范、严格的培训，缩短腹腔镜的学习曲线，合理地筛选适应证，保证患儿的医疗安全，才能够使患儿最大程度获益。

（徐伟立　李索林）

推荐阅读资料

[1] 李龙，李索林．小儿腹腔镜手术图解．上海：第二军医大学出版社，2005.

[2] 李索林，李英超，李萌．腹腔镜次全结肠切除术 (Deloyers 手术)．临床小儿外科杂志，2007, 6 (1): 67-68.

[3] 刘雪来，李龙，黄格元，等．小儿腹腔镜技术短期强化培训模式的初探．中国微创外科杂志，2011, 11 (6): 513-516.

[4] 沈立亮，孙宁奋，王硕，等．腹腔镜模拟箱结合离体动物组织在住院医师规范化培训中的应用．中国高等医学教育，2017, 12 (1): 23-14.

[5] 苏毅，李索林，孙驰，等．腹腔镜辅助经肛门 Soave 拖出术治疗先天性巨结肠症及同类性疾病．中华普通外科杂志，2012, 27 (9): 736-740.

[6] 汤绍涛，李龙，李索林，等．腹腔镜先天性巨结肠症手术操作指南 (2017 版)．中华小儿外科杂志，2017, 38 (4): 247-254.

[7] 徐汉江，梁朝朝，周骏，等．3D 腹腔镜对初学者学习腹腔镜基本操作技能的有效性研究．中国内镜杂志，2016, 22 (4): 27-30.

[8] AGGARWAL R, MOORTHY K, DARZI A, et al. Laparoscopic skills training and assessment. Br J Surg, 2004, 91 (12): 1549-1558.

[9] TAKEGAWA B, ORTOLAN E P, RODRIGUES A M, et al. Experimental model for transanal endorectal pull-through surgery. Technique of De la Torre and Ortega. J Pediatr Surg, 2005, 40 (10): 1539-1541.

[10] ARTS E, BOTDEN M B I, LACHE M, et al. Duhamel versus transanal endorectal pull through (TERPT) for the surgical treatment of Hirschsprung's disease. Tech Coloproctol, 2016, 20 (10): 677-682.

[11] ZHANG X, YANG L, TANG S T, et al. Laparoscopic Duhamel procedure with ex-anal rectal transection for right-sided Hirschsprung's disease. J Laparoendosc Adv Surg Tech, 2017, 27 (9): 1-7.

[12] SMITH B M, STEINER R B, LOBE T E. Laparoscopic Duhamel pull-through procedure for Hirschsprung's disease in childhood. Laparoendosc Surg, 1994, 4 (4): 273-276.

[13] GEORGESON K E, FUENFER M M, HARDIN W D, et al. Primary laparoscopic pull-through for Hirschsprung's disease in infants and children. J Pediatr Surg, 1995, 30 (7): 1017-1022.

[14] BEYER-BERJOT L, BERDAH S, HASHIMOTO D A, et al. A virtual reality training curriculum for laparoscopic colorectal surgery. J Surg Educ, 2016, 73 (6): 932-941.

[15] TOLEDANO TRINCADO M, SÁNCHEZ GONZALEZ J, BLANCO ANTONA F, et al. How to reduce the laparoscopic colorectal learning curve. JSLS, 2014, 18 (3): pii: e2014. 00321.

[16] CELENTANO V. Need for simulation in laparoscopic colorectal surgery training. World J Gastrointest Surg, 2015, 7 (9): 185-189.

[17] LUGLIO G, DE PALMA G D, TARQUINI R, et al. Laparoscopic colorectal surgery in learning curve: role of implementation of a standardized technique and recovery protocol. A cohort study. Ann Med Surg (Lond), 2015, 4 (2): 89-94.

[18] SHAH P R, JOSEPH A, HARAY P N. Laparoscopic colorectal surgery: learning curve and training implications. Postgrad Med J, 2005, 81 (958): 537-540.

第二十一章
新的趋势和未来展望

一、概述

从诊治小儿先天性巨结肠症（HD）的发展及现状来看，多数 HD 均可通过腹腔镜等微创手术完成，并已取得了比较成熟的经验和公认的效果。但随着外科手术技术的不断进步、现代生物工程的迅猛发展及信息技术的日新月异，治疗 HD 出现了不少新的热点，如采用经自然腔道内镜手术（NOTES）、三维（three-dimension，3D）腹腔镜、机器人手术及采用远程医学（telemedicine）治疗小儿 HD 等。因此，需要我们不断地进行积极探索和深入思考，以应对未来科学技术发展带来的挑战。

二、经自然腔道内镜手术

见第八章“六、技术现状与总结”。

三、三维腹腔镜

（一）三维腹腔镜概述

传统腹腔镜是通过一个物镜镜头、采用“同轴平行”的方式生成二维（two-dimension，2D）平面图像。近年来，随着计算机、仿真技术、医学工程学的飞速发展，3D 高清腹腔镜系统已由第一代发展到以 Vi-king、Storz 和 Einstein 为代表的新一代 3D 腹腔镜系统。

以 Einstein（aesculap 3D Einstein system）智能机器人臂辅助 3D 腹腔镜为例（图 21-1），该腹腔镜的 3D 摄像头内含 2 个全高清传感器，以逐行扫描方式采集分辨率为 1 920P × 1 080P 的全高清图像（full high definition vision）；景深范围 5~300mm，有 10 种预设的手术模式，放大倍数可达到 10 倍，可清晰地显示组织器官的精细结构；全高清信号输出后以 16 : 9 方式实时储存全高清静态图片和动态录像。配备的智能机器人臂（robotic arm）有 3 种不同长短连接臂，以适应不同的手术需要。该智能机器人臂由术中遥控器控制，在 180° 范围内自由运动，无须手动调整。同时，除 1 台 32in（1in=2.54cm）3D 高清液晶显示器外，该系统同时配备 1 台 17in 2D 高清液晶显示器。由于 3D 腹腔镜还原了物体的真实图像，术者通过佩戴 3D 眼镜后，即可获得稳定的高清立体图像（图 21-2）。

由于传统 2D 腹腔镜的成像缺乏景深层次感和空间距离感，导致术者尤其是初学者通常需要一定时间的训练和经验积累后才能比较熟练地判定目标的空间位置，形成比较准确的术中空间感知能力。与 2D 腹腔镜相比，3D 腹腔镜显示的是高清 3D 立体手术图像，色彩真实，结构清晰；手术的视觉深度和层次感、距离感较 2D 明显提高，有助于术者完成精准的手术操作如抓取、分离、缝合、打结等动作。智能机器人臂对遥控控制反应灵敏，稳定性好，配备的 3 种不同长短的连接臂可用于不同手术要求，大部分时间由主刀医生一人进行手术操作即可，基本实现了“单人手术”，手术中基本可以取代人工手扶腹腔镜。该系统无须助手长时间扶镜;3D 眼镜轻便、舒适,并可同时配置多副眼镜以供观摩与教学;佩戴 3D 眼镜并未增加术者的视觉疲劳和不适感。

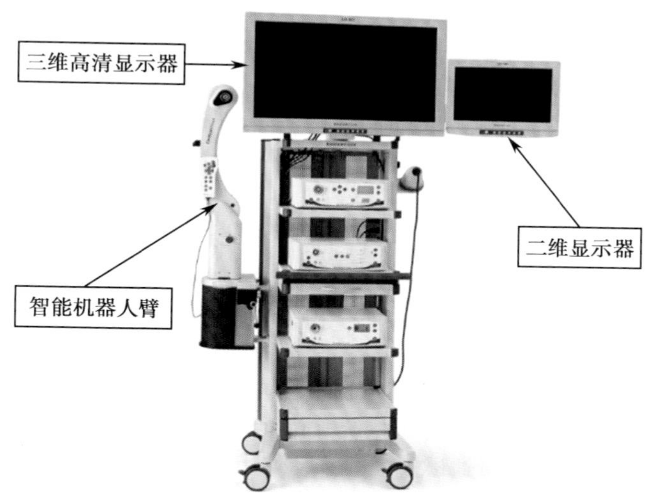

图 21-1 Einstein 智能机器人臂辅助三维腹腔镜系统

有研究通过对比两组"零经验"医生在 3D 和 2D 腹腔镜的受试效果,发现 3D 腹腔镜组受试医生有更逼真的视觉感受,其完成同样动作的平均速度比 2D 腹腔镜受试医生快 22%,且动作更加精准。另外,无论受试者是否具有腹腔镜操作经验,使用 3D 腹腔镜比 2D 腹腔镜完成任务的错误率更低,时间更短。上述研究说明,3D 腹腔镜产生的立体图像对是否有无腹腔镜经验的医生均有帮助。从目前使用 3D 腹腔镜的文献报道来看,3D 腹腔镜可使手术更加精准,比 2D 腹腔镜有更大的优势。另外,3D 腹腔镜相对 Da Vanci 机器人手术系统便宜,术者采用传统腹腔镜器械和方法进行手术,保持了传统腹腔镜手术触感,故该系统在某种意义上可以称为"廉价机器人手术系统"。

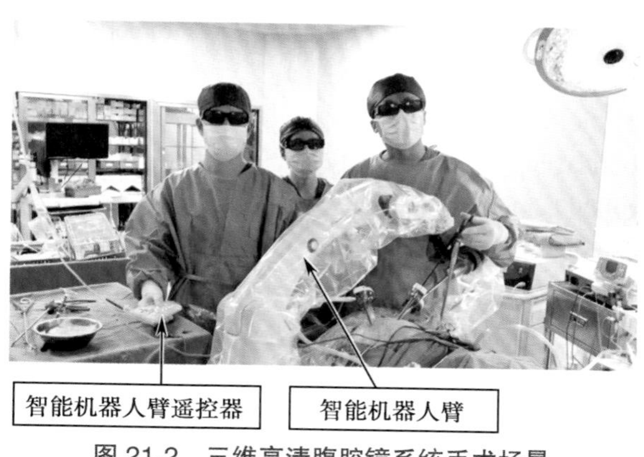

图 21-2 三维高清腹腔镜系统手术场景

目前,3D 腹腔镜还有一些缺点,如镜头过于靠近观察目标时,显示器的画面四周会出现轻微失真;智能机器人臂仅能在 180° 范围内运动,还不能全方位无死角地调整镜头方向和角度。另外,术者对 3D 眼镜需经过一个"视觉适应期"后才会形成 3D 图像,个别人佩戴 3D 眼镜后存在眼部不适、疲劳等感觉,严重者甚至产生头痛和视觉紊乱;有报道 5%~8% 的术者完全不能适应 3D 眼镜。另外,由于小儿外科疾病的类型多样,目前还缺乏使用 3D 腹腔镜治疗小儿外科疾病的前瞻性多中心对照研究的报道。

(二)三维腹腔镜治疗先天性巨结肠症

到目前为止,国内外已将新一代 3D 腹腔镜比较广泛地应用于成人普外科手术,如胆囊切除、胃大部切除、结肠癌根治性切除、泌尿外科及妇科手术等,并已成功在多个儿童中心运用 3D 腹腔镜诊治小儿外科的常见病和多发病,积累了宝贵的经验。在治疗 HD 方面,患儿年龄和体重目前已经不是开展 3D 腹腔镜的禁忌证。文献报道,采用 3D 腹腔镜治疗 HD 患儿的最小年龄仅为 34 日龄。

采用3D腹腔镜治疗HD的手术步骤与2D腹腔镜基本相同，文献报道多采用腹腔镜Soave手术，具体操作见第十二章。

与2D腹腔镜治疗HD相比，3D腹腔镜的技术优势主要体现在以下几个方面：①在3D可视化条件下，使术者更容易、更快速判定痉挛端肠管形态，更容易控制肠活检的深度；②可使术者更好地辨识肠系膜血管分支分布，更准确地解剖结肠系膜并处理相对肠系膜血管，有效避免血管意外损伤，防止术中出血；③提高了术者对盆腔解剖结构的立体感知，3D腹腔镜下呈现的3D立体组织结构感知真实，定位准确，提高了手术效率，降低了术中对盆腔神经、血管、前列腺、尿道或其他器官损伤的风险；④使腹腔镜手术操作变得相对容易，可有效地降低并发症，提高了手术的安全性。

四、机器人手术

（一）机器人手术概述

最早进入临床应用的机器人手术（robotic surgery）是ZEUS系统，其采用声控系统AESOP进行控制，并完成了世界首例真正意义上的机器人手术。后来，Intuitive公司的da Vinci手术机器人出现，目前已有Da Vinci S、Da Vinci Si、Da Vinci Xi等多个系列问世并投入临床应用。此外，还有Telelap ALF-X、MicroSurge、Medicaroid及“妙手”手术机器人系统等相继问世。

机器人手术对微创手术的发展起到了极大的推动作用。以da Vinci机器人系统为例，该系统主要由医生控制台、机械臂塔和视频系统3部分组成（图21-3）。机械臂塔有4个机械臂，其中1个为镜头臂，3个为器械臂，器械臂有7个自由度的仿真机械腕连接多达90个关节；摄像系统有2个并行摄像头，图像在主控台转化为放大的3D立体图像。其设计特点包括精准的运动定标（motion scaling）、立体视觉（stereoscopic vision）、震动过滤（tremor filtration）、仪器标引（instrument indexing）、支点效应消除（elimination of the fulcrum effect），并通过提高光学放大倍数（greater optical magnification）、术者直接控制镜头运动（controlled camera movement）等手段使手术设备的尖端灵活性（instrument tip dexterity）得到极大的提高。

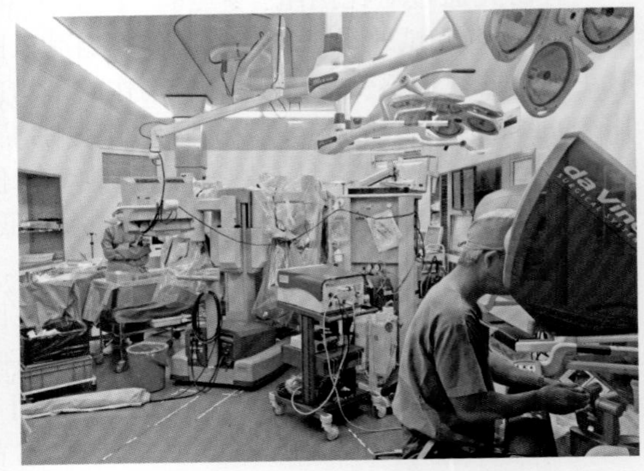

图21-3　da Vinci机器人系统

da Vinci机器人系统显示的3D高清立体画面、高仿真手腕、可放大10~15倍的摄像头极大地克服了传统腹腔镜手术扶镜手疲劳带来的镜头不稳定、操作易受人体肌肉震颤干扰等缺点，同时也给术者带来舒适的操作体位，增强了操作稳定性和灵活性、提高了手术精确性，使显微吻合变得简单、方便。同时，da Vinci机器人系统操作直观，其学习曲线比传统腹腔镜更短。即使没有腹腔镜手术经验的外科医生，只需短时间训练即可熟练完成打结、缝合等基本操作。然而，要顺利完成进行高难度机器人手术，必须对外科医生进行强制性开腹及腹腔镜手术培训。

目前，da Vinci机器人系统在临床应用中还存在的一些问题；①da Vinci机器人系统价格昂贵，仍然存在触觉反馈缺陷；②手术过程中若发生机械故障，只能改为常规手术继续进行；③术前准备及手术时间还较长。

（二）机器人手术在小儿外科的应用

小儿外科机器人手术是在21世纪早期以病例报道的形式发表的。2001年4月，Meininger等报道了第1例于2000年完成的da Vinci机器人胃底折叠手术。此后，Peters等又报道了第1例da Vinci机器人肾盂成形术。此后，在经历了10年的发展后，机器人手术正在小儿外科领域迅速发展。现在已广泛应用于小儿胃肠道、泌尿生殖系统、心脏及胸腔手术。目前认为，绝大多数传统的小儿腹腔镜或胸腔镜手术都可采用机器人手术，包括 Kasai 术、Mitrofanoff 术、胆总管囊肿切除术和胸腔、腹腔肿瘤切除等手术。但曾以胃底折叠术和胆囊切除术为主的小儿机器人手术，现在机器人泌尿系统手术量已位列首位，包括肾盂成型、输尿管再植、阑尾膀胱造口术、膀胱颈重建和肾结石手术等。2011 年底，可用于 da Vinci Si 机器人系统单部位 Trocar 已获得 FDA 批准，现在已有小儿单部位单机器人胃底折叠术的报道。但与成人机器人手术研究相比，基于询证医学的小儿机器人手术文献比例还很低，大多数主要以案例报道的形式发表，其结果数据存在一定程度的异质性，缺乏前瞻性、系列性临床随机对照研究。

在儿童中开展机器人手术要充分考虑这一手术群体的特殊性。与成人大部分为切除性手术相比，儿童更多开展的是重建手术；此外，儿童的手术操作空间更小，需要更精细的处理，因而其手术的挑战性更大。同时，机器人手术平台成本高，系统占用空间大，缺乏适用于儿童的专用器械。

由于 da Vinci 机器人系统最初是为成人设计的，成人外科医生完全可以将穿刺器（Trocar）放置在同一条线上完成手术；而儿童更多按照三角原理放置 Trocar，因此，只有对患儿、Trocar 位置及机器人连接进行调整和修改，才能避免机器人手臂之间的外部冲突，以达到更好的人体工程学，使术者有足够的空间在幼儿腹壁上放置 3 个 8~12mm 机器人 Trocar 和另外的 5mm 腹腔镜辅助 Trocar。另外，机器人手术任意两个 Trocar 间距要求至少有 8cm，腹腔镜辅助 Trocar 与机器人 Trocar 间还要保持 5~7cm 距离。因此，需要在图像引导、集成传感、人机交互智能化和小型化等方面发展新一代的机器人手术系统，以适应复杂、空间受限的小儿外科手术。

此外，由于机器人程序很少在儿童执行，有学者建议机器人小儿手术团队应该至少每周进行一次训练以保持团队的手术适应能力；在手术时应该采用标准化流程和检查表，以期最大限度地减少混乱和盲目变化带来的风险，如患儿体位、机器人臂安置顺序、手术步骤及术中意外和特殊情况的处理等。最近一项针对小儿外科医生的调查发现，尽管有 80% 的受访者之前没有任何机器人手术经验，但大多数医生依然认为机器人手术会在小儿外科领域发挥越来越大的作用。

以意大利为例，2010—2018 年整个意大利有 9 个医学中心共计开展了 209 例小儿 da Vinci 机器人手术，其中 7 个中心开展不足 5 年。209 例患儿的手术中，包括泌尿外科手术 119 例（56.9%）、妇科手术 31 例（14.8%）、胃肠道手术 41 例（19.6%）、肿瘤手术 12 例（5.7%）和其他手术 6 例（2.8%）。术中并发症 4 例（1.9%）；另有 4 例（1.9%）中转腹腔镜手术，6 例（2.8%）中转为开腹手术。术后总的并发症发生率为 8.1%。这些外科医生都先经过虚拟和动物实验训练、获得 da Vinci 机器人手术资格证书，并在 da Vinci 机器人手术导师监督指导下完成 10 例手术后，才独立开展 da Vinci 机器人手术。考虑到儿童机器人手术的特殊性，目前在意大利开展儿童 da Vinci 机器人手术的患儿为年龄 >2 岁、体重 >15kg。

（三）机器人手术治疗先天性巨结肠症

见第十四章。

五、5G 时代，远程手术

2001 年 9 月，Marescaux 医生在美国纽约成功地通过跨大西洋卫星，为远在数千千米外的法国斯特拉斯堡 1 例 68 岁女性患者成功实施了机器人辅助腹腔镜胆囊切除术，标志着远程手术（telesurgery）时代的到来。

网络通信技术的发展，不但加速了传统医疗向数字医疗的转变，还在医学领域诞生了一门新兴学科：远程医学（telemedicine）。远程医学是通过有线和 / 或无线传输技术远距离传送医疗数据与信息，从而实现远距离的临床检测、诊断及治疗。远程医疗的发展依赖于网络通信技术的不断革新，而第五代移动通信技术（5th generation mobile networks，5G）凭借其高传输速率、低延迟等优点，给远程医学带来了重大变革，其中最引人注目的远程手术得到了极大发展，展开了未来外科手术的新模式。

远程信息传递技术依靠卫星、无线网络、移动通信等进行：卫星运营成本高，但覆盖全球、传输速度较快；无线网络成本低，但受地域限制、传输速度不稳定；随着远程信息处理技术的进步，移动通信的可扩展性、容错性、覆盖性与安全性均很高，是目前最理想的远程信息传输技术。5G 的特点是网络传播速度高、抗干扰能力强、网络延迟低、具有大规模连接能力。与 4G 最快可提供 1GB/s 的速度相比，5G 网络可提供最快 10GB/s 的速度，而且不易被其他无线局域网信号、建筑物、微波等干扰，可以大规模与物联网连接，使智能交互提升至一个新的水平。因此，借助 5G 的大带宽、低延时效果，完全可以实现远程医疗，向远程患者提供医疗信息、医疗服务、医学知识的目标。5G 通信是最新的通信与信息的同步技术，通过视听传播实现双向通信，真正实现实时远程的应急救援、重症监护、智能导诊、病例讨论、演示授课、远程手术和智慧院区管理等。

2019 年 2 月 27 日，西班牙医生通过 5G 网络，完成了世界首例依靠 5G 网络进行的远程指导手术。2019 年 3 月 16 日，国内首例基于 5G 网络的远程手术帕金森病脑起搏器植入术取得成功。2019 年 6 月 27 日，北京积水潭医院完成了世界上首例基于 5G 的远程骨科手术，骨科专家身在北京同时为山东、浙江的 2 例患者进行远程手术。在远程手术中，借助 5G 网络进行高效实时信息传递，使手术过程较以往更流畅，交互更及时，术者也可以更从容地应对手术中出现的问题。

目前，儿童采用 5G 网络进行远程手术的报道鲜见，但可以确信，在不久的将来，5G 网络完全能够打破时间和空间等对医疗活动的限制，将手术、诊疗现场的视频（包括术野画面）、音频及其他数据信息反馈到专家医院，会诊专家可通过高清显示屏、虚拟现实眼镜等设备进行远程诊疗和手术，不仅可以实现优质医疗资源共享，也给医疗领域带来巨大的变革，让更多人享受科技进步带来的医疗成果。

（刘江斌）

推荐阅读资料

[1] 刘江斌，李会，吴一波，等. 3D 高清腹腔镜在小儿外科的临床应用初探. 中华小儿外科杂志，2015, 36 (7): 532-535.

[2] 黄华，蔺林，陈琦，等. 3D 腹腔镜技术治疗婴幼儿先天性巨结肠的可行性研究. 中国内镜杂志，2018, 24 (4): 99-102.

[3] 张茜，汤绍涛，曹国庆，等. Da Vinci 机器人辅助腹腔镜 Soave 拖出术治疗先天性巨结肠症. 中国微创外科杂志，2016, 16 (2): 165-167.

[4] 田伟. 5G 技术应用于远程医疗的探索与展望. 中华外科杂志，2020, 58 (1): 1-4.

[5] AL OMRAN Y, ABDALL-RAZAK A, GHASSEMI N, et al. Robotics in cleft surgery: origins, current status and future directions. Robot Surg, 2019, 6: 41-46.

[6] BANASIUK M, BANASZKIEWICZ A, PIOTROWSKI D, et al. 3D high-definition manometry in evaluation of children after surgery for Hirschsprung's disease: a pilot study. Adv Med Sci, 2016, 61 (1): 18-22.

[7] ESPOSITO C, MASIERI L, CASTAGNETTI M, et al. Current status of pediatric robot-assisted surgery in Italy: epidemiologic national survey and future directions. J Laparoendosc Adv Surg Tech A, 2020.[Epub ahead of print]

[8] GUANÀ R, FERRERO L, GAROFALO S, et al. Skills comparison in pediatric residents using a 2-dimensional versus a 3-dimensional high-definition camera in a pediatric laparoscopic simulator. J Surg Educ, 2017, 74 (4): 644-649.

[9] JIANG Y. Chinese doctors conduct 5G-assisted remote orthopedic surgeries.[2019-07-02]. http://www. chinadaily. com. cn/a/201907/02/WS5d1b203ea3105895c2e7b3a4. html.

[10] LIU Z Q, LI Q L, LIU J B, et al. Peroral pyloromyotomy for the treatment of infantile hypertrophic pyloric stenosis. Endoscopy, 2020, 52 (4): E122-E123.

[11] MAO Y Z, TANG S T, Li S. Duhamel operation vs. transanal endorectal pull-through procedure for Hirschsprung disease: a systematic review and meta-analysis. J Pediatr Surg, 2018, 53 (9): 1710-1715.

[12] MATTIOLI G, PIO L, LEONELLI L, et al. A provisional experience with robot-assisted soave procedure for older children with Hirschsprung disease: back to the future？J Laparoendosc Adv Surg Tech A, 2017, 27: 546-549.

[13] PINI PRATO A, ARNOLDI R, DUSIO M P, et al. Totally robotic soave pull-through procedure for Hirschsprung's disease: lesions learned from 11 consecutive pediatric patients. Pediatr Surg Int, 2020, 36 (2): 209-218.

[14] PIO L, MUSLEH L, PARABOSCHI I, et al. Learning curve for robotic surgery in children: a systematic review of outcomes and fellowship programs. J Robot Surg, 2020, 14 (4): 531-541.

[15] SOOMRO N A, HASHIMOTO D A, PORTEOUS A J, et al. Systematic review of learning curves in robot-assisted surgery. BJS Open, 2020, 4 (1): 27-44.

[16] ULLAH H, NAIR N G, MOORE A, et al. 5G Communication: an overview of vehicle-to-everything, drones, and healthcare use-cases. [2019-08-27]. https://xueshu. baidu. com/usercenter/paper/show ? paperid=1p400e30c25r0rm0rx0x0ey091211729&site=xueshu_se.

[17] VAHDAD M R, FOROUTAN A, NAJAFI S M, et al. Totally transanal LESS pull-through colectomy: a novel approach for avoiding abdominal wall incision in children with long-segment intestinal aganglionosis. J Laparoendosc Adv Surg Tech A, 2013, 23 (3): 276-280.

[18] WANG Y, CHEN W, XIA S, et al. Three-dimensional versus two-dimensional laparoscopic-assisted transanal pull-through for Hirschsprung's disease in children: preliminary results of a prospective cohort study in a tertiary hospital. J Laparoendosc Adv Surg Tech A, 2019, 29 (5): 557-563.